Cartilage Injury of the Knee
State-of-the-Art Treatment and Controversies

膝关节软骨损伤
治疗前沿与争议

原著　[美] Aaron J. Krych

　　　[英] Leela C. Biant

　　　[美] Andreas H. Gomoll

　　　[葡] João Espregueira-Mendes

　　　[意] Alberto Gobbi

　　　[日] Norimasa Nakamura

主译　陈疾忤　庞金辉

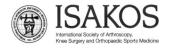

ISAKOS
International Society of Arthroscopy,
Knee Surgery and Orthopaedic Sports Medicine

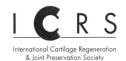

ICRS
International Cartilage Regeneration
& Joint Preservation Society

中国科学技术出版社
·北　京·

图书在版编目（CIP）数据

膝关节软骨损伤：治疗前沿与争议 /（美）亚伦·J. 克雷奇 (Aaron J. Krych) 等原著；陈疾忤，庞金辉主译 . — 北京：中国科学技术出版社，2023.1

书名原文：Cartilage Injury of the Knee：State-of-the-Art Treatment and Controversies

ISBN 978-7-5046-9773-8

Ⅰ . ①膝… Ⅱ . ①亚… ②陈… ③庞… Ⅲ . ①膝关节—关节软骨—关节损伤—诊疗 Ⅳ . ① R681.3

中国版本图书馆 CIP 数据核字 (2022) 第 145015 号

著作权合同登记号：01-2022-5153

策划编辑	丁亚红　焦健姿	
责任编辑	丁亚红	
文字编辑	方金林	
装帧设计	佳木水轩	
责任印制	徐　飞	

出　　版	中国科学技术出版社
发　　行	中国科学技术出版社有限公司发行部
地　　址	北京市海淀区中关村南大街 16 号
邮　　编	100081
发行电话	010-62173865
传　　真	010-62179148
网　　址	http://www.cspbooks.com.cn

开　　本	889mm×1194mm　1/16
字　　数	466 千字
印　　张	19
版　　次	2023 年 1 月第 1 版
印　　次	2023 年 1 月第 1 次印刷
印　　刷	北京盛通印刷股份有限公司
书　　号	ISBN 978-7-5046-9773-8 / R·2947
定　　价	198.00 元

译校者名单

主 译　陈疾忤　上海市第一人民医院
　　　　庞金辉　上海市第一人民医院

译 者（以姓氏汉语拼音为序）

陈　刚	嘉兴学院附属第二医院	庞金辉	上海市第一人民医院
陈疾忤	上海市第一人民医院	钱春生	合肥市第三人民医院
费　冀	贵州中医药大学第一附属医院	任甜甜	浙江省宁波市第一医院
付昌马	合肥市第三人民医院	尚西亮	复旦大学附属华山医院
付国建	上海市第一人民医院	沈中海	嘉兴学院附属第二医院
黄洪波	上海市第一人民医院	宋春凤	上海市第一人民医院
江永发	广州市花都区人民医院	苏尚贤	广东省江门市新会区中医院
姜红江	山东省文登整骨医院	孙亚英	复旦大学附属华山医院
李国奇	上海市第一人民医院	魏　明	浙江省宁波市第一医院
李　军	山东省济宁市中医院	吴　阳	复旦大学附属华山医院
林金榕	复旦大学附属华山医院	谢玉雪	复旦大学附属华山医院
刘少华	复旦大学附属华山医院	于维汉	上海市第一人民医院
罗智文	复旦大学附属华山医院	张贵华	山东省文登整骨医院
马　军	宁夏回族自治区人民医院	张兴宇	上海市第一人民医院

内容提要

　　本书引进自 Springer 出版社，由全球软骨损伤领域内专家共同编写，是一部全面介绍膝关节软骨损伤领域前沿知识的专业著作。全书共 28 章，从基础知识、影像学、诊断、治疗及康复等方面全方位阐述膝关节软骨损伤，涉及了许多常见的相关损伤，如半月板损伤和膝关节不稳等，涵盖了膝关节软骨损伤目前常见的保守治疗和手术处理，并展开了相应的讨论分析。近年来，膝关节软骨损伤领域发展十分迅速，书中向读者介绍了该领域的新进展和前沿治疗手段，旨在为膝关节外科医生提供全面、新鲜的专业知识。

主译简介

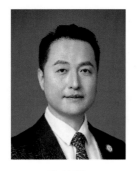

陈疾忤

复旦大学运动医学博士，主任医师，博士研究生导师。上海市第一人民医院骨科临床医学中心副主任、运动医学科主任。上海市医学会运动医学专科分会候任主任委员，中国研究型医院学会运动医学专业委员会副主任委员，中华医学会运动医疗分会脊柱与髋关节运动创伤学组副组长，中国医师协会骨科医师分会运动医学学组副组长，国际关节镜 – 膝关节外科 – 骨科运动医学学会（ISAKOS）肩关节委员会委员、髋关节委员会委员。临床上擅长以关节镜外科为重点，治疗骨关节急慢性损伤。多次获得国家自然科学基金资助，在国内外权威期刊发表相关论文逾百篇。

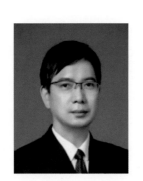

庞金辉

医学博士，主任医师，硕士研究生导师。本科毕业于原上海医科大学，后于复旦大学附属华山医院获得医学博士学位。曾先后前往美国杜克大学、德国汉堡等学习交流。就职于上海市第一人民医院运动医学科。国际矫形外科与创伤外科学会（SICOT）委员，中华中医药学会精准医疗分会委员，上海市科学技术委员会专家，上海市中西医结合学会运动医学分会委员，上海市康复医学会骨科康复专业委员会委员。主攻运动系统疾病的诊治，以及软骨、韧带和肌腱等领域的基础研究。参与或主持国家级、市局级科研项目多项，拥有专利和科研成果多项，发表专业医学论文 30 余篇。

译者前言

关节软骨损伤至今仍然是骨科运动医学界的难点与热点问题，其预后直接决定了关节的使用寿命和生活运动质量。近年来，关于关节软骨手术治疗的方法层出不穷，欧美等国有很多相关产品相继应用于临床。我国在关节软骨手术治疗方面开展较晚，广大骨科运动医学医生对这些技术和产品还较陌生，但国内已经有类似的产品正逐步从实验室走向临床。因此，我们迫切需要了解可能使用的产品属于什么类型，使用的指征有哪些，疗效如何，在得到效果最大化的同时，如何保障长期的良好预后，以及有哪些使用中的注意事项等等。国外同道的研究将为我们带来很好的参考。同时我们也需要了解临床结果的评价方法，包括影像学和各种临床评分系统，以便于总结时可以在一个标准的框架下与国内外同行进行对话。

恰逢国际关节镜 – 膝关节外科 – 骨科运动医学学会（ISAKOS）联合国际软骨修复协会（ICRS）于 2021 年联合编写了这部 *Cartilage Injury of the Knee: State-of-the-Art Treatment and Controversies*，书中汇集了关节软骨损伤研究的众多顶级专家的丰富经验，完全可作为国际专家共识。此次，我们引进翻译本书，希望可以为国内广大关节软骨损伤研究的同道提供帮助。

本书内容翔实，涵盖了膝关节软骨损伤相关的绝大多数知识要点，从临床诊断、影像学评估、治疗方法、各种软骨修复技术的应用比较，到术后重返娱乐和运动的功能评估等，相关内容均为该领域最前沿的理论与技术的汇总。

尽管科技发展日新月异，但关节软骨损伤的研究还远远没有达到令人满意的程度。因此，在阅读本书时，除了学习新知识，有关术中新进展的争论也可能会为关节软骨损伤的研究者提供新的思路，可以帮助我们少走弯路，甚至有所创新，进而获得更优质的解决方案。

在临床工作中，医生往往过度依赖体格检查和影像学检查等手段来评估术后疗效；但随着国家重点研发计划"主动健康和老龄化科技应对"的实施，骨科及运动医学专业的医生应更关注患者治疗后重返娱乐和运动等终极目标的实现情况。本书通过大量篇幅描述了各种方法治疗后患者的主观评价和 RTP/RTS 的结果。这些关注是值得我们借鉴的，也将成为未来同道间相互交流的重点依据。

本书的译者均是从事骨科、运动医学专业的医生，因为共同的兴趣和爱好，在抗击 COVID–19 疫情的大背景下，利用业余时间，不辞辛劳地在短时间里完成了高质量的翻译工作。向所有译者表示感谢和最崇高的敬意！

原著前言

　　我们谨代表国际关节镜－膝关节外科－骨科运动医学学会（ISAKOS）与国际软骨修复协会（ICRS），自豪地向关节软骨损伤患者推荐这部介绍了多学科治疗方法的著作。本书涵盖了关节软骨损伤保守处理和手术治疗在内的所有治疗方案，包括诊断、影像学检查，以及对治疗金标准和新兴疗法的讨论。另外，还介绍了常见相关损伤（如下肢力线不良、半月板损伤、膝关节不稳定等）的治疗方法，同时还强调了术后的综合康复。我们很高兴有这样的国际性专家团队，他们中的每一位都是关节软骨治疗领域的领导者。膝关节软骨损伤的治疗领域发展十分迅速，本书提供了相关常见疾病的最前沿治疗方法。我们认为，任何一名膝关节外科医生都不应该忽视重要的软骨损伤。我们衷心感谢所有著者为本书顺利出版所做的努力。

Aaron J. Krych

Rochester, MN, USA

Leela C. Biant

Manchester, United Kingdom

Andreas H.Gomoll

New York, NY, USA

João Espregueira-Mendes

Porto, Portugal

Alberto Gobbi

Milan, Italy

Norimasa Nakamura

Osaka, Japan

目　录

第1章 关节软骨：功能生物力学
Articular Cartilage: Functional Biomechanics

Mário Ferretti　Lauro Augusto Veloso Costa　Noel Oizerovici Foni　著

李国奇　译

缩略语

ECM	extracellular matrix	细胞外基质
PCM	pericellular matrix	细胞周围基质
PG	proteoglycans	蛋白多糖
CSPCP	cartilage-specific proteoglycan core protein	软骨特异性蛋白聚糖核心蛋白

一、概述

人体内有三种不同类型的软骨：透明软骨、弹性软骨与纤维软骨。本章所关注的关节软骨是透明软骨，其在功能、生化成分和生物力学特性方面与其他类型软骨有所区别。关节软骨一般位于骨骼末端，在青年群体和健康人中，它呈现白色半透明外观。在膝关节，股骨软骨在前后径向和内外径向都呈凸面，而胫骨软骨在内侧区呈凹面，但其外侧区的前后径向呈凸面[1-4]。健康的膝关节中，胫骨和股骨内侧的软骨在承受载荷时应变较大[5-7]。膝关节不同区域的关节软骨也具有不同的厚度。其中，髌骨软骨是最厚的，平均为4.1mm，可能与其承受的力学载荷较高有关。而软骨在没有力学载荷的情况下，其厚度会下降[8]。与身体的其他组织不同的是，关节软骨没有血管和神经，营养主要依赖于关节液渗透，这也限制了软骨中细胞的总数。该特征可能具有生物力学的优势，因为研究表明软骨细胞数量和软骨厚度之间存在着间接关系[9, 10]。人类的膝关节软骨也存在昼夜节律，而且膝关节各区域的软骨具有不同的昼夜节律。日常情况下，膝关节在承受负荷时，关节软骨会呈现明显的压应变[11]。

二、结构与生物力学

软骨的细胞外基质（extracellular matrix, ECM）的主要成分是胶原蛋白（占干重的75%）、蛋白多糖（占干重的20%～30%）和水，后者占软骨总重量的65%～80%。软骨的机械性能是由软骨ECM中的各种成分共同决定的。关节软骨是一个高度结构化的组织，从关节面到软骨下骨，由以下结构组成：关节面

（表面）、浅层（切向）区、中层（过渡）区、深层（径向）区和钙化区。这些成分所占比例因年龄、关节部位和距离关节面的深度而有所变化[12, 13]。同时，其机械性能也随着深度的不同而变化[14]。软骨的主要构成细胞是软骨细胞。它能对机械和生物化学刺激做出反应，并负责不断产生 ECM 成分，使得软骨成为一个代谢活跃的组织[2, 15]。在显微镜下，软骨还表现出一种以软骨细胞膜的距离为导向的组织结构。每个细胞都被一个狭窄的细胞周围基质（pericellular matrix，PCM）所包围，形成软骨单元。这些软骨单元又进一步被区块基质和区块间基质所包围[16]。关节软骨的组成成分和组织结构对其功能的正常发挥至关重要。

（一）胶原蛋白

胶原蛋白是具有组织特异性的蛋白质。关节软骨中最主要的是 II 型胶原蛋白。胶原蛋白占组织干重的一半以上（50%～90%），与蛋白多糖交织形成纤维网[17]。胶原蛋白纤维在软骨中的分布是高度不均匀的。邻近关节表面的纤维网的方向与关节面平行，随着距离表面的深度增加逐渐变得垂直[2]。这种排列有利于软骨抵抗剪切力和拉力[1]。由于胶原纤维具有较大的长度/直径比，因此它们对抗压应力的作用很弱[18]。在软骨中间层，纤维的交织比较随机。胶原蛋白的含量随着距离关节面的深度增加而减少[1]。

关节软骨根据其分布区域不同，也含有 II 型胶原以外的其他类型的胶原，如 IX 型、X 型、XI 型、VI 型、XII 型和 XIV 型[19]。这些胶原蛋白虽然仅占 ECM 的一小部分，但其不仅对关节软骨的机械性能、组织和形状起着重要的结构支撑作用，而且在调节 PCM 介导的软骨细胞力学传导中也发挥重要作用[20]。

（二）蛋白多糖和糖胺多糖

蛋白多糖（proteoglycans，PG）是关节软骨组织中第二大类大分子，占湿重的 10%～15%。它们由一个蛋白质核心和许多附着的糖胺多糖组成[14]。糖胺多糖是由重复的氨基糖双糖组成的无支链的多糖链。透明质酸、硫酸软骨素、硫酸角质素和硫酸皮脂素是关节软骨中最常见的糖胺多糖[21]。关节软骨中最主要和最丰富的 PG 是软骨特异性蛋白聚糖核心蛋白（cartilage-specific proteoglycan core protein，CSPCP）（也称 Aggrecan）。这些分子能够通过链接蛋白（糖蛋白）与透明质酸结合，形成大的蛋白多糖聚体[22]。透明质酸的生物力学功能是聚集蛋白多糖并将其固定在细胞外物质中[23]。在力学机制中，蛋白聚糖分子在胶原蛋白网络中被压缩时，形成一个低渗透性的结构，以保持流体压力，为软骨提供抗压性能[24]。

糖胺多糖带负电，从蛋白质核心延伸出来，电荷的同性相斥使得彼此之间保持距离[25, 26]。与胶原蛋白的分布不同，蛋白多糖的含量在表层区域含量最低，在中层和深层区域增加多达 50%[26]。胶原蛋白与蛋白多糖是软骨基质中最主要的承重组分[14]。由于带负电，这些结构对软骨的功能至关重要。它们吸引离子和水，帮助维持 ECM 的机械性能和水化，提供抗压能力。

（三）软骨细胞

软骨细胞是起源于间充质干细胞的特殊细胞，负责合成和维持 EMC，占人体组织体积的 5% 以下，其力学作用很小[9]。在关节软骨结构中，浅层的软骨细胞密度比深层的高。此外，细胞的形状和大小受到它们所处区域中胶原纤维方向的影响[27]。在浅层区，软骨细胞比较扁平，与关节面平行排列。在中层区域，呈卵圆形，随机分布。在深层区域，呈圆形，垂直于潮线的方向排列[9, 18]。细胞在应力刺激下的分子机制及其与 ECM 成分的相互作用尚不完全清楚，但已知软骨细胞对各种生化和机械刺激的反应是通过刺激细胞膜的机械感受器开始的，包括离子通道、整合素受体和初级纤毛[28-30]。软骨细胞的反应取决于所施加的负荷特性和它们所处的软骨区域[31]。

（四）水

水约占关节软骨总湿重的 75%。和胶原蛋白的含量一样，水的含量从靠近关节表面的约 80% 到软骨下骨的 65%，随着深度的增加而减少。无机离子，如钠、钙、氯和钾，都溶解在水中[32]。除了在应力传导方面的重要功能外，水还起到润滑关节的作用，并负责在组织内运输营养物质和代谢废物[33, 34]。水在组织内的运动和对水流动的摩擦阻力是软骨抵抗应力的主要机制[35]。软骨表层的液体流动比深层区域的大。表层区的压应力可导致高达 50% 的形变，而在深层区，由于软骨下骨与大部分软骨的渗透性低，压应力导致的形变可低于 5%[1, 36, 37]。

（五）区域

从关节面到软骨下骨，关节软骨分为若干区域。各区域的细胞形态、纤维方向、水与蛋白多糖的构成有所区别，其构成结构的区别与各个区域的机械性能密切相关[38]。

MacConaill 在 1951 年将关节软骨的最表层称之为"薄叶层"[39]，此后该结构被广泛报道[36, 40]。该区缺乏蛋白多糖和细胞，但含有平行排列的胶原纤维[41]。表层区是最大的区域，占软骨结构的 20%。该层包含扁平的、水平排列的软骨细胞，并且胶原纤维与关节表面平行。该层的蛋白多糖含量和渗透性都很低。压力可沿软骨的径向分布[42-45]。此外，该区域胶原蛋白的平行结构提供了对拉伸和剪切力的抵抗

力[46]。中间层占整个软骨组织的 40%～60%[1]。软骨细胞呈球形，胶原纤维随机排列，使得该区域能够抵抗剪切力[47]。中间层的蛋白多糖的含量比表层区高，而水的含量较低[44]。关节深层占软骨结构的 20%～50%。细胞和胶原纤维垂直关节面排列。该区域胶原纤维直径最大，将软骨固定在软骨下骨上，使该区能有效地抵抗压应力[44, 48]。最后，钙化区是位于软骨深层和软骨下骨之间的薄层区，含有 X 型胶原蛋白，这种类型的胶原蛋白约占成人关节软骨总胶原蛋白的 1%，它只存在于钙化区。它的功能是将软骨组织固定在软骨下骨上[19, 49]。

三、生物力学特征

（一）基本概念

生物力学一词是指对生物系统的力学研究。由于关节软骨最突出的力学性能是将关节面上的压力降到最低，因此目前已有大量研究从生物力学角度研究关节软骨的功能。

适度的力学刺激（拉力、压力和剪切力）有利于软骨的发育与稳态。关节制动可导致软骨蛋白多糖丢失，导致软骨退变；过度负重也可导致关节软骨退变[43, 50]。而适当的关节负荷有利于软骨生物化学成分和结构的形成[51]。软骨的厚度也与关节负荷相关，承受较大负荷的关节区域的软骨厚度更大[52]。正因为如此，关节面不完全匹配的关节，如膝关节，其软骨厚度更高；而在高度匹配的关节，如踝关节，软骨厚度较薄[52]。除此之外，同一关节内各关节面的生物力学特性和承重能力也存在差异。在膝关节中，髌骨软骨的压缩模量较低，液体渗透性也比滑车区域的关节软骨高[53]。就组成而言，髌骨的水含量比滑车软骨高 5%，蛋白多糖含量比滑车软骨低 19%[53]。这种变化有助于

解释为什么髌骨软骨比滑车软骨更易发生退变。髋部、膝部和踝部所承受的负荷可达体重的 3.3 倍、3.5 倍和 2.5 倍[54]。

为了保证组织的正常运作，软骨必须能够从各种形变中恢复。材料在机械应力下发生的形变及形变后的机械特征，取决于材料的组成成分、几何形状等内在属性[55]。关节软骨通过减少静态接触应力及减少传递到软骨下骨上的动态应力，从而避免软骨下骨受到损伤[56]。软骨的机械行为取决于软骨的渗透膨胀特性、糖胺多糖的阴离子排斥作用、糖胺多糖和胶原蛋白纤维之间的立体结构和静电作用。

（二）关节软骨的机械性能

软骨可以被描述为黏弹性结构，因为它在负荷下同时表现出弹性和黏性特征[23, 57]。黏性是一种适用于描述液体的特征。它是流体对运动的阻力。弹性则是一个适用于固体材料的概念。它是指物体在应力下产生形变，以及在去除应力后恢复到其原始形状的能力。软骨的这种黏弹性特征可以用两种机制来更好地解释：组织内液体的运动（液相）和固体基质的变形（固相）。这一将软骨的生物力学行为分为两个"相"的理论，被称为双相理论（一个"相"，代表组织内物理性质相似的所有化学成分）[23, 58]。

水是液相的主要成分。液体在组织内的移动对冲击的吸收至关重要。液体的压力梯度及软骨基质的形变可促使间质液体通过 ECM 运输[35]。尽管 ECM 是多孔的、可渗透的，但液体的运输并不能自由进行，其受到孔壁和间质液之间的摩擦阻力及间质液本身的黏度带来的阻力[55]。液相中也包含无机离子，如钠、钙、氯和钾。蛋白多糖聚集体和间质液之间的负静电排斥力为软骨提供了压缩弹性。当组织的离子浓度高于周围关节液，可导致组织内压力增加。这种浓度差导致液体被吸入组织基质，进而组织的静水压力导致软骨膨胀[32, 59]。为了评估带负电荷的 PG 聚集体对软骨生物力学的影响，Lai 等[32]在 1991 年提出了"三相理论"。它提供了一个能够解释固体基质中的应力 – 应变场、间质流体流动、离子分布和流体压力变化的数学模型[32]。这个理论除包括液相和固相（双相理论）外，还包含离子相，离子相涵盖了诸多携带正负电荷的电解质[47]。这个包括固相、液相、软骨离子相的"三相"模型表明，PCM 和 ECM 的重要作用可能是加强和调节机械负荷向能够被软骨细胞感知到的理化应变转化[16, 32]。通过更好地量化组织内部的机械 – 电化学参数，有助于我们理解正常和退行性关节软骨的生物力学行为。

当负荷恒定时，软骨呈现随时间变化的非线性改变。伴随软骨承受的应力，ECM 组分发生移动，同时组织发生形变（应变）。若应力迅速消失，组织会恢复到原本的形状。但若软骨承受持续的应力，水会从 ECM 中流出，基质进一步重组并达到新的平衡，此时应力被软骨的膨胀压力所平衡。最后，当应力解除，液体重新回流至软骨，恢复原本的应力平衡[56]。该恢复阶段较形变阶段慢[60]。在软骨承受恒定载荷的情况下，应力和应变之间的关系不是恒定的（取决于应变的大小），当应力消除时，应变不会瞬间消失（非线性行为）。

（三）压力、张力与剪切力下的生物学行为

软骨承受的负荷，可为遍布整个组织的压缩、拉伸和剪切应力的组合。由于软骨的结构和组成，它对这些应力的反应是不同的[1, 61]。软骨对压力的应变主要是通过组织内液体的相对运动。因此，在压应变中，软骨的黏弹性最为重要[23, 57]。健康组织具备低渗透性，间质流

体内的压力可以抵消所承受的压应力[23]。软骨内的水含量对压力作用下的组织生物力学至关重要。蛋白多糖和纤维胶原网络的作用是将水保持在组织内，成为抵抗压应力的关键因素[14, 62]。组织中大量带负电荷的糖胺多糖吸引流动的阳离子，导致组织渗透压增加。进而，大量的水被吸收到组织中，导致组织膨胀[56]。液体的流动对抗抗压应力至关重要，而ECM 则是抵抗拉伸和剪切应力的核心。抗剪切力和抗拉力的特性从根本上取决于组织中胶原纤维的数量、方向和分子排列，以及固体基质中胶原纤维与蛋白多糖的相互作用[63, 64]。在静息状态下，关节软骨的拉伸刚度高于压缩刚度，并且组织表现出拉伸 – 压缩的非线性机械行为[65]。剪切力是沿组织表面水平施加的应力，而张力则导致轴向应变。对于小的形变，胶原纤维可沿着应力施加方向重新排列。随着变形强度的增加，胶原蛋白纤维也可被拉长[63, 66-68]。在这种情况下，软骨的生物学行为与流体无关。组织变形时，基质内没有明显的液体流动[1, 57, 69]。拉伸刚度和软骨的深度之间存在关联。拉伸刚度随着软骨深度增加而减少。软骨表层的胶原纤维与关节表面平行，对抵抗张力与剪切力量最为重要[56]。

软骨的负荷也发生在细胞水平上。关节软骨的机械负荷，如压应力、剪切力和张力，可刺激软骨细胞的新陈代谢，诱导生物分子的合成，以维持组织的完整性。这种将物理力量转化为生化信号的过程被称为机械传导[8]。机械

传导诱导了基因表达、ECM 重塑和细胞增殖的变化[70]。关节软骨的负荷经区域间、区域内和PCM 的传递，最终抵达软骨细胞。这些区域参与调节了细胞水平的应变[71]。PCM 在调节软骨细胞的机械环境方面起着重要的作用，它是软骨细胞生物力学和生物化学信号的转换器。尽管在应力加载过程中 ECM 的应变有很大的区域性差异，PCM 转换器的作用为软骨细胞提供了一个均匀的应变环境[16, 71]。PCM 在高局部应变区域（如表层区域）保护软骨细胞，但在中层和深层区域放大了局部应变[71]。Ⅵ型胶原蛋白在 PCM 上显著富集，是 PCM 发挥力学作用的主要结构之一。它将软骨细胞固定在 ECM上，调节细胞与基质的相互作用，并作为生物力学信号的转换器[16, 19, 20]。软骨细胞的机械感受器，如离子通道和整合素，也参与了这些信号的识别，并通过细胞骨架组件传播这些信号，而这些组件又从细胞表面延伸到 PCM[28, 72-74]。细胞骨架结构不仅在机械传导中起作用，而且在软骨承受压应力时为软骨细胞提供必要的机械完整性[75]。

综上所述，关节软骨的完整性取决于适度的机械负荷，异常的负荷会在细胞水平上影响组织的基质特性[76]。负荷不足、持续的静态负荷、过度的动态负荷、蛋白多糖耗竭及基质合成受抑制与关节退变密切相关[77, 78]。来自骨关节炎软骨的软骨细胞与来自正常关节软骨的细胞，在细胞层面对机械刺激的反应不同[8]。维持组织稳态的确切机械力学机制仍是未知领域。

参考文献

[1] Athanasiou K, Darling E, Hu J, et al. Articular cartilage. 2nd ed. Boca Raton, FL: CRC Press/Taylor & Francis Group; 2016.

[2] Muir H. The chondrocyte, architect of cartilage. Biomechanics, structure, function and molecular biology of cartilage matrix macromolecules. BioEssays. 1995;17:1039–48. https://doi.

org/10.1002/ bies.950171208.

[3] Andriacchi TP, Mündermann A, Smith RL, et al. A framework for the in vivo pathomechanics of osteoarthritis at the knee. Ann Biomed Eng. 2004;32:447–57. https://doi.org/10.1023/B:A BME.0000017541.82498.37.

[4] Koo S, Andriacchi TP. A comparison of the influence of global functional loads vs. local contact anatomy on articular cartilage thickness at the knee. J Biomech. 2007;40:2961–6. https://doi.org/10.1016/j. jbiomech.2007.02.005.

[5] Liu F, Kozanek M, Hosseini A, et al. In vivo tibiofemoral cartilage deformation during the stance phase of gait. J Biomech. 2010;43:658–65. https://doi. org/10.1016/j.jbiomech.2009.10.028.

[6] Bingham JT, Papannagari R, Van de Velde SK, et al. In vivo cartilage contact deformation in the healthy human tibiofemoral joint. Rheumatology. 2008;47:1622–7. https://doi.org/10.1093/rheumatology/ken345.

[7] Sutter EG, Widmyer MR, Utturkar GM, et al. In vivo measurement of localized tibiofemoral cartilage strains in response to dynamic activity. Am J Sports Med. 2015;43:370–6. https://doi.org/10.1177/0363546514559821.

[8] Ramage L, Nuki G, Salter DM. Signalling cascades in mechanotransduction: cell-matrix interactions and mechanical loading. Scand J Med Sci Sport. 2009;19:457–69. https://doi.org/10.1111/j.1600–0838.2009.00912. x.

[9] Stockwell R. Biology of cartilage cells. Cambridge: Cambridge University Press; 1979.

[10] Ulrich-Vinther M, Maloney MD, Schwarz EM, et al. Articular cartilage biology. J Am Acad Orthop Surg. 2003;11:421–30. https://doi.org/10.5435/00124635–200311000– 00006.

[11] Coleman JL, Widmyer MR, Leddy HA, et al. Diurnal variations in articular cartilage thickness and strain in the human knee. J Biomech. 2013;46:541–7. https:// doi.org/10.1016/j.jbiomech.2012.09.013.

[12] Lipshitz H, Etheridge R, Glimcher M. In vitro wear of articular cartilage. J Bone Jointt Surg. 1975;57A:527–37.

[13] McDevitt C, Muir H. Biochemical changes in the cartilage of the knee in experimental and natural osteoarthritis in the dog. J Bone Jointt Surg. 1976;58B:94–101.

[14] Mow VC, Guo XE. Mechano-electrochemical properties of articular cartilage: their inhomogeneities and anisotropies. Annu Rev Biomed Eng. 2002;4:175–209. https://doi.org/10.1146/annurev. bioeng.4.110701.120309.

[15] Robin Poole A, Matsui Y, Hinek A, Lee ER. Cartilage macromolecules and the calcification of cartilage matrix. Anat Rec. 1989;224:167–79. https://doi.org/10.1002/ar.1092240207.

[16] Wilusz RE, Sanchez-Adams J, Guilak F. The structure and function of the pericellular matrix of articular cartilage. Matrix Biol. 2014;39:25–32. https://doi. org/10.1016/j.matbio.2014.08.009.

[17] Deshmukh K, Nimni ME. Isolation and characterization of cyanogen bromide peptides from the collagen of bovine articular cartilage. Biochem J. 1973;133:615–22. https://doi.org/10.1042/bj1330615.

[18] Callaghan JJ. The adult knee. Philadelphia, PA: Lippincott Williams & Wilkins; 2003.

[19] Luo Y, Sinkeviciute D, He Y, et al. The minor collagens in articular cartilage. Protein Cell. 2017;8:560–72. https://doi.org/10.1007/s13238–017– 0377– 7.

[20] Zelenski NA, Leddy HA, Sanchez-Adams J, et al. Type VI collagen regulates pericellular matrix properties, chondrocyte swelling, and mechanotransduction in mouse articular cartilage. Arthritis Rheumatol. 2015;67:1286–94. https://doi.org/10.1002/art.39034.

[21] Roughley P. The structure and function of cartilage proteoglycans. Eur Cells Mater. 2006;12:92–101. https://doi.org/10.22203/eCM.v012a11.

[22] Hardingham TE, Fosang AJ, Dudhia J. The structure, function and turnover of aggrecan, the large aggregating proteoglycan from cartilage. Eur J Clin Chem Clin Biochem. 1994;32:249–57.

[23] Mow VC, Lai WM. Recent developments in synovial joint biomechanics. SIAM Rev. 1980;22:275–317. https://doi.org/10.1137/1022056.

[24] Klika V, Gaffney EA, Chen YC, Brown CP. An overview of multiphase cartilage mechanical modelling and its role in understanding function and pathology. J Mech Behav Biomed Mater. 2016;62:139–57. https:// doi.org/10.1016/j.jmbbm.2016.04.032.

[25] Sophia Fox AJ, Bedi A, Rodeo SA. The basic science of articular cartilage: structure, composition, and function. Sports Health. 2009;1:461–8. https://doi. org/10.1177/1941738109350438.

[26] Carballo CB, Nakagawa Y, Sekiya I, Rodeo SA. Basic science of articular cartilage. Clin Sports Med. 2017;36:413–25. https://doi.org/10.1016/j. csm.2017.02.001.

[27] Korhonen RK, Julkunen P, Wilson W, Herzog W. Importance of collagen orientation and depth-dependent fixed charge densities of cartilage on mechanical behavior of chondrocytes. J Biomech Eng. 2008;130 https://doi.org/10.1115/1.2898725.

[28] Gilbert SJ, Blain EJ. Cartilage mechanobiology: how chondrocytes respond to mechanical load. In: Mechanobiology in health and disease. London: Elsevier; 2018. p. 99–126.

[29] Lv M, Zhou Y, Chen X, et al. Calcium signaling of in situ chondrocytes in articular cartilage under compressive loading: roles of calcium sources and cell membrane ion channels. J Orthop Res. 2018;36:730–8. https://doi.org/10.1002/jor.23768.

[30] Vaca-González JJ, Guevara JM, Moncayo MA, et al. Biophysical stimuli: a review of electrical and mechanical stimulation in hyaline cartilage. Cartilage. 2019;10:157–72. https://doi.org/10.1177/1947603517730637.

[31] Liu H-Y, Duan H-T, Zhang C-Q, Wang W. Study of the mechanical environment of chondrocytes in articular cartilage defects repaired area under cyclic compressive loading. J Healthc Eng. 2017;2017:1–10. https://doi.org/10.1155/2017/1308945.

[32] Lai WM, Hou JS, Mow VC. A triphasic theory for the swelling and deformation behaviors of articular cartilage. J Biomech Eng. 1991;113:245–58. https://doi. org/10.1115/1.2894880.

[33] Mow VC, Ateshian GA, Spilker RL. Biomechanics of diarthrodial joints: a review of twenty years of progress. J Biomech Eng. 1993;115:460–7. https://doi. org/10.1115/1.2895525.

[34] O'Hara BP, Urban JP, Maroudas A. Influence of cyclic loading on the nutrition of articular cartilage. Ann Rheum Dis. 1990;49:536–9. https://doi.org/10.1136/ ard.49.7.536.

[35] Torzilli PA, Mow VC. On the fundamental fluid transport mechanisms through normal and pathological articular cartilage during function—II. The analysis, solution and conclusions. J Biomech. 1976;9:587–606. https://doi.org/10.1016/0021–9290(76)90100–7.

[36] Teeple E, Fleming BC, Mechrefe AP, et al. Frictional properties of Hartley guinea pig knees with and without proteolytic disruption of the articular surfaces. Osteoarthr Cartil. 2007;15:309–15. https://doi.org/10.1016/j.joca.2006.08.011.

[37] Eckstein F, Tieschky M, Faber S, et al. Functional analysis of articular cartilage deformation, recovery, and fluid flow following dynamic exercise in vivo. Anat Embryol (Berl). 1999;200:419–24. https://doi. org/10.1007/s004290050291.

[38] Meng Q, An S, Damion RA, et al. The effect of collagen fibril orientation on the biphasic mechanics of articular cartilage. J Mech Behav Biomed Mater. 2017;65:439–53. https://doi.org/10.1016/j. jmbbm.2016.09.001.

[39] MacConaill M. The movements of bones and joints; the mechanical structure of articulating cartilage. J Bone Joint Surg. 1951;33:251–7.

[40] Aspden R, Hukins D. The lamina splendens of articular cartilage is an artefact of phase contrast microscopy. Proc R Soc London Ser B Biol Sci. 1979;206:109–13. https://doi.org/10.1098/rspb.1979.0094.

[41] Fujioka R, Aoyama T, Takakuwa T. The layered structure of the articular surface. Osteoarthr Cartil. 2013;21:1092–8. https://doi.org/10.1016/j. joca.2013.04.021.

[42] Setton LA, Zhu W, Mow VC. The biphasic poroviscoelastic behavior of articular cartilage: role of the surface zone in governing the compressive behavior. J Biomech. 1993;26:581–92. https://doi. org/10.1016/0021–9290(93)90019–B.

[43] Buckwalter J, Anderson D, Brown T, et al. The roles of mechanical stresses in the pathogenesis of osteoarthritis: implications for treatment of joint injuries. Cartilage. 2013;4(4):286–94.

[44] Wong M, Carter D. Articular cartilage functional histomorphology and mechanobiology: a research perspective. Bone. 2003;33:1–13. https://doi. org/10.1016/S8756–3282(03)00083–8.

[45] Sakai N, Hashimoto C, Yarimitsu S, et al. A functional effect of the superficial mechanical properties of articular cartilage as a load bearing system in a sliding condition. Biosurface Biotribol. 2016;2:26–39. https://doi.org/10.1016/j.bsbt.2016.02.004.

[46] Nugent GE, Aneloski NM, Schmidt TA, et al. Dynamic shear stimulation of bovine cartilage biosynthesis of proteoglycan 4. Arthritis Rheum. 2006;54:1888–96. https://doi.org/10.1002/art.21831.

[47] Lu XL, Mow VC. Biomechanics of articular cartilage and determination of material properties. Med Sci Sports Exerc. 2008;40:193–9. https://doi.org/10.1249/ mss.0b013e31815cb1fc.

[48] Muir H, Bullough P, Maroudas A. The distribution of collagen in human articular cartilage with some of its physiological implications. J Bone Joint Surg Br. 1970;52–B:554–63. https://doi. org/10.1302/0301–620X. 52B3.554.

[49] Eyre D, Weis M, Wu J-J. Articular cartilage collagen: an irreplaceable framework? Eur Cells Mater. 2006;12:57–63. https://doi.org/10.22203/eCM. v012a07.

[50] Haapala J, Arokoski J, Hyttinen M, et al. Remobilization does not fully restore immobilization induced articular cartilage atrophy. Clin Orthop Relat Res. 1999;362:218–29.

[51] Brama PAJ, Tekoppele JMJ, Bank RA, et al. Functional adaptation of equine articular cartilage: the formation of regional biochemical characteristics up to age one year. Equine Vet J. 2010;32:217–21. https://doi.org/10.2746/042516400776563626.

[52] Shepherd DET, Seedhom BB. Thickness of human articular cartilage in joints of the lower limb. Ann Rheum Dis. 1999;58:27–34. https://doi.org/10.1136/ ard.58.1.27.

[53] Froimson MI, Ratcliffe A, Gardner TR, Mow VC. Differences in patellofemoral joint cartilage material properties and their significance to the etiology of cartilage surface fibrillation. Osteoarthr Cartil. 1997;5:377–86. https://doi.org/10.1016/ S1063–4584(97)80042–8.

[54] Whitesides TE. Orthopaedic basic science. Biology and biomechanics of the musculoskeletal system. 2nd ed. J Bone Jointt Surg Am. 2001;83:482. https://doi. org/10.2106/00004623–200103000– 00040.

[55] Hall BK. Cartilage: structure, function, and biochemistry. New York: Academic Press, Inc.; 1983.

[56] Kempson GE. The mechanical properties of articular cartilage. In: The joints and synovial fluid. New York: Elsevier; 1980. p. 177–238.

[57] Hayes WC, Mockros LF. Viscoelastic properties of human articular cartilage. J Appl Physiol. 1971;31:562–8. https://doi. org/10.1152/ jappl.1971.31.4.562.

[58] Mow VC, Kuei SC, Lai WM, Armstrong CG. Biphasic creep and stress relaxation of articular cartilage in compression: theory and experiments. J Biomech Eng. 1980;102:73–84. https://doi. org/10.1115/1.3138202.

[59] Urban J, Hall A, Gehl K. Regulation of matrix synthesis rates by the ionic and osmotic environment of articular chondrocytes. J Cell Physiol. 1993;154:262–70.

[60] Hirsch C. The pathogenesis of chondromalacia of the patella. A physical, histologic and chemical study. Acta Chir Sand. 1944;83(1):1–06.

[61] Salinas EY, Hu JC, Athanasiou K. A guide for using mechanical stimulation to enhance tissue-engineered articular cartilage properties. Tissue Eng Part B Rev. 2018;24:345–58. https://doi. org/10.1089/ten. teb.2018.0006.

[62] Soltz MA, Ateshian GA. Experimental verification and theoretical prediction of cartilage interstitial fluid pressurization at an impermeable contact interface in confined compression. J Biomech. 1998;31:927–34. https://doi.org/10.1016/S0021–9290(98)00105–5.

[63] Kempson GE, Muir H, Pollard C, Tuke M. The tensile properties of the cartilage of human femoral condyles related to the content of collagen and glycosaminoglycans. BBA Gen Subj. 1973;297:456–72. https:// doi.org/10.1016/0304–4165(73)90093–7.

[64] Akizuki S, Mow VC, Müller F, et al. Tensile properties of human knee joint cartilage: I. influence of ionic conditions, weight bearing, and fibrillation on the tensile modulus. J Orthop Res. 1986;4:379–92. https:// doi.org/10.1002/jor.1100040401.

[65] Huang C-Y, Soltz MA, Kopacz M, et al. Experimental verification of the roles of intrinsic matrix viscoelasticity and tension-compression nonlinearity in the biphasic response of cartilage. J Biomech Eng. 2003;125:84–93. https://doi. org/10.1115/1.1531656.

[66] Woo SL-Y, Lubock P, Gomez MA, et al. Large deformation nonhomogeneous and directional properties of articular cartilage in uniaxial tension. J Biomech. 1979;12:437–46. https://doi. org/10.1016/0021–9290(79)90028–9.

[67] Roth V, Mow VC. The intrinsic tensile behavior of the matrix of bovine articular cartilage and its variation with age. J Bone Joint Surg Am. 1980;62:1102–17.

[68] Kempson GE, Freeman MAR, Swanson SAV. Tensile properties of articular cartilage. Nature. 1968;220:1127–8. https://doi. org/10.1038/2201127b0.

[69] Hayes WC, Bodine AJ. Flow-independent viscoelastic properties of articular cartilage matrix. J Biomech. 1978;11:407–19. https:// doi. org/10.1016/0021–9290(78)90075–1.

[70] Jaalouk DE, Lammerding J. Mechanotransduction gone awry. Nat Rev Mol Cell Biol. 2009;10:63–73. https://doi.org/10.1038/ nrm2597.

[71] Choi JB, Youn I, Cao L, et al. Zonal changes in the three-dimensional morphology of the chondron under compression: the relationship among cellular, pericellular, and extracellular deformation in articular cartilage. J Biomech. 2007;40:2596–603. https://doi. org/10.1016/j.jbiomech.2007.01.009.

[72] Martinac B. Mechanosensitive ion channels: molecules of mechanotransduction. J Cell Sci. 2004;117:2449–60. https://doi. org/10.1242/jcs.01232.

[73] Ingber D. Integrins as mechanochemical transducers. Curr Opin Cell Biol. 1991;3:841–8. https://doi. org/10.1016/0955–0674(91)90058–7.

[74] Driscoll TP, Cosgrove BD, Heo S-J, et al. Cytoskeletal to nuclear strain transfer regulates YAP signaling in mesenchymal stem cells. Biophys J. 2015;108:2783–93. https://doi.org/10.1016/ j.bpj.2015.05.010.

[75] Guilak F. Compression-induced changes in the shape and volume of the chondrocyte nucleus. J Biomech. 1995;28:1529–41. https://doi. org/10.1016/0021–9290(95)00100–X.

[76] Buckwalter JA, Martin JA, Brown TD. Perspectives on chondrocyte mechanobiology and osteoarthritis. Biorheology. 2006;43:603–9.

[77] Buckwalter JA, Mankin HJ. Articular cartilage: degeneration and osteoarthritis, repair, regeneration, and transplantation. Instr Course Lect. 1998;47:487–504.

[78] Parkkinen JJ, Lammi MJ, Helminen HJ, Tammi M. Local stimulation of proteoglycan synthesis in articular cartilage explants by dynamic compression in vitro. J Orthop Res. 1992;10:610–20. https://doi. org/10.1002/jor.1100100503.

第 2 章　关节软骨损伤和骨关节炎的生物标志物

Biomarkers in Articular Cartilage Injury and Osteoarthritis

Laura Ann Lambert　James Convill　Gwenllian Tawy　Leela C.Biant　著

李国奇　译

缩略语

OA	osteoarthritis	骨关节炎
eOA	early osteoarthritis	早期骨关节炎
PPV	positive predictive value	阳性预测值
NPV	negative predictive value	阴性预测值
ROC	receiver operator characteristic	受试者操作曲线
AUC	area under curve	曲线下面积
MRI	magnetic resonance imaging	磁共振
MOCART	magnetic resonance observation of cartilage repair tissue	MRI 软骨修复评估标准
dGEMRIC	delayed gadolinium-enhanced MRI of cartilage	延迟钆增强软骨 MRI
ACI	autologous chondrocyte implantation	自体软骨细胞植入
C2C-HUSA	neoepitope of type Ⅱ collagen human urine sandwich assay	Ⅱ型胶原蛋白新表位人尿液夹心试验
CTX-Ⅱ	cross-linked C-telopeptide of type Ⅱ collagen	Ⅱ型胶原交联 C- 末端三肽
COMP	cartilage oligomeric matrix protein	血清软骨低聚物矩阵蛋白
CILP-2	cartilage intermediate-layer protein 2	血清软骨中间层蛋白 2
C2C	type Ⅱ collagen cleavage neoepitope	Ⅱ型胶原蛋白裂解新表位蛋白
sC2C	serum type Ⅱ collagen cleavage neoepitope	血清Ⅱ型胶原蛋白裂解新表位蛋白
PⅡCP	procollagen molecule levels of type Ⅱ collagen C-propeptide	Ⅱ型胶原蛋白 C 肽前胶原分子
COLⅡ	type Ⅱ collagen	Ⅱ型胶原蛋白
KS	keratin sulphate	角蛋白硫酸盐
HAC	human articular chondrocytes	人类关节软骨细胞
CELISA	cellular enzyme-linked immunosorbent assay	细胞酶联免疫吸附试验
AP	alkaline phosphatase	碱性磷酸酶

hADSC	human adipose-derived stem cell	人脂肪来源的干细胞
HA	hyaluronic acid	透明质酸
HA/SA	hyaluronic acid/sodium alginate	透明质酸 / 海藻酸钠
s-GAG	sulfate glycosaminoglycan	硫酸化糖胺多糖
CP Ⅱ	procollagen Ⅱ C-propeptide	Ⅱ型前胶原蛋白 C 前肽
TRAP5b	tartrate-resistant acid phosphatase active isoform 5b	抗酒石酸磷酸酶活性异构体 5b
OC	osteocalcin	骨钙素
MPC	mesenchymal progenitor cell	间质祖细胞
TGF-β_3	transforming growth factor beta 3	转化生长因子 –β_3
CSP	subchondral cortico-spongious bone-derived progenitor	软骨下皮质海绵骨源性祖细胞
ESCEO	European Society for Clinical and Economic Aspects of Osteoporosis and Osteoarthritis	欧洲骨质疏松症和骨关节炎临床及经济学协会
DMOAD	disease-modifying osteoarthritis drug	骨关节炎改善药物
SWATH-MS	sequential window acquisition of all theoretical mass spectra	理论质谱顺序窗口采集技术
MMP-3	matrix metalloproteinase 3	基质金属蛋白酶 3
ADAMTS	A disintegrin and metalloproteinase with thrombospondin motifs	携带血栓软骨素亚基的 A 型崩解素与金属蛋白酶
FNIH	Foundation for the National Institutes of Health	美国国立卫生研究院基金会
TIC	time-integrated concentration	时间积分浓度

一、概述

单纯的软骨损伤即可能导致骨关节炎（osteoarthritis，OA）的发生和发展[1]。软骨损伤可能在关节环境中引发一连串的病理生理过程，最终导致关节的退化[2]。

由于软骨损伤和 OA 均存在宏观与微观层面的异质性，很难对这两种疾病进行早期的诊断和精准鉴别。相应的诊断标准必须涵盖所有的表型，但又需要足够精确，以鉴别单纯软骨损伤的关节和健康的关节。

生物标志物是一种"可客观观测和用于评估生理过程、病理过程或治疗干预所引发的药理反应的指标"[3]。同时，生物标志物也应反映软骨损伤和早期骨关节炎（early osteoarthritis，eOA）手术干预所引发的变化。目前对软骨损伤和 eOA 的诊断依赖于放射学生物标志物。然而，存在于人体组织中的可测量的分子生物标志物可以为诊断和监测治疗效果提供新颖和客观的方法。它们也可能为研发新的再生医学治疗方法铺平道路。

尿液、血液和关节液易于重复取样，最常被用于生物标志物的取样。系统性的生物标志物，如血液和尿液，由于反映了机体系统性的变化，属于系统性标志物，难以定位特定疾病。而来自滑膜液的局部生物标志物具有特异性、浓度高的优势，但是在疾病早期很难获得。

2006 年，Bauer 等对 OA 的生物标志物进行了分类，以指导未来的研究和临床试验[4]。涵盖了 6 个影响生物标志物可选择维度的 BIPEDS 方法，可以评估特定分子作为临床生物标志物的价值。B 为疾病负担（burden of disease），I 为研究性（investigative），P 为预测性（prognostic），E 为干预效果（efficacy of intervention），D 为诊断性（diagnostic）和 S 为安全性（safety）。一个生物标志物在 BIPEDS 每个类别中的表现通过敏感性和特异性来衡量。敏感性是指在真正存在疾病的个体中检测疾病的能力（真阳性率），特异性是指在真正没有疾病的患者中排除疾病的能力（真阴性率）。阳性预测值（positive predictive value，PPV）是衡量当检测结果呈阳性时，受试者真正患病概率。同样，阴性预测值（negative predictive value，NPV）是指当检测结果为阴性时，正确识别所有真正没有疾病的受试者的概率。值得注意的是，PPV 和 NPV 取决于相关疾病的发病率和严重程度[5]。生物标志物研究经常使用受试者操作曲线（receiver operator characteristic，ROC）分析来评估其结果。其目的是证明当结果为二元时，自变量与终点事件之间存在稳健的统计学关联。ROC 分析可得到在不同风险阈值下的敏感性与特异性曲线。曲线下面积（area under curve，AUC）体现了预测模型区分真阳性患者的能力。0.5 的 AUC 通常是机会概率，而 0.7 或以上的 AUC 通常提示模型具有足够的鉴别力[6]。

二、软骨损伤的生物标志物

近年来关于软骨损伤的研究主要集中于发现和验证用于评估软骨质量、软骨损伤与软骨手术疗效的生物标志物。尽管创伤后软骨损伤及 OA 是公认的软骨损伤原因，但软骨损伤的确切病因尚未阐明[7]。目前研究表明，软骨损伤会引发成熟软骨细胞及其他细胞释放一系列炎症因子，影响关节内的局部代谢。而分解代谢和合成代谢活动的不平衡可能导致基质在机械力的作用下发生不受控制的退化[8, 9]。

三、软骨损伤和修复中的影像学生物标志物

磁共振（magnetic resonance imaging，MRI）有助于明确软骨组织的厚度、体积及软骨下骨的边界[10]。既往由于对 MRI 影像中深部裂隙与部分连接组织片的边界认识不足，影响了磁共振诊断的准确性[11]。然而，随着更新的成像模式和更强大的成像场强的应用，现在只有微小和浅表的软骨损伤难以获得良好的显像[7]。

2003 年，国际软骨修复协会（International Cartilage Repair Society，ICRS）公布了 MRI 成像评估标准，用于明确原生和修复的关节软骨[11]。MRI 软骨修复评估标准（Magnetic Resonance Observation of Cartilage Repair Tissue，MOCART）的膝关节评分系统也在 2004 年正式发布[10, 12]。这个评分系统利用 MRI 生物标志物对软骨损伤修复手术后的软骨组织进行定量评估[10, 12]。采用 1.0T 或 1.5T MRI 扫描仪，通过在膝关节上使用表面线圈并应用快速旋转回波，可以获得高分辨率图像。这些图像中有 9 个指标可被用来对软骨质量进行评分[12]（表 2-1）。

MRI 成像技术和软骨修复手术技术的改进，使得评分系统进一步更新（MOCART 2.0 Knee Score，2019）[13]。不像既往 50% 的增量，新系统以 25% 的增量对指标进行细分，具备更强的敏感性（表 2-1）[13]。虽然目前 MOCART 评分系统均采用人工评分，但随着机器学习和人工智能的不断发展，未来可演化为自动化诊断。

表 2-1 软骨质量 MOCART 评分的评估指标 [12]

指 标	原版 MOCART	MOCART 2.0
1	病损修复级别和病损填充级别	病损填充体积
2	软骨边界融合程度	损伤软骨与周围软骨的融合程度
3	修复组织表面完整性	修复组织表面完整性
4	修复组织的结构	修复组织的结构
5	修复组织的信号强度	修复组织的信号强度
6	软骨下骨板完整性	骨质缺损或增生
7	软骨下骨完整性	软骨下骨的改变
8	存在组织粘连	—
9	存在滑膜炎	—

MOCART. MRI 软骨修复评估标准

某些 MRI 技术已经可以用半定量的方式来测量软骨的质量。T_2 加权成像产生的弛豫常数提供了软骨内水和胶原分子相互作用的信息。而与标准的 T_2 加权成像相比，T_2^* 技术能够产生具有高空间分辨率的软骨三维影像 [14]。Mamisch 在微骨折术后用 3.0T MRI 检查了膝关节软骨，发现与患者组的健康软骨相比，软骨修复组织的整体 T_2 和 T_2^* 值明显降低 [T_2 (47.1±9.8) ms (29～73ms)；T_2^* (19.1±5.9) ms (9～31ms)] [14]。此外，对比健康组织，修复组织的 T_2^* 值的相对减少（21%，而 T_2 为 15%）表明了其对软骨内结构变化较为敏感 [14]。

使用延迟钆增强软骨 MRI（delayed gadolinium-enhanced MRI of cartilage，dGEMRIC）对关节软骨内的糖胺多糖（glycosaminoglycan，GAG）进行量化是另一种评估关节软骨的半定量方法。dGEMRIC 指数一般分布在 300～700ms 的范围内 [7]。这种技术与软骨的关节镜评估有很好的相关性，可以分辨损伤之外的邻近正常软骨 [15, 16]。Vasiliadis 采用该技术检测了伤后 9～18 年的患者，发现自体软骨细胞植入（autologous chondrocyte implantation，ACI）的软骨修复质量与正常的相邻软骨相同 [17]。

dGEMRIC 分数降低提示发展为 OA 的风险更高 [18]。然而，纵向研究并没有一致支持这一点。如 Engen 等的研究发现，对比受伤和未受伤的膝关节，未经治疗的局灶性软骨缺损的 dGEMRIC 指数在 12 年的随访中并无统计学差异 [7]。dGEMRIC 评估方法也与膝关节 K-L 评分（Kellgren and Lawrence，K-L）结果及临床结果缺乏一致性 [7, 17, 19]。

新的研究已经表明，7T MRI 扫描仪在获得骨关节炎的放射学生物标志物方面可能会有更大的改进 [20, 21]。

四、软骨损伤的系统与局部生物标志物

在人体血清和尿液中都发现了反映软骨转换的生物标志物 [22, 23]。这些生物标志物可以反映关节重塑的动态与定量的变化。Ⅱ型胶原蛋白是软骨基质中最丰富的蛋白，因此可以通过评估 N 前肽和 C 前肽，以监测胶原蛋白和非胶原蛋白的合成和降解 [24]。这些生物标志物主要在早期于确诊的 OA 患者中进行了评估 [25, 26]，而对软骨损伤急性期或单纯软骨损伤的评估价值还十分有限 [27-30]。

（一）尿液中的胶原蛋白生物标志物

Ⅱ型胶原蛋白新表位人尿液夹心试验（neoepitope of type Ⅱ collagen human urine sandwich assay，C2C-HUSA）是一种软骨衍生蛋白，在影像学尚未发生变化的早期软骨退化中即出现升高 [28, 31, 32]。它与Ⅱ型胶原交联 C-末端三肽（cross-linked C-telopeptide of type Ⅱ collagen，CTX-Ⅱ）相似，后者是在尿液中发

现的另一种可反映胶原蛋白降解的胶原蛋白转换生物标志物。当机械负荷增加导致软骨转换增加时，CTX-Ⅱ易被检出[28, 33]。Boeth在一项长达2年的队列研究中，对比了成人和青少年的生物标志物表达。结果发现，无论生长板状态如何，青少年组的C2C-HUSA和CTX-Ⅱ总体上有所增加。

（二）血清中的胶原蛋白降解的相关生物标志物

在对运动员的短期研究中，血清软骨低聚物矩阵蛋白（cartilage oligomeric matrix protein，COMP）已被用作生物标志物。研究表明，COMP在短期高强度活动后会明显增加[34, 35]。COMP在年轻人半月板部分切除术后3～6个月会增加[27]，长期随访未发现明显变化[36]。COMP可能只在急性负荷时暂时升高，尚未发现其与软骨退化相关的明确证据[37]。

血清软骨中间层蛋白2（cartilage intermediate-layer protein 2，CILP-2）可能反映了长期软骨重塑的情况。一项临床队列研究对比了40岁以上成人与健康青少年CLIP的表达情况，发现随访中青少年的CILP表达并未较基线增加。而成年人的CILP随着时间的推移而升高，这表明软骨的年龄影响了这种生物标志物的合成。CLIP与MRI评估的软骨体积变化呈现相关性[36, 38]。

血清Ⅱ型胶原蛋白裂解新表位蛋白（serum type Ⅱ collagen cleavage neoepitope，sC2C）在OA中增加[31]。十字韧带损伤患者sC2C的表达水平与健康人也存在显著差异[22]。在该队列研究中，十字韧带损伤组的基线（平均在受伤后22个月）与随访（平均时间在受伤后44个月）时的sC2C水平血清浓度，与未受伤组有明显差异。这种分子生物标志物浓度随时间变化的趋势表明，损伤扰乱了正常的关节代谢。

（三）血清中的胶原蛋白合成生物标志物

研究表明Ⅱ型胶原蛋白C肽前胶原分子（procollagen molecule levels of type Ⅱ collagen C-propeptide，PⅡCP）的表达水平是Ⅱ型胶原蛋白合成速度的有效监测指标[39]。在新发半月板损伤的患者中，所有患者在术后3～6个月内的PⅡCP均明显低于基线水平[27]。相较于该研究中所纳入的其他标志物，PⅡCP对进行性软骨损伤的诊断效能最高，其AUC为0.75（95%CI 0.509～0.912）。

然而，单一的血清生物标志物不太可能涵盖软骨损伤的完整信息，而使用多种生物标志物的组合，可能更准确地评估软骨损伤的程度。在上述半月板损伤的研究中，多变量逻辑回归显示，COMP和Ⅱ型胶原蛋白（type Ⅱ collagen，COLⅡ）的增加及PⅡCP的减少与10%以上的软骨体积缺损有显著的相关性，而与年龄和受伤后的时间无关[27]。相比于单个分子标志物，COMP、COLⅡ及PⅡCP标志物组合能更加准确地反映软骨损伤情况。然而，没有一个单独的生物标志物或标志物组合可用于预测继发的软骨丢失[27]。

（四）软骨损伤的局部生物标志物

急性损伤时，局部生物标志物由于接近关节腔，因此更容易出现表达升高。多项研究比较了血清和滑膜生物标志物的升高，虽然两者之间通常是正相关的，但在急性损伤时，后者的升高幅度更大[29, 40]。

在各种局部生物标志物来源中，在关节镜检查或针吸活检过程中抽取滑液，比留取滑膜、骨或软骨等局部组织所带来的损伤更小。在20世纪90年代初，Lohmander发表了一系列关于OA或关节损伤的滑液中存在分子标志物的论文，如蛋白聚糖、蛋白多糖和基质金属蛋白酶[41-43]。最近，Kumahashi 等的研究表明在急性膝关节损伤后 0～7 天，研究纳入的 235 名患者的滑液中 II 型胶原蛋白裂解新表位蛋白（type II collagen cleavage neoepitope，C2C）水平显著升高，滑液和血清 C2C 浓度之间存在显著正相关，R=0.403，$P < 0.001$。而与 Cibere 的研究结果一致[31]，尿液中的 C2C 浓度与 MRI 结果没有明显关联[29]。Yoshida 等的研究进一步证明，高水平的滑膜 C2C 表达与关节镜检查时高级别软骨损伤的病灶数量呈正相关。他们评估了样本中是否存在角蛋白硫酸盐（keratin sulphate，KS），发现处于下四分位数的 KS 表达水平与处于上四分位数的 C2C 水平，可用于预测高级别软骨病灶数量（OR=14.40，95%CI 1.35～153.0）[30]。这再次说明生物标志物的适当组合，可能会为评估软骨损伤程度提供最有价值的信息。

五、软骨修复中的生物标志物

关于软骨修复治疗的生物标志物，文献报道中主要包含分子标志物、表征软骨细胞存在的细胞表面标志物和软骨基因标志物。

（一）免疫组织化学

组织活检可以对组织切片进行显微镜和免疫组织化学评估。它目前是对修复组织进行直接质量评估的最客观和最可靠的方法。在体外研究中或为评估软骨在生物支架上定植，通常采用免疫组织化学对糖胺多糖、胶原蛋白和蛋白聚糖进行免疫染色。然而，组织活检是一种有创操作，因此不适合作为临床实践中重复采样的生物标志物。

（二）细胞形态学

当细胞被收获用于自体软骨细胞植入（autologous chondrocyte implantation，ACI）时，它们可能由于形态的改变和衰老而失去分化能力[44]。生物标志物的一个用途是在体外 ACI 过程中监测这些细胞的活性，作为后期质量控制手段。Diaz-Romero 从股骨头上留取了人类关节软骨细胞（human articular chondrocytes，HAC）冻存保存，复苏后将其播种在培养基中[45]。细胞孵育后，进行固定、扩增或促软骨形成干预。此后通过采用新的细胞酶联免疫吸附试验（cellular enzyme-linked immunosorbent assay，CELISA）分析其基因表达谱，结果表明钙结合蛋白、S100A1 和 S100B 逐渐减少，同时伴随着 COL I 的减少和 COL II 的增加。该方法比目前评估 HAC 去分化潜力的标准方法，即细胞团块培养法，所需的细胞数较少（10 000 个细胞 / 孔 vs. $2.5×10^5$～$5×10^5$ 个 / 团块），培养时间较短（分别需要 1 周和 3 周），定量结果更精确[45]。同时作者建议，S100B þ A1-CELISA 可用于评估碱性磷酸酶（alkaline phosphatase，AP）的表达，这是不良肥大表型的一个标志。

（三）生化分析

多种来源的干细胞可用于软骨修复，而生物标志物有助于筛选软骨基因表达最丰沛或具备其他理想属性的干细胞。例如，人脂肪来源的干细胞（human adipose-derived stem cell，hADSC）是一种间质干细胞，可作为多能细胞的来源，用于关节软骨修复的细胞治疗。从健康女性的抽脂手术中获得的细胞在体外扩增过程中具有较高的细胞产出率，研究通过将其播种在三维支架上[46]，并对用 hADSC 培养的透明质酸（hyaluronic acid，HA）和透明质酸 / 海藻酸钠（hyaluronic acid/sodium alginate，HA/SA）支架中硫酸化糖胺多糖（sulfate glycosaminoglycan，s-GAG）的合成进行了定量检测。结果发现，在第 7 天和第 14 天，HA/SA 支架的

s-GAG 释放量均高于 HA 支架（$P < 0.05$）。

Gabusi 用无细胞仿生骨软骨支架治疗 14 名患者的膝关节骨软骨缺损（大小 $1.5 \sim 4.0 cm^2$）[47]。留取基线、3 个月和 12 个月的血清样本用于评估骨和软骨转化的生物标志物的表达。结果发现胶原蛋白降解的标志物 CTX Ⅱ 和 C2C 在随访期间没有显著改变。然而，软骨合成标志物Ⅱ型前胶原蛋白 C 前肽（procollagen Ⅱ C-propeptide，CP Ⅱ）在伤后 3～12 个月（$P=0.005$），以及在基线和 12 个月之间（$P=0.0005$）的表达均显著增加。骨质退化的生物标志物，抗酒石酸磷酸酶活性异构体 5b（tartrate-resistant acid phosphatase active isoform 5b，TRAP5b）并未显示出调节作用。相比之下，骨合成标志物骨钙素（osteocalcin，OC），从基线到 12 个月显示出明显的增加（$P=0.046$）[47]。

（四）细胞表面标志物

细胞表面标志物有助于识别和分类关节软骨内的多向潜能祖细胞，并且可辅助评估 ACI 中使用的软骨质量。Pretzel 等评估了晚期 OA 患者和非 OA 的健康人捐赠的软骨中间质祖细胞（mesenchymal progenitor cell，MPC）的细胞标记和空间位置[48]。在对组织进行酶解后，对 MPC 进行传代培养。定量检测了早期扩增后的 MPC 细胞表面标志物 CD105+ 和 CD166。多能干细胞的数量在免疫组织化学检测和原位免疫检测中没有明显差异。99% 的 MPC 同时呈现 CD105+ 和 CD166 表达，因此，CD166 可能是识别 MPC 的一个合适的生物标志物。在组织样本中，这 MPC 主要定位于软骨的浅层和中层区域[48]。

Neumann 等分析了皮质海绵状骨的细胞表面抗原，以确定软骨下骨内其他具有软骨生成能力的潜在细胞群[49]。采用含人血清转化生长因子 $-\beta_3$（transforming growth factor beta 3，TGF-β_3）的培养基培养软骨下皮质海绵骨源性祖细胞（subchondral cortico-spongious bone-derived progenitor，CSP），检测发现 CD105、CD73、CD90 和 CD166 蛋白广泛表达，并且前三种细胞表面标志物在细胞中呈现均匀的阳性表达。这些细胞表面抗原反映了细胞成软骨的能力[49]。

（五）成软骨基因标志物

部分转录因子参与了干细胞的谱系演化，常被用于促成软骨技术评估的研究。Juvenile 等从髋关节发育不良的儿童患者中获得了幼稚软骨细胞，并将其种植在 PLGA 支架上。并对成熟的移植物进行了组织学检测[50]，典型软骨细胞标记基因表达分析显示 COL2A1 和 X 型胶原蛋白呈现高表达，COMP 呈现中等表达，而蛋白聚糖呈现低水平表达[51]。

六、早期骨关节炎的生物标志物

目前 eOA 的诊断和预后评估存在困难，探索分子生物标志物在 OA 中的作用，对于解决该问题至关重要。2013 年，欧洲骨质疏松症和骨关节炎临床和经济领域协会（European Society for Clinical and Economic Aspects of Osteoporosis and Osteoarthritis，ESCEO）发表了一份关于 OA 生物标志物研究的全面综述。该综述对胶原蛋白代谢、蛋白聚糖代谢、非胶原蛋白相关的生物标志物及与其他生物过程相关的生物标志物进行了重点强调[52]。根据 BIPEDS 方法，鉴于Ⅱ型胶原蛋白和蛋白聚糖在软骨基质中的丰富程度，它们是未来的合理研究目标。然而，作者总结说，所调查的生物标志物没有显示出足够的证据来指导临床试验或进行临床应用[52]，未来研究的一个重点是通过使用生物标志物来更好地定义 eOA[52]。

2019 年，Kraus 建议，为了使 eOA 标志物真正有效，它必须代表临床前 OA 的状态[53]。临床前 OA 是指在 MRI 或其他敏感的成像方式可以检测到 OA 之前的阶段。一个能够准确识别 eOA 患者的生物标志物，将有助于患者早期改变生活方式，也有助于评估骨关节炎改善 药 物（disease-modifying osteoarthritis drug，DMOAD）的疗效。然而，并不是每个影像学有 OA 表现的人都会进展为重症，这提示我们，不是每个有临床前和影像学前 OA 的人都会发展成临床 OA。

先进的检测技术，如用于分析血液、尿液和滑液的蛋白质组学和代谢组学的理论质谱顺序窗口采集技术（sequential window acquisition of all theoretical mass spectra，SWATH-MS），无疑将在寻找临床前和 eOA 的有效生物标志物方面做出卓越贡献。

自 2013 年 Lotz 等对 OA 的生物标志物进行回顾后，出现了多个对膝关节 eOA 的候选分子生物标志物的进一步研究，其中很多都是利用了这些技术。所调查的生物标志物的类型可以细分为以下四类：①基质降解酶；②基质分子；③调节分子；④其他分子。

（一）基质降解酶

最近的研究已经确定了 8 种基质降解酶，它们是膝关节 OA 的潜在候选生物标志物（表 2-2）[54-57]。基质金属蛋白酶是这一类中研究最多的标志物。2018 年，Pengas 调查了开放式全膝关节半月板切除术对后期 OA 发展的影响[58]。结果发现滑液和血清中的 GAG 和基质金属蛋白酶 3（matrix metalloproteinase 3，MMP-3）水平均发生了改变。虽然半月板切除术后 GAG 水平下降，但 MMP-3 水平仍在上升。提示 MMP-3 可能是临床前 OA 的一个潜在生物标志物。

在另一项研究发现，OA 患者的 MMP-1 和 MMP-3 表达显著高于健康人和 eOA 患者。进一步对 MMP-3 的诊断能力进行 ROC 分析，发现其 AUC 值为 0.690。在这项研究中，eOA 患者被定义为 K-L1/2 级[54]。研究表明，在 eOA 的血清中，携带血栓软骨素亚基的 A 型崩解素与金属蛋白酶（A disintegrin and metalloproteinase with thrombospondin motifs，ADAMTS）-4 和 ADAMTS-5 的浓度与 OA 晚期存在显著差异[54]。膝关节 OA 患者的血浆和滑膜液中的自体蜡素也有类似的相关报道[55]。根据 BIPEDS 的分类，这些分子有可能被用来诊断 eOA 和确定该病患者的疾病负荷。

对血清和 OA 组织中的 MMP-13、抗焦油酸 磷 酸 酶（tartrate-resistant acid phosphatase，TRACP）5b 和组织转谷氨酰胺酶 2（tissue transglutaminase 2，TG2）的研究表明，这些分子也可以被认为是疾病负荷的生物标志物，有广阔的研究前景[56, 57]。

（二）基质分子

目前有 21 种潜在的生物标志物被归类为基质分子（表 2-2），其中 20 种被定义为疾病负荷标志物，17 种为诊断标志物，15 种为预后标志物。美国国立卫生研究院基金会（Foundation for the National Institutes of Health，FNIH）OA 生物标志物联盟评估了血清、尿液中的 14 种生物标志物预测患者 48 个月后疾病状态的准确性，研究包含 3 种进展类型，即疼痛进展、关节间隙缩窄进展，以及疼痛和关节间隙缩窄。CTX Ⅱ 的 C 肽被证明对疾病状态和进展有最好的预测能力。在 12 个月和 24 个月时，尿液中 Col2-3/4C 肽的时间积分浓度（time-integrated concentration，TIC）准确预测了所有 3 种进展类型的进展情况[59]。He 等的一项研究中采用 K-L 评分来定义 OA，研究发现 K-L0 级和 K-L2

级之间 C-Col10 存在显著差异（$P=0.04$）[60]。血清中的透明质酸浓度与 K-L0/1 级患者的关节间隙狭窄进展相关（$\beta=0.15$，$P=0.021$）[60]。

（三）调节分子

目前，已发现 OA 有 35 个调节性标志物（表 2-2）。采用 BIPEDS 方法，有 33 个被定义为疾病负荷标志物，21 个为诊断标志物，6 个为预后标志物。

与晚期 / 中期 OA 相比，eOA 的 β 链蛋白明显减少（$P < 0.05$）。研究还表明，与健康对照组相比，eOA 患者血清中转录因子 4（transcription factor 4，TF4）的浓度明显升高（$P < 0.002$）。在该研究中，采用了 Mankin 评

表 2-2 现有的骨关节炎候选生物标志物种类

基质降解酶	基质分子	调节分子	其他分子
• 携带血栓软骨素亚基的 A 型崩解素与金属带酶 　- ADAMTS-4 　- ADAMTS-5 • 自体蜡素 • 基质金属蛋白酶 　- MMP-1 　- MMP-3 　- MMP-13 • 抗焦油酸磷酸酶（TRAcP5b） • 组织转谷氨酰胺酶 2（TG2）	• MMP 介导的 I 型胶原蛋白的降解（C1M） • Col2-3/4 人类 II 型胶原蛋白的 C 端裂解产物（C2C） • MMP 介导的 2 型和 3 型胶原蛋白的降解 　- C2M 　- C3M • 胶原蛋白 X 的 C 肽（C-Col10） • II 型胶原蛋白的 α 螺旋区的硝化表位（Coll2-1NO2） • 软骨低聚物矩阵蛋白（COMP） • 基质金属蛋白酶依赖降解的 C 反应蛋白（CRPM） • 硫酸软骨素 846 表位（CS846） • I 型和 II 型胶原蛋白 C 端交联端肽 　- CTX-I 　- CTX-I α 　- CTX-I β 　- CTX II • 纤维蛋白 -3-1（Fibulin-3-1） • 透明质酸（HA） • 高敏 C 反应蛋白（hsCRP） • 交联的 I 型胶原蛋白 N- 三肽（NTX-1） • 骨钙素 • 胶原蛋白 II A 和 III 的 N 肽： 　- P II ANP 　- P III NP • 非羧基化基质 Gla 蛋白（ucMGP）	• 脂联素（Adiponectin） • 脂肪酶（Adipsin） • 脂肪蛋白（Adropin） • 血管生成素 -2（Angiopoietin-2） • β 链蛋白（β-catenin） • 骨形态发生蛋白 　- BMP2 　- BMP7 • 脑源性神经营养蛋白（BDNF） • C-C 基序趋化因子配体（CCL2） • 降钙素基因相关肽（CGRP） • C-X-C 基序趋化因子配体（CXCL12） • Dickkopf 相关蛋白（DKK-1） • 成纤维细胞生长因子（FGF-23） • 卵泡抑素（Follistatin） • 曲动蛋白（Fractalkine） • 粒细胞集落刺激因子（G-CSF） • Gremlin-1 • 肝细胞生长因子（HGF） • 缺氧诱导因子 　- HIF-1α 　- HIF-2α • 白介素 　- IL-1Ra 　- IL-6 　- IL-8 　- IL-10 　- IL-17 • 印度刺猬因子（IHh） • 瘦素（Leptin） • 前列腺素 E_2（PGE_2） • 过氧化氢酶 -6（PRDX6） • 硬骨素（Sclerostin） • 转化生长因子（TGF-β_1） • 肿瘤坏死因子（TNF-α） • 转录因子 4（TF4） • 肿瘤坏死因子诱导基因 6（TSG-6） • 血管内皮生长因子（VEGF） • 甲壳素酶 -3 样蛋白 1（YKL-40）	• 羟基二十四碳烯酸（15-HETE） • 4- 羟基 -L- 脯氨酸 • 丙氨酸（Alanine） • 淀粉样蛋白 P（Amyloid P） • 精氨酸（Arginine） • 聚集蛋白聚糖（ACAN） • 淋巴细胞分化簇 　- CD14 　- CD163 　- CD31/PECAM-1 　- CD40 • 脂肪酸结合蛋白 4（FABP4） • 生长激素释放肽（Ghrelin） • 肌醇蛋白（Haptoglobin） • 脂多糖（LPS）结合蛋白（LBP） • 神经肽 Y（NPY） • 氧化低密度脂蛋白（ox-LDL） • 骨膜素（Periostin） • 唾液酸（Sialic acid） • 牛磺酸（Taurine） • 胸腺素 β_4（Thymosin β_4） • 血管细胞黏附分子（VCAM-1） • vWF 因子（vWF） • γ- 氨基丁酸

分系统对 32 位全膝关节置换术后患者的 OA 阶段进行了分类[61]。

与健康对照组相比，印度刺猬因子（Indian hedgehog，IHh）在 eOA 患者的滑液中升高，尤其对于 Outerbridge 1/2 级软骨破坏患者（$P < 0.001$）[62]。若进一步的独立研究也发现其与 eOA 的显著关联，那么它将对 eOA 的诊断有重要意义。其他生物标志物也可能呈现与 IHh 相同的模式，仅在 eOA 期间出现失调。

将 K-L 评分 1/2 级定义为 eOA，则 eOA 患者血清中的血管生成素 -2、白细胞介素 8（interleukin 8，IL-8）、卵泡抑素、粒细胞集落刺激因子（granulocyte-colony stimulating factor，G-CSF）、血管内皮生长因子（vascular endothelial growth factor，VEGF）和肝细胞生长因子（hepatocyte growth factor，HGF）的浓度显著高于健康对照组[63]。

有证据支持在开发 DMOAD 药物时使用调节性标志物作为治疗目标。临床研究已采用骨形态生成蛋白 -7（bone morphogenetic protein-7，BMP7）、成纤维细胞生长因子（fibroblast growth factor，FGF）和 β- 神经生长因子（β-nerve growth factor，β-NGF）作为评估的指标，用于开发新的 OA 药物[64]。Tanezumab 是一种针对 β-NGF 的单克隆抗体，可使行走时的膝关节疼痛减少 45%～62%，高于安慰剂的 22%[65]。

（四）其他分子

总计有 25 种生物标志物无法纳入以上 3 种分类中，被定义为其他标志物（表 2-2）。依据 BIPEDS 方法，其中 18 个被定义为疾病负荷标志物，12 个为诊断标志物，6 个为预后标志物。这一类标志物尚未经多中心研究验证为潜在的候选生物标志物。有两项研究以氨基酸为研究对象。其中 Chen 等的研究检测了血清丙氨酸和牛磺酸，发现在 67 个研究样本中这两种氨基酸用于诊断 OA 的 AUC 分别为 0.928 和 0.920[66]。Zhang 等对精氨酸进行了相关研究，发现其 AUC 为 0.984[67]。

（五）生物标志物组合

目前研究发现有 11 种潜在的生物标志物组合。相关研究采用的生物标志物均来源于血清或尿液，通过研发计算机算法，研究明确了它们在预测疾病发生、疾病严重程度和进展方面的价值。Saberi 提出了一种算法，包括患者的人口统计学特征、生物标志物和放射学资料[68]。该算法是利用鹿特丹课题（Rotterdam Study）1335 名患者的数据开发的，对 2.5 年内疾病进展有精准的预测能力（AUC=0.872）。

在下面描述的 12 种算法中，有 2 种专门针对 OA 的早期诊断[69, 70]。这两项研究采用了相同的患者招募和取样方法。eOA 的纳入标准为：患者必须有新发的膝关节疼痛，正常的 X 线和 Outerbridge1/2 级软骨损伤。该算法纳入了由瓜氨酸蛋白（citrullinated protein，CP）、羟脯氨酸、抗环瓜氨酸肽（anti-cyclic citrullinated peptide，anti-CCP）抗体、年龄和性别，该算法在区分 eOA 与健康对照组和炎症性关节炎疾病时的 AUC=0.86，PPV=0.733，NPV=0.885[69]。第二种诊断 eOA 的算法研发过程中，排除了 1 例健康对照组中的样本。它将抗 CCP 抗体与蛋白质氧化、硝化和糖化的生物标志物结合起来，得出的 AUC 为 0.98[70]。在算法中使用患者的人口统计资料是提高算法预测能力的有效方法。

IHh 蛋白和 IL-8 作为单一的生物标志物都表现良好，若将之与患者的人口统计学相结合，潜在可衍生出敏感性和特异性更高的算法。由于疾病的异质性和复杂性，计算机算法很可能是一种更有效的诊断方法。

七、结论

由于疾病病情、诊断、预后评估及疗效评价的重要性，软骨损伤和 eOA 的生物标志物的研究进展日新月异。然而，对软骨损伤和 eOA 这两种相互关联疾病的诊断和分类方法仍缺乏共识。未来具有预后价值的研究可能集中在血清和尿液中产生的生物标志物及关节内的局部生物标志物。虽然 ESCEO 提出的许多目标对相关研究的研究方向做了明确区分，但目前还没有一种生物标志物被充分验证可用于临床。然而，正如在软骨损伤和早期 OA 的研究中所见，采用生物标志物组合而不是单一的生物标志物，可能为相关疾病的进一步评估带来新的进展。

参考文献

[1] Ondrésik M, Oliveira JM, Reis RL. Advances for treatment of knee OC defects. In: Oliveira JM, Pina S, Reis RL, San Roman J, editors. Osteochondral tissue engineering: challenges, current strategies, and technological advances. Cham: Springer International Publishing; 2018. p. 3–24.

[2] Mobasheri A, Kalamegam G, Musumeci G, Batt ME. Chondrocyte and mesenchymal stem cell-based therapies for cartilage repair in osteoarthritis and related orthopaedic conditions. Maturitas. 2014;78(3):188–98.

[3] Atkinson AJCW, DeGruttola VG, DeMets DL, Downing GJ, Hoth DF, Oates JA, Peck CC, Schooley RT, Spilker BA, Woodcock J, Zeger SL. Biomarkers and surrogate endpoints: preferred definitions and conceptual framework. Clin Pharmacol Ther. 2001;69(3):89–95.

[4] Bauer DC, Hunter DJ, Abramson SB, Attur M, Corr M, Felson D, et al. Classification of osteoarthritis biomarkers: a proposed approach. Osteoarthr Cartil. 2006;14(8):723–7.

[5] Trevethan R. Sensitivity, specificity, and predictive values: foundations, pliabilities, and pitfalls in research and practice. Front Public Health. 2017;5(307)

[6] Ollier W, Muir KR, Lophatananon A, Verma A, Yuille M. Risk biomarkers enable precision in public health. Pers Med. 2018;15(4):329–42.

[7] Engen CN, Løken S, Årøen A, Ho C, Engebretsen L. No degeneration found in focal cartilage defects evaluated with dGEMRIC at 12–year follow-up. Acta Orthop. 2017;88(1):82–9.

[8] Pelletier JP, Martel-Pelletier J, Abramson SB. Osteoarthritis, an inflammatory disease: potential implication for the selection of new therapeutic targets. Arthritis Rheum. 2001;44(6):1237–47.

[9] Attur MG, Dave M, Akamatsu M, Katoh M, Amin AR. Osteoarthritis or osteoarthrosis: the definition of inflammation becomes a semantic issue in the genomic era of molecular medicine. Osteoarthr Cartil. 2002;10(1):1–4.

[10] Marlovits S, Singer P, Zeller P, Mandl I, Haller J, Trattnig S. Magnetic resonance observation of cartilage repair tissue (MOCART) for the evaluation of autologous chondrocyte transplantation: determination of interobserver variability and correlation to clinical outcome after 2 years. Eur J Radiol. 2006;57(1):16–23.

[11] Brittberg M, Winalski CS. Evaluation of cartilage injuries and repair. J Bone Joint Surg Am. 2003;85–A(Suppl 2):58–69.

[12] Marlovits S, Striessnig G, Resinger CT, Aldrian SM, Vecsei V, Imhof H, et al. Definition of pertinent parameters for the evaluation of articular cartilage repair tissue with high-resolution magnetic resonance imaging. Eur J Radiol. 2004;52(3):310–9.

[13] Schreiner MM, Raudner M, Marlovits S, Bohndorf K, Weber M, Zalaudek M, et al. The MOCART (magnetic resonance observation of cartilage repair tissue) 2.0 knee score and atlas. Cartilage:2019, 1947603519865308.

[14] Mamisch TC, Hughes T, Mosher TJ, Mueller C, Trattnig S, Boesch C, et al. T2 star relaxation times for assessment of articular cartilage at 3 T: a feasibility study. Skelet Radiol. 2012;41(3):287–92.

[15] Årøen A, Brøgger H, Røtterud JH, Sivertsen EA, Engebretsen L, Risberg MA. Evaluation of focal cartilage lesions of the knee using MRI T2 mapping and delayed gadolinium enhanced MRI of cartilage (dGEMRIC). BMC Musculoskelet Disord. 2016;17:73.

[16] Souza RB, Feeley BT, Zarins ZA, Link TM, Li X, Majumdar S. T1rho MRI relaxation in knee OA subjects with varying sizes of cartilage lesions. Knee. 2013;20(2):113–9.

[17] Vasiliadis HS, Danielson B, Ljungberg M, McKeon B, Lindahl A, Peterson L. Autologous chondrocyte implantation in cartilage lesions of the knee: long-term evaluation with magnetic resonance imaging and delayed gadolinium-enhanced magnetic resonance imaging technique. Am J Sports Med. 2010;38(5):943–9.

[18] Owman H, Tiderius CJ, Ericsson YB, Dahlberg LE. Long-term effect of removal of knee joint loading on cartilage quality evaluated by delayed gadolinium-enhanced magnetic resonance imaging of cartilage. Osteoarthr Cartil. 2014;22(7):928–32.

[19] Neuman P, Owman H, Müller G, Englund M, Tiderius CJ, Dahlberg LE. Knee cartilage assessment with MRI (dGEMRIC) and subjective knee function in ACL injured copers: a cohort study with a 20 year follow-up. Osteoarthr Cartil. 2014;22(1):84–90.

[20] Brinkhof S, Nizak R, Khlebnikov V, Prompers JJ, Klomp DWJ, Saris DBF. Detection of early cartilage damage: feasibility and potential of gagCEST imaging at 7T. Eur Radiol. 2018;28(7):2874–81.

[21] Juras V, Mlynarik V, Szomolanyi P, Valkovič L, Trattnig S. Magnetic resonance imaging of the musculoskeletal system at 7T: morphological imaging and beyond. Top Magn Reson Imaging. 2019;28(3):125–35.

[22] Svoboda SJ, Harvey TM, Owens BD, Brechue WF, Tarwater PM, Cameron KL. Changes in serum biomarkers of cartilage turnover after anterior cruciate ligament injury. Am J Sports Med. 2013;41(9): 2108–16.

[23] Bihlet AR, Byrjalsen I, Bay-Jensen A-C, Andersen JR, Christiansen C, Riis BJ, et al. Associations between biomarkers of bone and cartilage turnover, gender, pain categories and radiographic severity in knee osteoarthritis. Arthritis Res Ther. 2019;21(1):203.

[24] Rousseau J, Garnero P. Biological markers in osteoarthritis.

Bone. 2012;51(2):265–77.

[25] Garnero P, Ayral X, Rousseau JC, Christgau S, Sandell LJ, Dougados M, et al. Uncoupling of type II collagen synthesis and degradation predicts progression of joint damage in patients with knee osteoarthritis. Arthritis Rheum. 2002;46(10):2613–24.

[26] Cahue S, Sharma L, Dunlop D, Ionescu M, Song J, Lobanok T, et al. The ratio of type II collagen breakdown to synthesis and its relationship with the progression of knee osteoarthritis. Osteoarthr Cartil. 2007;15(7):819–23.

[27] Koryem HK, Wanas MAAEQ, Rizk MMA, Kotb HT, Naguib AH, Shafei MMAHE, et al. Evaluation of early changes of cartilage biomarkers following arthroscopic meniscectomy in young Egyptian adults. Alex J Med. 2015;51(3):191–7.

[28] Boeth H, MacMahon A, Poole AR, Buttgereit F, Önnerfjord P, Lorenzo P, et al. Differences in biomarkers of cartilage matrix turnover and their changes over 2 years in adolescent and adult volleyball athletes. J Exp Orthop. 2017;4(1):7.

[29] Kumahashi N, Swärd P, Larsson S, Lohmander LS, Frobell R, Struglics A. Type II collagen C2C epitope in human synovial fluid and serum after knee injury – associations with molecular and structural markers of injury. Osteoarthr Cartil. 2015;23(9):1506–12.

[30] Yoshida H, Kojima T, Kurokouchi K, Takahashi S, Hanamura H, Kojima M, et al. Relationship between pre-radiographic cartilage damage following anterior cruciate ligament injury and biomarkers of cartilage turnover in clinical practice: a cross-sectional observational study. Osteoarthr Cartil. 2013;21(6):831–8.

[31] Cibere J, Zhang H, Garnero P, Poole AR, Lobanok T, Saxne T, et al. Association of biomarkers with pre-radiographically defined and radiographically defined knee osteoarthritis in a population-based study. Arthritis Rheum. 2009;60(5):1372–80.

[32] Poole AR, Ha N, Bourdon S, Sayre EC, Guermazi A, Cibere J. Ability of a urine assay of type II collagen cleavage by collagenases to detect early onset and progression of articular cartilage degeneration: results from a population-based cohort study. J Rheumatol. 2016;43(10):1864–70.

[33] O'Kane JW, Hutchinson E, Atley LM, Eyre DR. Sport-related differences in biomarkers of bone resorption and cartilage degradation in endurance athletes. Osteoarthr Cartil. 2006;14(1):71–6.

[34] Kersting UG, Stubendorff JJ, Schmidt MC, Brüggemann G-P. Changes in knee cartilage volume and serum COMP concentration after running exercise. Osteoarthr Cartil. 2005;13(10):925–34.

[35] Hoch JM, Mattacola CG, Bush HM, Medina McKeon JM, Hewett TE, Lattermann C. Longitudinal documentation of serum cartilage oligomeric matrix protein and patient-reported outcomes in collegiate soccer athletes over the course of an athletic season. Am J Sports Med. 2012;40(11):2583–9.

[36] Boeth H, Raffalt PC, MacMahon A, Poole AR, Eckstein F, Wirth W, et al. Association between changes in molecular biomarkers of cartilage matrix turnover and changes in knee articular cartilage: a longitudinal pilot study. J Exp Orthop. 2019;6(1):19.

[37] Roberts HM, Law R-J, Thom JM. The time course and mechanisms of change in biomarkers of joint metabolism in response to acute exercise and chronic training in physiologic and pathological conditions. Eur J Appl Physiol. 2019;119(11):2401–20.

[38] Boeth H, MacMahon A, Poole AR, Buttgereit F, Onnerfjord P, Lorenzo P, et al. Differences in biomarkers of cartilage matrix turnover and their changes over 2 years in adolescent and adult volleyball athletes. J Exp Orthop. 2017;4(1):7.

[39] Nelson F, Dahlberg L, Laverty S, Reiner A, Pidoux I, Ionescu M, et al. Evidence for altered synthesis of type II collagen in patients with osteoarthritis. J Clin Invest. 1998;102(12):2115–25.

[40] Catterall JB, Stabler TV, Flannery CR, Kraus VB. Changes in serum and synovial fluid biomarkers after acute injury (NCT00332254). Arthritis Res Ther. 2010;12(6):R229.

[41] Lohmander LS, Ionescu M, Jugessur H, Poole AR. Changes in joint cartilage aggrecan after knee injury and in osteoarthritis. Arthritis Rheum. 1999;42(3):534–44.

[42] Lark MW, Bayne EK, Lohmander LS. Aggrecan degradation in osteoarthritis and rheumatoid arthritis. Acta Orthop Scand Suppl. 1995;266:92–7.

[43] Lohmander LS, Roos H, Dahlberg L, Lark MW. The role of molecular markers to monitor disease, intervention and cartilage breakdown in osteoarthritis. Acta Orthop Scand Suppl. 1995;266:84–7.

[44] Diaz-Romero J, Gaillard JP, Grogan SP, Nesic D, Trub T, Mainil-Varlet P. Immunophenotypic analysis of human articular chondrocytes: changes in surface markers associated with cell expansion in monolayer culture. J Cell Physiol. 2005;202(3):731–42.

[45] Diaz-Romero J, Kursener S, Kohl S, Nesic D. S100B + A1 CELISA: a novel potency assay and screening tool for Redifferentiation stimuli of human articular chondrocytes. J Cell Physiol. 2017;232(6):1559–70.

[46] Son YJ, Yoon IS, Sung JH, Cho HJ, Chung SJ, Shim CK, et al. Porous hyaluronic acid/sodium alginate composite scaffolds for human adipose-derived stem cells delivery. Int J Biol Macromol. 2013;61:175–81.

[47] Gabusi E, Paolella F, Manferdini C, Gambari L, Kon E, Filardo G, et al. Cartilage and bone serum biomarkers as novel tools for monitoring knee osteochondritis dissecans treated with osteochondral scaffold. Biomed Res Int. 2018;2018:9275102.

[48] Pretzel D, Linss S, Rochler S, Endres M, Kaps C, Alsalameh S, et al. Relative percentage and zonal distribution of mesenchymal progenitor cells in human osteoarthritic and normal cartilage. Arthritis Res Ther. 2011;13(2):R64.

[49] Neumann K, Dehne T, Endres M, Erggelet C, Kaps C, Ringe J, et al. Chondrogenic differentiation capacity of human mesenchymal progenitor cells derived from subchondral cortico-spongious bone. J Orthop Res. 2008;26(11):1449–56.

[50] Aurich M, Hofmann GO, Gras F, Rolauffs B. Human osteochondritis dissecans fragment-derived chondrocyte characteristics ex vivo, after monolayer expansion-induced de-differentiation, and after re-differentiation in alginate bead culture. BMC Musculoskelet Disord. 2018;19(1):168.

[51] Kreuz PC, Gentili C, Samans B, Martinelli D, Kruger JP, Mittelmeier W, et al. Scaffold-assisted cartilage tissue engineering using infant chondrocytes from human hip cartilage. Osteoarthr Cartil. 2013;21(12):1997–2005.

[52] Lotz M, Martel-Pelletier J, Christiansen C, Brandi ML, Bruyère O, Chapurlat R, et al. Value of biomarkers in osteoarthritis: current status and perspectives. Ann Rheum Dis. 2013;72(11):1756–63.

[53] Kraus V. Preclinical osteoarthritis. Philadelphia, PA: Elsevier; 2019.

[54] Li W, Du C, Wang H, Zhang C. Increased serum ADAMTS-4 in knee osteoarthritis: a potential indicator for the diagnosis of osteoarthritis in early stages. Genet Mol Res. 2014;13(4):9642–9.

[55] Mabey T, Taleongpong P, Udomsinprasert W, Jirathanathornnukul N, Honsawek S. Plasma and synovial fluid autotaxin correlate with severity in knee osteoarthritis. Clin Chim Acta. 2015;444:72–7.

[56] Nwosu LN, Allen M, Wyatt L, Huebner JL, Chapman V, Walsh DA, et al. Pain prediction by serum biomarkers of bone turnover in people with knee osteoarthritis: an observational study of TRAcP5b and cathepsin K in OA. Osteoarthr Cartil. 2017;25(6):858–65.

[57] Tarquini C, Mattera R, Mastrangeli F, Agostinelli S, Ferlosio A, Bei R, et al. Comparison of tissue transglutaminase 2 and bone biological markers osteocalcin, osteopontin and sclerostin expression in human osteoporosis and osteoarthritis. Amino Acids. 2017;49(3):683–93.

[58] Pengas I, Eldridge S, Assiotis A, McNicholas M, Mendes JE, Laver L. MMP-3 in the peripheral serum as a biomarker of knee osteoarthritis, 40 years after open total knee meniscectomy. J Exp Orthop. 2018;5(1):21.

[59] Kraus VB, Collins JE, Hargrove D, Losina E, Nevitt M, Katz JN, et al. Predictive validity of biochemical biomarkers in knee osteoarthritis: data from the FNIH OA biomarkers consortium.

Ann Rheum Dis. 2017;76(1):186–95.

[60] He Y, Siebuhr AS, Brandt-Hansen NU, Wang J, Su D, Zheng Q, et al. Type X collagen levels are elevated in serum from human osteoarthritis patients and associated with biomarkers of cartilage degradation and inflammation. BMC Musculoskelet Disord. 2014;15:309.

[61] Wu L, Guo H, Sun K, Zhao X, Ma T, Jin Q. Sclerostin expression in the subchondral bone of patients with knee osteoarthritis. Int J Mol Med. 2016;38(5):1395–402.

[62] Zhang C, Wei X, Chen C, Cao K, Li Y, Jiao Q, et al. Indian hedgehog in synovial fluid is a novel marker for early cartilage lesions in human knee joint. Int J Mol Sci. 2014;15(5):7250–65.

[63] Mabey T, Honsawek S, Saetan N, Poovorawan Y, Tanavalee A, Yuktanandana P. Angiogenic cytokine expression profiles in plasma and synovial fluid of primary knee osteoarthritis. Int Orthop. 2014;38(9):1885–92.

[64] Zhang W, Ouyang H, Dass CR, Xu J. Current research on pharmacologic and regenerative therapies for osteoarthritis. Bone Res. 2016;4:15040.

[65] Lane NE, Schnitzer TJ, Birbara CA, Mokhtarani M, Shelton DL, Smith MD, et al. Tanezumab for the treatment of pain from osteoarthritis of the knee. N Engl J Med. 2010;363(16):1521–31.

[66] Chen R, Han S, Liu X, Wang K, Zhou Y, Yang C, et al. Perturbations in amino acids and metabolic pathways in osteoarthritis patients determined by targeted metabolomics analysis. J Chromatogr B Analyt Technol Biomed Life Sci. 2018;1085:54–62.

[67] Zhang W, Sun G, Likhodii S, Liu M, Aref-Eshghi E, Harper PE, et al. Metabolomic analysis of human plasma reveals that arginine is depleted in knee osteoarthritis patients. Osteoarthr Cartil. 2016;24(5):827–34.

[68] Saberi Hosnijeh F, Siebuhr AS, Uitterlinden AG, Oei EH, Hofman A, Karsdal MA, et al. Association between biomarkers of tissue inflammation and progression of osteoarthritis: evidence from the Rotterdam Study cohort. Arthritis Res Ther. 2016;18:81.

[69] Ahmed U, Anwar A, Savage RS, Costa ML, Mackay N, Filer A, et al. Biomarkers of early stage osteoarthritis, rheumatoid arthritis and musculoskeletal health. Sci Rep. 2015;5:9259.

[70] Ahmed U, Anwar A, Savage RS, Thornalley PJ, Rabbani N. Protein oxidation, nitration and glycation biomarkers for early-stage diagnosis of osteoarthritis of the knee and typing and progression of arthritic disease. Arthritis Res Ther. 2016;18(1):250.

第3章 软骨修复术后结果的评估
How Do We Best Measure Outcomes Following Cartilage Repair Surgery?

Isabel Wolfe Alissa Burge Chisa Hidaka Stephen Lyman 著

马 军 译

缩略语

HSS	Hospital for Special Surgery	美国纽约特种外科医院
PROM	patient-reported outcome measure	患者报告结果评估
ICRS	International Cartilage Repair Society	国际软骨修复协会
OAS	Oswestry Arthroscopy Score	Oswestry 关节镜评分
VAS	Visual Analogue Scale	视觉模拟评分
MOCART	Magnetic Resonance Observation of Cartilage Repair Tissue	软骨修复组织磁共振观察
OCAMRISS	Osteochondral Allograft MRI Scoring System	同种异体骨软骨磁共振评分系统
WORMS	Whole-Organ Magnetic Resonance Imaging Score	全身磁共振成像评分
MOAKS	MRI Osteoarthritis Knee Score	磁共振骨关节炎膝关节评分
qMRI	quantitative MRI	定量磁共振成像
PD	proton density	质子密度
FSE	fast spin-echo	快速自旋回波

一、概述

对患者预后的系统评估原来主要是关注易于评价的一些客观的临床失败情况，包括手术部位感染、植入物失效、翻修手术，以及死亡。这些结果至今仍有报道，因为它们是手术治疗失败的最客观且最容易观察到的证据。但是我们如何评价成功病例的术后结果呢？对于软骨修复来说，这是一个特别重要的问题。软骨修复的创新仍然是一个充满前景的研究领域，因为目前的治疗方法，如微骨折、组织移植和软骨细胞移植，治疗后不会在病变处形成具有正常、复杂的天然关节软骨结构。我们需要观察软骨修复组织的质量是否，以及如何影响术后关节无痛活动度的充分恢复和防止受累关节进展为退行性关节炎。本文中，我们回顾了有关软骨修复是否成功的评估方法。

在对骨科患者治疗后的临床结果进行越来越严格的临床研究的几十年中，用于临床结果的评估方法得到了一定发展。依赖外科医生经验丰富的观察仍然是很重要的，但凭借系统评估方法的发展和使用，研究人员能更可靠地比较不同时间和机构的结果。基于外科医生细致的临床观察的医疗文件，因为偏倚及手写容易出错，不再能作为主要的评价来源。新的测量工具使了解一位外科医生的结果与另一位外科医生的比较成为可能。检查仪器的进步促进了调查和评估量表的发展，这些量表凭借准确性、可重复性和临床的相关性对治疗结果进行定量评估。

随着著名髋关节外科医生 Wilson 于 1972 年[1] 开发美国纽约的特种外科医院（Hospital for Special Surgery，HSS）髋关节评分的引入，促进了临床评估的进步。HSS 的髋关节评分对疼痛、运动、行走和功能的评估进行量化和标准化，以评价全髋关节置换术的预后。虽然这四个领域绝不是对髋关节手术预后的完整评估，但直到今天，因为这一评分表提供了充分的系统化和量化的结果评估，仍然应用于很多有意义的研究中[2]。

如今，我们在如 Wilson 医生所构想的检查仪器的开发和评估方面已积累了数十年的经验。在 1948 年 Wilson 医生刚从业时，无法想象的磁共振成像已经开发了评分系统以对图像进行定量分析。此外，随着整个医疗健康领域转向以患者为中心，研究人员更加关注患者对治疗过程、医疗护理、康复时间及恢复运动水平的看法[3]。因此，在过去 20 年里，心理测量学衍生的患者报告结果评估（patient-reported outcome measure，PROM）被广泛应用。PROM 是患者直接评估自己感知的健康状况，而不需要医生的解释[4]。软骨修复或其他手术

后的改善程度现在可以在组织和患者层面进行评价，例如对不良结果或手术失败率的定量。

定量结果和检查仪器已成为临床研究和常规临床实践中必不可少的工具，它们具有相互补充的作用。对于包括软骨修复在内的许多手术的评估主要分为以下类别：影像学分析、生存分析、基于外科医生的结果评估、绩效相关评估，当然还有患者报告结果。下面将对膝关节软骨修复术后结果的最佳评估方法进行总结。

二、客观与主观的评估

结果评估分为两大类："客观"评估，如膝关节活动度和影像学评估；"主观"评估，如医生对结果的分级和患者自我报告的结果。客观和主观评估都为临床和研究提供了有价值的信息。无论是客观还是主观，评估的质量取决于许多因素，包括医生或研究人员的偏倚、评估结果是否与临床相关，以及量表或调查是否得到充分验证。

客观的临床评估是最有用的，因为医生的主观评估很容易产生偏倚，每个医生都希望他们的患者病情好转。膝关节活动度是一项客观的临床测量，但其与软骨修复术后患者满意度的相关性尚不清楚。评估有无积液、弹响或卡锁带有主观性，但是观测的二元性有助于结果更加可靠。一个标准化的评分系统，例如 Wilson 医生在髋关节手术患者中使用的系统，专注于软骨损伤出现的最重要的临床表现可能会有所帮助，但尚未开发出来。

软骨分级是评价软骨修复后治疗成功的一种普遍、可靠的方法。新的技术进步使患者能够在影像、大体和显微水平上对手术前后的关节软骨进行定量评估，对干预前后软骨的生化成分和形态特征进行了定量评估。使用这些分级工具，临床医生能够检测和监测软骨组织的

时间维度的改变，尤其是骨关节炎的发生和发展[5]。影像学、关节镜或显微图像的分级评价，难免受到医生或研究人员的偏倚和其他不一致的影响。如下所述，评估影像学图像的新技术可能有助于克服这一问题。

虽然客观指标是可定量和具体的，但可能无法反映患者对结果的看法，因为影像学变化与患者症状之间的相关性可能并不直接。在近期一项对软骨修复术后定量磁共振成像生物标志物和 PROM 之间关系的系统综述中，仅在大约一半的纳入研究中存在显著相关性[6]。总体而言，目前没有有力证据说明先进成像技术在软骨修复术后评估中的作用。

与客观评估相比，主观评估更容易识别与疼痛相关的相关问题和与日常生活相关的功能限制。PROM 可以评估疼痛、功能、满意度等不同方面。在选择 PROM 时，重要的是确定需要评估的项目或结构，哪些患者将被包括在内，以及是否存在可靠、有效和有反应性的评价指标来作为评估疗效的参数。

在软骨手术后，需要评估疼痛、功能、生活质量和进行日常活动的能力等适用于所有膝关节术后的评价指标。年轻、活跃的患者中活动度尤为重要。软骨缺损在活跃人群中尤其常见，许多患者将恢复活动作为寻求治疗的主要原因[7]。当治疗的目标是尽快恢复活动，没有疼痛，并且达到以前的表现水平时，必须使用可以评估是否成功实现这些目标的 PROM。

如图 3-1，根据它们的类别（主观或客观）及它们的相对质量列出了各种可用的结果评估方法。主观评估的 PROM，如果经过验证与软骨修复有关，则很有价值。客观评估主要是先进的影像分析，可以提供详细的组织信息，同时最大限度地减少医生或研究人员的偏倚。医生评估的主观指标因存在固有偏倚而价值较低。没有经过验证、缺乏系统性的患者自我报告，或者已经由医生、研究者或其他人员解释，均没有明显意义。尽管微观或宏观软骨组织评估的评分系统是定量的，但因为依赖分级者的解释可能会引入偏倚或其他不一致的信息，而没有显著价值。

三、最佳目标措施

软骨修复后可以使用磁共振或组织学进行结构评估，以及关节镜（第二次检查）进行大体观察。非侵入性和严格量化的磁共振检查被开发为客观软骨评估的有效手段，它克服了微

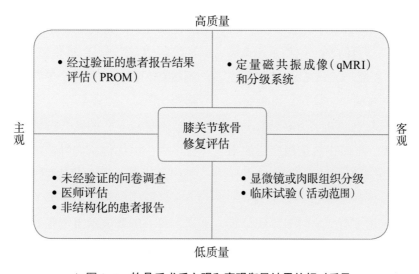

▲ 图 3-1　软骨手术后主观和客观衡量结果的相对质量

观和宏观软骨分级的局限性。

组织学评分系统用于评估活检，通常在第二次关节镜检查中收集。软骨修复中使用的评分系统包括综合 O'Driscoll 评分、简单 Pineda 评分、Bern 评分和 ICRS 视觉组织学评估评分。其中一些评分经过验证和多次修改。这些量表有效地规范了显微图像的评估，但存在侵入性活检、再次关节镜检查的局限性，样本选择还可能会受到修复位置及手术医生判断的影响。尽管如此，这些测量对于记录修复病变中的组织类型是很重要的。例如，对于软骨细胞移植或其他基于细胞的新疗法，确定修复组织是纤维软骨还是透明软骨可能是至关重要的。

对于软骨修复的宏观评估，ICRS 和 Oswestry 关节镜评分（Oswestry Arthroscopy Score，OAS）是可用的，并已被证明是有效和可靠的[8]。这两个量表是专门设计用来评估软骨修复的大体情况，并根据临床需要简化和调整评分系统[8]。最近开发的 ICRS Ⅱ 评分因其有效性、全面性和单独描述每种软骨特征而被认为非常适合于在体分析修复软骨[9]。ICRS Ⅱ 评分包含几个类别，分为 13 个子类别，每个子类别以 100mm 视觉模拟评分（Visual Analogue Scale，VAS）以评估细微的差异，便于对个体软骨特征进行比较[9]。这些软骨修复评分的一个缺点是缺乏对修复组织与周围环境整合的评估。

其他大体评估软骨修复的方法包括 Outerbridge 和改良的 Noyes 评分系统。Outerbridge 分级系统基于直接的观察，具有简单、易行、可重复的优点[10]，对评估的软骨区域进行 0（正常）到 Ⅳ（最严重）的分级。虽然仍然是最广泛使用的软骨损伤分级系统，但它的可靠性并不一致，需要更大样本量的研究来进一步验证[10]，或者可能通过结合先进成像（MRI）实现分级系统所必需的可靠性[10]。Noyes 评分是类似于 Outerbridge 的早期开发的评估方法，可以纠正

早期评估方法在描述关节面、受累深度及病变的大小和位置方面的不足[11]。

磁共振成像提供了关节软骨及其周围组织的图像，为评估软骨状态提供了一种有效和非侵入性的手段。与其他影像学方法相比，它具有更好的软组织对比度，可以用来检测和监测由于关节损伤或退行性疾病进展而导致的软骨随时间发展的变化。与显微或大体评估相比，先进的磁共振分级系统具有一定的优势。与活检标本的组织学分级不同，磁共振可用于评估整个修复软骨的组织质量和周围的软骨的界面情况。磁共振不仅可以评估软骨表面，还可以系统地评估滑膜和软骨下骨。

各种磁共振半定量分级系统已被开发和验证，以评估软骨修复。本文综述了软骨修复组织磁共振观察（Magnetic Resonance Observation of Cartilage Repair Tissue，MOCART）和同种异体骨软骨磁共振评分系统（Osteochondral Allograft MRI Scoring System，OCAMRISS）两种软骨修复评估方法，以及全身磁共振成像评分（Whole-Organ Magnetic Resonance Imaging Score，WORMS）和磁共振骨关节炎膝关节评分（MRI Osteoarthritis Knee Score，MOAKS）两种关节软骨退变的评估方法。此外，定量磁共振成像（qMRI）能测量软骨和软骨修复组织生化成分，从而成为评价软骨质量的客观指标。传统的 2D 序列可以提供整体软骨状态的信息，而 qMRI 可以评估形态变化之前的早期超微结构变化。

软骨修复后的磁共振评估需要特定的磁共振序列，以优化肌肉骨骼结构的空间分辨率和组织对比度。正常的透明关节软骨是分层的，由于胶原结构和蛋白多糖等基质元素的分布不同，每一层都显示出可预测的信号特征。优化的磁共振序列可以评估软骨信号和形态学的变化。用于软骨修复术后评估的磁共振方案还必

须允许评估关节内的所有组织，包括半月板和软骨、骨和滑膜等纤维软骨结构。这通常是通过脂肪抑制的流体敏感序列和高分辨率形态学图像［如质子密度（proton density，PD）加权的快速自旋回波（fast spin-echo，FSE）技术］的组合来实现的。

参数或定量磁共振技术在逐个像素的基础上提供了软骨弛豫时间的定量评估，从而能够及早检测软骨基质元素和胶原组织的变化。这些技术包括 $T_1\rho$ 和 T_2 映射等序列，$T_1\rho$ 被确定为蛋白多糖含量变化的生物标志物，T_2 作图是移动水含量和胶原取向变化的生物标志物。可以在修复软骨组织感兴趣区域上评估组织弛豫时间，并与周围正常关节软骨进行比较。

目前有两个磁共振评估量表用于软骨修复的评价。MOCART 用于同种异体软骨细胞或自体软骨细胞植入术后的评估，该系统包括对软骨修复组织、软骨下骨和滑膜的 9 个成像特征的评价（表 3-1 和图 3-2）。OCAMRISS 用于同种异体软骨细胞及自体软骨细胞植入术后的评估，包括 13 个影像变量以评价软骨和全关节的情况，以及移植物骨与宿主之间的骨整合情况（表 3-1 和图 3-3）。这些评估的参数比显微镜评估更客观地提供关于组织质量和结构的详细信息，比活检更直观地观察了整个修复过程。对于修复软骨和周围组织之间界面的评估也是磁共振的一个显著优势。

还有两个磁共振量表可用于评估整体的关节退化情况。全身磁共振成像评分是一种半定量评估膝关节磁共振骨关节炎相关结构改变的方法，已广泛应用于临床和流行病学研究[13]。在 WORMS 的 5 个子区域中对关节面特征进行评价。使用 7 分制评价各亚区的软骨变薄或局灶性缺损，用分数来表示软骨缺失的面积范围[13]，分别评价半月板体部和前后角；对于软骨下骨髓病变，各亚区评分可以反映弥漫

表 3-1　用于评估软骨修复的评分系统中的 MR 成像特征示例

MOCART	OCAMRISS
• 填充度 • 软骨整合 • 表面完整性 • 组织结构 • 组织强度 • 软骨下板 • 软骨下骨 • 黏附因子 • 滑膜炎	• 软骨信号 • 填充度 • 软骨整合 • 表面完整性 • 潮汐标志完整性 • 软骨下一致性 • 软骨下水肿 • 骨性融合 • 囊性变 • 对侧软骨 • 半月板撕裂 • 滑膜炎 • 脂肪垫瘢痕

经 Burge 等许可转载[12]

性骨髓水肿覆盖的体积。磁共振骨关节炎膝关节评分是另一个磁共振半定量软骨测量系统。MOAKS 使用两位数评分进行软骨评估，包括每个亚区的面积大小和受全层软骨损伤影响的亚区百分比[14]。

理想的软骨修复术后评分系统不应该仅仅关注修复组织的状态。信息量最丰富的评分系统可以通过测量软骨厚度和体积，以定量模拟关节形态学。厚度测量及关节退变的其他指标特别有助于在时间维度上观察软骨修复是否能够阻止骨关节炎的发生和进展[5]。

四、最佳主观评估

主观评估可用于记录医生或患者的观察结果。尽管医生评估可用于随访过程中，但容易因其对患者良好结果的愿望而产生偏倚。在膝关节镜检查的情况下，很明显临床医生测量的关节损伤与患者报告结果之间的关系并不一致[15]。因此，有一种新的共识认为，患者对手术结果的看法应作为主要结果[15]。在膝关节镜手术和骨科运动医学中，通常情况下，许多患者都是年轻和（或）活跃的患者，恢复活动的

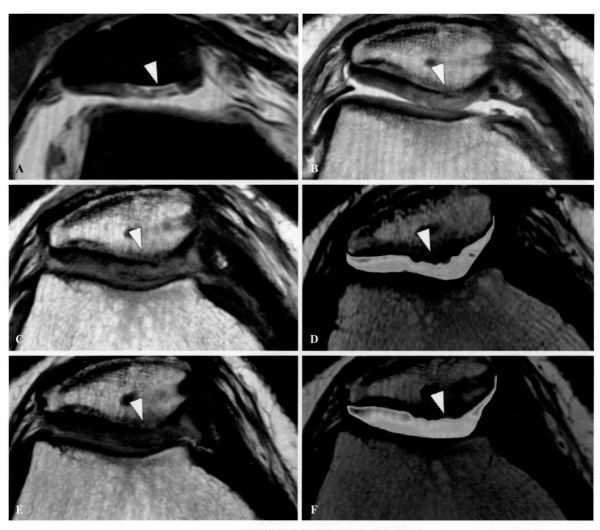

▲ 图 3-2　软骨细胞修复后的磁共振成像特征

A. 一名 25 岁女性患者髌骨外侧脱位后的轴位 T$_2$ 脂肪饱和图像显示，软骨剪切超过髌骨顶点（白箭头）；B. 在利用微粒化的幼年同种异体移植物软骨修复后 3 个月获得的轴位 PD-FSE 显示，之前的缺损被高张修复组织填充，其缺乏正常的软骨分层，但这是术后时间窗的正常外观；C 和 D. 随后的轴位（C）PD-FSE 和（D）T$_2$ 在软骨修复后 6 个月获得的图像显示，移植物高信号持续存在，并且在图像上相应的松弛时间延长（白箭头）；E 和 F. 与之前的研究相比，移植物信号相对降低，修复后 1 年获得的轴位（E）PD-FSE 和（F）T$_2$ 图像显示，移植物信号强度进一步降低，松弛时间较之前的研究缩短，并且在图像上显示出早期软骨分层的迹象（白箭头）

指标具有特殊意义[15]。经过验证的 PROM 是一种很好的手段，无须医生、研究者或其他任何人解读，以定量的方式捕获患者的观点。这些调查不仅对膝关节相关结果进行了评估，还对其进行电子化管理[16]，使其允许对大型队列进行评估。最近，一项关于膝关节 PROM 的系统回顾推荐 IKDC 的主观膝关节评分、膝关节损伤和骨关节炎预后评分（Knee Injury and Osteoarthritis Outcome Score，KOOS），以及基于心理测量数据的 Lysholm 膝关节评分[17]。由于软骨修复患者群体年轻、活跃，Tegner 活动评分和 Marx 活动量表（评估活动水平）特别有用，也被纳入总结 PROM 的表 3-2 中。

IKDC 膝关节评分的意义在于，膝关节损伤后，IKDC 膝关节评分可以检查其症状、功能和关节活动是否有所改善或恶化。其中包括 18 个项目：症状相关 7 项，运动相关 1 项，日常活动相关 9 项，膝关节功能相关 1 项（不计

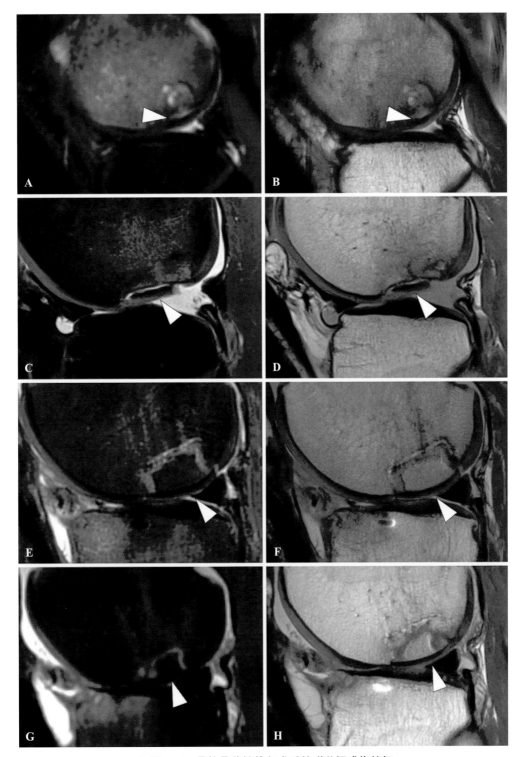

▲ 图 3-3　骨软骨移植修复术后的磁共振成像特征

A 和 B. 一名 25 岁男性患者在股骨外侧髁骨软骨同种异体移植物修复 2 年后的矢状位 IR（A）和 PD-FSE（B）图像显示，整体填充良好，关节面轮廓恢复；然而，移植物骨边缘囊性变区域出现明显水肿，移植物后部软骨下板出现局灶性线性高信号裂缝（白箭头），表明出现软骨下分层。C 和 D. 1 年后的矢状位 IR（C）和 PD-FSE（D）的图像证明，完全分层产生原位骨软骨碎片（白箭头）。E 和 F. 间隔翻修后 6 个月的矢状位 IR（E）和 PD-FSE（F）图像显示，修复组织填充极佳，关节面轮廓恢复（白箭头）。G 和 H. 移植修复后 2 年获得的矢状位 IR（G）和 PD-FSE（H）图像显示，移植物骨性部分持续出现极好的填充（白箭头），逐渐融入骨质

表 3-2　膝关节相关软骨损伤和修复的患者报告结果评估

膝关节相关患者报告结果评估	问题数目	主要内容	评分范围
膝关节特异性调查			
国际膝关节评分委员会（IKDC）主观膝关节评分	18	• 症状 • 体育运动 • 日常活动 • 当前的膝关节功能（不包括在总分中）	0～100 分，100 分代表功能水平最高（分量表总和）
膝关节损伤和骨关节炎预后评分（KOOS）	42	• 疼痛 • 症状 • 日常生活功能（ADL） • 体育娱乐功能（体育） • 膝关节相关生活质量（QoL）	0～100 分，0 分代表膝关节问题最严重，100 分代表无膝关节问题（5 个量表分别得分）
西安大略省和麦克马斯特大学骨关节炎指数（WOMAC）	24	• 疼痛 • 僵硬 • 身体功能	0～96 分，其中 96 分代表疼痛、僵硬和功能限制最重（总分的分量表）
Lysholm 膝关节评分	8	• 跛行 • 支撑 • 卡锁 • 不稳定 • 疼痛 • 肿胀 • 爬楼梯 • 下蹲	0～100 分，100 分表示无膝关节症状或残疾（每个领域的得分和为总得分）
活动调查			
Tegner 活动评分	1	• 基于工作和体育运动的活动	0～10 分，0 分代表因膝盖症状而残疾，10 分代表参加国家或国际精英水平的足球 / 橄榄球
Marx 活动量表	4	• 跑步 • 减速 • 切割运动 • 旋转运动	0～16 分，得分越高，表示参与 4 种膝关节功能越频繁（每个功能的得分为总得分）

入总分）。每个项目的得分相加得出总分。最高分为 100 分，表示无日常活动或体育运动障碍及关节症状。对于软骨损伤术后患者，IKDC 评分在 6 个月时效果适中，1 年后疗效最好。据报道，软骨修复后 6 个月和 12 个月的最小临床重要差异（minimal clinically important difference，MCID）分别为 6.3 分和 16.7 分[18]。IKDC 主要优点之一在于其对手术干预后变化的反应性，以及各个评价项目与患者的相关性。然而，使用一个综合类的评估系统可能会掩盖某一特定的缺陷，并且对于活动度较高的患者，

是否可以重返运动可能也评估的并不充分。

KOOS 评分被用于短期和长期（1 周到数十年）的随访中，主要评估患者对他们膝盖相关问题的看法。KOOS 包括 5 个领域：膝盖功能性活动中疼痛的频率和严重程度，膝盖的症状（如肿胀、僵硬、卡锁），日常生活中的活动困难程度，体育娱乐中的活动困难程度，以及与膝关节相关的生活质量。这 5 个领域的评分，既加强了临床医生对患者膝关节功能状态的了解，也保证了对不同年龄段和不同功能活动水平人群进行评估的有效性[7]。因为膝关节疾病

的患者直接参与了 KOOS 的研发，所以 KOOS 还拥有跨多种语言的可靠性和有效性、内容的高效性等优势。此外，KOOS 还包含了西安大略省和麦克马斯特大学关节炎量表（Western Ontario and McMaster Universities Arthritis Scale，WOMAC）的所有项目，WOMAC 是最常用的骨关节炎 PROM，所以 KOOS 尤为适合软骨术后使用。这为继发性骨关节炎发展的纵向研究提供方向[17]。

虽然被推荐用于评估软骨修复，但 Lysholm 膝关节评分是由外科医生研究出的，基于评估的心理学特征[17]，其最佳适用场景可能还是临床医生随访患者，而不是研究人员评估总的疗效和患者满意度。Lysholm 膝关节评分包括跛行、支撑、卡锁、不稳、疼痛、肿胀、爬楼梯和下蹲 8 个项目，据报道在微骨折后 1~6 年的评估中具有较大的作用[7]。

Tegner 活动评分和 Marx 活动量表在软骨手术后也被广泛使用，特别是在运动要求较高的人群中。这两个量表都可以用来评估手术前后的一般娱乐活动，以及运动能力的恢复水平。Marx 活动量表可能比 Tegner 活动评分更受欢迎，因为它评估的是关节的活动功能，而不是某些特殊的运动[17]。Marx 活动量表主要聚焦在 4 个活动点上：奔跑、减速、急停和旋转；患者被要求回忆在过去的 1 年期间里，在最健康和最活跃的状态下大约进行了多少次这些活动。该量表已被广泛研究、验证，并在国际上使用[19]。

五、把握未来

现代医学的主客观评估方法对于我们的前辈，那些在烛光下仔细地将患者病情观察记录

在笔记本上的骨科医生，无疑是难以想象的，更别提再早几代的医生了。如上所述，基于磁共振的客观检查和 PROM 的主观评估的强大结合为临床医生和研究人员跟踪某个患者疾病的进展情况、调查人群中的软骨修复后的治疗效果提供了严谨的量化评估工具。这些工具在评估新疗法（如干细胞、支架或其他生物制剂的植入）时将尤为有用。此外，科学技术的持续进步有望在不久的将来发明出对患者更准确和具体的评价方法。

在 Wilson 医生去世前不久的一次谈话中，我们的资深作者分享了最近一项使用智能手机评估全髋关节置换术后患者活动能力恢复的研究细节[20]。Wilson 医生耐心地倾听，然后他笑了笑，摇了摇头说："谁能认为这是可能的呢？嗯，这些都是你们要面对的问题，我是不可能了。"现在，使用智能手机来监测患者已经十分成熟，可穿戴的技术被证明是监测患者活动十分可靠的工具[21]，如 Apple Watch，可以测量心率[22]，而其他技术甚至可以实时监测汗液酸碱度[23]。这些技术会开发出相关工具，把我们以前对患者主观评估的大部分结果转移成客观数字，其应用前景非常光明。

下一代磁共振和越来越复杂的磁共振算法也已经推出。7.0T 磁共振凭借更优质的分辨率和更迅速的扫描，成为更有用的临床和研究工具。机器学习和其他先进的计算方法可以更客观地分析，以评估图像上更多的临床相关的细节。

如果你曾经有过想法："如果我们能测量……就好了。"或许是时候重新审视这个梦想了。这项技术可能已经到来，或许即将到来。事实上，这些都是我们即将所要面对的。

参 考 文 献

[1] Wilson PD, Amstutz HC, Salvati EA, Mendes DG. Total hip replacement with fixation by acrylic cement: a preliminary study of 100 consecutive McKee-Farrar prosthetic replacements. J Bone Joint Surg. 1972;54A:207–36.

[2] Wilson PD, Wong L, Lee Y, et al. Total hip arthroplasty performed for coxarthrosis preserves long-term physical function: a 40–year experience. HSS J. 2019;15:122–32.

[3] Piedade SR, Filho MF, Ferreira DM, Slullitel DA, Patnaik S, Samitier G, Maffulli N. PROMs in sports medicine. In: Rocha Piedade S, Imhoff A, Clatworth M, Cohen M, Espregueira-Mendes J, editors. The sports medicine physician. Springer; 2019. p. 685–95.

[4] Gagnier JJ. Patient reported outcomes in orthopaedics. J Orthop Res. 2017;35(10):2098–108.

[5] Argentieri EC, Burge AJ, Potter HG. Magnetic resonance imaging of articular cartilage within the knee. J Knee Surg. 2018;31(2):155–65.

[6] Lansdown DA, Wang K, Cotter E, Davey A, Cole BJ. Relationship between quantitative MRI biomarkers and patient-reported outcome measures after cartilage repair surgery: a systematic review. Orthop J Sports Med. 2018;6(4):2325967118765448.

[7] Collins NJ, Misra D, Felson DT, Crossley KM, Roos EM. Measures of knee function: International Knee Documentation Committee (IKDC) Subjective Knee Evaluation Form, Knee Injury and Osteoarthritis Outcome Score (KOOS), Knee Injury and Osteoarthritis Outcome Score Physical Function Short Form (KOOS-PS), Knee Outcome Survey Activities of Daily Living Scale (KOS-ADL), Lysholm Knee Scoring Scale, Oxford Knee Score (OKS), Western Ontario and McMaster Universities Osteoarthritis Index (WOMAC), Activity Rating Scale (ARS), and Tegner Activity Score (TAS). Arthritis Care Res (Hoboken). 2011;63:S208–28.

[8] Borne MP, Raijmakers N, Vanlauwe J, Victor J, Jong S, Bellemans J, Saris DBF. International cartilage repair society (ICRS) and Oswestry macroscopic cartilage evaluation scores validated for use in autologous chondrocyte implantation (ACI) and microfracture 1. Osteoarth Cartilage. 2008;15:1397–402.

[9] Rutgers M, van Pelt MJ, Dhert WJ, Creemers LB, Saris DB. Evaluation of histological scoring systems for tissue-engineered, repaired and osteoarthritic cartilage. Osteoarthr Cartil. 2010;18(1):12–23.

[10] Slattery C, Kweon CY. Classifications in brief: outerbridge classification of chondral lesions. Clin Orthop Relat Res. 2018;476(10):2101–4.

[11] Noyes FR, Stabler CL. A system for grading articular cartilage lesions at arthroscopy. Am J Sports Med. 1989;17(4):505–13.

[12] Burge AJ, Potter HGP. Imaging of failed cartilage repair. Operat Techn Sports Med. 2020;28(1):1–10.

[13] Lynch JA, Roemer FW, Nevitt MC, et al. Comparison of BLOKS and WORMS scoring systems part I. cross sectional comparison of methods to assess cartilage morphology, meniscal damage and bone marrow lesions on knee MRI: data from the osteoarthritis initiative. Osteoarthr Cartil. 2010;18(11):1393–401.

[14] Roemer FW, Guermazi A, Collins JE, et al. Semi-quantitative MRI biomarkers of knee osteoarthritis progression in the FNIH biomarkers consortium cohort – methodologic aspects and definition of change. BMC Musculoskelet Disord. 2016;17(1):466.

[15] Irrgang JJ, Lubowitz JH. Measuring arthroscopic outcome. Arthroscopy. 2008;24(6):718–22.

[16] Nguyen J, Marx R, Hidaka C, Wilson S, Lyman S. Validation of electronic administration of knee surveys among ACL-injured patients. Knee Surg Sports Traumatol Arthrosc. 2017 Oct 1;25(10):3116–22.

[17] Wang D, Jones MH, Khair MM, et al. Patient reported outcome measures for the knee. J Knee Surg. 2010;23:137151.

[18] Greco NJ, Anderson AF, Mann BJ, Cole BJ, Farr J, Nissen CW, et al. Responsiveness of the International Knee Documentation Committee subjective knee form in comparison to the Western Ontario and McMaster Universities Osteoarthritis Index, modified Cincinnati knee rating system, and short form 36 in patients with focal articular cartilage defects. Am J Sports Med. 2010;38:891–902.

[19] Kanakamedala AC, Anderson AF, Irrgang JJ. IKDC subjective knee form and Marx activity rating scale are suitable to evaluate all orthopaedic sports medicine knee conditions: a systematic review. J ISAKOS. 2016;1:25–31.

[20] Mehta N, Steiner C, Fields KG, Nawabi DH, Lyman SL. Using mobile tracking technology to visualize the trajectory of recovery after hip arthroscopy: a case report. HSS J. 2017;13(2):194–200.

[21] Henriksen A, Haugen Mikalsen M, Woldaregay AZ, et al. Using fitness trackers and smartwatches to measure physical activity in research: analysis of consumer wrist-worn wearables. J Med Internet Res. 2018;20(3):e110.

[22] Chow HW, Yang CC. Accuracy of optical heart rate sensing technology in wearable fitness trackers for young and older adults: validation and comparison study. JMIR Mhealth Uhealth. 2020;8(4):e14707.

[23] Chung M, Fortunato G, Radacsi N. Wearable flexible sweat sensors for healthcare monitoring: a review. J R Soc Interface. 2019;16(159):20190217.

第 4 章　关节软骨的定量磁共振成像和生物学
Quantitative Magnetic Resonance Imaging of Articular Cartilage Structure and Biology

Karyn E. Chappell　Ashley A. Williams　Constance R. Chu　著

黄洪波　谢玉雪　译

缩略语

PG	proteoglycans	蛋白多糖
GAG	glycosaminoglycan	糖胺聚糖
SPGR	spoiled gradient recalled acquisition	梯度扰相回波
FLASH	fast low-angle shot water excitation	快速小角度激发伴水激发
DESS	dual-echo steady state	双回波稳态进动
UTE	ultrashort echo time	超短回波时间
FCD	fixed charge density	局部固定电荷密度
dGEMRIC	delayed gadolinium-enhanced MRI of cartilage	延迟钆增强软骨磁共振成像技术
GRE	gradient echo	梯度回波

一、概述

软骨损伤的治疗仍然是一个临床挑战，其中成分磁共振成像技术可以在评估组织损伤和监测治疗效果中发挥重要作用。

本章讨论半定量关节评分系统和定量成分磁共振成像技术。特别是可以利用成分 MRI 明确关节软骨的结构和生物学的不同组织性质。关节软骨的组织特性可以用不同的 MRI 技术来检测：① 半定量软骨形态学分级；② T_2 mapping 成像；③ 超短回波时间（ultrashort echo time，UTE）；④ dGEMRIC；⑤ T1ρ。本章还将阐释影响大多数 MRI 技术的魔角效应，即一种固有的组织特性。

二、正常软骨结构和生物学

正常成人关节软骨是一种有着复杂成分的结构，它能够承受并分散软骨下骨的应力，使得关节面之间相互运动时磨损和摩擦最小。关节软骨还可以作为一种屏障，将骨骼与滑液隔开[1]。在分子水平上，软骨由细胞、胶原纤维网络、蛋白多糖和含有流动离子的液体组成[2]。

按重量计算，软骨中有 60%～85% 的水被包裹在主要由 II 型胶原纤维组成的网络中，其中含有非胶原大分子（蛋白多糖和透明质酸）、较小的非胶原基质蛋白和细胞[3, 4]。胶原纤维构成细胞外基质，其内包裹大分子和细胞，进而为组织提供抗拉强度[5, 6]。电子显微镜的扫描显示，细胞外基质的结构随胶原原纤维在不同深度的排列而不同[4, 7]。在成人软骨中，有 4 个明显的区域（图 4-1）。

（1）表层或切线区：一薄层胶原纤维，主要平行于软骨表面排列，通常只有 100～200μm 厚。

（2）中层或移行区：胶原原纤维从表层弯曲或"拱廊样"进入软骨中层，方向较为随机，一般占软骨总厚度的 40%～60%。

（3）深层或辐射区：胶原纤维束呈放射状排列，垂直于骨 - 软骨界面并植根于钙化软骨层，在钙化软骨与非钙化软骨之间，有一条组织学染色明显可见的潮线。深层区域通常占软骨总厚度的 30%～50%。

（4）钙化软骨带：一个高度钙化的区域，作为骨骼和软骨的分界。占软骨总厚度的 3%～8%，其上覆盖软骨，其下为软骨下骨[8, 9]。

蛋白多糖占软骨湿重的 4%～10%[3, 4]。蛋白多糖也表现出明显的深度依赖性分布：其密度随深度增加而增加[4]。软骨的抗压强度来自于被糖胺聚糖吸引的水分子。糖胺聚糖存在于细胞外基质中，是蛋白多糖的组成部分。

大量的电离子和负电荷位于糖胺聚糖分子一侧，其侧链相互排斥，从而吸引水分子[10]。很多的渗透压来自于细胞外基质中的水，这也是关节软骨具有显著抗压强度的原因[6]。软骨细胞仅占软骨组织总体积的一小部分，但积极参与维持组织力学完整性。它们调节胶原蛋白和蛋白多糖，根据感知环境中的负荷变化，调节胶原蛋白和蛋白多糖[3, 10]。软骨细胞的分布和形态取决于深度。大量扁平的小细胞分布于软骨浅层。中等大小的圆形细胞位于中间层，而较少的柱状长细胞出现在深层[11]。

间质中的水存在于关节软骨内的两个主要"池"，即"游离"水（约占 70%）和"结合"水（约占 30%）。这些水的相对分布和运动对关节软骨 MRI 的质子成像有影响。

磁共振显示的三层影像

早期 MR 图像上的关节软骨为信号均一

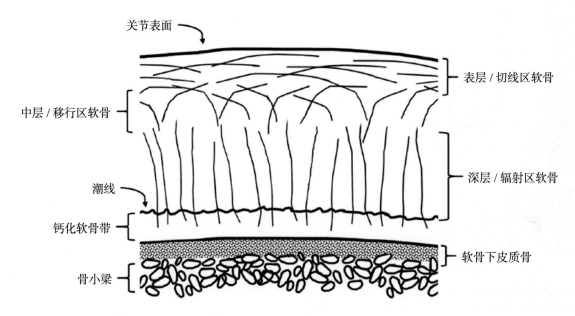

▲ 图 4-1　软骨细胞外基质结构

的单层结构[12, 13]。随着场强的增加，图像上可以观察到关节软骨的双层结构[14, 15]，由薄的高信号外层和厚的低信号内层组成。当场强增加到 1.5T 时，Modl 等[16] 第一个报道了髌骨软骨在 T_1 和 T_2 加权图像上表现出三层影像结构。现在可以看到三个明显的分层：浅层的低信号层，中间的高信号层，以及位于骨软骨交界面的低信号深层。Lehner 等[17] 通过对牛标本的研究，认为造成磁共振上信号强度的差异是由于胶原纤维在组织上的排列走向的不同。浅部和深部胶原纤维 90° 交织的各向异性造成了不同的信号强度，而中间层胶原纤维随机排列。

Rubenstein 等[18] 证实，矢状面上信号强度的差异取决于主磁场中胶原纤维的排列走向。当纤维方向与磁场平行时，出现三层结构。而当胶原纤维旋转至与磁场成 55° 时，此时偶极效应最小，三层结构消失。这时软骨具有均一的信号强度，因为浅层和深层的表现与中层区域相同（图 4-2）。该研究为观察软骨魔角效应

提供了直观的方法。软骨的魔角效应会在软骨浅层和深层都造成 T_2 弛豫时间的延长。磁共振中软骨三层结构的出现受到胶原纤维在组织中排列的各向异性及其相对于磁场方向的强烈影响。

Henkelman 等[19] 发现，在不同角度的磁场中牛软骨的 T_2 加权存在强烈的方向依赖性。不同组织层在不同角度下 T_2 弛豫速率不同。Xia Y[20] 等有关 μMRI 的研究提供了对软骨 T_2 弛豫更深入的理解，显示它既依赖于深度又依赖于方向。这增加了使用 T_2 来确定软骨结构特征的可能性，如 T_2 mapping 和 UTE-T_2^*，将在下面详细阐述。

必须注意的是，三层结构只出现在健康的无负荷关节软骨中。关节软骨退变和受压时，浅层和深层组织的各向异性会发生改变[21, 22]。

三、无创定量磁共振成像评估与监测软骨结构和生物学

在 X 线显示的关节间隙明显改变之前，MRI 应用非电离辐射的原理可以无创发现并评估关节软骨的变化，能够观察到身体从深到浅的各层组织。定量 MRI 可以定量评估软骨表面破坏、表面下损伤、软骨厚度减少，以及软骨细胞外基质的成分变化。

软骨形态的半定量评估

半定量软骨形态学分级是将主观的图像评估转化为数字化评分，在区域、受试者、队列或纵时间轴等方面进行比较表达。MRI 上观察到的软骨损伤形态可以使用专门设计的软骨评分系统进行半定量评估。

1. Potter 的改良版 Outerbridge 分级（表 4-1），其中的描述与 MRI 特别相关[23]；ICRS 分级[24] 或 Noyes[25] 评分系统，源自关节镜分级方案。

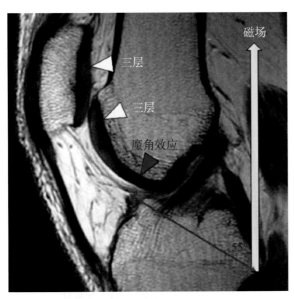

▲ 图 4-2　PD-FSE 膝关节矢状面图像

髌骨软骨和部分股骨软骨呈三层结构（白箭头），其胶原纤维排列平行或垂直于磁场。当胶原纤维在 55° 左右排列时，由于魔角效应，它们呈现单层结构（红箭头）

表 4-1 Outerbridge 改良软骨评分系统

Outerbridge 改良软骨评分系统 [a]	中加权快速自旋回波MRI 软骨表现
0 级	软骨完整，信号正常
1 级	软骨厚度无损伤，信号强度增强
2 级	软骨厚度减少小于 50%
3 级	软骨厚度减少大于 50%，无骨质外露
4 级	全层软骨缺损，骨质外露

a. 改编自 Potter et al., Cartilage injury after acute, isolated anterior cruciate ligament tear: immediate and longitudinal effect with clinical/MRI follow-up.Am J Sports Med.2012 Feb; 40（2）: 276–85.

2. 用来描述术前损伤情况的髌骨软化症评分[12]。

3. 软骨病变评分（Cartilage Lesion Score，CaLS）[26]用于软骨病变的时间维度的纵向追踪。

4. 面积、深度和底层结构的测量（Area Measurement and Depth and Underlying Structure，AMADEUS）用于评估术前软骨和软骨下骨缺损严重程度[27]。

软骨损伤的形态学特征也可以通过全关节评分系统中针对软骨的评分进行半量化。

5. WORMS[28] 或 MOAKS[29] 用于膝关节软骨评估。

6. 髋关节骨关节炎评分 MRI（Scoring Hip Osteoarthritis with MRI，SHOMRI）[30]为髋关节软骨评估。

针对软骨修复术后评估，已经开发了几种半定量评分系统。

7. MOCART[31] 评价修复软骨（表 4-2）。

8. 膝关节骨关节炎的软骨修复评分（Cartilage Repair Osteoarthritis Knee Score，CROAKS）[32]用于软骨修复部位和关节整体恢复的综合评估。

准确的形态学评估需要选择适当的脉冲序列。软骨表面破坏、损伤和变薄，最好用对液体敏感、脂肪抑制的 T_2 加权序列，中等加权或在三个正交平面上获得的质子密度加权序列。此外，建议至少在一个平面上使用 T_1 加权序列，以提供软骨内实质的细节信息。

四、软骨形态测量学

MRI 对软骨厚度和体积的定量评估被称为软骨形态测量学。MRI 检测软骨形态改变比 X 线显示的关节间隙狭窄更敏感[33]。对于软骨形态测量，骨 – 软骨和骨 – 滑膜界面的清晰轮廓的显示是必需的。薄层各向同性的 T_1 加权脂肪抑制梯度回波序列具有良好的边界对比度，如梯度扰相回波（spoiled gradient recalled acquisition，SPGR）序列、快速小角度激发伴水激发（fast low-angle shot water excitation，FLASH）序列、双回波稳态进动（dual-echo steady state，DESS）序列[33]。迄今为止，大多数的软骨形态学研究都依赖于非常耗时的手工的图像分割。然而，机器学习和人工智能方法在图像分割方面的进步有可能极大地提高这一过程的效率。

（一）软骨定量评估：成分磁共振

成分 MRI 可以比传统常规 MRI 早发现创伤或创伤后骨关节炎的软骨基质成分和性质的早期改变，此时在大体形态上还没有明显改变。早期发现有利于早治疗。最好的 MRI 技术甚至可以绘制软骨成分的空间图谱，包括 T_2 加权显示的水合作用、胶原基质的完整性和结构[34]，软骨的延迟钆增强 MRI 检测蛋白多糖的相对分布[35]，以及 $T_1\rho$ 用于蛋白多糖含量和胶原结构检测，尽管在临床上使用的低自旋锁定频率下，该方法的特异性仍存在争议[36, 37]。更新的超短回波时间成像[9, 38]和 UTE-T_2^* mapping 成像技术可以进一步评估短 T_2 弛豫时间组织，如肌

表 4-2　MOCART- 软骨修复组织评估：分级量表

变　量	描　述
缺损修复度及缺损填充度	− 完全平整（与相邻软骨齐平） − 增生突出（超过相邻软骨表面） − 凹陷不平整（低于相邻软骨表面，填充不足） 　○ ＞50% 邻近软骨 　○ ＜50% 邻近软骨 　○ 软骨下骨外露（完全剥脱或脱位或游离体）
边界融合度	− 完全（与邻近软骨完全融合） − 不完全（与邻近软骨完全不融合） 　○ 清晰可见的边界（类似分裂样） 　○ 可见的缺损 　　◆ ＜50% 修复组织的长度 　　◆ ＞50% 修复组织的长度
修复组织表面	− 表面无损（软骨表层光滑） − 表面损伤（纤维化，裂隙及溃疡） 　○ ＜50% 修复组织深度 　○ ＞50% 修复组织深度或全部退化
修复组织的结构	− 均匀 − 不均匀或裂缝的形成
修复组织的信号强度	− Dual T_2–FSE 　○ 等信号 　○ 中等高信号 　○ 明显高信号 − 3D-GE-FS 　○ 等信号 　○ 中等低信号 　○ 明显低信号
软骨下骨板	− 完整 − 损伤
软骨下骨	− 完整 − 水肿 − 肉芽组织、囊变、骨质硬化
粘连	− 无 − 有
渗出	− 无 − 有

经 Elsevier 许可转载，引自 Eur J Radiol, Vol.52, Is.3, Marlovits S, Striessnig G, Resinger CT, Aldrian SM, Vecsei V, Imhof H, et al.Definition of pertinent parameters for the evaluation of articular cartilage repair tissue with high-resolution magnetic resonance imaging, pp.310–9, 2004.www-sciencedirect-com.laneproxy.stanford.edu/science/article/pii/S0720048X04000944.

腱、韧带、半月板、关节软骨深部钙化层中的胶原组织[39]。

1. T_2

T_2 弛豫，也称为横向或自旋 – 自旋弛豫，是一种固有的组织特性和可测量的 MRI 时间常数（图 4-3 ）。

T_2 mapping 成像依赖于软骨固有的水来探测细胞外胶原基质的完整性。软骨 T_2 弛豫时间强烈依赖于基质中胶原纤维排列的各向异性和相对外部磁场的方向，以及组织含水量[34]。它只对磁场的大小有微弱的依赖性，随着场强的增加 T_2 时间减小[34]。随着软骨表面与主磁场（即 MRI 扫描机器的长轴）垂直或平行，高分辨率 T_2 定量图显示正常人软骨浅层和深层

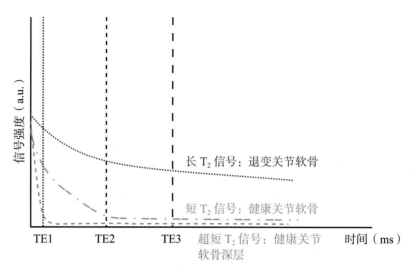

▲ 图 4–3　不同关节软骨 T_2 加权随时间衰减比较

TE3 是长 T_2 信号（退行性关节软骨），超短 T_2 信号（健康关节软骨深层）的 TE 短于 1ms。健康关节软骨 T_2 信号短，回波时间在 10～80ms

T_2 值会降低（短）。这是因为高度平行排列的胶原纤维促进了水质子间的有效偶极相互作用（图 4-4）。

在软骨中层可见看到更高（更长）的 T_2 值，因为这里胶原纤维随机排列，质子偶极相互作用的效率较低。然而，当软骨纤维相对于主磁场的方向接近 55°"魔角"时，如在矢状位观察到的膝关节股骨髁前、后区软骨（图 4-5），

浅层和深层软骨区 T_2 值延长[34]。

偏离这些预期 T_2 值范围表明胶原基质结构被破坏。在体内，软骨损伤或疾病导致细胞外胶原基质结构紊乱，通常会导致 T_2 弛豫时间的增加。根据损伤程度，可能表现为 T_2 信号局灶性或整体升高。

2. 超短回波时间

UTE MRI 捕获的 T_2 信号小于 1ms。这

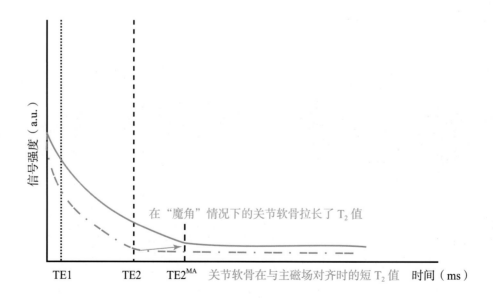

▲ 图 4–4　与主磁场对齐和"魔角"情况下关节软骨 T_2 衰减图，T_2 在"魔角"情况下被拉长（$TE2^{MA}$）

提高了观察短 T_2 成分的组织的可能，如关节软骨和半月板的最深层，这些结构在标准 T_2 mapping 成像和常规肌肉骨骼成像序列上是看不到的[40]。在这些组织中，长 T_2 弛豫反应的自旋 – 自旋作用较慢（如自由水分子间的相互作用），而短 T_2 弛豫反应的自旋 – 自旋作用快（如自由水分子与结合水分子间的相互作用）。

UTE 成像能同时采集短 T_2 和长 T_2 弛豫时间信号，使膝关节软骨深层显示为高信号，而这种结构在传统的具有长回波时间（TE > 10ms）的梯度回波或自旋回波图像中通常显示为低信号。UTE 加权成像显示深层软骨低信号层信号的升高或中断表明骨软骨交界处的软骨基质结构被破坏[41]。

UTE 增强 T_2^*（UTE-T_2^*）mapping 成像，从一系列包括 UTE 的不同 TE 时间的图像中计算 T_2^* 值，对深层软骨损伤或疾病的短 T_2 信号（$T_2 < 10ms$）的变化非常敏感[39]。3D UTE T_2^* 定量图可以利用锥形采集（GE）[42] 或者蝶状螺旋采集（AWSOS，Siemens）[43] 的方式得到。使用 k 空间笛卡尔采集的 GRE 序列，可以通过改变相位编码梯度来改变有效回波时间，从而达到对活体短 T_2 组织的亚毫秒级成像[44]。在

前交叉韧带重建的膝关节中，早在其重建术后 2 年，就能在深部负重软骨中观察到 UTE-T_2^* 值升高[45]（图 4-6），这与已知的骨关节炎危险因素有关[46]。

3. 延迟钆增强软骨磁共振成像技术

损伤或疾病的软骨糖胺聚糖含量减少，在使用负电荷钆基对比剂时，软骨 T_1 弛豫时间缩短[47-49]。Donnan 电化学中性理论指出，负电荷对比剂在软骨中的分布浓度与局部固定电荷密度（fixed charge density，FCD）成反比[2]。因此，负电荷对比剂往往是被高糖胺聚糖浓度区静电排斥，而低糖胺聚糖区域会聚集更多的对比剂。通过对软骨中对比剂浓度的测定（T_1-Gd）可以计算糖胺聚糖含量，显示软骨中糖胺聚糖的相对空间分布[49]。

在临床应用中的延迟钆增强软骨磁共振成像技术，dGEMRIC 成像在高对比度（低糖胺聚糖）区域显示低 dGEMRIC 指数（即低 T_1-Gd 弛豫时间），而在低对比度（高糖胺聚糖）区域显示高 dGEMRIC 指数（即高 T_1-Gd 松弛时间）。正常健康软骨的糖胺聚糖浓度从软骨浅层向软骨深层逐渐升高，与 dGEMRIC 指数值在深度上的增加相对应。在独特的个案报道中，

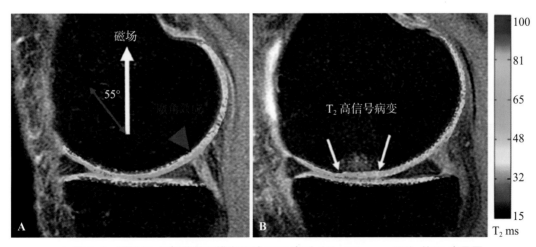

▲ 图 4-5　采用 T_2 加权获得二维多回波 FSE 序列（CartiGram，GE）的 T_2 定量图

A. 53 岁，健康女性，T_2 加权软骨呈典型分层表现，红箭头表示 T_2 值因魔角效应延长；B. 53 岁男性，剥脱性骨软骨炎，病变区覆盖的关节软骨呈全层 T_2 高信号

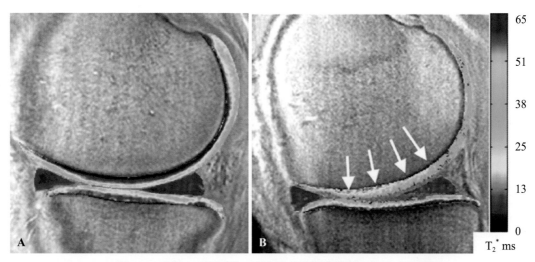

▲ 图 4-6　采自 2 个系列的 4 回声锥状序列获取的 UTE-T$_2^*$ 定量图

A. 20 岁健康女性，骨－软骨交界面深层软骨呈典型低 UTE-T$_2^*$ 值；B. 35 岁男性，前交叉韧带重建术后 2 年内侧软骨无形态学证据（Outerbridge 0 级）或半月板病变提示内侧股骨髁及胫骨软骨的整体 UTE-T$_2^*$ 值升高，特别是股骨内侧髁软骨深层部分（白箭）

一位因车祸而后十字韧带撕裂的患者在伤后 6 个月内的随访中观察到了软骨全厚度、一过性的糖胺聚糖损失[50]（图 4-7）。

然而 dGEMRIC 评估在临床常规应用仍有困难，因为非对比剂的 MRI 已提供了更低的风险和更高的可行性。MR 造影检查要求静脉或动脉注射阴离子钆对比剂[35, 47, 48]后进行 10～15min 的锻炼（例如步行或在固定自行车上骑自行车），以促进对比剂向关节内传递[35]，然后在成像前进行不同关节的延迟（例如，膝关节 90min，髋关节 60min）以促进对比剂渗透至软骨[35]。虽然 Gd-DTPA（Magnevist）已是 dGEMRIC 最广泛使用的对比剂[51]，但 Gd-BOPTA（MultiHance）具有较低的肾源性系统性纤维化风险和近 2 倍的高滞留性，并且只需使用 Gd-DTPA 一半的剂量[47]。

4. T$_1\rho$

T$_1\rho$ 测量旋转坐标下的纵向 T$_1$ 弛豫（或自旋－晶格弛豫），因此对质子和局部软骨环境之间的慢速、低频相互作用很敏感[52]。然而，调控软骨 T$_1\rho$ 弛豫的机制尚不完全清楚[53]。在体外，T$_1\rho$ 与酶降解和人类骨关节炎标本中的固定电荷密度相关，并被认为具有反映软骨 PG 含量的潜力[54, 55]。但在体内研究中，T$_1\rho$ 对软骨 PG 测量的特异性还不太清楚[37, 56]。在 3T 和测量自旋锁定频率内的射频功率限制和比吸收率（specific absorption rate，SAR）约束下，T$_1\rho$ 似乎对组织水化或软骨基质成分的复合更敏感，而不是只对 PG 含量敏感[37]。尽管如此，T$_1\rho$ 在体内仍是一种敏感的指标，可以发现已发生骨关节炎的软骨及有发生骨关节炎风险的软骨[56, 57]，通常表现为退化软骨的升高。此外，T$_1\rho$ 还被用于监测镶嵌成形和微骨折术后软骨修复情况[58, 59]（图 4-8）。

为了测量 T$_1\rho$ 弛豫，将纯磁 90° 附入横向平面，然后通过沿同一方向施加一个低能量长持续的射频（radio-frequency，RF）脉冲来"自旋锁定"。通过在同一方向上施加一个低能量长持续时间的射频脉冲来实现"自旋锁定"。T$_1\rho$ 弛豫可以通过各种常用的序列来评估，包括二维或三维快速自旋回波，多个自旋锁定时间［即通常至少四个自旋锁定图像，时

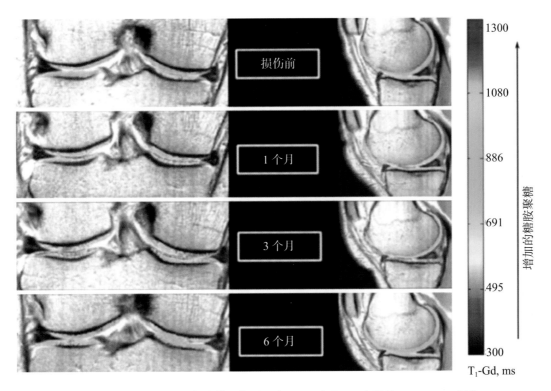

▲ 图 4-7　后交叉韧带损伤前和伤后 1 个月、3 个月、6 个月的 dGEMRIC 图像

dGEMRIC 指数显示一过性下降，表明软骨糖胺聚糖缺失，伤后 6 个月恢复到接近伤前水平［经 Wolters Kluwer Health Inc.(www.ejbjs.org) 许可转载，引自 Journal of Bone and Joint Surgery, Vol.87, Is.12, Young AA,et al. Glycosaminoglycan content of knee cartilage following posterior cruciate ligament rupture demonstrated by delayed gadolinium-enhanced magnetic resonance imaging of cartilage (dGEMRIC). A case report, pp.2763-7, 2005.］

间到自旋锁定（time to spin-lock，TSL）范围为 0～80ms］。同样，可以使用具有多个 TSL[61] 获取的二维或三维梯度扰相回波、3D 梯度回波（gradient echo，GRE）、快速小角度激发、平衡稳态自由进动（如 FISP）和 3D 磁化制备角度调制分区 k 空间扰相梯度回波快照（3D MAPSS）[60] 序列。尽管更高的自旋锁定频率提高了对软骨 PG 的敏感性，但由于射频功率限制和体内研究的 SAR 限制，自旋锁定频率通常设置为 500Hz。

（二）磁共振评价软骨形态和成分的局限性

尽管在评估软骨 MRI 形态学方面，使用脂肪抑制的 3D-SPGR 和质子密度加权 FSE 序列获得一致好评，堪比关节镜下评估软骨损伤的金标准[62]，但这些技术对软骨生化整体的细微变化相对不敏感。成分 MRI 的主要优点是在大体形态损伤之前检测软骨分子成分和结构的变化。因此，对那些轻微、早期病损，成分 MRI 对于早发现、早治疗意义重大。相比之下，软骨成分 MRI 在严重损伤或晚期 OA 患者的治疗决策制订中意义不大。

成分 MRI 技术具有高度的可重复性和再现性[57]。此外，T_2 和 $T_1\rho$ 成像对骨关节炎的诊断具有高度敏感，能够区分只有轻度 OA 的受试者和健康对照[57]。然而，成分 MRI 软骨成像的可靠性未能在多中心环境下得到验证，限制了其在临床中的常规应用。此外，成分 MRI 技术对于软骨成分的评价，在提高诊断性能[63-65] 和

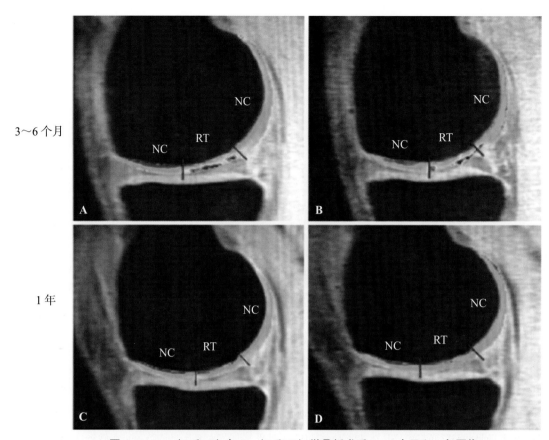

▲ 图 4-8　$T_1\rho$（A 和 C）与 T_2（B 和 D）微骨折术后 3～6 个月和 1 年图像

术后 1 年，修复组织（RT）$T_1\rho$ 和 T_2 表现与正常软骨（NC）相似 [经 Wiley-Liss, Inc. 许可转载，引自 Holtzman et al.T($_1\rho$) and T($_2$) quantitative magnetic resonance imaging analysis of cartilage regeneration following microfracture and mosaicplasty cartilage resurfacing procedures.*J Magn Reson Imaging*.2010；32(4)：914-923.]

跟踪急性创伤[66] 中的意义被初步报道。

（三）结论

在过去的 10 年里，成分 MRI 已经演变出很多技术，可以显著提高早期软骨损伤和软骨修复过程的无创评估。对于关节软骨损伤，不能使用关节镜对无症状人群进行常规评估，但 MRI 却可以无创地观察软骨损伤早期或风险，并对手术或其他治疗后的患者进行纵向评估。随着我们提高成分 MRI 技术的扫描和处理能力，有助于评估软骨损伤的形态。降低单次扫描的耗费时间将允许在多个中心进行推广。

参 考 文 献

[1] Furey MJ. Joint Lubrication. In: Bronzino J, editor. Handbook of biomedical engineering. Boca Raton, FL: CRC Press, Inc.; 1995. p. 33–351.

[2] Williams A. Regeneration of cartilage glycosaminoglycan after degradation by interleukin-1. Massachusetts Institute of Technology; 2001.

[3] Handley C, Cheng K. Biological regulation of the chondrocytes. Boca Raton, FL: CRC Press, Inc.; 1992.

[4] Mow VC, Ratcliffe A, Poole AR. Cartilage and diarthrodial joints as paradigms for hierarchical materials and structures. Biomaterials. 1992;13(2):67–97. https://doi.org/10.1016/0142–9612(92)90001–5.

[5] Bank RA, Soudry M, Maroudas A, Mizrahi J, TeKoppele JM. The increased swelling and instantaneous deformation of osteoarthritic cartilage is highly correlated with collagen degradation. Arthritis Rheum. 2000;43(10):2202–10. https://doi.org/10.1002/1529-0131(200010)43:10<2202::AID-ANR7> 3.0.CO;2–E.

[6] Bateman J, Lamande S, Ramshaw J. Molecular components and interactions; collagen superfamily. In: Comper WD, editor. Extracellular Matrix. Amsterdam: Harwood Academic Publishers; 1996.

[7] Goodwin DW, Wadghiri YZ, Zhu H, Vinton CJ, Smith ED, Dunn JF. Macroscopic structure of articular cartilage of the tibial plateau: influence of a characteristic matrix architecture on MRI appearance. AJR Am J Roentgenol. 2004;182(2):311–8.

[8] Bullough PG, Yawitz PS, Tafra L, Boskey AL. Topographical variations in the morphology and biochemistry of adult canine tibial plateau articular cartilage. J Orthop Res. 1985;3:1–16. https://doi. org/10.1002/jor.1100030101.

[9] Du J, Carl M, Bae WC, Statum S, Chang EY, Bydder GM, et al. Dual inversion recovery ultrashort echo time (DIR-UTE) imaging and quantification of the zone of calcified cartilage (ZCC). Osteoarthr Cartil. 2013;21(1):77–85. https://doi.org/10.1016/j. joca.2012.09.009.

[10] Temenoff JS, Mikos AG. Review: tissue engineering for regeneration of articular cartilage. Biomaterials. 2000;21(5):431–40. https://doi.org/10.1016/ s0142–9612(99)00213–6.

[11] Poole CA. Articular cartilage chondrons: form, function and failure. J Anat. 1997;191(Pt 1):1–13. https:// doi.org/10.1046/j.1469–7580.1997.19110001. x.

[12] Yulish BS, Montanez J, Goodfellow DB, Bryan PJ, Mulopulos GP, Modic MT. Chondromalacia patellae: assessment with MR imaging. Radiology. 1987;164(3):763–6. https://doi.org/10.1148/radiology.164.3.3615877.

[13] König H, Sauter R, Deimling M, Vogt M. Cartilage disorders: comparison of spin-echo, CHESS, and FLASH sequence MR images. Radiology. 1987;164(3):753–8. https://doi.org/10.1148/radiology.164.3.3615875.

[14] Tyrrell RL, Gluckert K, Pathria M, Modic MT. Fast three-dimensional MR imaging of the knee: comparison with arthroscopy. Radiology. 1988;166(3):865–72.

[15] Hayes CW, Sawyer RW, Conway WF. Patellar cartilage lesions: in vitro detection and staging with MR imaging and pathologic correlation. Radiology. 1990;176(2):479–83.

[16] Modl JM, Sether LA, Haughton VM, Kneeland JB. Articular cartilage: correlation of histologic zones with signal intensity at MR imaging. Radiology. 1991;181(3):853–5. https://doi.org/10.1148/ radiology.181.3.1947110.

[17] Lehner KB, Rechl HP, Gmeinwieser JK, Heuck AF, Lukas HP, Kohl HP. Structure, function, and degeneration of bovine hyaline cartilage: assessment with MR imaging in vitro. Radiology. 1989;170(2):495–9. https://doi.org/10.1148/radiology.170.2.2911674.

[18] Rubenstein JD, Kim JK, Morova-Protzner I, Stanchev PL, Henkelman RM. Effects of collagen orientation on MR imaging characteristics of bovine articular cartilage. Radiology. 1993;188(1):219–26.

[19] Henkelman RM, Stanisz GJ, Kim JK, Bronskill MJ. Anisotropy of NMR properties of tissues. Magn Reson Med. 1994;32(5):592–601.

[20] Xia Y. Heterogeneity of cartilage laminae in MR imaging. J Magn Reson Imaging. 2000a;11(6):686–93. https://doi. org/10.1002/1522–2586(200006)11:6<686::AID-JMRI16> 3.0.CO;2–#.

[21] Alhadlaq HA, Xia Y. The structural adaptations in compressed articular cartilage by microscopic MRI (mu MRI) T-2 anisotropy. Osteoarthr Cartil. 2004;12(11):887–94. https://doi.org/10.1016/j. joca.2004.07.006.

[22] Alhadlaq HA, Xia Y. Modifications of orientational dependence of microscopic magnetic resonance imaging T(2) anisotropy in compressed articular cartilage. J Magn Reson Imaging. 2005;22(5):665–73. https:// doi.org/10.1002/jmri.20418.

[23] Potter HG, Linklater JM, Allen AA, Hannafin JA, Haas SB. Magnetic resonance imaging of articular cartilage in the knee. An evaluation with use of fast-spin-echo imaging. J Bone Joint Surg Am. 1998;80(9):1276–84.

[24] Roos EM, Engelhart L, Ranstam J, Anderson AF, Irrgang JJ, Marx RG, et al. ICRS recommendation document: patient-reported outcome instruments for use in patients with articular cartilage defects. Cartilage. 2011;2(2):122–36. https://doi. org/10.1177/1947603510391084.

[25] Link T. Cartilage Imaging. New York: Springer Science and Business Media; 2011.

[26] Alizai H, Virayavanich W, Joseph GB, Nardo L, Liu F, Liebl H, et al. Cartilage lesion score: comparison of a quantitative assessment score with established semiquantitative MR scoring systems. Radiology. 2014;271(2):479–87. https://doi. org/10.1148/ radiol.13122056.

[27] Jungmann PM, Welsch GH, Brittberg M, Trattnig S, Braun S, Imhoff AB, et al. Magnetic resonance imaging score and classification system (AMADEUS) for assessment of preoperative cartilage defect severity. Cartilage. 2017;8(3):272–82. https://doi. org/10.1177/1947603516665444.

[28] Peterfy CG, Guermazi A, Zaim S, Tirman PF, Miaux Y, White D, et al. Whole-Organ Magnetic Resonance Imaging Score (WORMS) of the knee in osteoarthritis. Osteoarthr Cartil. 2004;12(3):177–90. https://doi. org/10.1016/j.joca.2003.11.003.

[29] Hunter DJ, Guermazi A, Lo GH, Grainger AJ, Conaghan PG, Boudreau RM, et al. Evolution of semi-quantitative whole joint assessment of knee OA: MOAKS (MRI Osteoarthritis Knee Score). Osteoarthr Cartil. 2011;19(8):990–1002. https://doi. org/10.1016/j.joca.2011.05.004.

[30] Lee S, Nardo L, Kumar D, Wyatt CR, Souza RB, Lynch J, et al. Scoring hip osteoarthritis with MRI (SHOMRI): a whole joint osteoarthritis evaluation system. J Magn Reson Imaging. 2015;41(6):1549–57. https://doi.org/10.1002/jmri.24722.

[31] Marlovits S, Striessnig G, Resinger CT, Aldrian SM, Vecsei V, Imhof H, et al. Definition of pertinent parameters for the evaluation of articular cartilage repair tissue with high-resolution magnetic resonance imaging. Eur J Radiol. 2004;52(3):310–9. https://doi. org/10.1016/j.ejrad.2004.03.014.

[32] Roemer FW, Guermazi A, Trattnig S, Apprich S, Marlovits S, Niu J, et al. Whole joint MRI assessment of surgical cartilage repair of the knee: cartilage repair osteoarthritis knee score (CROAKS). Osteoarthr Cartil. 2014;22(6):779–99. https://doi. org/10.1016/j. joca.2014.03.014.

[33] Eckstein F, Cicuttini F, Raynauld JP, Waterton JC, Peterfy C. Magnetic resonance imaging (MRI) of articular cartilage in knee osteoarthritis (OA): morphological assessment. Osteoarth Cartilage. 2006;14(Suppl A):A46–75. https://doi.org/10.1016/j. joca.2006.02.026.

[34] Mosher TJ, Dardzinski BJ. Cartilage MRI T2 relaxation time mapping: overview and applications. Semin Musculoskelet Radiol. 2004;8(4):355–68. https://doi. org/10.1055/s-2004–861764.

[35] Burstein D, Velyvis J, Scott KT, Stock KW, Kim YJ, Jaramillo D, et al. Protocol issues for delayed Gd(DTPA)(2–)–enhanced MRI (dGEMRIC) for clinical evaluation of articular cartilage. Magn Reson Med. 2001;45(1):36–41.

[36] Regatte RR, Akella SV, Lonner JH, Kneeland JB, Reddy R. T1rho relaxation mapping in human osteoarthritis (OA) cartilage: comparison of T1rho with T2. J Magn Reson Imaging. 2006;23(4):547–53. https://doi.org/10.1002/jmri.20536.

[37] van Tiel J, Kotek G, Reijman M, Bos PK, Bron EE, Klein S, et al. Is T1rho mapping an alternative to delayed gadolinium-enhanced MR imaging of cartilage in the assessment of Sulphated glycosaminoglycan content in human osteoarthritic knees? An in vivo validation study. Radiology. 2016;279(2):523–31. https://doi.org/10.1148/radiol.2015150693.

[38] Du J, Takahashi AM, Bae WC, Chung CB, Bydder GM. Dual inversion recovery, ultrashort echo time (DIR UTE) imaging: creating high contrast for short- T(2) species. Magn Reson Med. 2010;63(2):447–55. https://doi.org/10.1002/mrm.22257.

[39] Chu CR, Williams AA, West RV, Qian Y, Fu FH, Do BH, et al.

Quantitative magnetic resonance imaging UTE-T2* mapping of cartilage and meniscus healing after anatomic anterior cruciate ligament reconstruction. Am J Sports Med. 2014;42(8):1847–56. https:// doi.org/10.1177/0363546514532227.

[40] Gatehouse PD, Bydder GM. Magnetic resonance imaging of short T2 components in tissue. Clin Radiol. 2003;58(1):1–19. https://doi.org/10.1053/ crad.2003.1157.

[41] Chang EY, Du J, Bae WC, Chung CB. Qualitative and quantitative ultrashort echo time imaging of musculoskeletal tissues. Semin Musculoskelet Radiol. 2015;19(4):375–86. https://doi. org/10.1055/s-0035– 1563733.

[42] Gurney PT, Hargreaves BA, Nishimura DG. Design and analysis of a practical 3D Cones trajectory. Magn Reson Med. 2006;55(3):575–82. https://doi. org/10.1002/mrm.20796.

[43] Qian Y, Boada FE. Acquisition-weighted stack of spirals for fast high-resolution three-dimensional ultra-short echo time MR imaging. Magn Reson Med. 2008;60(1):135–45. https://doi. org/10.1002/ mrm.21620.

[44] Juras V, Apprich S, Zbyn S, Zak L, Deligianni X, Szomolanyi P, et al. Quantitative MRI analysis of menisci using biexponential T2* fitting with a variable echo time sequence. Magn Reson Med. 2014;71(3):1015–23. https://doi.org/10.1002/ mrm.24760.

[45] Williams AA, Titchenal MR, Do BH, Guha A, Chu CR. MRI UTE-T2* shows high incidence of cartilage subsurface matrix changes 2 years after ACL reconstruction. J Orthop Res. 2019;37(2):370–7. https:// doi.org/10.1002/jor.24110.

[46] Titchenal MR, Williams AA, Chehab EF, Asay JL, Dragoo JL, Gold GE, et al. Cartilage subsurface changes to magnetic resonance imaging UTE-T2* 2 years after anterior cruciate ligament reconstruction correlate with walking mechanics associated with knee osteoarthritis. Am J Sports Med. 2018;46(3):565–72. https://doi.org/10.1177/0363546517743969.

[47] Rehnitz C, Do T, Klaan B, Burkholder I, Barie A, Wuennemann F, et al. Feasibility of using half-dose Gd-BOPTA for delayed gadolinium-enhanced MRI of cartilage (dGEMRIC) at the knee, compared with standard-dose Gd-DTPA. J Magn Reson Imaging. 2020;51(1):144–54. https://doi.org/10.1002/ jmri.26816.

[48] Rehnitz C, Klaan B, Do T, Barie A, Kauczor HU, Weber MA. Feasibility of gadoteric acid for delayed gadolinium-enhanced MRI of cartilage (dGEMRIC) at the wrist and knee and comparison with Gd-DTPA. J Magn Reson Imaging. 2017;46(5):1433–40. https:// doi.org/10.1002/jmri.25688.

[49] Bashir A, Gray ML, Hartke J, Burstein D. Nondestructive imaging of human cartilage glycosaminoglycan concentration by MRI. Magn Reson Med. 1999;41(5):857–65. https://doi. org/10.1002/ (SICI)1522–2594(199905)41:5<857::AID-MRM1> 3.0.CO;2–E.

[50] Young AA, Stanwell P, Williams A, Rohrsheim JA, Parker DA, Giuffre B, et al. Glycosaminoglycan content of knee cartilage following posterior cruciate ligament rupture demonstrated by delayed gadolinium-enhanced magnetic resonance imaging of cartilage (dGEMRIC). A case report. J Bone Joint Surg Am. 2005;87(12):2763–7. https://doi. org/10.2106/JBJS.D.02923.

[51] ACR Manual on Contrast Media, Version 10.3. By the ACR committee on drugs and contrast media. www.acr.org/–/ media/ ACR/Files/Clinical-Resources/ Contrast_Media.pdf#page=83. Accessed 7 Feb 2020.

[52] Sepponen RE, Pohjonen JA, Sipponen JT, Tanttu JI. A method for T1 rho imaging. J Comput Assist Tomogr. 1985;9(6):1007–11. https://doi.org/10.1097/00004728–198511000– 00002.

[53] Wang YX, Zhang Q, Li X, Chen W, Ahuja A, Yuan J. T1rho magnetic resonance: basic physics principles and applications in knee and intervertebral disc imaging. Quant Imaging

Med Surg. 2015;5(6):858–85. https://doi.org/10.3978/ j.issn.2223–4292.2015.12.06.

[54] Wheaton AJ, Casey FL, Gougoutas AJ, Dodge GR, Borthakur A, Lonner JH, et al. Correlation of T1rho with fixed charge density in cartilage. J Magn Reson Imaging. 2004;20(3):519–25. https:// doi.org/10.1002/ jmri.20148.

[55] Keenan KE, Besier TF, Pauly JM, Han E, Rosenberg J, Smith RL, et al. Prediction of glycosaminoglycan content in human cartilage by age, T1rho and T2 MRI. Osteoarthr Cartil. 2011;19(2):171–9. https:// doi.org/10.1016/j.joca.2010.11.009.

[56] Taylor C, Carballido-Gamio J, Majumdar S, Li X. Comparison of quantitative imaging of cartilage for osteoarthritis: T2, T1rho, dGEMRIC and contrast-enhanced computed tomography. Magn Reson Imaging. 2009;27(6):779–84. https://doi. org/10.1016/ j.mri.2009.01.016.

[57] MacKay JW, Low SBL, Smith TO, Toms AP, McCaskie AW, Gilbert FJ. Systematic review and meta-analysis of the reliability and discriminative validity of cartilage compositional MRI in knee osteoarthritis. Osteoarthr Cartil. 2018;26(9):1140–52. https://doi.org/10.1016/j.joca.2017.11.018.

[58] Holtzman DJ, Theologis AA, Carballido-Gamio J, Majumdar S, Li X, Benjamin C. T(1rho) and T(2) quantitative magnetic resonance imaging analysis of cartilage regeneration following microfracture and mosaicplasty cartilage resurfacing procedures. J Magn Reson Imaging. 2010;32(4):914–23. https:// doi. org/10.1002/jmri.22300.

[59] Theologis AA, Schairer WW, Carballido-Gamio J, Majumdar S, Li X, Ma CB. Longitudinal analysis of T1rho and T2 quantitative MRI of knee cartilage laminar organization following microfracture surgery. Knee. 2012;19(5):652–7. https://doi. org/10.1016/j. knee.2011.09.004.

[60] Li X, Han ET, Busse RF, Majumdar S. In vivo T(1rho) mapping in cartilage using 3D magnetization-prepared angle-modulated partitioned k-space spoiled gradient echo snapshots (3D MAPSS). Magn Reson Med. 2008;59(2):298–307. https://doi. org/10.1002/ mrm.21414.

[61] Atkinson HF, Birmingham TB, Moyer RF, Yacoub D, Kanko LE, Bryant DM, et al. MRI T2 and T1rho relaxation in patients at risk for knee osteoarthritis: a systematic review and meta-analysis. BMC Musculoskelet Disord. 2019;20(1):182. https:// doi. org/10.1186/s12891–019– 2547– 7.

[62] Trattnig S, Winalski CS, Marlovits S, Jurvelin JS, Welsch GH, Potter HG. Magnetic resonance imaging of cartilage repair: a review. Cartilage. 2011;2(1):5–26. https://doi. org/10.1177/1947603509360209.

[63] Kijowski R, Blankenbaker DG, Munoz Del Rio A, Baer GS, Graf BK. Evaluation of the articular cartilage of the knee joint: value of adding a T2 mapping sequence to a routine MR imaging protocol. Radiology. 2013;267(2):503–13. https://doi. org/10.1148/radiol.12121413.

[64] Li Z, Wang H, Lu Y, Jiang M, Chen Z, Xi X, et al. Diagnostic value of T1rho and T2 mapping sequences of 3D fat-suppressed spoiled gradient (FS SPGR-3D) 3.0–T magnetic resonance imaging for osteoarthritis. Medicine (Baltimore). 2019;98(1):e13834. https:// doi.org/10.1097/MD.0000000000013834.

[65] van Eck CF, Kingston RS, Crues JV, Kharrazi FD. Magnetic resonance imaging for patellofemoral chondromalacia: is there a role for T2 mapping? Orthop J Sports Med. 2017;5(11):2325967117740554. https://doi.org/10.1177/2325967117740554.

[66] Kijowski R, Roemer F, Englund M, Tiderius CJ, Sward P, Frobell RB. Imaging following acute knee trauma. Osteoarthr Cartil. 2014;22(10):1429–43. https://doi.org/10.1016/ j.joca.2014.06.024.

第 5 章　膝关节软骨损伤修复前后的 MRI 评估

MRI in Knee Cartilage Injury and Posttreatment
MRI Assessment of Cartilage Repair

Marcus Raudner　Vladimir Juras　Markus Schreiner　Olgica Zaric
Benedikt Hager　Pavol Szomolanyi　Siegfried Trattnig　著
黄洪波　谢玉雪　译

缩略语

MOCART	Magnetic Resonance Observation of Cartilage Repair Tissue	软骨修复组织的磁共振观察
PDW	proton density-weighted	质子密度加权
T_2W	T_2-weighted	T_2 加权
GRE	gradient echo	梯度回波
MFX	microfracturing	微骨折
OAT	osteochondral autograft transfer	自体骨软骨移植
AOT	autologous osteochondral transplantation	同种异体骨软骨移植
ACI	autologous chondrocyte implantation	自体软骨细胞植入
MACI	matrix-associated chondrocyte implantation	基质诱导软骨细胞植入
MACT	matrix-associated chondrocyte transplantation	基质诱导软骨细胞移植
DESS	double-echo steady state	双回波稳态
TESS	triple-echo steady state	三回波稳态
gagCEST	glycosaminoglycan chemical-exchange saturation transfer	糖胺聚糖化学交换饱和转移
SNR	signal-to-noise ratio	信噪比
BMS	bone marrow stimulation technique	骨髓刺激技术
NMSI	sodium normalized signal intensity	钠标准信号强度
cSI	sodium corrected signal intensities	钠校正信号强度

一、形态磁共振

磁共振成像在软骨损伤的诊断和随访评估中起着重要作用[1]。软骨缺损，可能会使患者有早期发展为骨关节炎的风险[2]。在过去的几十年里，出现了多种针对局灶性软骨损伤的新治疗方法，以预防 OA 为统一目的，帮助运动员尽早恢复到伤前水平[3]。

尽管在评估关节软骨时，MRI 在所有影像学检查中具有最高的敏感性和特异性，但其与软骨缺损手术修复后的临床结果的相关性研究并不多[4, 5]。

为了改善软骨修复后的结构形态评估，Marloits 等于 2006 年提出软骨修复组织的磁共振观察。2019 年，Schreiner 等将其更新到 MOCART 2.0 版[6, 7]。

为了可靠地评估关节软骨，0.3mm × 0.3mm 或更佳的层面内分辨率是理想的，主要用脂肪抑制、液体敏感的质子密度加权（proton density-weighted, PDW）和 T_2 加权（T_2-weighted, T_2W）序列来详尽评估潜在的信号改变或软骨表面[1, 8, 9]。

由于梯度回波序列更容易产生磁敏感伪影，质子密度加权和 T_2 加权序列在液体、软骨和骨髓之间提供了最佳的对比，使它们成为膝关节和其他大关节 MRI 的常规方案[10, 11]。

（一）微骨折

微骨折（microfracturing, MFX）术后，修复组织在 T_2 加权序列上呈典型的高信号，有时会导致液体样信号强度的误判[12]。在多重纵向对照下，可发现多能干细胞移植到清理后的软骨缺损处形成的纤维软骨组织，最理想时修复区域显示出与周围原生软骨相同的信号强度。然而，修复区域在液体敏感序列上常表现为低信号[1, 13]。在患者的年龄、缺损的大小和围术期的情况等因素影响下，经过 12～24 个月可观察到缺损修复处的完全填充，修复软骨表面光滑且与周边原生软骨无缝过渡而良好融合（图 5-1）。骨髓水肿在术后很常见，但如果在连续随访中持续存在或水肿区域扩大，可能提示治疗失败[12, 13]。

（二）自体骨软骨移植和同种异体骨软骨移植

自体骨软骨移植（osteochondral autograft transfer, OAT）对供区细致检查的固有优势，是和同种异体骨软骨移植（autologous osteochondral transplantation, AOT）之间最主要的区别。AOT 的移植物来源不受限制，因此可以用于更大的缺损[14, 15]。

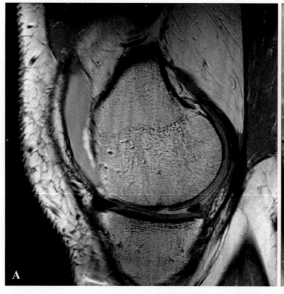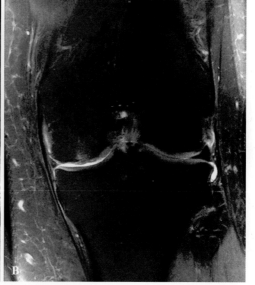

▲ 图 5-1　32 岁男性患者微骨折术后 24 个月

随访 MRI 显示液体充填 75%～99%，完全贴合，不规则表面小于修复组织直径的 50%，非均匀结构，轻度低信号，未见骨质增生或缺损，轻度骨髓水肿样信号小于修复组织最大直径的 50%

最重要的是，应在随访中纵向评估软骨修复后填充区域的体积、信号强度、完整性和修复组织的均匀性、软骨下板的完整性，以及移植物周围软组织和骨髓的信号。骨髓水肿在大多数软骨修复后的头几个月很常见，之后逐渐减轻，最迟在术后 3 年消失[16-18]。

OAT 或 AOT 的一个主要并发症是骨坏死，通常在低信号骨髓区域有清晰的边界，严重时甚至伴有骨剥脱。需要仔细分析 MRI 发现骨坏死征象的临床意义，因为软骨仍可通过滑膜被动接受营养。因此，并不是骨坏死都需要手术，某些情况下可以密切观察。

（三）自体软骨细胞植入和基质诱导软骨细胞植入

这些基于细胞的修复需经历了特殊的愈合过程。在术后早期随访中，修复组织信号增高，然后随着时间的推移逐渐降低，直到与周围软骨信号强度相同[12, 19, 20]（图 5-2）。修复术后常见的骨髓水肿，持续时间不应长于 18 个月[1]。在修复软骨与周围正常软骨之间的过渡区域在术后早期可以表现为不完全融合的界面处条状

高信号影，但是如在后期的随访中发现可能提示治疗失败。自体骨膜修复与使用合成胶原或带瓣膜覆盖的基质诱导软骨细胞植入（matrix-associated chondrocyte implantation，MACI）方法相比，发生填充物过度增生和分层的比例更高[21]。分层在 T_2 加权序列上显示最佳，显示为整合边界区和修复组织下方的高信号像差[12]。

（四）成功的软骨修复

2006 年，Marlovits 等发表了第 1 版"软骨修复组织的磁共振评分"[6]。到目前为止，它是系统评估 MACI 后软骨修复最常用的参考评分，并已被用于其他软骨修复的评价。2019 年，Schreiner 等发布了更新的 MOCART 2.0 版[7]。

MOCART 2.0 版包含 7 个变量。首先就是软骨缺损的填充量，因为填充不足是修复不足的标志[12]。下一个变量是与相邻软骨的融合度。对于较大的缺损，这变得更加重要，因为它们直接与较高的融合缺损率或分层率相关[22]。第 3 个变量是修复组织的表面。由于缺陷裂隙促进炎症过程，它们与不良结果相关[13]。第 4 个变量是均质软骨修复组织的结构

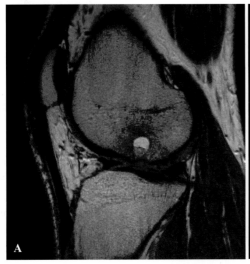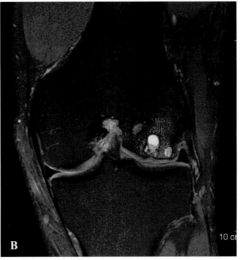

▲ 图 5-2　**28 岁男性患者，基质诱导软骨细胞植入后 48 个月**

随访 MRI 显示缺损填充完整，融合良好，表面不规则小于修复组织直径的 50%，修复组织结构均匀，信号强度等强，骨质增生小于相邻软骨厚度的 50%，一个最大直径超过 5mm 的软骨下囊肿

与非均质的区别，后者是软骨完整性潜在缺陷的标志，可能导致治疗失败。第 5 个变量是信号强度。可以在液体敏感序列上对修复组织与原生软骨进行分级。软骨修复组织与原生软骨信号强度相同是每一种治疗措施的目标。作为一种骨髓刺激技术的微骨折技术主要产生纤维软骨组织[13]。第 6 个变量是骨缺损或骨质增生。除 OAT 或 AOT 外，在成功的软骨修复中不应观察到这两种情况，因为 OAT 或 AOT 是与其软骨下界面一起移植的。

（五）骨缺损

软骨下骨板应无缺损，并应在所有维度愈合，以提供关节长期的稳定性和功能。同种异体移植物的植入相对特殊一些，在早期阶段，骨软骨的缺损重建包括骨结构的植入。14 周后，可以看到软骨下骨板愈合[16]。最后，应评估软骨下区域的变化，包括骨髓水肿、软骨下囊肿或骨坏死样信号。

总之，软骨修复术后形态学评估和 MOCART2.0 评分，可以帮助有经验的放射科医生进行评估，但更重要的是为改善患者的长期预后。

二、膝关节损伤的 T_2/T_2^* 成像

T_2 和 T_2^* 成像

1. 技术考虑因素

T_2 作为横向弛豫常数，为评估正常和退化结缔组织部分（如软骨、肌腱、韧带和半月板）提供了有价值的信息。T_2 作为一种量化指标，反映了胶原蛋白的含量和、组织结构及其与水分子的相互作用。它还可以显示软骨的分层，表现为长 T_2 值的浅层，较短 T_2 值的过渡层，以及非常短 T_2 值的深层和软骨下骨。Goodwin

等首次描述了 T_2 成像上软骨的分层现象，将其归因于胶原纤维走向，并描述了魔角效应[23]。在进一步的研究中，作者发现了胶原纤维的三维排列及其对 T_2 值的影响[24]。Dardzinski 等首次阐明了 T_2 成像在人体关节软骨中的可行性，并发现 T_2 成像分层在髌骨软骨中最明显，T_2 值从深层到浅层分别从 45.3ms 增加到 67.0ms[25]。在这些关键性研究之后，又有一些研究界定了性别[26]、年龄[27, 28]、训练和运动[27, 29]、负重[30, 31]对软骨 T_2 值的影响。尽管 3.0T 场强下在常规扫描协议中增加 T_2 mapping 序列能够提高早期软骨退化检测的灵敏度[32]，但 T_2 值的标准化仍具争议，这限制了该技术的广泛临床应用。除了图像采集外，后期处理在软骨 T_2 成像标准化中也起着至关重要的作用[33]。除了关节软骨的 T_2 成像外，T_2^* 弛豫时间对胶原基质的成像也被讨论[34]。由于 T_2^* 加权能够看到胶原纤维排列有序的软骨深层等快速弛豫区域，因此可以提供更多的有关软骨性状的信息。因为 T_2 和 T_2^* 定量图能够可靠地评估胶原二维结构，因此最近利用两者的纹理特征及其与软骨状态的相关性，扩大了成像的意义[35-37]。

2. 软骨损伤

软骨损伤常表现为胶原消耗和水分增加。最近 MRI 的技术进步，包括场强、线圈设计和序列开发，使得 T_2 成像具有强效、可重复的高层面内分辨率。高电场和超高电场具有较高的信噪比，不过也有一些如较低 B_1 同质性和功率沉积等物理学上的缺陷，从而限制了该技术向更高场强的转移。传统的多回波、多层方法[38]常常与先进的 T_2 成像技术交替使用，如双回波稳态[39]和三回波稳态（triple-echo steady state, TESS）[40]，其三维能力提供了 B_1 低灵敏度和全关节覆盖。

局灶性软骨病变可引起骨关节炎等疾病，因此，无创的诊断监测影像学方法对于软骨损

伤的早发现、早治疗至关重要。轻度软骨损伤的病变很难诊断，因为形态学改变并不明显，只是存在水分的改变和胶原纤维的破坏。T_2 mapping 成像似乎是一种有用的诊断工具，它提供了足够的灵敏度来检测轻度局灶性软骨病变。Juras 等在 21 例局灶性软骨的研究中报道使用 TESS 进行 T_2 成像诊断的有效性[41]。在 4 个时间点对患者进行多次扫描，用 3.0T 发现病灶浅层，其 T_2 值在基线至 6 个月间显著持续下降。从（41.9 ± 9）ms 到（36.2 ± 7）ms 降低了（5.6 ± 2）ms（P=0.03）（图 5-3）。软骨 T_2 值的增加与局灶性软骨损伤患者的疼痛相关，而在形态异常的膝关节中，只有膝关节软骨病变与膝关节疼痛症状显著相关。这在一项 126 例骨关节炎患者的研究中得到了证实。研究中主动使用了 T_2 mapping 成像和 WOMAC 进行了疼痛评估[42]。Årøen 等使用定量 MRI 技术研究了局灶软骨病变，并利用关节镜去证实。蛋白多糖特异性（dGEMRIC）和胶原敏感（T_2

mapping）技术都能够通过蛋白多糖含量的减少或胶原破裂和更多的水化来探测局灶性软骨变化[43]。Hannila 等比较了形态 MRI 和 T_2 成像检测早期软骨病变的可行性。他们发现，T_2 成像中的软骨病变在大小和位置上与关节镜下所见更匹配[44]。

3. 软骨修复

软骨的自我修复能力非常有限。损伤后会产生 I 型胶原和纤维软骨组织去修复，而不是正常的透明软骨。大量的软骨修复技术被开发用于治疗局灶性软骨缺损，包括软骨成形术、清理术、钻孔术、微骨折术、自体软骨细胞植入、自体骨软骨移植、同种异体骨软骨移植（osteochondral allograft，OCA）和基质诱导软骨细胞移植（matrix-associated chondrocyte transplantation，MACT）等[45]。T_2 成像提供水和胶原基质排列的信息，有助于区分原生软骨和修复组织，以及不同的软骨修复类型，并评估修复组织随时间的成熟度。第一次尝试区分

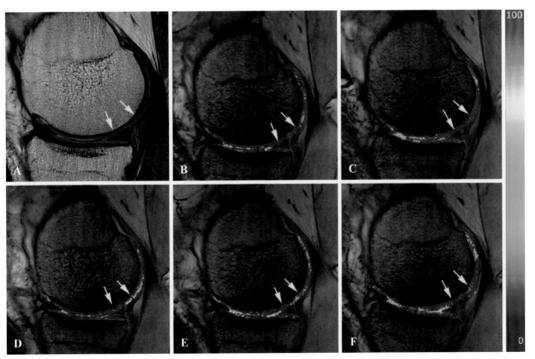

▲ 图 5-3　1 例轻度软骨损伤患者，在 5 个时间点扫描所呈现的典型 T_2 定量图

A. T_2 成像的形态图；B. 基线图；C. 8 天；D. 3 个月；E. 6 个月；F. 12 个月（经许可转载，引自参考文献[41]）

修复软骨和原生软骨是使用马[46]和山羊[47]的动物模型。White等以行 OAT 和 MFX 后的 10 匹马为研究对象，提出 T_2 mapping 成像所显示的带状分层是区分纤维组织和透明软骨的一个指标[46]。软骨的两种组织类型同样也可被偏振光显微镜证实（polarized light microscopy，PLM）。Watanabe 等用 10 只山羊作了 MFX 研究，他们发现 T_2 mapping 成像有助于区分修复软骨和原生软骨，然而他们也指出，把 T_2 成像作为胶原纤维的特异性手段具有局限性[47]。随后把动物研究的结果推广到人体研究中，Welsch 等发表了初步结果，比较了微骨折和 MACT 修复的软骨（每组 10 例）与健康的原生软骨[48]，发现与原生软骨的 T_2 绝对值［（57.8±8.7）ms］相比，MACT 的 T_2 值下降［（56.4±9.6）ms］无统计学意义，而微骨折的 T_2 值下降［（47.3±10.3）ms］有统计学意义。然而，MACT 在软骨修复中的分区分化比 MFX 更接近于健康原生软骨。微骨折和 MACT 的 DESS T_2 定量图如图 5-4 所示。

T_2 值也提供了软骨功能的信息，因为它对负荷引起的变化很敏感，可以作为评估功能的指标。Mamisch 等比较了 45min 非负重对 MACT 修复软骨和健康对照组 T_2 值的影响。软骨 T_2 值在修复组［非负重早期，（51.8±11.7）ms；非负重晚期，（56.1±14.4）ms］与健康组［非负重早期，（50.2±8.4）ms；非负重晚期，（51.3±8.5）ms］有所不同，提示 T_2 弛豫时间可用于在临床中评估关节软骨早期和晚期非负重值，定量 T_2 测量的时间点也可区分原生健康关节软骨和异常软骨[49]。在髌骨软骨中也发现了相似的情况[31]。通过将膝关节置于伸直位和 40° 屈曲位，研究静态负荷对修复组织（MACT）和健康软骨的影响[50]。在负荷下修复软骨组织与健康软骨的表现不同，说明 T_2 值可以作为 MACT 后修复组织质量评价的指标，并能够评价移植软骨的生物力学性能。超高场强 T_2 的应用允许更高分辨率的成像[51, 52]，或者有着更薄的软骨的成像[53, 54]。T_2 成像还可用于监测 OCT[55, 56]、微骨折[57, 58]、

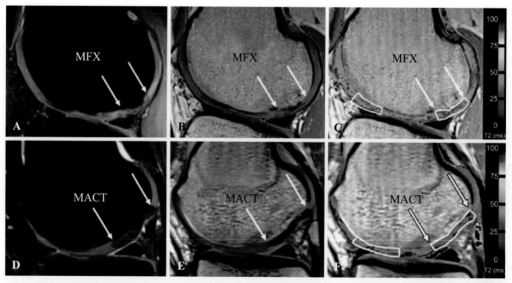

▲ 图 5-4 1 例微骨折术后患者的矢状位双回波稳态 MR 图像（A）、矢状位自旋回波原始 T_2 图像（B）和相应的矢状位软骨融合彩色 T_2 图像（C）。1 例年龄与随访时间相当的基质诱导软骨细胞移植（MACT）术后患者，其矢状位双回波稳态 MR 图像（D）、矢状位自旋回波原始 T_2 图像（E）及相应的矢状位软骨融合彩色 T_2 图像（F）

软骨修复区域位于 2 个箭之间，对照组软骨在彩色 T_2 图像显示（各自对应的修复方法左侧轮廓区注明）
（经许可转载，引自参考文献 [48]）

ACI/MACI/MACT[59-61] 等技术修复软骨术后的长期疗效。大量研究发现 T_2 和 T_2^* 成像的临床应用潜力，其所观察到的软骨质量等信息可能反映了软骨修复组织的成熟度，还可以用于各种技术的软骨修复术后的鉴别。

三、糖胺聚糖化学交换饱和转移 gagCEST

软骨病变和修复的 MRI: gagCEST

糖胺聚糖化学交换饱和转移（glycosaminoglycan chemical-exchange saturation transfer, gagCEST）[62] 是一种很有前途的生物标志物，可以利用磁共振成像对关节软骨缺损和软骨修复进行无创评估和监测[63]。在 CEST 成像中，选择性饱和可交换性质子，这些质子随后通过化学交换转移并在水池中积累，作为对比增强来间接检测特定的内源性代谢物，如糖胺聚糖[64]。糖胺聚糖含量在评估软骨病变及术后监测软骨修复中尤为重要，因为它与软骨生物力学密切相关[65]，尤其是与抗压刚度相关[66]。gagCEST 相较于其他如 dGEMRIC 和钠成像的 GAG 特定成像具有明显的优势，与

dGEMRIC[67] 不同，它不依赖于对比剂。而且，与钠成像不同的是，由于它是一种基于质子的成像技术，它不需要多核装置或专用的射频线圈。此外，与钠成像相比，gagCEST 具有更好的信噪比（signal-to-noise ratio, SNR），可以实现更高的空间分辨率，因此更不容易受到部分容积效应的影响[68]。

然而，技术的复杂性和关节软骨具有挑战性的特性，例如相对较短的 T_2 弛豫时间，以及 GAG 的可交换 OH 质子与水之间只有很小的化学位移差[69] 等，同时也造成了包括标记效率、对 B_1（RF 场）和 B_0（静磁场）的敏感性不均质、相对较长的扫描时间、对运动伪影的敏感性[70] 等不足之处。转换为更高的场强（7T）可以满足 CEST 的要求，并提供了更高的光谱分辨率以减少直接饱和效应。

Schmitt 等[71] 对 12 例软骨修复术后平均随访 21 个月的患者（5 例 MFX 术后和 7 例 MACT 术后）进行了 7T 的 gagCEST 成像和钠成像（图 5-5）。在所有患者中，MTR$_{asym}$（所有偏移值的总和 0~1.3ppm）在健康参考软骨中显著（P=0.003）高于修复组织。此外，作者还观察到 MTR$_{asym}$ 和钠成像 SNR 值的相关性，表明对 GAG 敏感的 gagCEST 显示软骨修复组

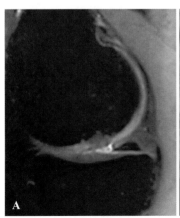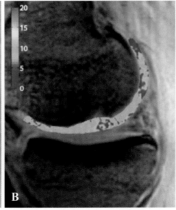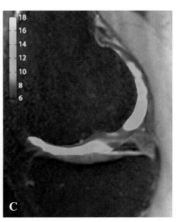

▲ 图 5-5 1 例 30 岁患者的股骨内侧髁

A. 形态学图像；B. gagCEST 图叠加在形态学图像上；C. ^{23}Na-MRI 叠加在形态学图像上。B 和 C 上的彩条分别表示 MTR$_{asym}$ 值在 0~1.3ppm（gagCEST）和钠信噪比的偏移上的总和（经许可转载，引自参考文献 [71]）

织中 GAG 含量较低。Krusche-Mandel 等[72]采用 3T 的 T_2 mapping 成像、7T 的 gagCEST 和钠成像对 9 例自体骨软骨移植术后随访 8 年的患者进行检查，发现尽管临床结果良好，中位数 Lysholm 评分为 90 分（IQR=85.0～95.0，95%CI 85～93），但 3 种 MR 技术对同一膝关节的软骨修复组织的评估存在统计学差异，证实了 gagCEST 和钠成像之间的高度相关性。另外，研究也发现只有 T_2 mapping 成像与临床评分（即改进的 Lysholm 评分）存在相关性（P= –0.667，95%CI –0.922～–0.005）。

随后，gagCEST 也在 3T MR 中得到应用。Rehnitz 等[73]采用 T_2 mapping 成像、dGEMRIC 和 gagCEST 进行定量分析评估 10 名健康志愿者、50 名疑似软骨损伤、19 名微骨折术后的膝关节软骨，发现与健康参考软骨相比，2 级和 3 级软骨缺损的 gagCEST 值显著升高（平均 4.8% vs. 1.4%，$P < 0.01$）；与 Schmitt 等的研究不同的是，软骨修复组织的 gagCEST 值明显高于健康软骨（平均 7.3% vs. 0.7%，$P < 0.0001$）。然而，这项研究的结果可能需要重新评估，因为 Singh 等[74]研究表明，在 3T 时适当校正 B_0 磁场不均匀性导致的 gagCEST 效应可忽略不计。

Brinkhof 等[75]最近开发了一个 3D gagCEST 序列检查健康志愿者和股骨髁软骨损伤修复术前的患者，在 7T 下收集 7min 时间，观察到了良好的再现性，并发现 gagCEST 对损伤软骨的观察效果是 2.6%～12.4%，高于健康软骨的 1.3%～5.1%。

gagCEST 是一种有前途的、无创的、对 GAG 敏感的生物标志物，不需要应用对比剂。然而，就目前可用的硬件和序列而言，gagCEST 似乎仅限于 7T 系统。这反过来又阻碍了其在研究或临床中对于软骨损伤和修复评估方面的广泛应用。因此，不断发展和逐步完善的硬件和序列是 gagCEST 作为生物标志物得以在临床推广应用的关键。

四、钠磁共振

（一）钠磁共振的软骨生化研究

运动损伤是青年患者出现关节软骨损伤的主要原因。在过去的 20 年里出现了各种治疗软骨缺损的修复手术技术，如骨髓刺激技术（bone marrow stimulation technique，BMS）（转孔术、微骨折术），第一、第二、第三代细胞为基础的自体软骨细胞植入术，自体骨软骨移植术，以及无细胞的组织工程技术。

质子（^{1}H）磁共振成像可以评估软骨或修复组织的形态，但它不能提供关于修复组织完整复杂的组成信息，无法评估修复结构的远期疗效。MRI 提供了膝关节的形态学信息，但关节的生化变化往往发生在可发现的形态学变化之前。因此，能够提供关节软骨生化变化早期信息的生化和定量 MRI 客观上具有必要性。

钠（^{23}Na）磁共振成像可以评估与糖胺聚糖分子相关的钠离子含量的变化。带负电荷的 GAG 是软骨中的必要分子，因为 GAG 提供强大的静电和渗透力，对软骨功能和内稳态有重要的影响。此外，GAG 含量与软骨的生物力学性能相关[66]。在关节软骨中，带负电荷的 GAG 被带正电荷的钠离子包围；因此，钠浓度可以作为间接测量 GAG 含量的方法，可以通过钠成像进行无创评估[76, 77]。因为已知钠浓度的定量标准，可以计算出组织钠浓度（tissue sodium concentrations，TSC）。

（二）^{23}Na-MRI 对不同软骨修复技术的评估

Trattnig 等在 2010 年发表了一些关于软骨修复后患者用 ^{23}Na-MRI 成像的初步研究[78]。在 MACT 后 56 个月左右，对 12 例患者进行了股骨髁软骨检查。将 7T 时的钠成像结果与使用 dGEMRIC 技术在 3T 时产生的结果进行比较。钠标准信号强度（sodium normalized signal intensity，NMSI）值在修复组织中明显低于参考软骨（$P < 0.001$）。dGEMRIC 测量还显示修复组织和参考软骨之间的造影后 T_1 值有显著差异（$P=0.005$）。此外，钠成像和 dGEMRIC 之间有很强的相关性。这些结果表明，[23]Na-MRI 可以区分 MACT 修复组织和患者的原生软骨，无须使用对比剂。

Zbyn 等报道了在 7T 下用 [23]Na-MRI 比较 MFX 和 MACT 两种修复方法对股骨髁软骨修复质量的研究[79]。根据患者的年龄、术后间隔和缺损部位，将每一个骨髓刺激技术患者和 MACT 患者配对。相较于参考软骨值，NMSI 在 BMS（$P=0.004$）和 MACT 中显著降低（$P=0.006$）（图 5-6）。MOCART 评分结果显示[6]，修复组织的形态学外观等结果在 BMS 和 MACT 组中无明显差异（$P=0.915$）。而修复组织的 NMSI 在 BMS 与 MACT 组之间有显著差异（$P=0.028$）。该研究提示复杂的基于细胞的 MACT 技术产生的修复组织更具透明样结构，而 BMS 技术是纤维样组织修复，具有非常低的 GAG 成分。[23]Na-MRI 能够区分不同 GAG 含量的修复组织，因此可以作为一种新型软骨修复技术性能的无创评估工具。

虽然在膝关节和踝关节中使用相同的软骨修复技术，但是由于膝、踝关节软骨在生化和生物力学方面存在差异，Zbyn 等研究了 [23]Na-MRI 对非常薄的踝关节软骨修复组织探测的可行性[80]，他们在踝关节尸体标本中发现 GAG 含量与钠信号高度相关（R=0.800，$P < 0.001$，R=0.639）。临床上使用 7T 钠成像技术以检验量化磁共振技术在薄的踝关节和距下关节软骨评估中的可行性。对于在年龄、体重指数和软骨缺损大小进行匹配的健康志愿者、微骨折、MACT 各 6 名患者进行检查，结果表明两种修复组织的平均钠校正信号强度（sodium corrected signal intensities，cSI）明显低于参考软骨（MFX，$P=0.007$；MACT，$P=0.008$）。微骨折和 MACT 患者修复组织的 cSI 和 MOCART 评分无差异（$P=0.185$）。患者软骨与志愿者软骨的 cSI 无显著差异（$P=0.355$）。

总之，微骨折和 MACT 都能产生 [23]Na 浓度较低的修复组织，因此，与原生天然软骨相比，其质量较低。此外，在微骨折和 MACT 技术后，踝关节中生成的修复组织具有类似的 GAG 含量和类似的形态特征，患者具有类似的手术结果。

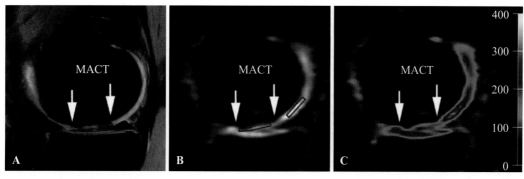

▲ 图 5-6　矢状位质子密度加权 2D-TSE MR 脂肪抑制图像（A），矢状位钠 3D-GRE 图像（B），用颜色标记的矢状位钠 3D-GRE 图像（C）

采集自 1 名基质诱导软骨细胞移植（MACT）术后 50.6 个月的 35 岁女性。软骨修复组织位于 2 个箭之间。中间图像中的红色轮廓为修复组织的 ROI 分析（左侧轮廓）和参考软骨（右侧轮廓）。请注意，位于最靠近修复组织与原生软骨交界面的修复组织像素不包括在 ROI 评估中。色度值表示钠信号强度值（经许可转载，引自参考文献 [79]）

参考文献

[1] Guermazi A, et al. State of the art: MR imaging after knee cartilage repair surgery. Radiology. 2015;277(1):23–43.

[2] Messner K, Maletius W. The long-term prognosis for severe damage to weight-bearing cartilage in the knee: a 14–year clinical and radiographic follow-up in 28 young athletes. Acta Orthop Scand. 1996;67(2):165–8.

[3] Mithoefer K, et al. Return to sports participation after articular cartilage repair in the knee: scientific evidence. Am J Sports Med. 2009;37(Suppl 1):167S–76S.

[4] de Windt TS, et al. Is magnetic resonance imaging reliable in predicting clinical outcome after articular cartilage repair of the knee? A systematic review and meta-analysis. Am J Sports Med. 2013;41(7):1695–702.

[5] Blackman AJ, et al. Correlation between magnetic resonance imaging and clinical outcomes after cartilage repair surgery in the knee: a systematic review and meta-analysis. Am J Sports Med. 2013;41(6):1426–34.

[6] Marlovits S, et al. Magnetic resonance observation of cartilage repair tissue (MOCART) for the evaluation of autologous chondrocyte transplantation: determination of interobserver variability and correlation to clinical outcome after 2 years. Eur J Radiol. 2006;57(1):16–23.

[7] Schreiner MM, et al. The MOCART (magnetic resonance observation of cartilage repair tissue) 2.0 knee score and atlas. Cartilage. 2019:1947603519865308.

[8] Rubenstein JD, et al. Image resolution and signal-to- noise ratio requirements for MR imaging of degenerative cartilage. AJR Am J Roentgenol. 1997;169(4):1089–96.

[9] Disler DG, et al. Fat-suppressed three-dimensional spoiled gradient-echo MR imaging of hyaline cartilage defects in the knee: comparison with standard MR imaging and arthroscopy. AJR Am J Roentgenol. 1996;167(1):127–32.

[10] Peterfy CG, et al. MR imaging of the arthritic knee: improved discrimination of cartilage, synovium, and effusion with pulsed saturation transfer and fat-suppressed T1–weighted sequences. Radiology. 1994;191(2):413–9.

[11] Trattnig S, et al. Imaging articular cartilage defects with 3D fat-suppressed echo planar imaging: comparison with conventional 3D fat-suppressed gradient echo sequence and correlation with histology. J Comput Assist Tomogr. 1998;22(1):8–14.

[12] Alparslan L, et al. Postoperative magnetic resonance imaging of articular cartilage repair. Semin Musculoskelet Radiol. 2001;5(4):345–63.

[13] Choi YS, Potter HG, Chun TJ. MR imaging of cartilage repair in the knee and ankle. Radiographics. 2008;28(4):1043–59.

[14] Farr J, et al. Clinical cartilage restoration: evolution and overview. Clin Orthop Relat Res. 2011;469(10):2696–705.

[15] Hunziker EB, et al. An educational review of cartilage repair: precepts & practice--myths & misconceptions-- progress & prospects. Osteoarthr Cartil. 2015;23(3):334–50.

[16] Link TM, et al. Normal and pathological MR findings in osteochondral autografts with longitudinal follow- up. Eur Radiol. 2006;16(1):88–96.

[17] Sanders TG, et al. Autogenous osteochondral "plug" transfer for the treatment of focal chondral defects: postoperative MR appearance with clinical correlation. Skelet Radiol. 2001;30(10):570–8.

[18] Herber S, et al. Indirect MR-arthrography in the follow up of autologous osteochondral transplantation. Rofo. 2003;175(2):226–33.

[19] Trattnig S, et al. Matrix-based autologous chondrocyte implantation for cartilage repair with HyalograftC: two-year follow-up by magnetic resonance imaging. Eur J Radiol. 2006;57(1):9–15.

[20] Trattnig S, et al. Matrix-based autologous chondrocyte implantation for cartilage repair: noninvasive monitoring by high-resolution magnetic resonance imaging. Magn Reson Imaging. 2005;23(7):779–87.

[21] Trattnig S, et al. MR imaging of osteochondral grafts and autologous chondrocyte implantation. Eur Radiol. 2007;17(1):103–18.

[22] Vahdati A, Wagner DR. Implant size and mechanical properties influence the failure of the adhesive bond between cartilage implants and native tissue in a finite element analysis. J Biomech. 2013;46(9):1554–60.

[23] Goodwin DW, Wadghiri YZ, Dunn JF. Micro-imaging of articular cartilage: T2, proton density, and the magic angle effect. Acad Radiol. 1998;5(11):790–8.

[24] Goodwin DW, Zhu H, Dunn JF. In vitro MR imaging of hyaline cartilage: correlation with scanning electron microscopy. AJR Am J Roentgenol. 2000;174(2):405–9.

[25] Dardzinski BJ, et al. Spatial variation of T2 in human articular cartilage. Radiology. 1997;205(2):546–50.

[26] Mosher TJ, et al. Effect of gender on in vivo cartilage magnetic resonance imaging T2 mapping. J Magn Reson Imaging. 2004;19(3):323–8.

[27] Mosher TJ, Dardzinski BJ, Smith MB. Human articular cartilage: influence of aging and early symptomatic degeneration on the spatial variation of T2 – preliminary findings at 3 T. Radiology. 2000;214(1):259–66.

[28] Nissi MJ, et al. T-2 relaxation time mapping reveals age- and species-related diversity of collagen network architecture in articular cartilage. Osteoarthr Cartil. 2006;14(12):1265–71.

[29] Multanen J, et al. Effects of high-impact training on bone and articular cartilage: 12–month randomized controlled quantitative MRI study. J Bone Miner Res. 2014;29(1):192–201.

[30] Shiomi T, et al. Loading and knee alignment have significant influence on cartilage MRI T2 in porcine knee joints. Osteoarthr Cartil. 2010;18(7):902–8.

[31] Apprich S, et al. Quantitative T2 mapping of the patella at 3.0 T is sensitive to early cartilage degeneration, but also to loading of the knee. Eur J Radiol. 2012;81(4):E438–43.

[32] Kijowski R, et al. Evaluation of the articular cartilage of the knee joint: value of adding a T2 mapping sequence to a routine MR imaging protocol. Radiology. 2013;267(2):503–13.

[33] Raya JG, et al. T2 measurement in articular cartilage: impact of the fitting method on accuracy and precision at low SNR. Magn Reson Med. 2010;63(1):181–93.

[34] Mamisch TC, et al. T2 star relaxation times for assessment of articular cartilage at 3 T: a feasibility study. Skelet Radiol. 2012;41(3):287–92.

[35] Carballido-Gamio J, Link TM, Majumdar S. New techniques for cartilage magnetic resonance imaging relaxation time analysis: texture analysis of flattened cartilage and localized intra- and inter-subject comparisons. Magn Reson Med. 2008;59(6):1472–7.

[36] Joseph GB, et al. Elevated cartilage T2 and increased severity of cartilage defects at baseline are associated with the development of knee pain over 7 years. Osteoarthr Cartil. 2013;21:S185–6.

[37] Schooler J, et al. Longitudinal evaluation of T-1 rho and T-2 spatial distribution in osteoarthritic and healthy medial knee cartilage. Osteoarthr Cartil. 2014;22(1):51–62.

[38] Pell GS, et al. Optimized clinical T2 relaxometry with a standard CPMG sequence. J Magn Reson Imaging. 2006;23(2):248–52.

[39] Welsch GH, et al. Rapid estimation of cartilage T2 based on double echo at steady state (DESS) with 3 tesla. Magn Reson Med. 2009;62(2):544–9.

[40] Juras V, et al. A comparison of multi-echo spinecho and triple-echo steady-state T2 mapping for in vivo evaluation of articular cartilage. Eur Radiol. 2016;26(6):1905–12.

[41] Juras V, et al. The comparison of the performance of 3 T and 7 T T-2 mapping for untreated low-grade cartilage lesions. Magn Reson Imaging. 2019;55:86–92.

[42] Baum T, et al. Association of magnetic resonance imaging-based knee cartilage T2 measurements and focal knee lesions with knee pain: data from the osteoarthritis initiative. Arthritis Care Res. 2012;64(2):248–55.

[43] Aroen A, et al. Evaluation of focal cartilage lesions of the knee using MRI T2 mapping and delayed gadolinium enhanced MRI of cartilage (dGEMRIC). BMC Musculoskelet Disord. 2016;17

[44] Hannila I, et al. Patellar cartilage lesions: comparison of magnetic resonance imaging and T2 relaxation-time mapping. Acta Radiol. 2007;48(4):444–8.

[45] Richter DL, et al. Knee articular cartilage repair and restoration techniques: a review of the literature. Sports Health. 2016;8(2):153–60.

[46] White LM, et al. Cartilage T2 assessment: differentiation of normal hyaline cartilage and reparative tissue after arthroscopic cartilage repair in equine subjects. Radiology. 2006;241(2):407–14.

[47] Watanabe A, et al. Ability of dGEMRIC and T2 mapping to evaluate cartilage repair after microfracture: a goat study. Osteoarthr Cartil. 2009;17(10):1341–9.

[48] Welsch GH, et al. Cartilage T2 assessment at 3–T MR imaging: in vivo differentiation of normal hyaline cartilage from reparative tissue after two cartilage repair procedures – initial experience. Radiology. 2008;247(1):154–61.

[49] Mamisch TC, et al. Quantitative T2 mapping of knee cartilage: differentiation of healthy control cartilage and cartilage repair tissue in the knee with unloading – initial results. Radiology. 2010;254(3):818–26.

[50] Juras V, et al. Kinematic biomechanical assessment of human articular cartilage transplants in the knee using 3–T MRI: an in vivo reproducibility study. Eur Radiol. 2009;19(5):1246–52.

[51] Chang G, et al. High resolution morphologic imaging and T2 mapping of cartilage at 7 tesla: comparison of cartilage repair patients and healthy controls. Magn Reson Mater Phys Biol Med. 2013;26(6):539–48.

[52] Welsch GH, et al. In vivo biochemical 7.0 tesla magnetic resonance – preliminary results of dGEMRIC, zonal T2, and T2 * mapping of articular cartilage. Investig Radiol. 2008;43(9):619–26.

[53] Brix M, et al. Cartilage repair of the ankle with microfracturing or autologous chondrocyte implantation/ matrix associated autologous chondrocyte implantation: follow up from 1 to 14 years. Osteoarthr Cartil. 2012;20:S130–1.

[54] Domayer SE, et al. Cartilage repair of the ankle: first results of T2 mapping at 7.0 T after microfracture and matrix associated autologous cartilage transplantation. Osteoarthr Cartil. 2012;20(8):829–36.

[55] Holtzman DJ, et al. T-1 rho and T-2 quantitative magnetic resonance imaging analysis of cartilage regeneration following microfracture and mosaicplasty cartilage resurfacing procedures. J Magn Reson Imaging. 2010;32(4):914–23.

[56] Krusche-Mandl I, et al. Long-term results 8 years after autologous osteochondral transplantation: 7 T gagCEST and sodium magnetic resonance imaging with morphological and clinical correlation. Osteoarthr Cartil. 2012;20(5):357–63.

[57] Theologis AA, et al. Longitudinal analysis of T-1 rho and T-2 quantitative MRI of knee cartilage laminar organization following microfracture surgery. Knee. 2012;19(5):652–7.

[58] Battaglia M, et al. Validity of T2 mapping in characterization of the regeneration tissue by bone marrow derived cell transplantation in osteochondral lesions of the ankle. Eur J Radiol. 2011;80(2):E132–9.

[59] Kurkijarvi JE, et al. Evaluation of cartilage repair in the distal femur after autologous chondrocyte transplantation using T-2 relaxation time and dGEMRIC. Osteoarthr Cartil.

2007;15(4):372–8.

[60] Trattnig S, et al. Quantitative T-2 mapping of matrix-associated autologous chondrocyte transplantation at 3 tesla – an in vivo cross-sectional study. Investig Radiol. 2007;42(6):442–8.

[61] Giannini S, et al. Surgical treatment of osteochondral lesions of the talus by open-field autologous chondrocyte implantation a 10–year follow-up clinical and magnetic resonance imaging T2– mapping evaluation. Am J Sports Med. 2009;37:112s–8s.

[62] Ling W, et al. Assessment of glycosaminoglycan concentration in vivo by chemical exchange-dependent saturation transfer (gagCEST). Proc Natl Acad Sci U S A. 2008;105(7):2266–70.

[63] Link TM. Editorial comment: the future of compositional MRI for cartilage. Eur Radiol. 2018;28(7):2872–3.

[64] Kogan F, Hariharan H, Reddy R. Chemical exchange saturation transfer (CEST) imaging: description of technique and potential clinical applications. Curr Radiol Rep. 2013;1(2):102–14.

[65] Roughley PJ. The structure and function of cartilage proteoglycans. Eur Cell Mater. 2006;12:92–101.

[66] Kempson GE, et al. Correlations between stiffness and the chemical constituents of cartilage on the human femoral head. Biochim Biophys Acta. 1970;215(1):70–7.

[67] Watanabe A, et al. Delayed gadolinium-enhanced MR to determine glycosaminoglycan concentration in reparative cartilage after autologous chondrocyte implantation: preliminary results. Radiology. 2006;239(1):201–8.

[68] Zbyn S, et al. Evaluation of cartilage repair and osteoarthritis with sodium MRI. NMR Biomed. 2015;

[69] Zaiss M, Bachert P. Chemical exchange saturation transfer (CEST) and MR Z-spectroscopy in vivo: a review of theoretical approaches and methods. Phys Med Biol. 2013;58(22):R221–69.

[70] Schreiner MM, et al. Reproducibility and regional variations of an improved gagCEST protocol for the in vivo evaluation of knee cartilage at 7 T. MAGMA. 2016;29(3):513–21.

[71] Schmitt B, et al. Cartilage quality assessment by using glycosaminoglycan chemical exchange saturation transfer and (23)Na MR imaging at 7 T. Radiology. 2011;260(1):257–64.

[72] Krusche-Mandl I, et al. Long-term results 8 years after autologous osteochondral transplantation: 7 T gagCEST and sodium magnetic resonance imaging with morphological and clinical correlation. Osteoarthr Cartil. 2012;20(5):357–63.

[73] Rehnitz C, et al. Comparison of biochemical cartilage imaging techniques at 3 T MRI. Osteoarthr Cartil. 2014;22(10):1732–42.

[74] Singh A, et al. Chemical exchange saturation transfer magnetic resonance imaging of human knee cartilage at 3 T and 7 T. Magn Reson Med. 2012;68(2):588–94.

[75] Brinkhof S, et al. Detection of early cartilage damage: feasibility and potential of gagCEST imaging at 7T. Eur Radiol. 2018;28(7):2874–81.

[76] Mankin HJ. Biochemical and metabolic aspects of osteoarthritis. Orthop Clin North Am. 1971;2(1):19–31.

[77] Zbyn S, et al. Sodium magnetic resonance imaging of ankle joint in cadaver specimens, volunteers, and patients after different cartilage repair techniques at 7 T: initial results. Investig Radiol. 2015;50(4):246–54.

[78] Trattnig S, et al. 23Na MR imaging at 7 T after knee matrix-associated autologous chondrocyte transplantation preliminary results. Radiology. 2010;257(1):175–84.

[79] Zbyn S, et al. Evaluation of native hyaline cartilage and repair tissue after two cartilage repair surgery techniques with 23Na MR imaging at 7 T: initial experience. Osteoarthr Cartil. 2012;20(8):837–45.

[80] Zbyn S, et al. Sodium magnetic resonance imaging of ankle joint in cadaver specimens, volunteers, and patients after different cartilage repair techniques at 7 T – initial results. NMR Biomed. 2014;50:246–54.

第6章 对患者、关节、软骨损伤特征的评估
Assessment of Patient, Joint, Cartilage Injury Characteristics

Kevin R.Hayek　Jeffrey A.Macalena　著
宋春凤　译

缩略语

OCA	osteochondral allograft	同种异体骨软骨移植
KOOS	Knee injury and Osteoarthritis Outcome Score	膝关节损伤和骨关节炎预后评分
BMI	body mass index	体重指数
ACI	autologous chondrocyte implantation	自体软骨细胞植入
VTE	venous thromboembolic event	静脉血栓栓塞事件
PE	pulmonary embolism	肺栓塞
OCD	osteochondritis dissecans	剥脱性骨软骨炎
PF	patellofemoral	髌股关节
MPFL	medial patellofemoral ligament	内侧髌股韧带
HTO	high tibial osteotomy	胫骨高位截骨术
TT-TG	tibial tubercle trochlear groove	胫骨结节 – 滑车沟
FSE	fast spin echo sequences	快速自旋回波序列
TSE	turbo spin echo sequences	涡轮自旋回波序列
MOCART	Magnetic Resonance Observation of Cartilage Repair Tissue Score	软骨组织修复磁共振观察评分系统
AMADEUS	Magnetic Resonance Imaging Score and Classification System	磁共振成像评分和分类系统
ICRS	International Cartilage Repair Society	国际软骨修复协会
SUMMIT	Superiority of MACI Implant Versus Microfracture Treatment	MACI 对比微骨折的治疗优势

一、对患者的评估

（一）临床病史

患者既往受伤、治疗的过程应详细记录。必须承认，并非所有软骨损伤都需要干预。所有软骨损伤的病例中，无症状的患者最为常见。先进的影像学技术发现的局灶性软骨缺损，需要医生判断哪些是需要关注的。

大部分有症状的软骨损伤都有疼痛[1]。相关的症状还包括肿胀和活动受限。患者可能表示因为膝盖而对恢复活动缺乏信心或无法运动。全面了解膝关节症状学的重要性不容低估。软骨损伤常常伴发其他损伤。膝关节交锁、摩擦感和弹响是常见的主诉，提示伴有伴发的病理状态。

应询问患者是否有受伤或关节不稳定的病史。受伤机制通常可以预测损伤情况。与慢性损伤不同，急性损伤相对来说预后较好。运动员中的创伤性软骨病变比退行性病变具有更高的重返先前水平运动的比率更高（87% vs. 33%）[2]。出现髌股关节疼痛时应着重评估是否存在髌骨不稳定。髌骨脱位可能伴有髌股关节面的损伤[3-7]。如果有髌骨不稳定，有必要考虑稳定性重建的相关治疗。发病年龄、发生不稳的频率和严重程度是关键的病史信息。

需要采集患者的运动史、娱乐史及工作史。运动史应包括运动项目、竞赛水平和患者重返活动的预期目标。应告知患者，许多患者将能够恢复先前的活动，但很少有人会恢复到相同的运动水平，或恢复出现症状前的运动表现[2]。年龄＜20岁的患者恢复竞技运动的可能性更高。需要了解患者的工作信息，包括其对功能的要求。特别要评估行走、上举、屈曲、半蹲和攀爬情况。这些信息有助于外科医生为患者的恢复设定现实的目标和期望值。许多患者在

工作中受伤，工伤往往导致患者报告结果不佳[8]。这不应影响对患者进行适当的手术治疗，但外科医生应该与患者就长期的预后进行坦诚的交流。

应询问患者所有的既往治疗，包括物理疗法、注射疗法和替代疗法等非手术治疗。应获取先前所有手术的记录。越来越多的医疗记录有数字化存储的术中影像，这些手术报告不够详细时显得尤为重要。了解既往软骨手术史很重要。大多数创伤后的膝关节最终的结局是出现全关节的退行性变。Ekman等发现，中位时间为11.5年的时间里，有50%的自体骨软骨移植治疗的膝关节会进展为影像学上可见的骨关节炎[9]。此外，软骨翻修术的失败率更高[10]。外科医生需要注意软骨修复手术的局限性。一些膝关节有更广泛和更严重的损伤，同时患者的需求又较低，可能更适合进行关节置换。

患者年龄是需要考虑的一个重要因素。有关软骨修复效果是否受到患者年龄的影响，各家文献报道的结果并不统一。一般来说年龄越大，软骨手术的效果越差[8, 11-14]。同种异体骨软骨移植治疗胫骨平台软骨损伤中，年龄越大的患者的移植物失败率越高[8]。对于较大的软骨病变，40岁以上患者比年轻患者更有可能发生OCA的移植物失败[13]。也有研究报道，对孤立性股骨内髁或外髁软骨病变进行OCA治疗，40岁以上的患者术后膝关节损伤和骨关节炎预后评分与年轻患者相当[15]。上述研究说明，应避免对弥漫性软骨退行性变进行软骨修复手术。尽管年轻患者中软骨移植物愈合较好，但有研究发现他们的KOOS症状评分较低，可能因为年轻人有更高的活动需求和总体期望值[16]。

患者体重指数（body mass index，BMI）是一项重要的考量指标。高BMI是软骨病变进展的风险因素[17]，还与患者报告结果[13, 16]和移植物存活率呈负相关[18]。应该鼓励超过目标体重

的患者设定减重目标。建议咨询营养师或与患者的家庭医生讨论可能对患者有所帮助。

（二）特殊人群

女性和儿童软骨损伤患者通常被认为是特殊人群，这类人群的软骨手术与男性或发育成熟的患者相比，具有相似或更好的疗效。研究发现，女性患者软骨手术后的临床改善率、软骨再生率和移植物存活率相似[16, 19]。对于软骨损伤的儿童群体，手术是治疗持续性创伤性软骨缺损或剥脱性骨软骨炎的可行方法。一篇针对儿童患者软骨手术的系统回顾，认为微骨折、自体骨软骨移植（马赛克成形术）、异体骨软骨移植和自体软骨细胞植入等常用的手术方式是有益的[20]。外科医生必须在其手术计划中特别考虑到儿童患者的生长和骨骺。

（三）合并症和家族史

了解和评估患者的内科并发症是很重要的。应注意静脉血栓栓塞事件（venous thromboembolic event，VTE）的个人或家族史，包括深静脉血栓（deep vein thrombosis，DVT）和肺栓塞（pulmonary embolism，PE）。围术期应采取适当的预防或治疗措施。糖尿病会增加伤口并发症的风险[21]。吸烟和尼古丁摄入会对软骨和韧带手术效果产生负面影响[22]。必须告知患者相关风险，并鼓励他们在术前戒烟。如果患者同意，应向其推荐戒烟计划或医生。

需要评估患者是否存在风湿性关节炎、结缔组织疾病或与全身松弛疾病相关的个人或家族史。类风湿关节炎是一种全身性疾病，会导致关节表面的炎症性破坏。虽然有少数报道对这类患者行软骨修复手术[23]，但仍需谨慎。许多人认为类风湿关节炎是软骨外科手术的禁忌证。移植过程中对周围骨软骨的损伤可能会引起促炎因子释放导致病情恶化[24, 25]。全身松弛

疾病包括 Ehlers-Danlos 和马方综合征，会影响关节稳定性，有遗传性。此外，在剥脱性骨软骨炎（osteochondritis dissecans，OCD）患者中也发现了家族史[26, 27]。

二、对关节的评估

（一）体格检查

全面的评估包括整个下肢功能评估。应检查步态、有无膝内翻或外翻、髋关节是否疼痛或活动受限[28, 29]。从髋到膝的牵涉痛与股神经分支有关[30]。当患者有下背部症状时，应考虑腰椎病变的可能，也是导致髋部疼痛的常见原因[31, 32]。如果肢体的神经支配存在功能缺陷，可能是手术的禁忌证。

（二）膝关节检查

软骨损伤的临床病史可能与关节内其他病变有重叠。体格检查有助于确认诊断，辨别其他的或合并的病变。双侧膝关节都应该检查。一般来说，应该先检查症状较轻的一侧膝关节。要注意观察既往的手术切口，这可能影响到拟采用的或既往的治疗方法。评估有无积液，可能提示急性损伤或者持续激惹状态。

（三）胫股关节

应对关节线、副韧带和皮下骨性标志进行触诊。检查腘窝有无压痛或肿块，注意有无常见的腘窝囊肿。应评估膝关节活动度，术前屈膝小于90°的需要引起重视。关节纤维化会限制软骨修复的效果。屈膝0°和30°的内翻和外翻应力试验下检查侧副韧带。Lachman 试验和轴移试验评估前交叉韧带（anterior cruciate ligament，ACL）损伤。后抽屉试验和拨号试验分别用于诊断后交叉韧带和后外侧角的损伤。

疼痛激发检查包括 Thessaly 试验和 McMurray 试验[33, 34]。因为半月板在膝关节活动中会被股骨和胫骨挤压，这些试验对于诊断半月板大撕裂最有帮助，而对于相同区域发生的软骨损伤，这两项试验阳性率较低。

（四）髌股关节

髌股关节（patellofemoral，PF）由复杂的解剖结构组成，以达到静态和动态平衡。Beighton 评分[35] 对过度松弛的评估是不稳定性检查的一部分。内侧髌股韧带（medial patellofemoral ligament，MPFL）上的压痛被称为 Bassett 征，可能提示 MPFL 损伤或断裂[36]。在髌骨不稳定病例中，如果发现髌骨摩擦音可能提示存在预后不良的软骨损伤。术前存在髌骨摩擦音的患者发生髌骨内侧关节面软骨损伤的可能性高 3.6 倍[37]。摩擦音也预示着更大更严重的软骨损伤。

恐惧试验用于评估 MPFL 韧带的完整性。Fairbanks[38] 描述恐惧试验检查时，患者仰卧位、膝关节放松。检查者在髌骨上施加从内侧到外侧使髌骨脱位的力。如果患者要求停止检查，或者表示有快要髌骨脱位的感觉，则结果为阳性。该试验对髌骨不稳诊断的特异性为 70%～92%[39, 40]。改良的动态恐惧试验[41, 42] 可以将敏感性和特异性分别提高到 90% 和 80% 以上。

评估髌股关节动态轨迹要观察有无病理性 J 形征。膝关节从伸到屈、髌骨运动向量变为向内时，但髌骨没有进入滑车中央而是跨越滑车外侧嵴时，出现 J 形征。在髌骨不稳定患者中，J 形征的可靠性较高，在观察者之间具有中等一致性[43]。髌股关节伸膝装置轨迹不良应该进行治疗，以防髌股关节软骨损伤复发。有明显的 J 形征时，应观察髌骨复位时的屈膝角度，以便于制订手术计划。

（五）关节力线和完整性的影像学评估

膝关节力线是软骨修复或重建手术前需要考量的关键因素，应在术前被量化评估。每位患者都应该行规范的影像学系列检查，并进行标准的评估。必要时还包括一些特殊的影像学检查以作补充。

必须拍摄站立前后位的髋–膝全长 X 线片。负重屈曲正位（Rosenberg）X 线检查用于评估关节髁负重区。应仔细观察是否存在软骨下囊肿、关节间隙狭窄、骨赘和硬化等以判断退变程度。除非有骨软骨全层损伤或明显关节退变，局灶性的软骨损伤一般在 X 线片上不明显。注意在儿童中观察是否存在剥脱性骨软骨炎，通常表现为股骨内侧髁外侧出现透亮区域或不规则的软骨下骨。

在站立的全长正位 X 线片上测量双下肢的机械轴。沿股骨与胫骨机械轴画线，两线的交角形成的髋–膝–踝角可用来评估膝关节力线[44-46]。健康年轻男性中，冠状力线接近 0° 或 1°～2° 膝内翻[44]。女性内翻角度稍大。相比于机械轴，解剖轴有 2°～3° 内翻[46]。力线不良需要考虑在软骨修复或重建的术前或术中进行矫正。

膝关节内翻增加与骨关节炎的进展有关[47, 48]。小角度的内翻畸形，如 3° 内翻，就可导致关节接触面压力显著增加[49]。研究证实在纠正力线的截骨术基础上，自体软骨细胞植入和骨软骨移植术有助于改善疗效。一项对 389 例胫骨高位截骨术（high tibial osteotomy，HTO）的 Meta 分析显示，与单纯 HTO 相比，辅助软骨手术的 HTO 术后 5 年成功率略有增加（97% vs. 92%）[50]。对 43 例 5° 以下内翻患者的 ACI 手术进行回顾性分析显示，同时行胫骨高位截骨术的患者在术后 71 个月时有更高的成功率[51]。Leon 等指出，同种异体骨软骨移植

5 年内失效的患者中有较高的比例存在力线未矫正[52]。现有研究表明，冠状面力线畸形应该在软骨修复手术之前或术中得到处理。

屈膝 30° 时的膝关节 X 线侧位片最适宜评估髌骨高度[53]和滑车发育不良[54]，并有助于对股骨髁区域的软骨病变的观察。应评估股骨前方是否有提示发育不良的交叉征或突出征。滑车突出、隆起或滑车上棘突大于 3mm 时为病理性变化[54]。检查者应测量 Caton-Deschamps[54-56]、Insall-Salvati[54, 56, 57] 或 Blackburne-Peel[53, 58] 等指数以确定髌骨高度是否在正常范围内。

屈膝 45° 髌骨轴位（Merchant）X 线检查最适宜评估最大接触程度时髌股关节的对合，可以评估髌股关节病、侧向倾斜和髌股形态发育不良。滑车两侧形成的滑车沟角大于 145° 时为发育不良[54, 59, 60]。

MRI 上证实髌股软骨病变的患者，存在高位髌骨、滑车发育不良或髌骨过度外倾的比例更高[61]。髌股关节解剖异常与髌骨脱位之间有着显著的相关性[54]。急性髌骨脱位常常合并髌骨内下关节面和滑车外侧关节面的软骨损伤[3, 4]。对于髌骨或滑车软骨病变，应在软骨修复的术前或术中处理髌骨不稳或过度负荷。复发性髌骨不稳的患者发生骨关节炎的风险增高 4.5 倍[62]。

（六）备用的 X 线检查

屈膝 20° 髌骨轴位（Laurin）X 线检查可以用于评估髌股关节不稳。屈膝 20° 时，髌骨刚进入滑车[63]。在 Merchant 位片上显示的滑车远端形态和深度可能是正常的，但 Laurin 位片可显示髌骨相对滑车近端的异常位置，可能与髌骨力向异常、滑车高度发育不良或初始高度不匹配有关。

应力位 X 线有助于诊断膝关节多韧带损伤，以及侧副韧带和后交叉韧带损伤[64-66]。应力位拍摄有很多方法，最近的一项 Meta 分析提到 16 种不同的方法，这使得标准化变得困难[65]。对于外科医生和拍摄 X 线的技术人员来说，应了解相关摄片技术以最大限度地提高效能。诊疗经验越丰富，疗效的可重复性越高，因此复杂的韧带和软骨损伤患者应被推荐到有实力的相关中心接受治疗。

（七）备用检查：CT 扫描

CT 检查可以评估不稳定的髌股关节解剖和下肢结构的旋转。许多患者来诊所时会提供在另一家医疗机构检查的磁共振图像。本章讨论的解剖测量可以在 MRI 上进行，然而其意义与 CT 略有不同。

在轴位 CT 片上测量胫骨结节 - 滑车沟(tibial tubercle trochlear groove，TT-TG) 距离，大于 20mm 为异常，15～20mm 是导致髌骨不稳定的临界值[54]。TT-TG 也可以通过 MRI 测量，但可能会偏低[67]。将胫骨结节向前内侧移位减少外侧面压力可以纠正外侧过度负荷，但需要认识到过度矫正可能加重内侧面的损伤。因此，应注意适度的平衡，而不能过矫正[61]。

CT 髋 - 膝 - 踝关节同扫评估轴向旋转是评估股骨扭转、股骨前倾角和胫骨扭转的金标准。对于髌股关节软骨损伤并伴有不稳的患者，当体检中发现双侧髌股关节异常或 CT 显示髌股关节解剖正常时，可以考虑本项检查。虽然 MRI 辐射暴露更低，但就观察者内部可靠性上，CT 高于 MRI[68]（表 6-1）。

表 6-1 标准膝关节软骨损伤影像学检查推荐

作者推荐的标准软骨损伤患者影像学检查
• 屈膝 45° 负重 X 线正位片（Rosenberg）
• 站立位下肢全长 X 线正位片
• 屈曲 30° X 线侧位片
• 屈曲 45° X 线轴位片（Merchant）

三、对软骨损伤的评估

MRI 是评估关节面最有价值的影像研究（见第 5 章），推荐最小磁场为 3.0T 的高质量 MRI。快速自旋回波序列（fast spin echosequences，FSE）、涡轮自旋回波序列（TSE）、脂肪抑制和多通道关节特异性线圈等可以提高分辨率，更好地区分软骨和周围组织[69, 70]。在 MRI 上可以测量病灶的大小和深度，然而，非常重要的一点是要认识到 MRI 经常低估病灶的大小[71]。评估软骨下骨是否完整、有无水肿、囊肿、骨赘和骨吸收。整体的退变表明，骨关节炎的进展与预后较差和移植物低融合率有相关性[12]。基于 MR 的软骨评分系统已有报道。MOCART 和 AMADEUS 是精心设计的研究工具，但在临床应用中较为繁琐[72-74]。应将评估重点放在病变位置和面积上，它们是选择治疗方案的主要因素。来自既往手术的金属植入物可能会导致 MRI 上的伪影而干扰观察。CT 关节造影的价值有限。诊断性关节镜检查进行损伤分期可以被考虑。

诊断性关节镜检查能明确显示软骨病变的大小、位置和特征。可以作为软骨修复手术的初始步骤，也可以作为单独的手术操作。关节镜下常规按顺序检查记录关节腔各区域的结构、软骨表面和软骨病变。这为后续病例随访、描述观察结果等提供一致性证据。评估对比相关韧带和半月板软骨损伤的 MR 影像和术中结构。半月板、韧带损伤或异常应该在软骨修复或重建术前或术中得到处理。系统、详细地记录术中所见非常重要。损伤位置是一个关键因素。髌骨滑车损伤需要评估不稳定性或过度负荷。胫骨病变因为手术入路的限制可能很难治疗。孤立的股骨内髁病变通常预后最好。计划分期治疗时，考虑在诊断性关节镜检查时行软骨活检便于后续自体软骨细胞植入。

双极软骨病变可能带来治疗挑战（图 6-1）。同种异体骨软骨移植治疗股骨和胫骨的对冲病变有着较高的失败率[10, 75]。重要的是，仅治疗股骨侧软骨损伤对于胫股关节双极软骨损伤也有临床改善[76]。多灶性病变需要多个相邻的移植物或填充物时，术后 KOOS 评分明显改善，但再手术率高（＞ 20%）[77]。此外，多个相邻骨软骨塞填充治疗软骨损伤的患者，有 33% 在术后 8 年出现手术失效。值得注意的是，尽管相邻移植物的失败率较高，但如果移植物成功融合，会有显著改善[10]。

病变的描述应包括内外和前后、深度和基底组织（软骨、软骨下骨等）的大小，以 mm 为单位记录。使用尺子或已知尺寸的物体（如刨削刀头或探针）在拍摄时作为标记，将有助于对照片调阅分析。软骨损伤的直接可视化评分系统包括 ICRS 评分[78] 和 Outerbridge 评分[79]。轻度的损伤可能适合采用骨髓刺激技术，虽然越来越多的研究证明骨软骨移植和 MACI 的疗效更好（表 6-2）。

评估病变面积非常重要，因为是治疗选择的关键因素。缺损面积大体分为两类：不足 2～4cm^2 和超过 2～4cm^2。对于不足 2～4cm^2 的缺损，微骨折和自体骨软骨移植（马赛克成形术）都是合理的治疗选择。在长期随访中，马赛克术比微骨折的患者临床评分更高[80, 81]。对于较大的缺损，MACI 对比微骨折的治疗优势（Superiority of MACI Implant Versus Microfracture Treatment，SUMMIT）研究表明，软骨损伤在 3cm^2 及以上的患者，MACI 组的术后 2 年和 5 年时 KOOS 疼痛和功能评分比微骨折组明显改善[82, 83]。有趣的是，最近一项对比 ACI 与微骨折的 Meta 分析表明，MACI 只有在部分项目优于微骨折，这可能是受到试验方法和随访终点不同的影响[84]（图 6-2）。

MRI 可用于术后软骨移植物愈合的评估。

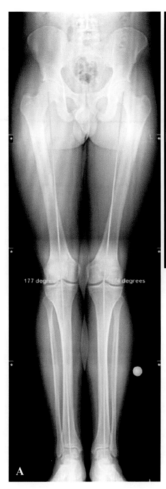

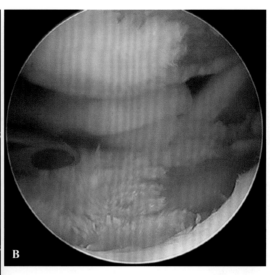

▲ 图 6-1　24 岁男性，膝关节 6°外翻畸形，外侧半月板撕裂

图中为患者下肢全长 X 线片和膝外侧间室 3 级和 4 级软骨损伤改变的关节镜下影像

表 6-2　国际软骨修复协会对关节软骨损伤的评分 [78]

ICRS 软骨损伤评分系统		
0 级	正常软骨	
1 级	无明显深度的浅表病变（裂隙或窄缝）	
2 级	病变范围小于软骨深度的 50%	
3 级	病变范围超过软骨深度 50%	A. 钙化层以上
		B. 到达钙化层
		C. 穿过钙化层，但在软骨下骨以上
		D. 表层疱状化，潜在病变＞ 50%
4 级	延伸至软骨下骨的严重异常病变	

MACI 术后 12 年的患者进行 MRI 检查显示，KOOS 评分与 MRI 结果之间存在良好的相关性 [85]。外科医生应该关注缺损的填充程度，有助于判断疗效。MRI 上显示的移植物肥大、软骨高信号、软骨信号缺失、软骨下水肿或膝关节积液，均说明移植物愈合不良，并可能与残余症状有关。

四、结论

膝关节软骨损伤很常见。病史、体格检查和影像学用来确定哪些损伤是需要干预的。年龄、体重指数和并发症是重要的影像因素。伴随的韧带损伤、关节力线不良和髌股关节不稳通常需要矫正以提高软骨手术效果。高质量的 MRI 对临床评估至关重要。诊断性关节镜检查可以对病变进行明确诊断。病灶的位置和面积是治疗选择的关键因素。通过合理的患者选择和优化可以获得良好的疗效。

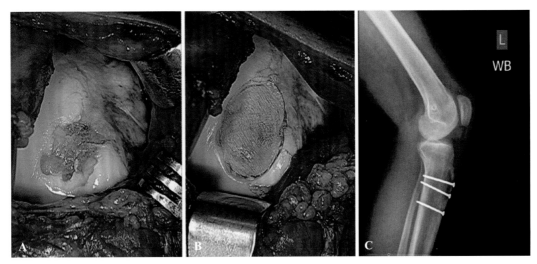

▲ 图 6-2　16 岁男性，复发性髌骨不稳合并高位髌骨、TT-TT 增大 [译者注：应为胫骨结节 – 滑车沟（TT-TG）距离增大]，股骨滑车外侧 4.2cm×2.5cm 全层软骨损伤，ICRS 评分 4 级

患者先行关节镜检查，后行胫骨结节截骨术、滑车基质诱导软骨细胞植入和内侧髌骨韧带重建术

参 考 文 献

[1] Pihlajamäki HK, Kuikka P-I, Leppänen V-V, Kiuru MJ, Mattila VM. The diagnosis of chondromalacia patellae reliability of clinical findings and magnetic resonance imaging for reliability of clinical findings and magnetic resonance imaging for the diagnosis of chondromalacia patellae. J Bone Joint Surg. 2010;92:927–34.

[2] Zaffagnini S, Vannini F, Di Martino A, Andriolo L, Sessa A, Perdisa F, et al. Low rate of return to preinjury sport level in athletes after cartilage surgery: a 10–year follow-up study. Knee Surg Sport Traumatol Arthrosc. 2019;27(8):2502–10.

[3] Elias DA, White LM, Fithian DC. Acute lateral patellar dislocation at MR imaging: injury patterns of medial patellar soft-tissue restraints and osteochondral injuries of the Inferomedial Patella. Radiology. 2002;225(3):736–43.

[4] Tompkins MA, Rohr SR, Agel J, Arendt EA. Anatomic patellar instability risk factors in primary lateral patellar dislocations do not predict injury patterns: an MRI-based study. Knee Surg Sport Traumatol Arthrosc. 2018;26(3):677–84.

[5] Nomura E, Inoue M. Cartilage lesions of the patella in recurrent patellar dislocation. Am J Sports Med. 2004;32(2):498–502.

[6] Nomura E, Kurimura M. Chondral and osteochondral injuries associated with acute patellar dislocation. Arthrosc J Arthrosc Relat Surg. 2003;19(7):717–21.

[7] Luhmann SJ, Schoenecker PL, Dobbs MB, Gordon JE. Arthroscopic findings at the time of patellar realignment surgery in adolescents. J Pediatr Orthop. 2007;27(5):493–8.

[8] Abolghasemian M, León S, Lee PTH, Safir O, Backstein D, Gross AE, et al. Long-term results of treating large posttraumatic Tibial plateau lesions with fresh osteochondral allograft transplantation. J Bone Joint Surg. 2019;101(12):1102–8.

[9] Ekman E, Mäkelä K, Kohonen I, Hiltunen A, Itälä A. Favourable long-term functional and radiographical outcome after osteoautograft transplantation surgery of the knee: a minimum 10-year follow-up. Knee Surg Sport Traumatol Arthrosc. 2018;26(12):3560–5.

[10] Familiari F, Cinque ME, Chahla J, Godin JA, Olesen ML, Moatshe G, et al. Clinical outcomes and failure rates of osteochondral allograft transplantation in the knee: A systematic review. Am J Sports Med. 2018;46(14):3541–9.

[11] Knutsen G, Isaksen V, Johansen O, Engebretsen L, Ludvigsen TC, Drogset JO, et al. Autologous chondrocyte implantation compared with microfracture in the knee: a randomized trial. J Bone Joint Surg Ser A. 2004;86(3):455–64.

[12] Wang D, Kalia V, Eliasberg CD, Wang T, Coxe FR, Pais MD, et al. Osteochondral allograft transplantation of the knee in patients aged 40 years and older. Am J Sports Med. 2018;46(3):581–9.

[13] Lee S, Frank RM, Christian DR, Cole BJ. Analysis of defect size and ratio to condylar size with respect to outcomes after isolated osteochondral allograft transplantation. Am J Sports Med. 2019;47(7):1601–12.

[14] de Windt TS, J Bekkers JE, Creemers LB, A Dhert WJ, F Saris DB. Patient profiling in cartilage regeneration prognostic factors determining success of treatment for cartilage defects. Am J Sports Med. 2009;37(S1):58S–62S.

[15] Anderson DE, Robinson KS, Wiedrick J, Crawford DC. Efficacy of fresh osteochondral allograft transplantation in the knee for adults 40 years and older. Orthop J Sport Med. 2018;6(11):2325967118805441.

[16] Frank RM, Cotter EJ, Lee S, Poland S, Cole BJ. Do outcomes of osteochondral allograft transplantation differ based on age and sex? A comparative matched group analysis. Am J Sports Med. 2018;46(1):181–91.

[17] Carnes J, Stannus O, Cicuttini F, Ding Yz C, Jones G. Knee cartilage defects in a sample of older adults: natural history, clinical significance and factors influencing change over 2.9 years. Osteoarthr Cartil. 2012;20:1541–20.

[18] Nuelle C, Nuelle J, Cook J, Stannard J. Patient factors, donor age, and graft storage duration affect osteochondral allograft outcomes in knees with or without comorbidities. J Knee Surg. 2016;30(02):179–84.

[19] Kumagai K, Akamatsu Y, Kobayashi H, Kusayama Y, Koshino T, Tomoyuki S. Factors affecting cartilage repair after medial opening-wedge high tibial osteotomy. Knee Surg Sport Traumatol Arthrosc. 2017;25:779–84.

[20] Valtanen RS, Arshi A, Kelley BV, Fabricant PD, Jones KJ.

Articular cartilage repair of the pediatric and adolescent knee with regard to minimal clinically important difference: a systematic review. Cartilage. 2020;11(1):9–18.

[21] Cianfarani F, Toietta G, Di Rocco G, Cesareo E, Zambruno G, Odorisio T. Diabetes impairs adipose tissue-derived stem cell function and efficiency in promoting wound healing. Wound Repair Regen. 2013;21(4):545–53.

[22] Kanneganti P, Harris JD, Brophy RH, Carey JL, Lattermann C, Flanigan DC. The effect of smoking on ligament and cartilage surgery in the knee: a systematic review. Am J Sports Med. 2012;40(12):2872–8.

[23] Kim S-J, Chang C-H, Suh D-S, Ha H-K, Suhl K-H. Case report autologous chondrocyte implantation for rheumatoid arthritis of the knee: a case report. J Med Case Rep. 2009;3:6619.

[24] Hillen J, Geyer C, Heitzmann M, Beckmann D, Krause A, Winkler I, et al. Structural cartilage damage attracts circulating rheumatoid arthritis synovial fibroblasts into affected joints. Arthritis Res Ther. 2017;19(40)

[25] Ringe J, Sittinger M. Tissue engineering in the rheumatic diseases. Arthritis Res Ther. 2009;11:211.

[26] Paes RA. Familial osteochondritis dissecans. Clin Radiol. 1989;501:504.

[27] Richie LB, Sytsma MJ. Matching osteochondritis dissecans lesions in identical twin brothers. Orthopedics. 2013;36(9):1213–6.

[28] Lam S, Amies V. Hip arthritis presenting as knee pain. BMJ Case Reports. BMJ Publishing Group; 2015. https://doi.org/10.1136/bcr-2014–208625.

[29] Khan AM, McLoughlin E, Giannakas K, Hutchinson C, Andrew JG. Hip osteoarthritis: where is the pain? Ann R Coll Surg Engl. 2004;86(2):119–21.

[30] Sakamoto J, Manabe Y, Oyamada J, Kataoka H, Nakano J, Saiki K, et al. Anatomical study of the articular branches innervated the hip and knee joint with reference to mechanism of referral pain in hip joint disease patients. Clin Anat. 2018;31(5):705–9.

[31] Sembrano JN, Polly DW. How often is low back pain not coming from the back? Spine (Phila Pa 1976). 34(1):27–32.

[32] Defroda SF, Daniels AH, Deren ME. Differentiating radiculopathy from lower extremity arthropathy. Am J Med. 2016;129

[33] Karachalios T, Hantes M, Zibis AH, Zachos V, Karantanas AH, Malizos KN. Diagnostic accuracy of a new clinical test (the Thessaly test) for early detection of meniscal tears. J Bone Joint Surg. 2005;87(5):955–62.

[34] McMurray TP. Certain injuries of the knee joint. Br Med J. 1934;1(3824):709–13.

[35] Beighton P, Solomon L, Soskolnet CL. Articular mobility in an African population. Ann Rheum Dis. 1973;32:413.

[36] Davies GJ, Malone T, Bassett FH. Knee examination. Phys Ther. 1980;60(12):1565–74.

[37] Luhmann SJ, Smith JC, Schootman M, Prasad N. Recurrent patellar instability. J Pediatr Orthop. 2019;39(1):33–7.

[38] Fairbank H. Section of Orthopaedic internal derangement of the knee in children and adolescents. Proc R Soc Med. 1936;30:11.

[39] Cook C, Mabry L, Reiman MP, Hegedus EJ. Systematic review best tests/clinical findings for screening and diagnosis of patellofemoral pain syndrome: a systematic review. Physiotherapy. 2012;98:93–100.

[40] Haim A, Yaniv M, Dekel S, Amir H. Patellofemoral pain syndrome. Clin Orthop Relat Res. 2006;451:223–8.

[41] Ahmad CS, McCarthy M, Gomez JA, Shubin Stein BE. The moving patellar apprehension test for lateral patellar instability. Am J Sports Med. 2009;37(4):791–6.

[42] Zimmermann F, Liebensteiner MC, Peter B. The reversed dynamic patellar apprehension test mimics anatomical complexity in lateral patellar instability. Knee Surgery, Sport Traumatol Arthrosc. 2019;27:604–10.

[43] Smith TO, Clark A, Neda S, Arendt EA, Post WR, Grelsamer RP, et al. The intra-and inter-observer reliability of the physical examination methods used to assess patients with patellofemoral joint instability. Knee. 2011;20:133–8.

[44] Moreland JR, Bassett LW, Hanker GJ. Radiographic analysis of the axial alignment of the lower extremity. J Bone Joint Surg. 1987;69(5):745–9.

[45] Paley D, Tetsworth K. Mechanical axis deviation of the lower limbs: preoperative planning of uniapical angular deformities of the tibia or femur. Clin Orthop Relat Res. 1992;280:48–64.

[46] Cherian JJ, Kapadia BH, Banerjee S, Jauregui JJ, Issa K, Mont MA. Mechanical, anatomical, and kinematic axis in TKA: concepts and practical applications. Curr Rev Musculoskelet Med. 2014;7:89–95.

[47] Bastick AN, Belo JN, Runhaar J, Bierma-Zeinstra SMA. What are the prognostic factors for radiographic progression of knee osteoarthritis? A Meta-analysis. Clin Orthop Relat Res. 1999;473:2969–89.

[48] Sharma L, Chang AH, Jackson RD, Nevitt M, Moisio KC, Hochberg M, et al. Varus thrust and incident and progressive knee osteoarthritis. Arthritis Rehamatol. 2017;69(11):2136–43.

[49] Guettler J, Glisson R, Stubbs A, Jurist K, Higgins L. The triad of varus malalignment, meniscectomy, and chondral damage: A biomechanical explanation for joint degeneration. Orthopedics. 2007;30(7):558–66.

[50] Harris JD, Mcneilan R, Siston RA, Flanigan DC. Survival and clinical outcome of isolated high tibial osteotomy and combined biological knee reconstruction. Knee. 2013;20:154–61.

[51] Bode G, Schmal H, Pestka JM, Ogon P, Südkamp NP, Niemeyer P. A non-randomized controlled clinical trial on autologous chondrocyte implantation (ACI) in cartilage defects of the medial femoral condyle with or without high tibial osteotomy in patients with varus deformity of less than 5°. Arch Orthop Trauma Surg. 2013;133:43–9.

[52] León SA, Mei XY, Safir OA, Gross AE, Kuzyk PR. Long-term results of fresh osteochondral allografts and realignment osteotomy for cartilage repair in the knee. Bone Joint J. 2019;101–B(1_Supple_A):46–52.

[53] Berg EE, Mason SL, Lucas MJ. Patellar height ratios A comparison of four measurement methods. Am J Sports Med. 1996;24(2):218–21.

[54] Dejour H, Walch G, Nove-Josserand L, Guier C. Knee surgery sports traumatology I arthroscopy patellar problems factors of patellar instability: an anatomic radiographic study. Knee Surg, Sport Traumatol. 1994;2:19–26.

[55] Caton J, Deschamps G, Chambat P, Lerat JL, Dejour H. Patella infera. Apropos of 128 cases. Rev Chir Orthop Reparatrice Appar Mot. 1982;68(5):317–25.

[56] Koh JL, Stewart C. Patellar instability. Clin Sports Med. 2014;33:461–76.

[57] Insall J, Salvati E. Patella position in the normal knee joint. Radiology. 1971;101(1):101–4.

[58] Seil R, Müller B, Georg T, Kohn D, Rupp S, Müller B, et al. Reliability and interobserver variability in radiological patellar height ratios. Knee Surg Sport Traumatol Arthrosc. 2000;8:231–6.

[59] Davies AP, Costa ML, Donnell ST, Glasgow MM, Shepstone L. The sulcus angle and malalignment of the extensor mechanism of the knee. J Bone Joint Surg Br. 2000;82–B(8):1162–6.

[60] Tan SHS, Chng KSJ, Lim BY, Wong KL, Doshi C, Lim AKS, et al. The difference between cartilaginous and bony sulcus angles for patients with or without patellofemoral instability: a systematic review and meta-analysis. J Knee Surg. 2020;33(03):235–41.

[61] Ambra LF, Hinckel BB, Arendt EA, Farr J, Gomoll AH. Anatomic risk factors for focal cartilage lesions in the patella and trochlea: a case-control study. Am J Sports Med. 2019;47(10):2444–53.

[62] Sanders TL, Pareek A, Johnson NR, Stuart MJ, Dahm DL, Krych AJ. Patellofemoral arthritis after lateral patellar dislocation: a matched population-based analysis. Am J Sports Med. 2017;45(5):1012–7.

[63] Laurin C, Dussaul R, Levesque H. The tangential X-ray investigation of the patellofemoral joint: X-ray technique; diagnostic criteria and their interpretation. Clin Orthop Relat Res. 1979;144:16–26.

[64] Lafferty PM, Min W, Tejwani NC. Stress radiographs in

orthopaedic surgery. J Am Acad Orthop Surg. 2009;17(8):528–39.

[65] James EW, Williams BT, LaPrade RF. Stress radiography for the diagnosis of knee ligament injuries: a systematic review. Clin Orthop Relat Res. 2014;472(9):2644–57.

[66] Laprade CM, Civitarese DM, Rasmussen MT, Laprade RF. Emerging updates on the posterior cruciate ligament. Am J Sports Med. 2015;43(12):3077–92.

[67] Camp CL, Stuart MJ, Krych AJ, Levy BA, Bond JR, Collins MS, et al. CT and MRI measurements of tibial tubercle-trochlear groove distances are not equivalent in patients with patellar instability. Am J Sports Med. 2013;41(8):1835–40.

[68] Botser IB, Ozoude GC, Martin DE, Siddiqi AJ, Kuppuswami S, Domb BG. Femoral anteversion in the hip: comparison of measurement by computed tomography, magnetic resonance imaging, and physical examination. Arthrosc J Arthrosc Relat Surg. 2012;28(5):619–27.

[69] Hayashi D, Li X, Murakami AM, Roemer FW, Trattnig S, Guermazi A. Understanding magnetic resonance imaging of knee cartilage repair: A focus on clinical relevance. Cartilage. 2018;9(3):223–36.

[70] Liu YW, Tran MD, Skalski MR, Patel DB, White EA, Tomasian A, et al. Musculoskeletal and emergency imaging MR imaging of cartilage repair surgery of the knee. Clin Imaging. 2019;58:129–39.

[71] Campbell AB, Knopp MV, Kolovich GP, Wei W, Jia G, Siston RA, Flanigan DC. Preoperative MRI underestimates articular cartilage defect size compared with findings at arthroscopic knee surgery. PMID: 23324431. https://doi.org/10.1177/0363546512472044.

[72] Jungmann PM, Welsch GH, Brittberg M, Trattnig S, Braun S, Imhoff AB, et al. Magnetic resonance imaging score and classification system (AMADEUS) for assessment of preoperative cartilage defect severity. Cartilage. 2017;8(3):272–82.

[73] Marlovits S, Singer P, Zeller P, Mandl I, Haller J, Trattnig S. Magnetic resonance observation of cartilage repair tissue (MOCART) for the evaluation of autologous chondrocyte transplantation: determination of interobserver variability and correlation to clinical outcome after 2 years. Eur J Radiol. 2006;57:16–23.

[74] Welsch GH, Zak L, Mamisch TC, Paul D, Lauer L, Mauerer A, et al. Advanced morphological 3D magnetic resonance observation of cartilage repair tissue (MOCART) scoring using a new isotropic 3D proton-density, turbo spin echo sequence with variable flip angle distribution (PD-SPACE) compared to an isotropic 3D steady-stat. J Magn Reson Imaging. 2011;33(1):180–8.

[75] Meric G, Gracitelli GC, G?Rtz S, De Young AJ, Mpa P-C, Bugbee WD. Fresh osteochondral allograft transplantation for bipolar reciprocal osteochondral lesions of the knee. Am J Sports Med. 2015;43(3):709–14.

[76] Hannon CP, Weber AE, Gitelis M, Meyer MA, Yanke AB, Cole BJ. Does treatment of the tibia matter in bipolar chondral defects of the knee? Clinical outcomes with greater than 2 years follow-up. Arthrosc J Arthrosc Relat Surg. 2018;34(4):1044–51.

[77] Cotter EJ, Hannon CP, Christian DR, Wang KC, Lansdown DA, Waterman BR, et al. Clinical outcomes of multifocal osteochondral allograft transplantation of the knee an analysis of overlapping grafts and multifocal lesions. Am J Sports Med. 2018;46(12):2884–93.

[78] Brittberg M, Peterson L. Introduction to an articular cartilage classification. ICRS Newsl. 1998;1:5–8.

[79] Slattery C, Kweon CY. In brief classifications in brief: Outerbridge classification of chondral lesions. Clin Orthop Relat Res. 2018;476:2101–4.

[80] Solheim E, Hegna J, Strand T, Harlem T, Inderhaug E. Randomized study of long-term (15–17 years) outcome after microfracture versus mosaicplasty in knee articular cartilage defects. Am J Sports Med. 2018;46(4):826–31.

[81] Zamborsky R, Danisovic L. Surgical techniques for knee cartilage repair: an updated large-scale systematic review and network meta-analysis of randomized controlled trials. Arthrosc J Arthrosc Relat Surg. 2020;36(3):845–58.

[82] Saris D, Price A, Widuchowski W, Bertrand-Marchand M, Caron J, Drogset JO, et al. Matrix-applied characterized autologous cultured chondrocytes versus microfracture two-year follow-up of a prospective randomized trial. Am J Sports Med. 2014;42(6):1384–94.

[83] Brittberg M, Recker D, Ilgenfritz J, Saris DBF. SUMMIT extension study group on behalf of the SES. Matrix-applied characterized autologous cultured chondrocytes versus microfracture: five-year follow-up of a prospective randomized trial. Am J Sports Med. 2018 May 22;46(6):1343–51.

[84] Gou G-H, Tseng F-J, Wang S-H, Chen P-J, Shyu J-F, Weng C-F, et al. Systematic review autologous chondrocyte implantation versus microfracture in the knee: a meta-analysis and systematic review. Arthrosc J Arthrosc Relat Surg. 2020;36(1):289–303.

[85] Kreuz PC, Kalkreuth RH, Niemeyer P, Uhl M, Erggelet C. Long-term clinical and MRI results of matrix-assisted autologous chondrocyte implantation for articular cartilage defects of the knee. Cartilage. 2019;10(3):305–13.

第7章 症状性软骨损伤的非手术治疗
Nonoperative Management Options for Symptomatic Cartilage Lesions

Mathew J. Hamula　Abigail L. Campbell　Bert R. Mandelbaum　著
宋春凤　译

缩略语

ACL	anterior cruciate ligament	前交叉韧带
MRI	magnetic resonance imaging	磁共振成像
CSS	Cartilage Severity Score	软骨严重程度评分
ICRS	International Cartilage Repair Society	国际软骨修复协会
ACI	autologous chondrocyte implantation	自体软骨细胞植入
OA	osteoarthritis	骨关节炎
FIFA	Fédération Internationale de Football Association	国际足联
VAS	Visual Analog Scale	视觉模拟评分
WOMAC	Western Ontario and McMaster Universities Osteoarthritis Index	WOMAC 评分
HA	hyaluronic acid	透明质酸
PRP	platelet-rich plasma	富血小板血浆
LR-PRP	leukocyte-rich PRP	富含白细胞的 PRP
LP-PRP	leukocyte-poor PRP	少白细胞的 PRP
BMAC	bone marrow aspirate concentrate	骨髓抽吸浓缩物
FDA	Food and Drug Administration	美国食品药品管理局
MSC	mesenchymal stem cell	间充质干细胞
ASC	adipose-derived stem cell	脂肪源性干细胞
BMSC	bone marrow-derived MSC	骨髓来源的间充质干细胞

一、概述

关节软骨是组成膝关节的重要而复杂的结构。软骨的作用是为运动提供一个低摩擦系数的关节面，并像垫子一样能有效迅速地传导应力。它既不能获得丰富的营养，也没有祖细胞，因而容易受到损伤，几乎没有再生能力。部分厚度的缺损通常不涉及血管损伤；然而，骨髓和血液中的软骨祖细胞也不能进入受损区域。因此，这些缺损的愈合潜力有限，而且通常会有进展。另外，穿透软骨下骨的全层病变具有更高的内在修复可能性，但是往往愈合生成机械性能相对于天然关节软骨较差的纤维软骨[1]。了解和治疗软骨损伤需要生理学和病理生理学的基础知识。

关节软骨的厚度和体积遵循 Wolff 定律类似的模式，即由重塑中的功能决定其形成和质量。软骨直接表现为成比例的厚度变化，与重复负荷活动具有线性的剂量反应效应，这种效应存在关键的阈值，超过阈值会引起软骨内稳态的改变，导致软骨丢失。软骨丢失的级联反应造成软骨损伤和关节退变，如合并韧带损伤的膝关节不稳、力线不良和半月板损伤等，可能加剧病情的进展[2]。

膝关节软骨损伤普遍存在，发生于超过 1/3 的运动员和 1/5 的普通人群[3]。这些损伤会导致严重的功能减退，并且经常断送运动员的职业生涯。9%～60% 的前交叉韧带断裂和 90% 以上的髌骨脱位合并急性软骨损伤[3, 4]。据报道，膝关节镜检查中有 60%～67% 的人存在局灶性软骨缺损[5, 6]。即使采用最先进的手术方式进行治疗，也很难恢复到以前的功能状态。2018 年，ESSKA 对 31 名接受基质相关软骨移植的高水平运动员进行了研究，结果显示，在 10 年的随访中，只有 58% 的患者恢复到了伤前的运动水平[7]。运动员尤其会有很大的风险相对较早地出现症状性退行性关节病[3, 8-11]。长期的随访研究表明，关节软骨缺损的运动员软骨损伤与骨关节炎进展之间存在直接联系[10]。

软骨损伤有可能限制患者的谋生手段和运动员未来的职业发展，即使手术治疗也有此风险。因而，必须最大限度地尝试保守治疗。

二、临床评估与分类

临床评估从细致地病史采集和体格检查开始。应注意询问所有近期或远期创伤史，有无肿胀、不稳定、机械症状。体格检查应特别观察是否有肿胀、积液、触痛、摩擦感、交锁，以及相关合并病变的特殊检查。关节活动度检查很重要，注意有无运动中或伸屈终末期的疼痛。

影像学检查是评估患者软骨病变的重要辅助手段。平片可用于评估骨软骨缺损、游离体、关节间隙狭窄、力线和髌骨轨迹。高级成像（即磁共振成像）是目前影像学诊断的标准，提供了软骨病变的大量细节，可明确有无骨受累。尽管磁共振成像技术取得了进步，但软骨损伤在关节镜检查前仍不能确定。诊室内关节镜检查可以在 MRI 不足以显示病变的情况下协助诊断。然而，患者的选择很重要，因为没有足够的镇静或止痛药物的辅助，诊室内的关节镜检查常常让患者难以忍受。

任何分类系统的目的都有三个方面：通过获取相关信息区分病理上的细微差异，促进临床医生之间的沟通，指导治疗。目前应用的分类系统包括 Outerbridge 评分、Bauer 和 Shariare 评分及软骨严重程度评分（cartilage severity score，CSS）。

我们更推荐的方法是 CSS 评分，满分 100 分，包括所有膝关节表面及半月板的完整性评估。我们发现，无论是局部损伤还是整体损伤，它都有助于了解患者软骨损伤的严重程度。ICRS 开发了一种综合评价方法，该评分包含九个变量：病因、缺损厚度、病变大小、病变程度、位置、韧带完整性、半月板完整性、力线和患者病史中的相关因素。

三、非手术治疗适应证

随着最近软骨修复的进展，讨论软骨损伤的非手术治疗似乎并不重要。然而，非手术治疗在避免侵入性操作、缩短恢复和康复时间方面有实质性的优势。此外，手术治疗也无法保证可以恢复到损伤前的功能水平。首先，讨论非手术治疗的适应证和禁忌证非常重要。

非手术治疗的适应证是原则上没有明显相关或绝对禁忌的患者。患者有软骨损伤症状但没有因为游离体或可修复的半月板撕裂导致的交锁或摩擦感等机械性症状。部分厚度或全层软骨损伤的患者可以考虑初步的非手术治疗，但要对其风险和益处进行彻底的讨论。非手术治疗的相对禁忌证包括合并的韧带或半月板损伤，这可能会使膝关节更快退变。任何明显的骨软骨或软骨的游离体都是非手术治疗的绝对禁忌证，应关节镜下行游离体取出。此外，非手术治疗对手术干预可能部分受益的患者、术后患者加强疗效、预防翻修手术等方面有一定的作用。

四、软骨保护、软骨促进和再表面化：处理策略框架

在确定软骨损伤治疗时，应有一个框架来分辨病理生理学的细微差别，并为治疗选择提供指导。Murray 等[12] 概述了处理软骨病变的三类方法。

1. 软骨保护：旨在预防现有软骨丢失的策略。

2. 软骨促进：寻求促进受损关节软骨内在修复的策略。

3. 软骨修复/再表面化：软骨表面功能的改善是通过透明软骨替换而不是软骨缺损处的内源性修复来实现的。这些包括当前所有形式的自体软骨细胞植入，即自体移植、同种异体移植，包括填充缺损的支架在内的合成材料等。

由于本章侧重于症状性软骨损伤的非手术治疗，我们将重点介绍前两类。需要提醒的是，

有一大部分患者在软骨修复手术后需要软骨保护或者软骨促进治疗。大体来说，我们将讨论三组患者：单纯非手术治疗的，需软骨修复手术的，以及软骨修复或再表面化术后需要软骨保护和软骨促进以巩固疗效和预防翻修的。

五、软骨保护

软骨保护的目的是促进软骨稳态，防止软骨减少导致的结构完整性丧失。因此，有许多治疗建议，也有不同程度的支持证据。这些方法可以概括为动态修正或药物干预。

（一）减重

关节功能是平衡运动和关节上的作用力。然而，作为临床医生，我们因为有大量证据而进行推荐的一些改善方法的作用是有限的。例如，对于早期骨关节炎，有证据支持加强下肢肌肉能缓解疼痛和减轻负荷[13-16]。减重可以减少膝关节的峰值负荷和膝关节的外展力矩，每减重 1kg，峰值负荷就会减少 2.2kg[17]。然而事实是，目标仍然只是修正那些可修正的风险因素以获取目前最佳的疗效。建议采用国际足联（Fédération Internationale de Football Association，FIFA）11+ 等预防损伤的策略来降低关节内损伤的风险。

除了前面讨论过的减重，国际骨关节炎协会和美国风湿病学会还推荐运动治疗软骨疾病[18, 19]。《新英格兰医学杂志》在 2020 年报道了一篇随机研究，发现在膝骨关节炎的治疗中，物理疗法比关节内注射糖皮质激素注射的效果好，随访 1 年时，接受物理治疗的患者疼痛更轻、功能残疾（WOMAC）评分表现更好[20]。运动治疗已被证明可以改善膝 OA 患者症状，并且不良反应的发生率相对较低[21, 22]。随机研究发现，运动治疗后炎症指标也有所改善[23]。

运动也可能有表观遗传效应。软骨疾病及与运动相关的肌肉内稳态中存在 microRNA- 靶标之间的相互作用[24]。

血流限制疗法正应用于骨科各个领域，一些早期证据表明，它可以改善疼痛，同时降低膝 OA 的关节应力[25, 26]。因此，建议将运动作为膝关节软骨疾病一线治疗的基本手段。关于支具的使用，没有 I 级证据支持其有效性，所有可用的研究都是模棱两可的[27]。

（二）补充剂

氨基葡萄糖是一种单糖，在体外被证明可以增加软骨细胞聚集蛋白聚糖的生成，减少炎症因子和降解介质[28-30]。硫酸软骨素是软骨的一种结构成分，可增加软骨基质的抗压强度。动物研究表明，它通过抗炎和抗降解，以及刺激透明质酸和蛋白聚糖生成，实现保护软骨的作用[31-33]。

有几十项研究评估了补充硫酸软骨素和氨基葡萄糖在膝关节软骨疾病中的作用。一项对 2018 年进行的所有随机对照研究的 Meta 分析和系统回顾表明，口服氨基葡萄糖或硫酸软骨素能明显改善 VAS 评分，但联合使用时无效，并且不影响 WOMAC 评分[34]。然而，两项随机研究表明，使用硫酸软骨素后能改善关节间隙狭窄[35, 36]。现有证据显示，补充硫酸软骨素可改善症状，减缓膝关节软骨退变的进展。

姜黄素是姜黄中发现的一种化合物，因为潜在的抗炎作用而用于膝关节疾病的研究。在动物研究中，姜黄素具有软骨保护作用，而不是软骨促进作用，能使软骨细胞数量和胶原含量增加，但不增加软骨厚度[37, 38]。然而，尽管其在最近的动物研究中取得了有前景的效果，但尚缺乏临床应用的疗效证据。姜黄素已被证明是安全的，可以用于临床治疗膝关节软骨疾病[39]。

（三）雌激素

雌激素在骨密度调节中起着众所周知的作用，而它对软骨的作用直到最近才被阐明。动物研究表明，雌激素抑制软骨细胞外基质的降解，雌激素治疗可以降低软骨退化程度[40, 41]。一项人群大型队列研究发现，绝经后状态是软骨退变的一个独立风险因素[42]。某些雌激素受体通过上调基质金属蛋白酶参与软骨分解代谢[43, 44]。由于这种关系，围绝经期或绝经后的女性患者因软骨疾病而出现膝关节疼痛，应咨询内分泌科医生或女性健康专家进行激素评估。强烈建议患者于当地该专业的医生处随诊，以优化治疗。

（四）类固醇

膝关节类固醇注射是常见的治疗。虽然短期改善膝关节疼痛的效果已被证实[45]，但有证据表明，长期使用可能会对关节软骨产生不良影响[46, 47]。虽然有可能促进软骨分解的疑虑，但也有证据表明，膝关节内注射类固醇可能有促进合成效应[48]。我们建议在膝关节疼痛急性发作期间使用关节内类固醇注射，对急性疼痛疗效很好，间断性使用无须存在顾虑。当然，医生需要牢记类固醇注射并不是膝关节软骨损伤的解决方案。

（五）软骨保护的展望

越来越多的证据表明，运动及补充剂的治疗作用是与饮食相关的。包括饮食和运动在内的全身健康很可能成为软骨损伤和疾病预防和治疗方法的重点。由于软骨损伤没有简单且绝对可靠的侵入性治疗方案，因此整体健康和保健层面的预防是早期干预的重点，从而在需要治疗之前保护软骨。

六、软骨促进

软骨一旦发生结构损伤，则需要通过平衡自然生理和局部关节软骨环境建立和谐关系来促进内在修复。非手术治疗的目标是提供必要的生长因子或抑制炎症，以促进功能性透明软骨的再生或愈合。这些非手术治疗通常可以作为外科治疗的辅助手段。本章的重点是在先前描述的三类患者中进行相关讨论。

（一）透明质酸

透明质酸（hyaluronic acid，HA）是关节液的主要成分，具有抗炎作用，并可能刺激蛋白多糖的产生。最初是作为禽类衍生产品开发的，现在大部分 HA 由生物发酵制备。天然膝关节中的 HA 具有多种功能：润滑、负荷吸收、体液平衡和镇痛[49]。其在软骨疾病中的作用机制具体包括蛋白多糖和糖胺聚糖合成、抗炎、润滑和镇痛[50]。根据分子量和浓度不同，HA 可用作多次注射或单次注射。

现在有包括高分子量的和缓释的多种产品可供选择。分子量和 HA 浓度都会影响 HA 的功效，阅读相关文献时应考虑到这一点。动物研究显示其软骨促进作用很可观[38, 51, 52]。关节内 HA 的人体研究已被广泛发表，随机试验[53, 54]证明了它的临床疗效。在三项用膝关节 MRI 评估结构变化比较 HA 和安慰剂的随机试验中，两项试验发现 HA 和安慰剂之间关节间隙宽度减少没有差异[55, 56]，而另外一项发现 HA 组内外侧的关节间隙减少显著下降[57]。临床上，HA 已被证明可以推迟全膝关节置换[50, 58]。

因此，HA 是一种治疗因软骨损伤或磨损引起的膝痛的有效手段。在我们的诊所，在 3 次注射中的第 1 次使用 HA 加入类固醇，可以更快改善疼痛、恢复活动。HA 也可以与 PRP 联合使用，尽管目前联合治疗的证据有限，这种联合治疗我们将在本章进一步讨论。

（二）富血小板血浆

富血小板血浆（platelet-rich plasma，PRP）在目前的研究中已被证明是安全的，它含有高浓度的自体生长因子和蛋白质，可以促进内在修复[59]。目前的定义包括定量标准，特别是要求 PRP 每毫升（ml）血清中含有超过 100 万个血小板，因为这种临界浓度能最大限度地促进愈合[60, 61]。PRP 成分中的另一个因素是白细胞浓度，包括富含白细胞的 PRP（leukocyte-rich PRP，LR-PRP）和少白细胞的 PRP（leukocyte-poor PRP，LP-PRP）。虽然在过去 10 年中，PRP 治疗软骨损伤的应用迅速扩大，但单纯治疗软骨病变的疗效报道仍不统一。Lui 等[62]的研究表明，在 5mm 局灶性软骨缺损的兔模型中，关节内注射 PRP 组的软骨愈合比 HA 注射组更好。进一步的动物研究显示，自体条件血浆和富血小板的纤维蛋白支架也有类似的有效性[63, 64]。此外，PRP 联合 HA 可以增加生长因子的释放[65]。

支持在体内使用 PRP 治疗软骨损伤和 OA 的临床证据有限。在一些直接的比较中，透明质酸注射似乎在疼痛缓解方面优于单纯 PRP 治疗[66-69]。其他研究，包括最近的 Meta 分析和随机对照试验，总体上显示，与安慰剂和透明质酸相比，关节内注射 LP-PRP 治疗软骨损伤和 OA 是有效的[67, 70-73]。总的来说，在关节内环境中 LP-PRP 产生的炎症反应较 LR-PRP 少，这可能说明其疗效更好。应该进一步研究 PRP 标准成分，以便对单纯使用 PRP 进行软骨损伤的非手术治疗提出明确的建议。

然而，PRP 已经被证明在微骨折及骨软骨同种异体移植术中应用可以促进软骨再生。在小鼠模型中，将 LR-PRP 与生理盐水分别注射到股骨髁局灶性软骨缺损处，发现 PRP 组在修复组织中有软骨再生和 Ⅱ 型胶原增加。这表明 PRP 至少作为一种辅助手段发挥作用，尤其是在某些软骨修复术后或在其他手术后发挥软骨促进效果。Everhart[74] 等最近的一项研究证明，手术时使用 PRP 可以增加半月板修复术后的愈合率，尽管在同时进行前交叉韧带重建时没有差异。目前，越来越多的证据表明，PRP 与手术相结合是有益的，可以促进软骨损伤的内在修复。证明其单独应用治疗局灶性软骨病变的证据不足。PRP 可以用于运动员在关节镜清理术或软骨修复术前的非手术治疗，是他们在赛季中期一种有用的临时治疗手段。

（三）骨髓抽吸浓缩物

骨髓抽吸浓缩物（bone marrow aspirate concentrate，BMAC）由于相对容易获取，得到了普及和广泛使用，是美国食品药品管理局（Food and Drug Administration，FDA）指南认可的为数不多的一种治疗选择[75]。BMAC 中除了间充质干细胞（mesenchymal stem cell，MSC），还有血管内皮生长因子、血小板衍生生长因子、转化生长因子 –β 和骨形态发生蛋白等生长因子。BMAC 显示出很大的潜力，尤其是在治疗胫骨平台骨软骨损伤方面，这个位置骨软骨移植的应用受到大小、形状或位置的限制。有很多关于 BMAC 在软骨病变中应用的研究[76-81]，其中绝大多数都有很好的结果。总的来说，BMAC 与支架联合使用时效果更好。单独使用 BMAC 因目前的研究缺乏结论或效果不佳，因而限制了其治疗软骨病变中的应用。然而，结合支架或者联合应用 HA 的 BMAC 治疗显示出了功能改善的结果。BMAC 被认为是微骨折、基质相关软骨细胞植入和同种异体骨软骨移植的有价值的增强手段，在动物模型中比微骨折对于软骨修复的改善作用更明显[82]。目前，BMAC 与支架结合是有效的治疗手段之一。在非手术治疗中，BMAC 联合 HA 进行关节腔注射的应用，仅限于能够忍受在门诊取材的患者。

（四）细胞疗法

细胞疗法是软骨修复的一个有吸引力的选择。当涉及这类异质性的治疗方案时，了解术语是很重要的。干细胞被定义为能够增殖、再生、自我维持和复制的未分化祖细胞[83]。间充质干细胞因其易获得性和细胞分裂时的更大同质性而在软骨损伤的治疗中具有特别的意义[84]。国际细胞疗法间充质与组织干细胞委员会在 2006 年定义了细胞被归类为 MSC 的最低标准：①在标准培养条件下保持黏附塑料的能力；② CD105、CD73 和 CD90 的表达；③ CD45、CD34、CD14、CD11b、CD79α、CD19 及 HLA-DR 表面分子的表达缺失；④体外分化为成骨细胞、脂肪细胞和成软骨细胞的能力[2]。Chang 等[83] 根据小型哺乳动物的临床前试验认为 MSC 具有抗炎作用。由于易于收集，脂肪来源和骨髓来源的 MSC 是最常见的获取方法。

脂肪源性干细胞（adipose-derived stem cell，ASC）相对容易获得，能产生大量的干细胞[85]。有体外和体内研究证实 ASC 分化为软骨细胞[86]。据报道，关节内注射 ASC 可改善患者报告膝 OA 预后，但没有研究报道用于局灶性软骨缺损。骨髓来源的间充质干细胞（bone marrow-derived MSC，BMSC）由于易于收集而更具吸引力。提取的部位包括髂嵴、胫骨或股骨。问题是产量通常很低，干细胞使用前必须在细胞培养中分离和扩增 3 周。有很多动物模型研究显示，MSC 与基质或支架结合使用[87, 88]或关节内注射 MSC[89]均有良好效果。尽管它看起来很有前景，但仍然鲜有相关临床研究。Chahla 等[90] 对评估膝关节内注射的细胞疗法的研究进行了系统回顾，仅包括 6 项研究，几项证据等级为Ⅲ级。虽然没有重大不良反应的报道，但改善效果不大，证据质量较差。还需要更好的研究，以明确是否建议使用细胞疗法作为软骨损伤的非手术治疗。

（五）骨质受累

软骨减少症是由于剂量反应性的重复损伤导致关节软骨体积减小。一旦软骨损伤和骨质改变开始发生，骨关节炎的病理改变也随即开始。病变可以延伸至整个软骨层，累及骨，或仅伴有软骨下骨的改变。在严重OA的软骨下骨中，可以观察到一些结构变化，包括骨髓病变、矿化丧失，以及骨髓逐渐被纤维神经血管性间充质组织替代[91-93]。研究者对分别从骨和软骨两方面理解和阐明关节退变的兴趣越来越浓厚。OA中的骨髓损伤是退行性关节疾病的晚期征象，目前使用各种药物治疗，旨在防止骨吸收或促进骨再生，在临床研究中取得了不同程度的成功[94-99]。虽然目前尚无关于支具对胫股关节骨髓病变影响的研究，但一项随机对照试验表明，穿戴6周袖套式髌骨支具可减少髌股关节中骨髓病变体积[100]。

最近有一些研究将骨内浸润的注射疗法与关节内注射相结合，从而使药物通过关节内和关节外途径向软骨中渗透，治疗整个骨软骨单元。虽然缺乏长期证据支持，关节内和骨内PRP联合治疗的早期临床结果令人鼓舞[101, 102]，在有软骨下骨水肿的情况下可能是一项有效的治疗方案，以减轻疼痛和水肿相关的炎症。我们的目标是尽早介入，在发展为OA之前改变关节退变的自然进程。

（六）软骨促进的展望

促进内在软骨修复而无须手术干预是一个理想远大的目标。随着对关节退变中软骨减少级联反应和分解代谢过程的理解不断深入，将可能有越来越多的治疗方法。例如，Wnt信号通路就被发现是OA病理过程中的重要因素，它有助于成骨细胞和软骨细胞的分化，并产生分解代谢蛋白酶。小分子04690（SM04690）是一种相对较新的Wnt途径抑制药，已在啮齿类动物模型中被证明能诱导功能性软骨细胞分化，增加软骨厚度和促进软骨再生[103]。此外，Deshmukh等证明了其在软骨分解代谢中的保护作用。这种新型治疗剂目前正在进行2B期试验，并已证明在人体应用中是安全的[104]。除了软骨促进和软骨保护的作用，它刺激软骨再生的作用令人兴奋。

可能没有一种疗法能单独地有效治疗软骨损伤。考虑到软骨内稳态的复杂性和软骨病理学的特点，联合治疗可能是较好的方案。不远的将来，抑制炎症的PRP、BMAC中的MSC，与如HA支架的联合应用，有望有效地靶向治疗软骨损伤。随着对当前模式理解的深入，我们可能正面临软骨损伤非手术治疗方法的转变。此外，软骨修复或再表面化技术中的软骨保护至关重要。

七、治疗方案

当前应用的治疗方案，遵循软骨保护和软骨促进的原则，专注于软骨损伤的非手术治疗。只要没有绝对的手术治疗指征，无症状的患者应该进行监测，并通过调养、尽可能减少高冲击的关节负荷、损伤预防方案和"热身"进行治疗。饮食和锻炼在保持身体功能方面也起着关键作用。目标是让患者保持最佳水平，无论他们是职业还是业余运动员，是职业素质需求还是爱好。一旦软骨损伤出现症状，有很多可以应用的非手术治疗方法。一线治疗应包括对饮食和运动计划的全面分析和讨论。这可能包括本章软骨保护中讨论的补充部分。二线治疗方法大致可分为软骨保护型或软骨促进型。不管是部分厚度还是全厚病变，软骨保护方法都包括调理、减重、药物、补充剂和内分泌评估。

软骨保护还包括明确合并的病理改变，如半月板撕裂、不稳定和力线不良。最后，软骨促进应根据患者和病理情况进行个体化。如果存在潜在的骨质受累，PRP、BMAC 或其他细胞疗法促进内在修复的可行性更大。尽管与骨内 PRP 注射相结合被证明在软骨下骨受累时有良好效果，但一般认为 HA 可能更适合那些没有累及骨结构的患者。此外，随着非手术治疗手段的耗尽，本文也在图 7-1 中强调了相应的手术选择。处理骨质受累是相当重要的，PRP 和 BMAC 等生物制剂可作为软骨促进剂。手术干预后，遵循软骨保护和软骨促进原则，治疗模式恢复为非手术治疗。这时的目标是预防翻修手术。随着我们的理解和治疗技术的不断发展，治疗方案将明显增加或改变。

八、结论

软骨损伤的治疗有多种非手术方式。非手术治疗前景光明，因为骨科医生和其他临床医生对目前软骨损伤的外科治疗越来越慎重，并寻求新的治疗方法帮助那些未尝试任何有效治疗的患者。这一目标是远大的，通过使用生长因子和抗炎疗法刺激天然功能性透明软骨的再生，预防软骨减少和保护软骨表面。旨在修复软骨表面的外科技术仍然发挥着关键作用，其重点应该是促进和保护软骨的再修复或再表面化。目前，对于各种形式的软骨损伤，还没有一种方法适用于所有情况而获得令人满意的疗效。因此，需要让患者充分参与讨论制订个性化的治疗方案。目的是最大限度地恢复运动员和患者全部运动或工作活动，防止再次受伤，最大程度延缓关节退行性变的进展。

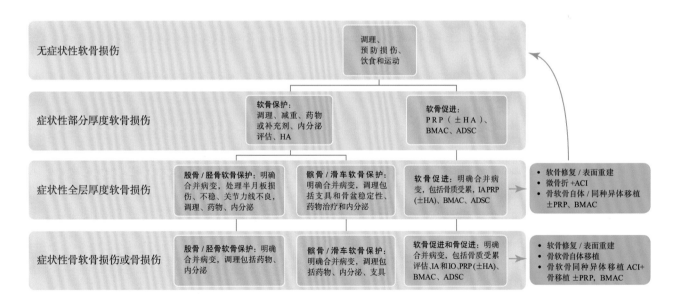

▲ 图 7-1　基于软骨保护、软骨促进和软骨修复 / 表面重建治疗软骨、骨软骨和骨损伤的非手术治疗策略

HA. 透明质酸；PRP. 富血小板血浆；BMAC. 骨髓浓缩物；ADSC. 脂肪源性干细胞；IA. 关节内；IO. 骨内；ACI. 自体软骨细胞植入

参考文献

[1] Murray IR, Corselli M, Petrigliano FA, Soo C, Peault B. Recent insights into the identity of mesenchymal stem cells: Implications for orthopaedic applications. Bone Joint J. 2014;96–B(3):291–8.

[2] Dominici M, Le Blanc K, Mueller I, Slaper-Cortenbach I, Marini F, Krause D, et al. Minimal criteria for defining multipotent mesenchymal stromal cells. The International Society for Cellular Therapy position statement. Cytotherapy. 2006;8(4):315–7.

[3] Flanigan DC, Harris JD, Trinh TQ, Siston RA, Brophy RH. Prevalence of chondral defects in athletes' knees: a systematic review. Med Sci Sport Exerc. 2010;42(10):1795–801.

[4] Brophy RH, Zeltser D, Wright RW, Flanigan D. Anterior cruciate ligament reconstruction and concomitant articular cartilage injury: incidence and treatment. Arthroscopy. 2010;26(1):112–20.

[5] Widuchowski W, Widuchowski J, Trzaska T. Articular cartilage defects: study of 25,124 knee arthroscopies. Knee. 2007;14(3):177–82.

[6] Curl WW, Krome J, Gordon ES, Rushing J, Smith BP, Poehling GG. Cartilage injuries: a review of 31,516 knee arthroscopies. Arthroscopy. 1997;13(4):456–60.

[7] Zaffagnini S, Vannini F, Di Martino A, Andriolo L, Sessa A, Perdisa F, et al. Low rate of return to preinjury sport level in athletes after cartilage surgery: a 10–year follow-up study. Knee Surg Sport Traumatol Arthrosc. 2019;27(8):2502–10.

[8] Walczak BE, McCulloch PC, Kang RW, Zelazny A, Tedeschi F, Cole BJ. Abnormal findings on knee magnetic resonance imaging in asymptomatic NBA players. J Knee Surg. 2008;21(1):27–33.

[9] Roos H, Lindberg H, Gärdsell P, Lohmander LS, Wingstrand H. The prevalence of gonarthrosis and its relation to meniscectomy in former soccer players. Am J Sports Med. 1994;22(2):219–22.

[10] Messner K, Maletius W. The long-term prognosis for severe damage to weight-bearing cartilage in the knee: a 14–year clinical and radiographic follow- up in 28 young athletes. Acta Orthop Scand. 1996;67(2):165–8.

[11] Brophy RH, Rodeo SA, Barnes RP, Powell JW, Warren RF. Knee articular cartilage injuries in the National Football League: epidemiology and treatment approach by team physicians. J Knee Surg. 2009;22(4):331–8.

[12] Murray IR, Benke MT, Mandelbaum BR. Management of knee articular cartilage injuries in athletes: chondroprotection, chondrofacilitation, and resurfacing. Knee Surg Sport Traumatol Arthrosc. 2016;24(5):1617–26.

[13] Berger MJ, McKenzie CA, Chess DG, Goela A, Doherty TJ. Quadriceps neuromuscular function and self-reported functional ability in knee osteoarthritis. J Appl Physiol. 2012;113(2):255–62.

[14] Chang A, Hayes K, Dunlop D, Song J, Hurwitz D, Cahue S, et al. Hip abduction moment and protection against medial tibiofemoral osteoarthritis progression. Arthritis Rheum. 2005;52(11):3515–9.

[15] Fransen M, McConnell S. Land-based exercise for osteoarthritis of the knee: a metaanalysis of randomized controlled trials. J Rheumatol. 2009;36(6):1109–17.

[16] Segal NA, Glass NA, Torner J, Yang M, Felson DT, Sharma L, et al. Quadriceps weakness predicts risk for knee joint space narrowing in women in the MOST cohort. Osteoarthr Cartil. 2010;18(6):769–75.

[17] Aaboe J, Bliddal H, Messier SP, Alkjaer T, Henriksen M. Effects of an intensive weight loss program on knee joint loading in obese adults with knee osteoarthritis. Osteoarthr Cartil. 2011;19(7):822–8.

[18] Kolasinski SL, Neogi T, Hochberg MC, Oatis C, Guyatt G, Block J, et al. 2019 American College of Rheumatology/Arthritis Foundation Guideline for the Management of Osteoarthritis of the Hand, Hip, and Knee. Arthritis Rheumatol 2020;72(2):220–233.

[19] Bannuru RR, Osani MC, Vaysbrot EE, Arden NK, Bennell K, Bierma-Zeinstra SMA, et al. OARSI guidelines for the non-surgical management of knee, hip, and polyarticular osteoarthritis. Osteoarthr Cartil. 2019;27(11):1578–89.

[20] Deyle GD, Allen CS, Allison SC, Gill NW, Hando BR, Petersen EJ, et al. Physical therapy versus glucocorticoid injection for osteoarthritis of the knee. N Engl J Med. 2020;382(15):1420–9.

[21] Bartholdy C, Klokker L, Bandak E, Bliddal H, Henriksen M. A standardized "rescue" exercise program for symptomatic flare-up of knee osteoarthritis: description and safety considerations. J Orthop Sport Phys Ther. 2016;46(11):942–6.

[22] Lee K-H, Lim J-W, Park Y-G, Ha Y-C. Erratum to: vitamin D deficiency is highly concomitant but not strong risk factor for mortality in patients aged 50 year and older with hip fracture. J Bone Metabol Korea (South). 2016;23:49.

[23] Bricca A, Juhl CB, Steultjens M, Wirth W, Roos EM. Impact of exercise on articular cartilage in people at risk of, or with established, knee osteoarthritis: a systematic review of randomised controlled trials. Br J Sports Med. 2019;53(15):940–7.

[24] Shorter E, Sannicandro AJ, Poulet B, Goljanek-Whysall K. Skeletal muscle wasting and its relationship with osteoarthritis: a mini-review of mechanisms and current interventions. Curr Rheumatol Rep. 2019;21(8):40.

[25] Ferraz RB, Gualano B, Rodrigues R, Kurimori CO, Fuller R, Lima FR, et al. Benefits of resistance training with blood flow restriction in knee osteoarthritis. Med Sci Sport Exerc. 2018;50(5):897–905.

[26] Minniti MC, Statkevich AP, Kelly RL, Rigsby VP, Exline MM, Rhon DI, et al. The safety of blood flow restriction training as a therapeutic intervention for patients with musculoskeletal disorders: a systematic review. Am J Sport Med. 2019;363546519882652

[27] Duivenvoorden T, Brouwer RW, van Raaij TM, Verhagen AP, Verhaar JA, Bierma-Zeinstra SM. Braces and orthoses for treating osteoarthritis of the knee. Cochrane Database Syst Rev. 2015;3:CD004020.

[28] Azuma K, Osaki T, Tsuka T, Imagawa T, Okamoto Y, Takamori Y, et al. Effects of oral glucosamine hydrochloride administration on plasma free amino acid concentrations in dogs. Mar Drugs. 2011;9(5):712–8.

[29] Imagawa K, de Andres MC, Hashimoto K, Pitt D, Itoi E, Goldring MB, et al. The epigenetic effect of glucosamine and a nuclear factor-kappa B (NF-kB) inhibitor on primary human chondrocytes--implications for osteoarthritis. Biochem Biophys Res Commun. 2011;405(3):362–7.

[30] Dalirfardouei R, Karimi G, Jamialahmadi K. Molecular mechanisms and biomedical applications of glucosamine as a potential multifunctional therapeutic agent. Life Sci. 2016;152:21–9.

[31] Hui JH, Chan SW, Li J, Goh JC, Li L, Ren XF, et al. Intra-articular delivery of chondroitin sulfate for the treatment of joint defects in rabbit model. J Mol Histol. 2007;38(5):483–9.

[32] Monfort J, Pelletier JP, Garcia-Giralt N, Martel-Pelletier J. Biochemical basis of the effect of chondroitin sulphate on osteoarthritis articular tissues. Ann Rheum Dis. 2008;67(6):735–40.

[33] Ronca F, Palmieri L, Panicucci P, Ronca G. Anti-inflammatory activity of chondroitin sulfate. Osteoarthr Cartil. 1998;6(Suppl A):14–21.

[34] Simental-Mendia M, Sanchez-Garcia A, Vilchez-Cavazos F, Acosta-Olivo CA, Pena-Martinez VM, Simental-Mendia LE. Effect of glucosamine and chondroitin sulfate in symptomatic knee osteoarthritis: a systematic review and meta-analysis of randomized placebo-controlled trials. Rheumatol Int. 2018;38(8):1413–28.

[35] Kahan A, Uebelhart D, De Vathaire F, Delmas PD, Reginster JY. Long-term effects of chondroitins 4 and 6 sulfate on knee osteoarthritis: the study on osteoarthritis progression prevention, a two-year, randomized, double-blind, placebo-controlled trial. Arthritis Rheum. 2009;60(2):524–33.

[36] Hochberg MC, Zhan M, Langenberg P. The rate of decline of joint space width in patients with osteoarthritis of the knee: a systematic review and meta-analysis of randomized placebo-controlled trials of chondroitin sulfate. Curr Med Res Opin. 2008;24(11):3029–35.

[37] Nicoliche T, Maldonado DC, Faber J, Silva M. Evaluation of the articular cartilage in the knees of rats with induced arthritis treated with curcumin. PLoS One. 2020;15(3):e0230228.

[38] Zhang Z, Leong DJ, Xu L, He Z, Wang A, Navati M, et al. Curcumin slows osteoarthritis progression and relieves osteoarthritis-associated pain symptoms in a post-traumatic osteoarthritis mouse model. Arthritis Res Ther. 2016;18(1):128.

[39] Shep D, Khanwelkar C, Gade P, Karad S. Safety and efficacy of curcumin versus diclofenac in knee osteoarthritis: a randomized open-label parallel-arm study. Trials. 2019;20(1):214.

[40] Xu X, Li X, Liang Y, Ou Y, Huang J, Xiong J, et al. Estrogen modulates cartilage and subchondral bone remodeling in an ovariectomized rat model of postmenopausal osteoarthritis. Med Sci Monit. 2019;25:3146–53.

[41] Xu K, Sha Y, Wang S, Chi Q, Liu Y, Wang C, et al. Effects of Bakuchiol on chondrocyte proliferation via the PI3K-Akt and ERK1/2 pathways mediated by the estrogen receptor for promotion of the regeneration of knee articular cartilage defects. Cell Prolif. 2019;52(5):e12666.

[42] Lou C, Xiang G, Weng Q, Chen Z, Chen D, Wang Q, et al. Menopause is associated with articular cartilage degeneration: a clinical study of knee joint in 860 women. Menopause. 2016;23(11):1239–46.

[43] Son YO, Park S, Kwak JS, Won Y, Choi WS, Rhee J, et al. Estrogen-related receptor gamma causes osteoarthritis by upregulating extracellular matrix-degrading enzymes. Nat Commun. 2017;8(1):2133.

[44] Liang Y, Duan L, Xiong J, Zhu W, Liu Q, Wang D, et al. E2 regulates MMP-13 via targeting miR-140 in IL-1beta-induced extracellular matrix degradation in human chondrocytes. Arthritis Res Ther. 2016;18(1):105.

[45] Arroll B, Goodyear-Smith F. Corticosteroid injections for osteoarthritis of the knee: meta-analysis. BMJ. 2004;328(7444):869.

[46] McAlindon TE, LaValley MP, Harvey WF, Price LL, Driban JB, Zhang M, et al. Effect of intra-articular triamcinolone vs saline on knee cartilage volume and pain in patients with knee osteoarthritis: a randomized clinical trial. JAMA. 2017;317(19):1967–75.

[47] Raynauld J-P, Buckland-Wright C, Ward R, Choquette D, Haraoui B, Martel-Pelletier J, et al. Safety and efficacy of long-term intraarticular steroid injections in osteoarthritis of the knee: a randomized, double-blind, placebo-controlled trial. Arthritis Rheum. 2003;48(2):370–7.

[48] Klocke R, Levasseur K, Kitas GD, Smith JP, Hirsch G. Cartilage turnover and intra-articular corticosteroid injections in knee osteoarthritis. Rheumatol Int. 2018;38(3):455–9.

[49] Adams ME, Lussier AJ, Peyron JG. A risk-benefit assessment of injections of hyaluronan and its derivatives in the treatment of osteoarthritis of the knee. Drug Saf. 2000;23(2):115–30.

[50] Altman R, Lim S, Steen RG, Dasa V. Hyaluronic acid injections are associated with delay of total knee replacement surgery in patients with knee osteoarthritis: evidence from a large U.S. Health Claims Database. PLoS One. 2015;10(12):e0145776.

[51] Pashuck TD, Kuroki K, Cook CR, Stoker AM, Cook JL. Hyaluronic acid versus saline intra-articular injections for amelioration of chronic knee osteoarthritis: a canine model. J Orthop Res. 2016;34(10):1772–9.

[52] Barreto RB, Sadigursky D, de Rezende MU, Hernandez AJ. Effect of hyaluronic acid on chondrocyte apoptosis. Acta Ortop Bras. 2015;23(2):90–3.

[53] Petterson SC, Plancher KD. Single intra-articular injection of lightly cross-linked hyaluronic acid reduces knee pain in symptomatic knee osteoarthritis: a multicenter, double-blind, randomized, placebo-controlled trial. Knee Surg Sport Traumatol Arthrosc. 2019;27(6):1992–2002.

[54] Petrella RJ, Petrella M. A prospective, randomized, double-blind, placebo controlled study to evaluate the efficacy of intraarticular hyaluronic acid for osteoarthritis of the knee. J Rheumatol. 2006;33(5):951–6.

[55] Pham T, Le Henanff A, Ravaud P, Dieppe P, Paolozzi L, Dougados M. Evaluation of the symptomatic and structural efficacy of a new hyaluronic acid compound, NRD101, in comparison with diacerein and placebo in a 1 year randomised controlled study in symptomatic knee osteoarthritis. Ann Rheum Dis. 2004;63(12):1611–7.

[56] Listrat V, Ayral X, Patarnello F, Bonvarlet JP, Simonnet J, Amor B, et al. Arthroscopic evaluation of potential structure modifying activity of hyaluronan (Hyalgan) in osteoarthritis of the knee. Osteoarthr Cartil. 1997;5(3):153–60.

[57] Wang Y, Hall S, Hanna F, Wluka AE, Grant G, Marks P, et al. Effects of Hylan G-F 20 supplementation on cartilage preservation detected by magnetic resonance imaging in osteoarthritis of the knee: a two-year single-blind clinical trial. BMC Musculoskelet Disord. 2011;12:195.

[58] Dasa V, Lim S, Heeckt P. Real-world evidence for safety and effectiveness of repeated courses of hyaluronic acid injections on the time to knee replacement surgery. Am J Orthop (Belle Mead NJ). 2018:47(7).

[59] Foster TE, Puskas BL, Mandelbaum BR, Gerhardt MB, Rodeo SA. Platelet-rich plasma: from basic science to clinical applications. Am J Sports Med. 2009;37(11):2259–72.

[60] Dhillon RS, Schwarz EM, Maloney MD. Platelet-rich plasma therapy – future or trend? Arthritis Res Ther. 2012;14(4):219.

[61] Rughetti A, Giusti I, D'Ascenzo S, Leocata P, Carta G, Pavan A, et al. Platelet gel-released supernatant modulates the angiogenic capability of human endothelial cells. Blood Transfus. 2008;6(1):12–7.

[62] Liu J, Song W, Yuan T, Xu Z, Jia W, Zhang C. A comparison between platelet-rich plasma (PRP) and hyaluronate acid on the healing of cartilage defects. PLoS One. 2014;9(5):e97293.

[63] Milano G, Deriu L, Sanna Passino E, Masala G, Saccomanno MF, Postacchini R, et al. The effect of autologous conditioned plasma on the treatment of focal chondral defects of the knee. An experimental study. Int J Immunopathol Pharmacol. 2011;24(1 Suppl 2):117–24.

[64] Goodrich LR, Chen AC, Werpy NM, Williams AA, Kisiday JD, Su AW, et al. Addition of mesenchymal stem cells to autologous platelet-enhanced fibrin scaffolds in chondral defects: does it enhance repair? J Bone Joint Surg Am. 2016;98(1):23–34.

[65] Iio K, Furukawa K-I, Tsuda E, Yamamoto Y, Maeda S, Naraoka T, et al. Hyaluronic acid induces the release of growth factors from platelet-rich plasma. Asia-Pacific J Sport Med Arthrosc Rehabil Technol. 2016;4:27–32.

[66] Kon E, Mandelbaum B, Buda R, Filardo G, Delcogliano M, Timoncini A, et al. Platelet-rich plasma intra-articular injection versus hyaluronic acid viscosupplementation as treatments for cartilage pathology: from early degeneration to osteoarthritis. Arthrosc J Arthrosc Relat Surg Off Publ Arthrosc Assoc North Am Int Arthrosc Assoc. 2011;27(11):1490–501.

[67] Sanchez M, Fiz N, Azofra J, Usabiaga J, Aduriz Recalde E, Garcia Gutierrez A, et al. A randomized clinical trial evaluating plasma rich in growth factors (PRGF-Endoret) versus hyaluronic acid in the short-term treatment of symptomatic knee osteoarthritis. Arthroscopy. 2012;28(8):1070–8.

[68] Filardo G, Kon E, Di Martino A, Di Matteo B, Merli ML, Cenacchi A, et al. Platelet-rich plasma vs hyaluronic acid to treat knee degenerative pathology: study design and preliminary results of a randomized controlled trial. BMC Musculoskelet Disord. 2012;13:229.

[69] Filardo G, Di Matteo B, Di Martino A, Merli ML, Cenacchi A, Fornasari P, et al. Plateletrich plasma intra-articular knee injections show no superiority versus viscosupplementation: a randomized controlled trial. Am J Sports Med. 2015;43(7):1575–82.

[70] Riboh JC, Saltzman BM, Yanke AB, Fortier L, Cole BJ. Effect of leukocyte concentration on the efficacy of platelet-rich plasma in the treatment of knee osteoarthritis. Am J Sports Med. 2016;44(3):792–800.

[71] Patel S, Dhillon MS, Aggarwal S, Marwaha N, Jain A. Treatment with platelet-rich plasma is more effective than placebo for knee osteoarthritis: a prospective, double-blind, randomized trial. Am J Sports Med. 2013;41(2):356–64.

[72] Cerza F, Carni S, Carcangiu A, Di Vavo I, Schiavilla V, Pecora A, et al. Comparison between hyaluronic acid and platelet-rich plasma, intra-articular infiltration in the treatment of gonarthrosis. Am J Sports Med. 2012;40(12):2822–7.

[73] Cole BJ, Karas V, Hussey K, Pilz K, Fortier LA. Hyaluronic acid versus platelet-rich plasma. Am J Sports Med. 2017;45(2):339–46.

[74] Everhart JS, Cavendish PA, Eikenberry A, Magnussen RA, Kaeding CC, Flanigan DC. Platelet-rich plasma reduces failure risk for isolated meniscal repairs but provides no benefit for meniscal repairs with anterior cruciate ligament reconstruction. Am J Sports Med. 2019;47(8):1789–96.

[75] Gobbi A, Chaurasia S, Karnatzikos G, Nakamura N. Matrix-induced autologous chondrocyte implantation versus multipotent stem cells for the treatment of large patellofemoral chondral lesions: a nonrandomized prospective trial. Cartilage. 2015;6(2):82–97.

[76] Gobbi A, Whyte GP. One-stage cartilage repair using a hyaluronic acid-based scaffold with activated bone marrow-derived mesenchymal stem cells compared with microfracture: five-year follow-up. Am J Sports Med. 2016;44(11):2846–54.

[77] Enea D, Cecconi S, Calcagno S, Busilacchi A, Manzotti S, Gigante A. One-step cartilage repair in the knee: collagen-covered microfracture and autologous bone marrow concentrate. A pilot study. Knee. 2015;22(1):30–5.

[78] Krych AJ, Nawabi DH, Farshad-Amacker NA, Jones KJ, Maak TG, Potter HG, et al. Bone marrow concentrate improves early cartilage phase maturation of a scaffold plug in the knee: a comparative magnetic resonance imaging analysis to platelet-rich plasma and control. Am J Sports Med. 2016;44(1):91–8.

[79] Krych AJ, Pareek A, King AH, Johnson NR, Stuart MJ, Williams RJ 3rd. Return to sport after the surgical management of articular cartilage lesions in the knee: a meta-analysis. Knee Surg Sports Traumatol Arthrosc. 2017;25(10):3186–96.

[80] Skowronski J, Skowronski R, Rutka M. Large cartilage lesions of the knee treated with bone marrow concentrate and collagen membrane--results. Ortop Traumatol Rehabil. 2013;15(1):69–76.

[81] Skowronski J, Rutka M. Osteochondral lesions of the knee reconstructed with mesenchymal stem cells – results. Ortop Traumatol Rehabil. 2013;15(3):195–204.

[82] Fortier LA, Potter HG, Rickey EJ, Schnabel LV, Foo LF, Chong LR, et al. Concentrated bone marrow aspirate improves full-thickness cartilage repair compared with microfracture in the equine model. J Bone Joint Surg Am. 2010;92(10):1927–37.

[83] Potten CS, Loeffler M. Stem cells: attributes, cycles, spirals, pitfalls and uncertainties. Lessons for and from the crypt. Development. 1990;110(4):1001–20.

[84] Chang Y-H, Liu H-W, Wu K-C, Ding D-C. Mesenchymal stem cells and their clinical applications in osteoarthritis. Cell Transplant. 2016;25(5):937–50.

[85] Ruetze M, Richter W. Adipose-derived stromal cells for osteoarticular repair: trophic function versus stem cell activity. Expert Rev Mol Med. 2014;16:e9.

[86] Wu L, Cai X, Zhang S, Karperien M, Lin Y. Regeneration of articular cartilage by adipose tissue derived mesenchymal stem cells: perspectives from stem cell biology and molecular medicine. J Cell Physiol. 2013;228(5):938–44.

[87] Jang K-M, Lee J-H, Park CM, Song H-R, Wang JH. Xenotransplantation of human mesenchymal stem cells for repair of osteochondral defects in rabbits using osteochondral biphasic composite constructs. Knee Surg Sports Traumatol Arthrosc. 2014;22(6):1434–44.

[88] Jung M, Kaszap B, Redohl A, Steck E, Breusch S, Richter W, et al. Enhanced early tissue regeneration after matrix-assisted autologous mesenchymal stem cell transplantation in full thickness chondral defects in a minipig model. Cell Transplant. 2009;18(8):923–32.

[89] Nam HY, Karunanithi P, Loo WC, Naveen S, Chen H, Hussin P, et al. The effects of staged intra-articular injection of cultured autologous mesenchymal stromal cells on the repair of damaged cartilage: a pilot study in caprine model. Arthritis Res Ther. 2013;15(5):R129.

[90] Chahla J, Piuzzi NS, Mitchell JJ, Dean CS, Pascual-Garrido C, LaPrade RF, et al. Intra-articular cellular therapy for osteoarthritis and focal cartilage defects of the knee: a systematic review of the literature and study quality analysis. J Bone Joint Surg Am. 2016;98(18):1511–21.

[91] Campbell TM, Churchman SM, Gomez A, McGonagle D, Conaghan PG, Ponchel F, et al. Mesenchymal stem cell alterations in bone marrow lesions in patients with hip osteoarthritis. Arthritis Rheumatol (Hoboken, NJ). 2016;68(7):1648–59.

[92] Cox LGE, van Donkelaar CC, van Rietbergen B, Emans PJ, Ito K. Alterations to the subchondral bone architecture during osteoarthritis: bone adaptation vs endochondral bone formation. Osteoarthr Cartil. 2013;21(2):331–8.

[93] Suri S, Walsh DA. Osteochondral alterations in osteoarthritis. Bone. 2012;51(2):204–11.

[94] Klement MR, Sharkey PF. The significance of osteoarthritis-associated bone marrow lesions in the knee. J Am Acad Orthop Surg. 2019;27(20):752–9.

[95] Pelletier J-P, Roubille C, Raynauld J-P, Abram F, Dorais M, Delorme P, et al. Disease-modifying effect of strontium ranelate in a subset of patients from the phase III knee osteoarthritis study SEKOIA using quantitative MRI: reduction in bone marrow lesions protects against cartilage loss. Ann Rheum Dis. 2015;74(2):422–9.

[96] Varenna M, Zucchi F, Failoni S, Becciolini A, Berruto M. Intravenous neridronate in the treatment of acute painful knee osteoarthritis: a randomized controlled study. Rheumatology (Oxford). 2015;54(10):1826–32.

[97] Laslett LL, Doré DA, Quinn SJ, Boon P, Ryan E, Winzenberg TM, et al. Zoledronic acid reduces knee pain and bone marrow lesions over 1 year: a randomised controlled trial. Ann Rheum Dis. 2012;71(8):1322–8.

[98] Jäger M, Tillmann FP, Thornhill TS, Mahmoudi M, Blondin D, Hetzel GR, et al. Rationale for prostaglandin I2 in bone marrow oedema--from theory to application. Arthritis Res Ther. 2008;10(5):R120.

[99] Mayerhoefer ME, Kramer J, Breitenseher MJ, Norden C, Vakil-Adli A, Hofmann S, et al. Short-term outcome of painful bone marrow oedema of the knee following oral treatment with iloprost or tramadol: results of an exploratory phase II study of 41 patients. Rheumatology (Oxford). 2007;46(9):1460–5.

[100] Callaghan MJ, Parkes MJ, Hutchinson CE, Gait AD, Forsythe LM, Marjanovic EJ, et al. A randomised trial of a brace for patellofemoral osteoarthritis targeting knee pain and bone marrow lesions. Ann Rheum Dis. 2015;74(6):1164–70.

[101] Su K, Bai Y, Wang J, Zhang H, Liu H, Ma S. Comparison of hyaluronic acid and PRP intra-articular injection with combined intra-articular and intraosseous PRP injections to treat patients with knee osteoarthritis. Clin Rheumatol. 2018;37(5):1341–50.

[102] Sánchez M, Delgado D, Pompei O, Pérez JC, Sánchez P, Garate A, et al. Treating severe knee osteoarthritis with combination of intra-osseous and intra-articular infiltrations of platelet-rich plasma: an observational study. Cartilage. 2019;10(2):245–53.

[103] Deshmukh V, Hu H, Barroga C, Bossard C, Kc S, Dellamary L, et al. A small-molecule inhibitor of the Wnt pathway (SM04690) as a potential disease modifying agent for the treatment of osteoarthritis of the knee. Osteoarthr Cartil. 2018;26(1):18–27.

[104] Yazici Y, McAlindon TE, Fleischmann R, Gibofsky A, Lane NE, Kivitz AJ, et al. A novel Wnt pathway inhibitor, SM04690, for the treatment of moderate to severe osteoarthritis of the knee: results of a 24-week, randomized, controlled, phase 1 study. Osteoarthr Cartil. 2017;25(10):1598–606.

第 8 章 截骨术在髌股关节软骨手术中的作用
The Role of Osteotomy in the Patellofemoral Joint with Cartilage Surgery

Lachlan M. Batty　Michelle E. Arakgi　Alan M. J. Getgood　著

江永发　译

缩略语

PFJ	patellofemoral joint	髌股关节
ACI	autologous chondrocyte implantation	自体软骨细胞植入
PJAC	particulated juvenile allograft cartilage	颗粒状青少年同种异体软骨移植
TT	tibial tubercle	胫骨结节
TTO	tibial tubercle osteotomy	胫骨结节截骨术
VAS	Visual Analogue Score	视觉模拟评分
PROM	Patient-Reported Outcome Measures	患者报告结果评估
KOOS	Knee Injury and Osteoarthritis Outcome Score	膝关节损伤和骨关节炎预后评分
IKDC	International Knee Documentation Committee	国际膝关节文献委员会
KOS-ADL	Knee Outcome Survey-Activities of Daily Living	膝关节结果调查 – 日常生活活动
MAS	Marx Activity Scale	Marx 活动量表

一、概述

调整下肢力线和负重分布是在处理任何膝关节软骨损伤时需要考虑的关键因素。软骨损伤的保膝手术方法可大致分为姑息性（清创）、修复性（骨髓刺激）、恢复性［自体软骨细胞植入或颗粒状青少年同种异体软骨移植（particulated juvenile allograft cartilage，PJAC）或重建手术（骨软骨移植）］[1, 2]。每种治疗策略都可以单独实施，也可以与力线重排手术相结合，从而优化接触应力和负荷分布。力线重排和负荷再分布手术在软骨修复与重建手术中是

有吸引力的，通常用于小范围、孤立性、单极性病损。因此，要求膝盖其余部分是健康的，以便合适和平衡的负荷再分配。

在胫股关节中，力线重排手术一般包括胫骨近端或股骨远端截骨，以优化冠状面的对线，同时应该重视可能对矢状面的影响。胫股关节截骨的适应证通常是膝关节疼痛、不稳定或两者兼而有之。众所周知，在解决膝痛的胫股关节软骨手术中同时进行力线纠正的手术是至关重要的[3-6]。同样，截骨术在髌股关节的疼痛和不稳定治疗中也有作用。胫骨结节截骨术（tibial tubercle osteotomy，TTO）（图 8-1、

图 8-2E 和 F 及图 8-3C 和 D）在调整髌股关节（patellofemoral joint，PFJ）力学环境和 PFJ 软骨手术中很常用。TTO 是伸膝装置远端力线重排手术。近端重排是指更近端的软组织手术，包括外侧松解、支持带延长或内侧软组织手术。对于远端重排，可以将胫骨结节向近端／远端、内侧／外侧或前方／后方移位，或在这些方向任意组合的移动。TTO 在 PF 软骨手术中的目的是整体减少接触压力和（或）重新分配负荷到 PFJ 内更合适的区域，从而让软骨得以免负荷修复。胫骨结节的前内移位术，受 Fulkerson[7] 推广（图 8-1），是 PF 软骨手术中最常用和研究最广泛的 TTO。以往由 Maquet[8, 9] 推广的胫骨结节直接前移术在治疗软骨相关的膝前痛已不受青睐；然而，作为不断发展的软骨修复和重建手术[10]的合并术式再次引起兴趣。2020年的一项系统回顾和 Meta 分析显示，在 1937 例的 PFJ 软骨手术中，575 例（29.7%）[11] 同时进行了重排术。TTO 在 PF 不稳定的治疗中也

有重要作用；但这超出了本章的范围，本章重点在于 TTO 作为无 PFJ 不稳的 PF 软骨手术的辅助治疗。

二、生物力学原理

许多生物力学研究已经揭示了 PFJ 的运动学。随着屈膝角度的增加，PF 接触压力和整体接触面积加大，接触区域向近端移动[12-14]。增大 Q 角或伸直装置的外向矢量，会增加髌骨外侧关节面压力及接触应力[12]。移动胫骨结节会改变髌股关节接触压力，并与位移的方向及位移量相关。Beck 等[15] 在 10 具尸体标本中测量了胫骨结节前内移位术（内移 7.5mm，前移 13.5mm）前后的股骨滑车接触压力。使用置于滑车的电阻压力传感器在不同的膝关节角度下测量 PFJ 压力和受力中心。TTO 术后，平均总的接触压力减少 2~5kg/cm²，受力中心点向内移位 7.2~10.3mm，并且在不同屈膝角度和负

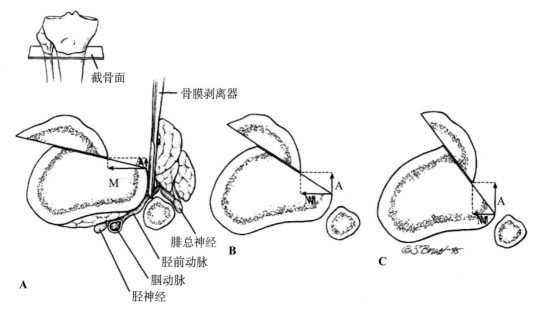

▲ 图 8-1　胫骨近端的横切面

胫骨结节前内移位：平缓型（A），中间型（B），陡峭型（C）。从 A 型到 C 型，前移量（A）相对于内移量（M）逐渐增加。该截骨因人而异。A. 前移；M. 内移（经许可转载，引自 Buuck, DA, Fulkerson, JP.Anteromedialization of the tibial tubercle：A 4-to 12-year follow-up.Operative Techniques in Sports Medicine, Volume 8, Issue 2, 2000, Pages 131-137.）

载模式下，股骨滑车外侧面的接触压力可以减少 $3\sim8kg/cm^2$，同时导致了滑车内侧面的压力增加 $2\sim8kg/cm^2$。Rue 等[16] 随后也采用了类似的方法研究了 10 具尸体膝关节胫骨结节前移 10mm 的影响。根据屈膝角度的不同，滑车接触压力平均值和峰值分别降低了 18%～32% 和 24%～32%。与 Beck 等胫骨结节前内移位不同，受力中心并没有内移。Stephen 等[17] 依次把胫骨结节单纯内移或外移 5mm、10mm、15mm 后观察髌骨的接触压力。发现外移后外侧接触压力随着外移的增多而明显增高；然而，内移后能降低外侧接触压力但并不伴随内侧接触压力峰值的上升。随着内移的增加，内侧压力趋于平台值。作者推测可能是因为外侧软组织结构（ITB 和外侧支持带）的张力和内侧结构（内侧支持带和 MPFL）的较低刚度。Ramappa 等[12] 比较了单纯内移（10mm）和联合前内移位（10mm/10mm）在解决手术导致 Q 角增加引起的髌骨轨迹不良方面的效果。在该模型中，他们发现在响应更大的股四头肌外向矢量（Q 角增加）方面，两者对髌骨压力及髌骨轨迹正常化都同样有效。总之，这些研究强调了 TTO 在改变 PFJ 接触压力和运动学方面的作用。值得注意的是，这些生物力学研究是在没有已知的 PF 对线不良或已存在软骨疾病的膝关节上进行的，这是生物力学研究中的一个普遍局限性。

三、临床结果

TTO 联合姑息或修复性软骨手术

一直以来，TTO 单独或只与关节镜下清理术一并实施[7-9]。随着软骨手术的革新，该术式受欢迎程度下降[18]。但仍然有许多人提倡单纯胫骨结节前内移位治疗髌骨[19] 远端和外侧病变。这在很大程度上是基于 Pidoriano 等[20] 的一篇有影响力的论文。该论文回顾了 36 例接受关节镜下髌骨软骨成形术和胫骨结节前内移位治疗髌骨软骨损伤的患者。在平均 46.8 个月的随访中，作者强调软骨损伤的所处部位显著影响了结果。23 例远端和外侧面病变的患者有 87% 好到优的主观结果，所有患者愿意再次接受手术，9 例内侧面病变患者有 55% 结果优良，5 例近端或弥漫性病变患者优良率 20%。有趣的是，软骨损伤的 Outterbridge 分级评估严重程度并没有影响结果。随后一系列单独使用胫骨结节前内移位术治疗军人中软骨相关髌股关节痛的研究中显示，在 3.4 年的随访中，患者报告 VAS 评分平均改善仅为 1.5。虽然有统计学意义，但这种改善的临床意义仍受到怀疑[21]。作为 PFJ 软骨病变的干预措施，微骨折应用显著减少，伴或不伴有 TTO 的结果数据缺乏[18]。

四、TTO 联合修复性软骨手术

（一）自体软骨细胞植入术

就髌股关节修复手术而言，TTO 联合自体软骨细胞植入术的研究最为广泛（图 8-2）。早期研究显示，髌股关节 ACI 与胫股关节 ACI[22] 相比效果并不理想。在 Brittberg 等的初步 ACI 系列研究中，7 例 PF 患者中只有 2 例在术后 2 年结果优良[22]。作者假设，"在进行软骨细胞移植的同时，纠正潜在的关节异常可以提高髌骨软骨缺损治疗的成功率"。虽然这一概念在 ACI 早期实践得以强调，但这一假设可能也适用于其他软骨手术。随着研究深入，当髌股关节 ACI 与以纠正任何潜在的对线不良或轨迹不良的 TTO 联合应用时，可以降低 ACI 移植物的载荷，有利于术后结果[1, 23-27]。解读这些研究的挑战在于：理解决定同时进行 TTO 的决策

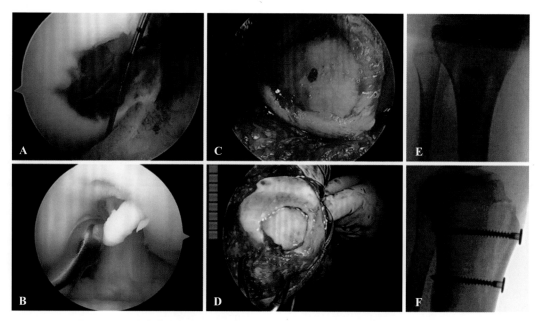

▲ 图 8-2　髌骨中央自体软骨细胞植入术合并胫骨结节陡峭型前内移位截骨术组图

A. 首先进行关节镜检查，明确软骨缺损的位置和大小，髌股关节轨迹也在麻醉下进行临床和关节镜评估；B. 用刮匙在滑车远端非关节区域采集一小部分关节软骨进行软骨细胞扩增；C 和 D. 在第二阶段，扩增好的软骨细胞被移植到已准备好的软骨缺损处，胫骨结节截骨术已完成，为自体软骨细胞植入提供更好暴露；E 和 F. 陡峭的胫骨结节通过 2 枚低切迹拉力螺钉可靠固定，注意必须穿过后侧骨皮质（图片由 Dr.Seth Sherman 提供）

过程，确认针对个体患者附加 TTO 的适应证。患者的选择至关重要，因为 TTO 并非没有并发症和风险，髌股关节 ACI 同时附加 TTO 手术后，文献报道为 0%[28]～91%[29]。2020 年的一项系统回顾和 Meta 分析记录了与髌股关节 ACI[11] 同时进行的力线重排手术的并发症比例为 37.5%。最近的一份专家共识显示，96.43% 的人赞同明显的髌骨对线不良或轨迹不良应同时或先于髌股关节软骨修复手术进行截骨术。同样，96.43% 的人赞成，不论髌骨轨迹和对线如何，对于双极髌股关节 ACI，应强烈建议截骨手术以降低载荷[30]。

Gomoll 等[31] 报道了 110 例接受髌骨 ACI 治疗的多中心研究结果。通过比较平均术前和术后患者报告结果衡量指标，作者发现具有统计学意义和重要的临床改善（IKDC 从 40 提升到 69，Cincinnati 从 3.2 提升到 6.2，WOMAC 从 50 改善到 29）。有趣的是，在四个中心中联合 TTO 手术的比例为 53%～97%。总的来说，

前内移位 TTO 占所有 TTO 的 75%。TTO 组与非 TTO 组之间结果比较没有统计学差异；然而，由于存在非随机分配（基于轨迹不良或对线不良），可以理解为支持选择性 TTO。

Gillogy 和 Arnold[32] 随访了 25 例接受髌骨 ACI 联合 TTO 前内移位治疗的患者。术前，所有患者临床上均表现为持续性髌骨外移、屈膝 45° 不能回归滑车中央。Q 角增大、关节镜下可见持续髌骨外移并伴随大型、孤立、全层髌骨软骨缺损是同时进行前内移 TTO 的重要指征。在平均 7.6 年的随访中，所有患者 PROM 都有显著的改善，主观的手术效果优良率 83%。在 72 名接受髌股关节 ACI 治疗的军人中，Zarkadis 等[29] 记录了 91% 的患者同时接受了 TTO 治疗。在这个系列中，同时实施 TTO 的适应证包括局部软骨疾病（髌骨远端 18 例，髌骨外侧 26 例，滑车外侧 7 例），合并有髌骨不稳定（4 例）和（或）TT-TG ＞ 15mm（15 例）。在平均 4 年的随访中，78% 的患者重返工作，

平均 VAS 显著改善。3 例患者（4.1%）手术失败，需要进行膝关节置换（2 例）或软骨翻修手术（1 例）。

在一个非随机试验中，Pascal-Garrido 等[25] 随访 3 组 52 例患者，分别是单纯髌股关节 ACI 治疗（11 例）、髌股关节 ACI 联合 TTO 治疗（12 例）和微骨折术治疗失败后髌股关节 ACI 联合 TTO 治疗（14 例）。本系列中 TTO 的适应证复杂且混杂多种因素，包括软骨损伤的位置、髌骨与滑车的相对位置和 TT-TG 距离。髌骨远端和外侧病变采用胫骨结节前内移位治疗，中央、近端和内侧关节面软骨损伤采用改良治疗以避免过度内移。滑车病变基本采用 ACI 和 TT 前内移治疗，除非有内侧滑车疾病，此时进行 TT 单纯前移即可。随访 4 年，三组患者的大部分结果评分均有统计学上改善。有趣的是，有微骨折术病史的 ACI 联合 TT 前内移治疗的患者的膝关节损伤和骨关节炎预后评分疼痛评分及 KOOS-ADL 评分明显高于单纯 ACI 治疗的患者。另外，86% 的患者（ACI 联合 TT 前内移）对手术满意，只接受 ACI 治疗的患者中，只有 45% 对手术大多或完全满意。作者得到结论，ACI 联合前内移比单独使用 ACI 更能改善结果。

Henderson 和 Lavigne[24] 在 2 年的随访中也发现，联合 ACI 和伸膝装置力线重排治疗髌骨轨迹不良的患者预后更好。在这个系列的 44 例患者中，在最初屈膝 45° 时髌骨不能正常落座在股骨滑车沟内是同时进行 TTO 的指征。尽管先前存在轨迹不良和因为附加了 TTO 而增加了手术率，但在 2 年的随访中，该组的所有 PROM 评分都有更明显的增加。Vasiliadis 等[27] 回顾了 92 例接受髌骨或滑车 ACI 治疗的患者，平均随访 12.6 年。与 Henderson 和 Pascal-Garrido 的系列研究类似，同时进行力线重排手术的力线不良或不稳患者的结果仅与 ACI 相当。在本系列中，发现 ACI 附加 TTO 术后严重并发

症发生率增加（29% 和 13%），包括移植物失败、关节纤维化粘连、软骨剥离、再次手术等。

2014 年，由 Trinh 等[26] 发表的系统回顾比较了接受髌股关节 ACI 治疗伴或不伴力线重排手术患者的临床结果。11 项研究（366 例患者）被纳入该综述，平均随访 4.2 年。接受 ACI 的 78% 在髌骨，22% 在滑车。23% 的研究对象同时接受了截骨术。两组患者在治疗后均有显著改善。三项研究将单独实施 ACI 和 ACI 联合 TTO[24, 25, 27] 进行比较，结果是 ACI 联合 TTO 治疗患者的 PROM 评分有更大的改善。

（二）颗粒性幼年异体软骨移植

关于髌股关节中 PJAC 治疗结果的数据有限（图 8-3）[10, 33-37]。PJAC 移植的适应证与 ACI[38] 相似，同时进行 TTO 的适应证也可能相似。在已发表的系列研究中，126 例报道的患者中有 43 例同时接受 TTO（34.1%）；然而，适应证是可变的[10]。Buckwalter 等[34] 建议对髌骨外侧病变单纯进行前内移位的 TTO 即可，除非 TT-TG ＜ 10mm，则只需进行直接前移 TTO。对于髌骨内侧和中央病变，作者建议联合 TTO 和 PJAC 移植术治疗。测得的 TT-TG 可预判胫骨结节前移和内移的相对量，纠正目标值为 TT-TG ＜ 12mm。Wang 等[36] 回顾了 27 例接受髌股关节 PJAC 治疗后平均 3.84 年的患者，包括联合 TTO 降低髌骨外下方侧孤立病变负荷（6 例），联合 TTO 和内侧髌股韧带重建术以治疗 TT-TG ＞ 20mm 的 PFJ 不稳定（4 例）。根据国际膝关节文献委员会（International Knee Documentation Committee，IKDC）和膝关节结果调查 – 日常生活活动（Knee Outcome Survey-Activities of Daily Living，KOS-ADL）PROM 的测量，疼痛和功能结果评分有显著改善，但 Marx 活动量表（Marx Activity Scale，MAS）没有显著改善。附加的 TTO 并不影响结果。

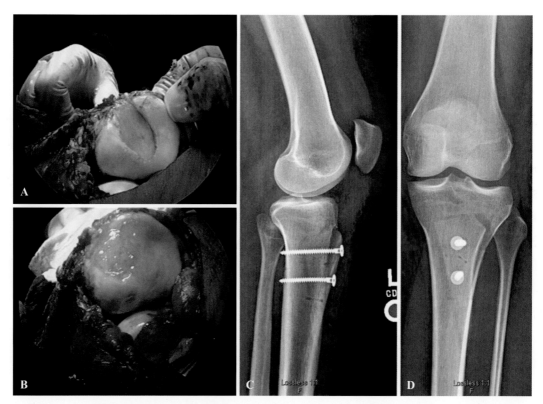

▲ 图 8-3　**A.** 预处理的有稳定垂直边缘的大型髌骨软骨缺损；**B.** 颗粒性幼年异体软骨移植治疗后；**C 和 D.** 同时进行陡峭型（前移＞内移）胫骨结节截骨术

图片由 Dr.Seth Sherman 提供

五、TTO 联合软骨重建手术

在髌股关节中，由于其自身复杂的三维几何形状，自体骨软骨移植在技术上要求较高。这使得恢复软骨轮廓和实现表面齐平的重建手术极具挑战（图 8-4）。由于髌骨和滑车的软骨深度不同，容易导致供体－移植物软骨深度不匹配。总体而言，关于髌股关节自体骨软骨移植的数据很少，而对于因力线不良联合 TTO 的更少，因为这是许多研究中的排除标准[39]。

Gaweda 等[40] 报道了 19 例患者接受自体髌骨骨软骨移植联合近端（外侧松解，内侧紧缩）和远端（TT 内移）力线重排手术。尽管其适应证是髌骨不稳，但这是少数报道 TTO 联合髌股关节自体骨软骨移植的论文。对照组是 30 例髌骨不稳但没有软骨磨损的患者，接受单独近远

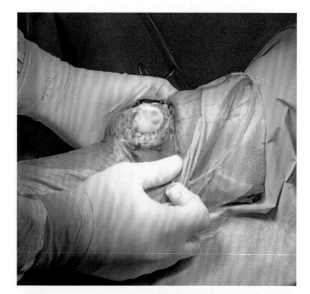

▲ 图 8-4　髌骨自体骨软骨移植到髌骨上极治疗局灶性软骨缺损

供区为股骨内髁非负重、非关节区域。具有挑战性的髌骨三维轮廓，使得实现均匀的软骨表面水平具有挑战性

端力线重排手术，虽然联合组的术前评分较低，但两组术后 12 个月的 Marshall 膝关节评分相似，并维持到 24 个月。

然而，Nho 等[41] 认为，潜在髌股关节轨迹不良的患者在髌骨骨软骨移植术后结果比术前更差。作者回顾了 22 例孤立性髌骨软骨损伤，9 例根据医生偏好因髌股关节轨迹不良进行了联合 TTO。在平均 28.7 个月的随访中，联合手术的没有获得明显改善。而单纯髌骨自体骨软骨移植术后 IKDC 评分有显著改善，即使 SF-36 和 ADL 的改善不明显。目前还不清楚如果不进行 TTO 结果会如何，但这突显轨迹不良是结果不良的一个风险因素。

同种异体骨软骨移植可以潜在性地减少与软骨深度不匹配相关的问题，可以使用特定部位的供体塞以匹配复杂的髌股关节面轮廓。然而，已发表的研究中，许多排除了严重力线不良者[42, 43]，有的研究没有远端力线重排[44] 的指征。还有研究[45] 在髌骨异体骨软骨移植术前就进行了远端力线重排，因此无法确定其是否具有联合手术的指征。

六、TTO 的并发症

联合 TTO 手术的利益需要和其相关风险和并发症相平衡。单纯软骨手术的相关风险因联合 TTO 而增加。感染、伤口愈合问题、静脉血栓栓塞、神经血管风险和麻醉相关等手术并发症，在联合 TTO 术后可能出现截骨特有的并发症，包括不愈合或延迟愈合、骨折、局部突起的内植物、筋膜间室综合征和皮肤坏死等。Payne 等[1] 对 TTO 术后的并发症进行了系统回顾，包括 19 项研究共 787 例 TTO。总的并发症风险为 4.6%（36 例并发症），主要并发症发生率为 3.0%。截骨部位不愈合为 0.8%，胫骨骨折为 1.0%，伤口并发为 0.8%，感染为

1.0%。当胫骨结节完全分离时并发症的风险更高（10.7%），而结节前内移位时并发症发生率较低（3.7%）。所有截骨术（其中 49% 结节前内移位）中约 36.7% 需进行内固定取出。

七、术前计划：何时联合 TTO

如果要在伴随明显髌骨轨迹不良的髌股关节内进行软骨修复手术，则许多人提倡同时处理轨迹不良[24, 25, 27, 30, 41]。对轨迹不良的评估和需要干预的指征仍需揣酌。不管怎样，任何涉及髌股软骨病理或手术都必须对整个下肢和膝关节进行全面评估。同样，髌骨不稳定的评估也至关重要。这里我们重点关注在没有髌骨不稳定的情况下，何时在软骨手术中联合截骨手术。

（一）临床评估

在评估髌股力学和运动学时，冠状面和轴向（旋转）对位是至关重要的。股骨颈前倾可以通过俯卧位髋关节内旋来评估。临床上可以用股骨和足部形成的角度来评估胫骨向外扭转。当股骨前倾和胫骨扭转角分别大于 50° 或 20° 时，都需要进行 CT 的测量。通过行走步态，可以观察足部前进角度及髌骨内视。综合考虑冠状和扭转对线，因为有可能通过股骨截骨同时纠正[46]；然而，这方面的适应证很窄，如果有需要，将与软骨手术分期进行。

髌骨轨迹评估的重点在 J 形轨迹。这里指的是"在屈膝的早期，髌骨自外侧半脱位状态随屈膝突然向内侧移位与股骨滑车沟咬合，形成倒 J 形髌骨活动轨迹"[47]。这种运动可以描述为"硬"或"软"，即基于髌骨跳入或滑入滑车沟的主观感觉。J 形轨迹通常意味着存在骨性异常，最常见的是滑车发育不良和（或）髌骨高位。髌骨高度的初步评估可以在坐位进行，

屈膝 90° 时，正常髌骨应位于股骨长轴上。高位髌骨合并髌骨远端软骨病变是单独实施胫骨结节远端移位截骨的适应证，但必须谨慎选择，因为这可能会增加整体髌股关节的压力。应测量髌骨位于滑车中央时的屈膝角度。在我们的经验中，屈膝 45° 而髌骨不能进入到股骨滑车沟中央时就意味着髌骨轨迹不良[24, 32]，并且是进行骨性或软组织性伸膝结构力线重排手术的相对适应证。观察膝关节伸直位时的髌骨向内平移的程度和髌骨外侧倾斜度可以评估髌骨外侧结构的紧张度，必要时在 TTO 时附加外侧支持带延长术。

（二）放射学评估

包括真正侧位片的站立位膝关节 X 线检查很重要。下肢全长片用来确认临床怀疑冠状面力线不良，尤其是膝外翻。当有临床需要时(见前文)，我们使用低辐射剂量 CT 检查来测量扭转异常。Q 角的评估在很大程度上已经被胫骨结节相对于滑车的外侧移位评估所取代，可通过 CT 或 MRI 上的 TT-TG 距离来测量。在髌股关节手术中，决定远端力线重排手术适应证的 TT-TG 距离大小是有争议的。一些作者建议 15mm[48, 49]；然而，其他人建议下限 10mm[34] 或上限 20mm[36]。MRI 上 TT-PCL 距离也被提出作为一种量化胫骨结节位置的方法[50]。虽然是为了评估髌骨不稳定，但这基于胫骨参照物（PCL）的胫骨结节位置评估方法是有优势的，因为消除了滑车发育不良和屈膝角度影响，来评估 TT 本身外移程度而不是伸膝装置。正常值约为 12mm，超过 20mm 被认为是病理的[50, 51]。髌骨高度由 Caton-Deschamps（CD）比率[52] 和（或）髌骨滑车指数测量[53]。在我们的经验中，CD 比率超过 1.4 和单纯髌骨远端关节面磨损的高位髌骨是胫骨结节远端移位的指征，可以合并或不合并进行软骨手术。MRI 仍

然是术前评估髌股关节软骨缺损大小和位置的最好手段。

（三）关节镜评估

通过外上方辅助观察入路，用干式关节镜对髌骨轨迹进行动态评估，可以帮助评估 PF 运动学、在力线重排手术中进行评估或调整。如前所述，关节镜可以确定软骨病变的位置，这对于决定是否需要 TTO 时至关重要。

八、我们的经验

非手术治疗是膝前痛的主要治疗措施。大多数患者可以进行注射缓解疼痛（皮质类固醇 / 透明质酸 / 富血小板血浆）和全面神经肌肉训练康复程序的联合治疗。特别注意核心肌群、臀肌、髋外展肌、股四头肌和腘绳肌力量的训练。处理流程如图 8-5 所示。

在非手术治疗失败的情况下，PF 软骨修复术联合或者不联合 TTO 的治疗，需要谨慎选择患者、患者教育和手术期望值的沟通等。对于存在髌骨轨迹不良或对线不良的 PF 外侧软骨病变（外侧滑车或髌骨远端 / 外侧），可以采用胫骨结节前内移位，而当存在持续髌骨外侧倾斜或内侧偏移减少时，可结合外侧支持带延长。胫骨结节前移和内移的相对量因人而异，放射学上 TT-TG 距离大于 15mm 时是实施胫骨结节内移的指征，一般内移目标值为 10～15mm。如果患者仍有症状可以进行辅助软骨手术，但在我们的经验中很少需要。

如果病变位于滑车或髌骨中央 / 内侧，在软骨表面修复成形术的同时可进行胫骨结节前移术。是否选择胫骨结节前移是基于主观上的轨迹不良和对线不佳，这些都是在临床、放射学和关节镜下进行评估。根据导致软骨病变的总体可能性或异常运动学，以及权衡增加 TTO

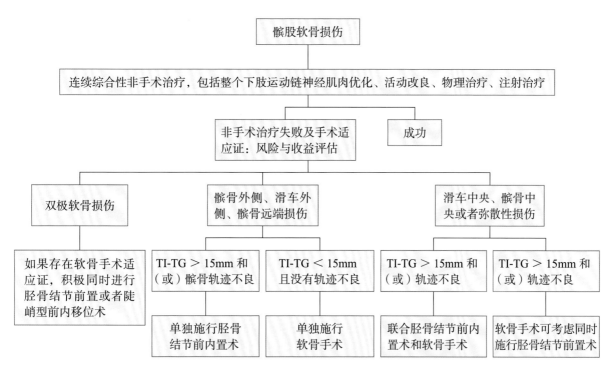

▲ 图 8-5　关于髌股软骨手术及附加胫骨结节截骨术的决策流程图

重要的是采用个性化处理方式且偏差并非少见。根据患者和病损特征来选择适合的软骨手术程序。胫骨结节截骨术（TTO）相对内移及前移位移量因人而定，目标值：胫骨结节－滑车沟（TT-TG）距离为 10～12mm，前移量为 10mm（在稳定及截骨接触面许可范围内）

后给患者带来的风险，决定是否附加 TTO。软骨手术方法的选择取决于病变大小、部位和患者特点。自体骨软骨移植或同种异体骨移植和 PJAC 移植构成了主要治疗方法，部分原因是加拿大缺乏软骨细胞移植。

我们的经验中，双极修复或重建手术并不常见；如果进行，通常采用 10mm ± 内移量前置截骨术，以获得 10mm 的 TT-TG 距离。在存在明显的膝外翻和扭转对线不良情况下，这些问题同时与股骨截骨术和分期软骨手术[46]一起解决。另外，吸烟是任何截骨术的相对禁忌证，值得与患者就相关风险和戒烟必要性进行认真沟通。

软骨手术的康复计划要个性化，包括对手术部位涉及软骨关节面时的膝关节活动弧的评估。术后 6 周内，活动范围要严格控制，以减少施加在移植物上的剪切力。对于 ACI 和 PJAC 患者，通常为平足轻触地负重 6 周。对于自体和同种异体骨软骨移植患者，6 周内 50% 负重。如果同时进行 TTO 手术，则在 6 周内避免膝关节主动伸直，患者置于轨迹支具保护，范围限制在 0°～90°，持续 2 周，然后在 2～6 周期间改为 0°～120°。主动屈膝和被动伸膝活动可以在软骨手术指导的范围内进行。行走时患者的负重情况应符合软骨手术要求，睡觉时支具锁定在伸膝位持续 6 周。

九、结论

髌股关节软骨损伤是需要治疗且富有挑战性的问题，TTO 是一种有效的手段，很适合与软骨修复术和软骨重建术联合使用。展望将来，大量的比较研究将继续为手术决策过程提供信息，并且为有适应证的患者提供个体化、针对性的治疗方案。

参考文献

[1] Cole BJ, Pascual-Garrido C, Grumet RC. Surgical management of articular cartilage defects in the knee. JBJS. 2009;91(7):1778–90.

[2] Ackermann J, Cole BJ, Gomoll AH. Cartilage restoration in the patellofemoral joint: techniques and outcomes. Oper Techn Sports Med. 2019;27(4):150692.

[3] Batty L, Dance S, Bajaj S, Cole BJ. Autologous chondrocyte implantation: an overview of technique and outcomes. ANZ J Surg. 2011;81(1–2):18–25.

[4] Franceschi F, Longo UG, Ruzzini L, Marinozzi A, Maffulli N, Denaro V. Simultaneous arthroscopic implantation of autologous chondrocytes and high tibial osteotomy for tibial chondral defects in the varus knee. Knee. 2008;15(4):309–13.

[5] Sterett WI, Steadman JR. Chondral resurfacing and high tibial osteotomy in the varus knee. Am J Sports Med. 2004;32(5):1243–9.

[6] Sterett WI, Steadman JR, Huang MJ, Matheny LM, Briggs KK. Chondral resurfacing and high tibial osteotomy in the varus knee: survivorship analysis. Am J Sports Med. 2010;38(7):1420–4.

[7] Fulkerson JP, Becker GJ, Meaney JA, Miranda M, Folcik MA. Anteromedial tibial tubercle transfer without bone graft. Am J Sports Med. 1990;18(5):490–7.

[8] Maquet P. A biomechanical treatment of femoro-patellar arthrosis: advancement of the patellar tendon. Rev Rhum Mal Osteoartic. 1963;30:779.

[9] Maquet P. Advancement of the tibial tuberosity. Clin Orthop Relat Res. 1976;115:225–30.

[10] Tompkins M, Hamann JC, Diduch DR, Bonner KF, Hart JM, Gwathmey FW, et al. Preliminary results of a novel single-stage cartilage restoration technique: particulated juvenile articular cartilage allograft for chondral defects of the patella. Arthroscopy. 2013;29(10):1661–70.

[11] Hinckel BB, Pratte EL, Baumann CA, Gowd AK, Farr J, Liu JN, et al. Patellofemoral cartilage restoration: a systematic review and meta-analysis of clinical outcomes. Am J Sports Med. 2020;48(7):1756–72.

[12] Ramappa AJ, Apreleva M, Harrold FR, Fitzgibbons PG, Wilson DR, Gill TJ. The effects of medialization and anteromedialization of the tibial tubercle on patellofemoral mechanics and kinematics. Am J Sports Med. 2006;34(5):749–56.

[13] Huberti H, Hayes W. Patellofemoral contact pressures. The influence of q-angle and tendofemoral contact. J Bone Joint Surg Am. 1984;66(5):715–24.

[14] Singerman R, White C, Davy DT. Reduction of patellofemoral contact forces following anterior displacement of the tibial tubercle. J Orthop Res. 1995;13(2):279–85.

[15] Beck PR, Thomas AL, Farr J, Lewis PB, Cole BJ. Trochlear contact pressures after anteromedialization of the tibial tubercle. Am J Sports Med. 2005;33(11):1710–5.

[16] Rue J-PH, Colton A, Zare SM, Shewman E, Farr J, Bernard RB Jr, et al. Trochlear contact pressures after straight anteriorization of the tibial tuberosity. Am J Sports Med. 2008;36(10):1953–9.

[17] Stephen JM, Lumpaopong P, Dodds AL, Williams A, Amis AA. The effect of tibial tuberosity medialization and lateralization on patellofemoral joint kinematics, contact mechanics, and stability. Am J Sports Med. 2015;43(1):186–94.

[18] Shanmugaraj A, Coughlin RP, Kuper GN, Ekhtiari S, Simunovic N, Musahl V, et al. Changing trends in the use of cartilage restoration techniques for the patellofemoral joint: a systematic review. Knee Surg Sports Traumatol Arthrosc. 2019;27(3):854–67.

[19] Shen W, Jordan S, Fu F. Anatomic double bundle anterior cruciate ligament reconstruction. J Orthop Surg. 2007;15(2):216–21.

[20] Pidoriano AJ, Weinstein RN, Buuck DA, Fulkerson JP. Correlation of patellar articular lesions with results from anteromedial tibial tubercle transfer. Am J Sports Med. 1997;25(4):533–7.

[21] Fisher TF, Waterman BR, Orr JD, Holland CA, Bader J, Belmont PJ Jr. Tibial tubercle osteotomy for patellar chondral pathology in an active United States military population. Arthroscopy. 2016;32(11):2342–9.

[22] Brittberg M, Lindahl A, Nilsson A, Ohlsson C, Isaksson O, Peterson L. Treatment of deep cartilage defects in the knee with autologous chondrocyte transplantation. N Engl J Med. 1994;331(14):889–95.

[23] Farr J. Autologous chondrocyte implantation improves patellofemoral cartilage treatment outcomes. Clin Orthop and Relat Res. 2007;463:187–94.

[24] Henderson I, Lavigne P. Periosteal autologous chondrocyte implantation for patellar chondral defect in patients with normal and abnormal patellar tracking. Knee. 2006;13(4):274–9.

[25] Pascual-Garrido C, Slabaugh MA, L'Heureux DR, Friel NA, Cole BJ. Recommendations and treatment outcomes for patellofemoral articular cartilage defects with autologous chondrocyte implantation: prospective evaluation at average 4–year follow-up. Am J Sports Med. 2009;37(1_suppl):33–41.

[26] Trinh TQ, Harris JD, Siston RA, Flanigan DC. Improved outcomes with combined autologous chondrocyte implantation and patellofemoral osteotomy versus isolated autologous chondrocyte implantation. Arthroscopy. 2013;29(3):566–74.

[27] Vasiliadis HS, Lindahl A, Georgoulis AD, Peterson L. Malalignment and cartilage lesions in the patellofemoral joint treated with autologous chondrocyte implantation. Knee Surg Sports Traumatol Arthrosc. 2011;19(3):452–7.

[28] Gobbi A, Kon E, Berruto M, Francisco R, Filardo G, Marcacci M. Patellofemoral full-thickness chondral defects treated with Hyalograft-C: a clinical, arthroscopic, and histologic review. Am J Sports Med. 2006;34(11):1763–73.

[29] Zarkadis NJ, Belmont PJ Jr, Zachilli MA, Holland CA, Kinsler AR, Todd MS, et al. Autologous chondrocyte implantation and tibial tubercle osteotomy for patellofemoral chondral defects: improved pain relief and occupational outcomes among US Army servicemembers. Am J Sports Med. 2018;46(13):3198–208.

[30] Chahla J, Hinckel BB, Yanke AB, Farr J, Group MoOA, Bugbee WD, et al., editors. An expert consensus statement on the management of large chondral and osteochondral defects in the patellofemoral joint. Orthop J Sports Med. 2020;8(3):2325967120907343.

[31] Gomoll AH, Gillogly SD, Cole BJ, Farr J, Arnold R, Hussey K, et al. Autologous chondrocyte implantation in the patella: a multicenter experience. Am J Sports Med. 2014;42(5):1074–81.

[32] Gillogly SD, Arnold RM. Autologous chondrocyte implantation and anteromedialization for isolated patellar articular cartilage lesions: 5–to 11–year follow- up. Am J Sports Med. 2014;42(4):912–20.

[33] Farr J, Tabet SK, Margerrison E, Cole BJ. Clinical, radiographic, and histological outcomes after cartilage repair with particulated juvenile articular cartilage: a 2–year prospective study. Am J Sports Med. 2014;42(6):1417–25.

[34] Buckwalter J, Bowman G, Albright J, Wolf B, Bollier M. Clinical outcomes of patellar chondral lesions treated with juvenile particulated cartilage allografts. Iowa Orthop J. 2014;34:44.

[35] Grawe B, Burge A, Nguyen J, Strickland S, Warren R, Rodeo S, et al. Cartilage regeneration in full-thickness patellar chondral defects treated with particulated juvenile articular allograft cartilage: an MRI analysis. Cartilage. 2017;8(4):374–83.

[36] Wang T, Belkin NS, Burge AJ, Chang B, Pais M, Mahony G, et al. Patellofemoral cartilage lesions treated with particulated juvenile allograft cartilage: a prospective study with minimum 2–year clinical and magnetic resonance imaging outcomes. Arthroscopy. 2018;34(5):1498–505.

[37] Bonner KF, Daner W, Yao JQ. 2–year postoperative evaluation

of a patient with a symptomatic full-thickness patellar cartilage defect repaired with particulated juvenile cartilage tissue. J Knee Surg. 2010;23(02):109–14.

[38] Mosier BA, Arendt EA, Dahm DL, Dejour D, Gomoll AH. Management of patellofemoral arthritis: from cartilage restoration to arthroplasty. J Am Acad Orthop Surg. 2016;24(11):e163–e73.

[39] Emre T, Atbasi Z, Demircioglu D, Uzun M, Kose O. Autologous osteochondral transplantation (mosaicplasty) in articular cartilage defects of the patellofemoral joint: retrospective analysis of 33 cases. Musculoskelet Surg. 2017;101(2):133–8.

[40] Gawęda K, Walawski J, Węgłowski R, Drelich M, Mazurkiewicz T. Early results of one-stage knee extensor realignment and autologous osteochondral grafting. Int Orthop. 2006;30(1):39–42.

[41] Nho SJ, Foo LF, Green DM, Shindle MK, Warren RF, Wickiewicz TL, et al. Magnetic resonance imaging and clinical evaluation of patellar resurfacing with press-fit osteochondral autograft plugs. Am J Sports Med. 2008;36(6):1101–9.

[42] Cameron JI, Pulido PA, McCauley JC, Bugbee WD. Osteochondral allograft transplantation of the femoral trochlea. Am J Sports Med. 2016;44(3): 633–8.

[43] Astur DC, Arliani GG, Binz M, Astur N, Kaleka CC, Amaro JT, et al. Autologous osteochondral transplantation for treating patellar chondral injuries: evaluation, treatment, and outcomes of a two-year follow-up study. JBJS. 2014;96(10):816–23.

[44] Jamali AA, Emmerson BC, Chung C, Convery FR, Bugbee WD. Fresh osteochondral allografts. Clin Orthop Relat Res. 2005;437:176–85.

[45] Spak RT, Teitge RA. Fresh osteochondral allografts for patellofemoral arthritis: long-term followup. Clin Orthop Relat Res 2006;444:193–200.

[46] Imhoff FB, Schnell J, Magaña A, Diermeier T, Scheiderer B, Braun S, et al. Single cut distal femoral osteotomy for correction of femoral torsion and valgus malformity in patellofemoral malalignment-proof of application of new trigonometrical calculations and 3D-printed cutting guides. BMC Musculoskelet Disord. 2018;19(1):215.

[47] Sheehan FT, Derasari A, Fine KM, Brindle TJ, Alter KE. Q-angle and J-sign: indicative of maltracking subgroups in patellofemoral pain. Clin Orthop Relat Res. 2010;468(1):266–75.

[48] Sherman SL, Humpherys J, Farr J. Optimizing patellofemoral cartilage restoration and instability with tibial tubercle osteotomy. Arthroscopy. 2019;35(8):2255–6.

[49] Sherman SL, Erickson BJ, Cvetanovich GL, Chalmers PN, Farr J, Bach BR Jr, et al. Tibial tuberosity osteotomy: indications, techniques, and outcomes. Am J Sports Med. 2014;42(8): 2006–17.

[50] Seitlinger G, Scheurecker G, Högler R, Labey L, Innocenti B, Hofmann S. Tibial tubercle–posterior cruciate ligament distance: a new measurement to define the position of the tibial tubercle in patients with patellar dislocation. Am J Sports Med. 2012;40(5):1119–25.

[51] Brady JM, Rosencrans AS, Stein BES. Use of TT-PCL versus TT-TG. Curr Rev Musculoskelet Med. 2018;11(2):261–5.

[52] Caton J, Deschamps G, Chambat P, Lerat JL, Dejour H. Les rotules basses: a propos de 128 observations. Rev Chir Orthop. 1982;68:317–25.

[53] Biedert RM, Albrecht S. The patellotrochlear index: a new index for assessing patellar height. Knee Surg Sports Traumatol Arthrosc. 2006;14(8):707–12.

第9章　软骨修复手术结合膝内翻矫形术
Osteotomy for the Varus Knee in Cartilage Surgery

Patricia M. Lutz　Andreas B. Imhoff　Matthias J. Feucht　著

张贵华　姜红江　译

缩略语

OCD	osteochondritis dissecans	剥脱性骨软骨炎
HTO	high tibial osteotomy	胫骨高位截骨术
DFO	distal femoral osteotomy	股骨远端截骨术
ACI	autologous chondrocyte implantation	自体软骨细胞植入
mLDFA	mechanical lateral distal femoral angle	机械轴股骨远端外侧角
MPTA	medial proximal tibial angle	胫骨近端内侧角

一、概述

关节软骨的完整性是基于机械因素和生化因素之间复杂的相互作用来维持的。一定量的应力负荷对维持软骨内稳状态至关重要[1, 2]。关节负荷超过生理水平就会触发软骨组织炎症反应和异常分解通路的形成，从而导致软骨基质的合成和降解平衡受损。此外，高强度的机械应力还可导致软骨细胞凋亡和坏死[1, 2]。下肢机械轴线的矫正对膝关节的应力分布有显著影响[3-5]。关节内翻会导致膝内侧间室软骨和软骨下骨的负荷增加。生物力学研究表明，即使膝关节存在3°～5°轻度内翻的情况下，内侧间室的应力会增加至膝关节总载荷的80%～90%[3-5]。基于应力轴线、关节应力和软骨内稳态的相互作用，纠正异常力线在软骨损

伤的发展和治疗中都起着至关重要的作用[6-8]。在本章中，我们将重点关注膝内翻畸形合并内侧间室局灶性软骨损伤患者的一些情况。

二、在软骨修复手术中减压截骨术的基本原理

（一）膝内翻与软骨损伤发生发展的相关性

适量的应力对维持关节软骨组织内稳状态是必要的。然而，长期超生理水平的负荷会导致软骨的不可逆损伤[2]。下肢机械轴向内侧偏移对膝关节[3, 5]的压力分布有显著影响。即使存在3°～5°的轻度内翻也会导致膝关节将为80%～90%的总载荷应力作用于内侧间室[3, 5]。

在一较大样本的队列研究中发现，即使膝关节内翻角度的轻度增加（内翻≥2°）也被

认为是膝关节内侧间室软骨损伤和骨关节炎发生和进展的独立危险因素[9-11]。膝关节机械轴线的异常似乎也与软骨下骨损伤存在相关性：Brown 等已经证实了约 2/3 剥脱性骨软骨炎（osteochondritis dissecans，OCD）的患者存在下肢机械轴线的异常[12]。因为未经治疗的局灶性软骨损伤可能会随着时间的推移而进展，软骨损伤必须被视为骨关节炎的初步阶段。因此，我们有理由假设膝内翻畸形对局灶性软骨损伤的进展存在负面影响[13-16]。

从生物力学的角度分析，膝内侧间室的压力会随着内翻角的增加而增加。当股骨内侧髁存在局灶性软骨损伤时，压力负荷会集中在受损软骨的周围区域[5]。然而，在受损软骨的修复过程中周围区域的正常软骨的协同补给作用尤为重要，这种协同补给作用似乎会因异常增高的机械负荷的影响而减弱。

基于这些生物力学数据及上述膝内翻畸形与软骨损伤的发生和进展之间的关系，膝内翻应该是软骨修复手术失败的危险因素[16-18]。这也得到了临床研究的支持[19, 20]。例如，Krych 等的研究表明，未经治疗的力线异常是软骨修复手术失败的最常见原因。在 59 例接受单纯行软骨修整手术的患者中，56% 的患者未达到预期效果[19]。

（二）膝内翻截骨矫形在软骨修复术中的重要性

一些研究已经表明，在未纠正膝内翻畸形的情况下，单纯采用内侧间室软骨修整的治疗方案的失败率更高。

一项对 123 例患者的研究显示，冠状位肢体力线异常患者行异体骨软骨移植失败率（43%）明显高于肢体轴线正常的患者的失败率（9%）[21]。在另一项对 124 例单纯行内侧间室微骨折处理患者的研究中，膝内翻患者的失败率（41%）明

显高于肢体力线正常患者的失败率（22%）[17]。

增加外翻的胫骨高位截骨术或股骨远端截骨术（distal femoral osteotomy，DFO）可纠正内翻膝的力线不良，从而将重力负荷转移到受损较小的外侧间室[3, 5]。在一项关于对膝内侧间室骨关节炎患者进行 HTO 后行第二次关节镜探查结果的研究显示，即使没有附加针对软骨的手术，大多数患者受损的软骨也会部分再生[22]。这表明软骨细胞可以通过减少机械超载来诱导软骨的修复机制[23-25]。软骨手术中附加矫形术的目的是为移植组织的成熟创造更适合的生理生物力学条件[17, 18, 26]。在临床研究中，截骨矫形术已被证明有利于得到更好的临床结果和更长期的关节生存率：与单纯行自体骨软骨移植的患者相比，联合 HTO 和自体软骨细胞植入（autologous chondrocyte implantation，ACI）的患者在 15 年后显示出明显更高的关节生存率[27]。VonKeudell 等通过研究证实，下肢冠状面力线异常与微骨折修复软骨损伤术后较差的临床结果评分（KOOS 和 Lysholm）之间存在明确的相关性。在肢体机械轴线偏离 > 5° 的患者中使用微骨折技术有很高的失败率，甚至可能会导致软骨缺损面积的进一步增加。

然而，目前尚不清楚膝内翻畸形需手术矫正的最小临界值。几十年来，既往专家意见是当内翻畸 ≥ 5° 就应该予以手术纠正。然而，我们认为，即使是较小的内翻畸形（< 5°）也应该引起我们的重视。这一假设也得到了临床研究的支持：Bode 等将单纯采用 ACI 和联合使用 ACI+HTO 在治疗股骨内髁软骨损伤伴 1°～5° 膝内翻患者治疗的失败率方面进行了比较性研究[18]。平均随访 6 年后，ACI+HTO 治疗组术后的生存率（90%）明显高于单纯行 ACI 治疗组（58%）。本研究的结论是，即使在膝关节内翻畸形（< 5°）较小的情况下，联合外翻 HTO 纠正力线对患者的长期预后也是有益的。

我们认为，如果机械轴内翻超过3°，则在膝内侧间室进行软骨修复手术时应联合与外翻减压截骨术。此外，对于膝内翻角＞5°的患者不建议单纯使用软骨修复术。

关于外翻截骨的纠正的程度，目前尚没有明确的证据作为指导。针对骨关节炎的患者，目前更多的医师更倾向给予患者适度外翻的矫正。而对于局部性软骨损伤的患者，大家的目标通常是将内翻角度的大小作为外翻截骨的参考。对于年轻患者来说，手术矫正过度存在对侧间室软骨退变的风险，因此应避免过度矫正。因此，我们在临床实践中的标准是：患者术后负重位下肢全长片上测量的下肢力线应经过胫骨平台内侧至外侧宽度的50%～55%。

（三）外翻截骨联合软骨修复术的疗效

软骨修复联合外翻截骨术的短期临床效果和长期的关节生存率都是很有前景的。一项Meta分析显示，软骨修复手术联合HTO的患者与单纯行HTO患者相比，5年生存率显著提高（98% vs. 92%）[28]。然而，关于一些软骨修复联合外翻截骨术疗效的临床研究报道应该仔细辨识其内容。必须区分是否在截骨的同时进行软骨修复手术以改善骨关节炎的软骨再生[23, 29-34]，是否对局灶性软骨缺损的患者除软骨修复外还要进行外翻截骨[35-39]。例如，Ferruzzi等回顾性比较了单纯接受了HTO组和联合ACI+HTO组的患者术后疗效的差别，经过平均11年的随访，作者发现临床结果没有差异，结论是ACI对外翻HTO没有额外的益处[30]。然而，当仔细回顾本研究的纳入标准时，所有患者均接受了晚期骨关节炎的治疗。此外，Bauer等报道ACI和HTO后生存率低，软骨再生差[29]。然而，必须注意的是，作者既往在一个以上的关节间室内的关节炎进行过治疗。结合相关文献和我们的经验，ACI不适合

用于晚期骨关节炎的治疗，这就是为什么这些研究结论不能代表我们对局灶性软骨损伤手术疗效的评判。

接下来，我们总结了对无相关骨关节炎的孤立性局灶性软骨损伤患者进行外翻截骨术联合软骨修复手术的研究。

Minzlaff等报道了74例因股骨髁内侧的骨软骨损伤合并膝内翻畸形角度≥2°而联合接受外翻HTO和自体骨软骨移植治疗的患者的长期结果。平均7.5年随访后，疼痛VAS评分下降4.8分，Lysholm评分上升33分。5年后关节生存率（未行部分或全膝关节置换术）为95%，7年后为93%，9年后为90%。在同一患者队列中，恢复运动的比率为77%，并且之前的活动水平没有显著降低[38]。Franceschi等发现，在接受内侧胫骨平台关节镜下ACI和外翻HTO治疗的患者的Lysholm评分和Tegner量表评分均显著增加。此外，疼痛VAS评分降低了[37]。Bode等分析40例ACI联合外翻HTO患者的临床结果及恢复工作情况。经过5年的随访，观察到疼痛VAS评分和Lysholm评分有显著改善。关于重返工作岗位，作者发现术后平均无工作能力的时间为94天，这项指标与患者的工作强度相关。与从事重体力劳动的患者（155天）相比，不必进行重体力活动的患者的平均无工作能力时间明显较低（68天）[35]。

三、技术方法

（一）术前诊断和患者的选择

详细的术前检查和仔细的患者选择是行HTO联合ACI治疗方案成功的关键。理想的患者在股骨内侧髁有局灶性软骨损伤，冠状面测量下肢机械轴线内翻大于3°，半月板完整，韧带完整，外侧和髌股关节间室正常。

诊断包括患者病史和临床查体、磁共振成像、三个平面的膝关节 X 线片和负重位双下肢全长 X 线片。临床查体还应评估膝关节韧带的稳定性。即使存在关节不稳定的情况也不是行保膝手术的禁忌证，前提是这种造成关节不稳定的因素在接下来的手术中能够进行治疗。从作者的角度来看，术前对患者负重位下肢全长 X 线片进行仔细阅读分析和测量是术前计划的一个重要步骤[40]。下肢机械轴线可以用来测量膝关节内翻角度。此外，还可以测量机械轴股骨远端外侧角（mechanical lateral distal femoral angle，mLDFA）和胫骨近端内侧角（medial proximal tibial angle，MPTA），以确定下肢骨畸形的位置（胫骨畸形与股骨畸形）。基于这些测量结果，必须决定是否进行胫骨、股骨或双平面截骨术（图 9-1 和图 9-2）。目标应该是获得生理性的股骨远端外侧角（lateral distal femoral angle，LDFA）和 MPTA，并避免形成倾斜的关节线。当要进行胫骨高位内侧开放楔形截骨时，胫骨内翻角应该是一个重要的有预测作用的指标[41]。从这个角度来看，可以区分先天性干骺端内翻（原发性内翻）和获得性内翻（继发性内翻）。先天性干骺端内翻的患者是截骨术良好的施术对象，而继发性内翻的患者可能不适合进行外翻截骨术。

术前，"支具试验"已被证明有助于患者选择[42]。如果患者术前通过佩戴外翻支具可以明显减轻疼痛，这是行外翻截骨术的一个重要指征。最后，截骨前的诊断性关节镜检查是必需的，因为它可以对对侧关节间室的软骨进行定性评估。因为截骨后对侧间室的软骨负荷会增大，如果关节镜检查显示有明显的损伤或比较重的磨损，我们只需把力线矫正到通过胫骨平台内外缘间距的中点位置即可。

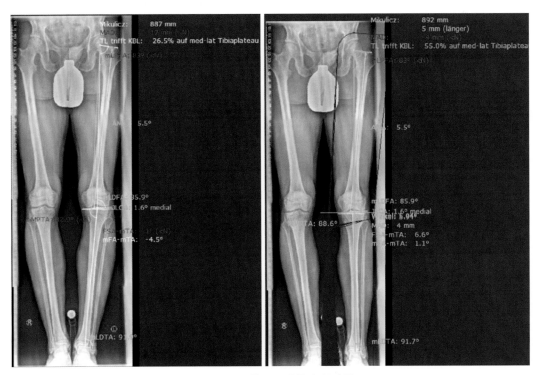

▲ 图 9-1 基于胫骨的内翻畸形

对畸形分析显示，机械轴内翻角为 5°，胫骨近端内侧角（MPTA）为 83°，股骨远端外侧角为 86°。因此，内翻是基于胫骨畸形（MPTA 降低）产生的。通过模拟内侧开放的楔形胫骨高位截骨术，调整下肢力线经过胫骨平台内侧至外侧宽度的 55%，这样 MPTA 恢复正常，并将内翻的机械轴线矫正为外翻 1°

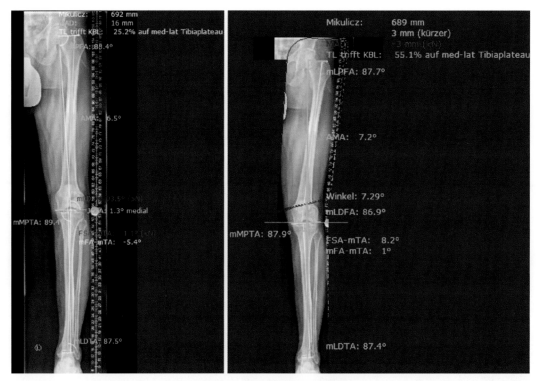

▲ 图 9-2　基于股骨的内翻畸形

对畸形分析显示，机械轴内翻角为 5°，胫骨近端内侧角（MPTA）为 89°，股骨远端外侧角（LDFA）为 94°。因此，内翻是基于股骨畸形（LDFA 增加）产生的。通过模拟外侧闭合楔形股骨远端截骨术调整下肢力线经过胫骨平台内侧至外侧宽度的 55%，将 LDFA 正常化，并将内翻的机械轴线矫正为外翻 1°

（二）手术技术与康复原理

在计划进行 ACI 的情况下，我们更喜欢对大多数患者进行分期手术。首先，进行截骨术，并在术中使用关节镜在髁间窝进行镜下软骨活检留取足够的组织进行软骨细胞培养，3～6 周后再进行 ACI。然而，根据外科医生的偏好，也可以截骨术和 ACI 同时进行[35]。基于不同的硬件条件，ACI 既可以在关节镜下完成，也可以行开放术式完成。如果软骨修复手术不需要进行软骨细胞的培养，而是利用微骨折、基质诱导骨髓刺激技术或自体骨软骨移植技术，通常都会采用一期手术完成。

仔细的术前规划是走向成功的最重要的步骤之一。我们建议使用特殊的计算机软件（如 mediCAD Hectec，Germany）；然而，使用 X 线片的常规规划也是可以的。外科医生必须确定畸形的程度，并决定是否进行 HTO（异常 MPTA）或 DFO（异常 LDFA）。在很少的情况下，需要进行双层面的截骨，以避免形成倾斜的关节线。对于所需的矫正量，我们通常将术后机械轴规划在胫骨平台宽度的 50%～55%（内侧边界 =0%，外侧边界 =100%）[26]。由于接受联合截骨和软骨修复手术的患者通常比接受治疗骨关节炎的患者更年轻，因此应避免对这些患者进行积极的过度矫正。

在我们的临床实践中，绝大多数患者采用内侧开放楔形 HTO 或外侧闭合楔形 DFO 治疗。对于这两个截骨部位，我们推荐双平面技术和角度稳定性内植物固定（如 PEEKPowerHTO Plate，artrx，TomoFix，Synthes）。

术后康复流程通常由软骨修复规律决定，这需要患肢 6 周的非负重。可以不使用限制支具，运动范围也不受限制。如果是采用分阶段进行手术的方式，那么在截骨后 2 周就可以允许患肢完全负重。

（三）病例介绍（图 9-3 和图 9-4）

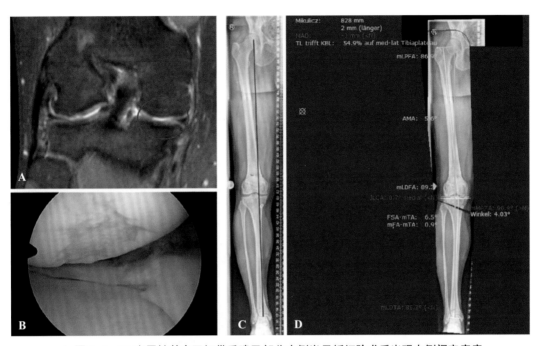

▲ 图 9-3　32 岁男性前交叉韧带重建及部分内侧半月板切除术后出现内侧间室疼痛

A 和 B. MRI（A）和关节镜检查（B）显示股骨髁有局灶性软骨缺损（3cm×2cm，ICRS 3 级）；C 和 D. 负重位下肢全长 X 线显示胫骨内翻畸形（4°）

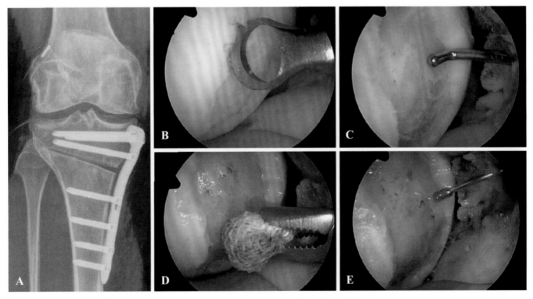

▲ 图 9-4　患者接受了分阶段的手术治疗

A. 首先，采用内侧开放楔形胫骨高位截骨术矫正内翻畸形，并从髁间窝行软骨活检用于软骨细胞培养；B 至 E. 4 周后，在关节镜下进行自体软骨细胞植入治疗（Tetec Novocart Inject）

四、结论

膝内翻畸形应被认为是膝关节内侧间室软骨修复手术失败的一个重要危险因素。因此，减压外翻截骨术对于改善诱导或移植修复组织的生物力学环境非常重要。外翻截骨联合软骨修复术后有良好的临床效果，越来越多的证据表明，即使下肢的机械力线存在很小的偏离（内翻＜5°）也应该给予纠正。我们认为，如果机械性内翻超过3°，则在内侧腔室进行软骨修复术时应与外翻截骨术相结合。此外，内翻＞5°患者更不应进行单纯的膝内侧间室软骨修复手术。

参考文献

[1] Buckwalter JA, Martin JA, Brown TD. Perspectives on chondrocyte mechanobiology and osteoarthritis. Biorheology. 2006;43:603–9.

[2] Heijink A, Gomoll AH, Madry H, et al. Biomechanical considerations in the pathogenesis of osteoarthritis of the knee. Knee Surg Sports Traumatol Arthrosc. 2012;20:423–35.

[3] Agneskirchner JD, Hurschler C, Wrann CD, et al. The effects of valgus medial opening wedge high tibial osteotomy on articular cartilage pressure of the knee: a biomechanical study. Arthroscopy. 2007;23:852–61.

[4] Bruns J, Volkmer M, Luessenhop S. Pressure distribution at the knee joint. Arch Orthop Trauma Surg. 1993;113:12–9.

[5] Mina C, Garrett WE Jr, Pietrobon R, et al. High tibial osteotomy for unloading osteochondral defects in the medial compartment of the knee. Am J Sports Med. 2008;36:949–55.

[6] Arnold MP, Hirschmann MT, Verdonk PC. See the whole picture: knee preserving therapy needs more than surface repair. Berlin: Springer; 2012.

[7] Dye SF. The knee as a biologic transmission with an envelope of function: a theory. Clin Orthop Relat Res. 1996;325:10–8.

[8] Waller C, Hayes D, Block JE, et al. Unload it: the key to the treatment of knee osteoarthritis. Knee Surg Sports Traumatol Arthrosc. 2011;19:1823–9.

[9] Sharma L, Chmiel JS, Almagor O, et al. The role of varus and valgus alignment in the initial development of knee cartilage damage by MRI: the MOST study. Ann Rheum Dis. 2013; 72:235–40.

[10] Sharma L, Song J, Dunlop D, et al. Varus and valgus alignment and incident and progressive knee osteoarthritis. Ann Rheum Dis. 2010;69:1940–5.

[11] Tanamas S, Hanna FS, Cicuttini FM, et al. Does knee malalignment increase the risk of development and progression of knee osteoarthritis? A systematic review. Arthritis Care Res. 2009;61:459–67.

[12] Brown ML, Mccauley JC, Gracitelli GC, et al. Osteochondritis dissecans lesion location is highly concordant with mechanical axis deviation. Am J Sports Med. 2020;48:871–5.

[13] Cicuttini F, Ding C, Wluka A, et al. Association of cartilage defects with loss of knee cartilage in healthy, middle-age adults: a prospective study. Arthritis Rheum. 2005;52:2033–9.

[14] Linden B. Osteochondritis dissecans of the femoral condyles: a long-term follow-up study. JBJS. 1977;59:769–76.

[15] Messner K, Maletius W. The long-term prognosis for severe damage to weight-bearing cartilage in the knee: a 14–year clinical and radiographic follow-up in 28 young athletes. Acta Orthop Scand. 1996;67:165–8.

[16] Von Keudell A, Atzwanger J, Forstner R, et al. Radiological evaluation of cartilage after microfracture treatment: a long-term follow-up study. Eur J Radiol. 2012;81:1618–24.

[17] Bae DK, Song SJ, Yoon KH, et al. Survival analysis of microfracture in the osteoarthritic knee—minimum 10–year follow-up. Arthroscopy. 2013;29:244–50.

[18] Bode G, Schmal H, Pestka JM, et al. A non-randomized controlled clinical trial on autologous chondrocyte implantation (ACI) in cartilage defects of the medial femoral condyle with or without high tibial osteotomy in patients with varus deformity of less than 5. Arch Orthop Trauma Surg. 2013;133:43–9.

[19] Krych AJ, Hevesi M, Desai VS, et al. Learning from failure in cartilage repair surgery: an analysis of the mode of failure of primary procedures in consecutive cases at a tertiary referral center. Orthop J Sports Med. 2018;6:2325967118773041.

[20] Robb CA, El-Sayed C, Matharu GS, et al. Survival of autologous osteochondral grafts in the knee and factors influencing outcome. Acta Orthop Belg. 2012;78:643.

[21] Ghazavi M, Pritzker K, Davis A, et al. Fresh osteochondral allografts for post-traumatic osteochondral defects of the knee. J Bone Joint Surg. 1997;79:1008–13.

[22] Jung W-H, Takeuchi R, Chun C-W, et al. Second-look arthroscopic assessment of cartilage regeneration after medial opening-wedge high tibial osteotomy. Arthroscopy. 2014;30:72–9.

[23] Akizuki S, Yasukawa Y, Takizawa T. Does arthroscopic abrasion arthroplasty promote cartilage regeneration in osteoarthritic knees with eburnation? A prospective study of high tibial osteotomy with abrasion arthroplasty versus high tibial osteotomy alone. Arthroscopy. 1997;13:9–17.

[24] Koshino T, Wada S, Ara Y, et al. Regeneration of degenerated articular cartilage after high tibial valgus osteotomy for medial compartmental osteoarthritis of the knee. Knee. 2003;10:229–36.

[25] Odenbring S, Egund N, Lindstrand A, et al. Cartilage regeneration after proximal tibial osteotomy for medial gonarthrosis. An arthroscopic, roentgenographic, and histologic study. Clin Orthop Relat Res. 1992;277:210–6.

[26] Feucht MJ, Minzlaff P, Saier T, et al. Degree of axis correction in valgus high tibial osteotomy: proposal of an individualised approach. Int Orthop. 2014;38:2273–80.

[27] Minas T, Von Keudell A, Bryant T, et al. The John Insall Award: a minimum 10–year outcome study of autologous chondrocyte implantation. Clin Orthopaedics Rel Res. 2014;472:41–51.

[28] Harris JD, Mcneilan R, Siston RA, et al. Survival and clinical outcome of isolated high tibial osteotomy and combined biological knee reconstruction. Knee. 2013;20:154–61.

[29] Bauer S, Khan R, Ebert J, et al. Knee joint preservation with combined neutralising high tibial osteotomy (HTO) and matrix-induced autologous chondrocyte implantation (MACI) in younger patients with medial knee osteoarthritis: a case series with prospective clinical and MRI follow-up over 5 years. Knee. 2012;19:431–9.

[30] Ferruzzi A, Buda R, Cavallo M, et al. Cartilage repair procedures associated with high tibial osteotomy in varus knees: clinical results at 11 years' follow-up. Knee. 2014;21:445–50.

[31] Jung W-H, Takeuchi R, Chun C-W, et al. Comparison of results of medial opening-wedge high tibial osteotomy with and without

subchondral drilling. Arthroscopy. 2015;31:673–9.

[32] Matsunaga D, Akizuki S, Takizawa T, et al. Repair of articular cartilage and clinical outcome after osteotomy with microfracture or abrasion arthroplasty for medial gonarthrosis. Knee. 2007;14:465–71.

[33] Sterett WI, Steadman JR. Chondral resurfacing and high tibial osteotomy in the varus knee. Am J Sports Med. 2004;32:1243–9.

[34] Sterett WI, Steadman JR, Huang MJ, et al. Chondral resurfacing and high tibial osteotomy in the varus knee: survivorship analysis. Am J Sports Med. 2010;38:1420–4.

[35] Bode G, Ogon P, Pestka J, et al. Clinical outcome and return to work following single-stage combined autologous chondrocyte implantation and high tibial osteotomy. Int Orthop. 2015;39: 689–96.

[36] Cameron JI, Mccauley JC, Kermanshahi AY, et al. Lateral opening-wedge distal femoral osteotomy: pain relief, functional improvement, and survivorship at 5 years. Clin Orthop Relat Res. 2015;473:2009–15.

[37] Franceschi F, Longo UG, Ruzzini L, et al. Simultaneous arthroscopic implantation of autologous chondrocytes and high tibial osteotomy for tibial chondral defects in the varus knee.

Knee. 2008;15:309–13.

[38] Minzlaff P, Feucht MJ, Saier T, et al. Can young and active patients participate in sports after osteochondral autologous transfer combined with valgus high tibial osteotomy? Knee Surg Sports Traumatol Arthrosc. 2016;24:1594–600.

[39] Minzlaff P, Feucht MJ, Saier T, et al. Osteochondral autologous transfer combined with valgus high tibial osteotomy: long-term results and survivorship analysis. Am J Sports Med. 2013;41:2325–32.

[40] Paley D, Herzenberg JE, Tetsworth K, et al. Deformity planning for frontal and sagittal plane corrective osteotomies. Orthop Clin N Am. 1994;25:425–66.

[41] Niemeyer P, Schmal H, Hauschild O, et al. Open-wedge osteotomy using an internal plate fixator in patients with medial-compartment gonarthritis and varus malalignment: 3–year results with regard to preoperative arthroscopic and radiographic findings. Arthroscopy. 2010;26:1607–16.

[42] Minzlaff P, Saier T, Brucker PU, et al. Valgus bracing in symptomatic varus malalignment for testing the expectable "unloading effect" following valgus high tibial osteotomy. Knee Surg Sports Traumatol Arthrosc. 2015;23:1964–70.

第 10 章　截骨术治疗膝外翻的软骨损伤

Osteotomy for the Valgus Knee in Cartilage Surgery

D. Hansom　M. Clatworthy　著

任甜甜　魏　明　译

缩略语

DFVO	distal femoral varus osteotomy	股骨远端截骨
HTO	high tibial osteotomy	胫骨高位截骨术
PFJOA	patellofemoral joint osteoarthritis	髌股关节炎
MCWDFO	medial closing-wedge distal femoral osteotomy	股骨远端内侧闭合楔形截骨术
LOWDFO	lateral opening-wedge distal femoral osteotomy	股骨远端外侧开口楔形截骨术
MCWHTO	medial closing-wedge high tibial osteotomy	胫骨高位内侧闭合楔形截骨术
LOWHTO	lateral opening-wedge high tibial osteotomy	胫骨高位外侧开口楔形截骨术

一、概述

下肢力线是导致膝关节炎形成的一个重要因素，并与膝关节软骨的磨损模式有关[1]。过去，对于单间室膝关节关节炎多采用截骨的手术方式，目的是通过纠正膝关节成角畸形，将膝关节负重从退化间室转移到相对正常的间室，以缓解症状。然而，随着膝关节置换技术的不断改进，医生们对于膝关节截骨术的热情逐渐下降。虽然关节置换术对于很多患者来说仍然是一个很好的选择，但对于年轻的活动性膝关节骨关节炎、软骨病理或对位不良的患者来说，如何选择有效的治疗方式，仍然是个难题[2]。事实上，年轻患者关节置换术后疗效不佳[3-5]，一些登记机构显示，55 岁以下关节置换失败率较高[6]。在这组患者中，膝关节周围截骨术是一种公认的手术选择，目的是保留天然膝关节并推迟膝关节置换[7, 8]。

膝内翻畸形或膝内翻是最常见的对线不良[9]，可通过内侧开口楔形或外侧闭合楔形胫骨高位截骨术（high tibial osteotomy，HTO）进行有效的治疗[10-12]。

相反，外翻畸形或膝外翻并不常见。过度的生理外翻（5°～8°）导致膝关节外侧间室的机械负荷超载[13]，进而导致了外侧半月板和骨软骨损伤[9]，最终增加膝关节外侧骨关节炎形成的风险。膝关节外翻畸形可能因为股骨外侧髁发育不良[7]，但更多见于患者年轻时广泛的外侧半月板撕裂，或创伤、风湿性关节炎、代谢紊乱、佝偻病或脊髓灰质炎等其他病理改变等[14]。股骨外侧髁和外侧胫骨平台的凸面解剖结构需要一个完整的外侧半月板来提供匹配的一致性。因此，外侧半月板的缺失，无论是先天性[15]、创伤性还是由于以前的手术，都会导致外侧间室接触应力增加，进而加速膝外侧间室 OA 的发生。此外，股骨外侧髁的损伤可与急性前交叉韧带 ± 后交叉韧带损伤或慢性不稳定同时发生，引起进一步的外侧间室损伤或退变[2]。在当今社会，膝外翻和肥胖之间的相关性正变得越来越密切。这加速半月板和软骨的早期退变，进而导致过早发生膝关节外侧间室骨关节炎[2]。虽然这些致病因素被普遍认可，但截骨术的具体适应证和禁忌证尚缺乏共识。争议在于选择何种截骨方式及手术时机。一般来说，手术方式包括内侧闭合或外侧开口的股骨远端截骨术（distal femoral osteotomy，DFO），或内侧闭合或外侧开口的胫骨高位截骨术。本章概述了目前对截骨术的看法，重点关注适应证 / 禁忌证、术前规划、截骨选择和方法、外翻膝矫正的术后管理和相关并发症。

二、适应证和禁忌证

大量文献表明，患者的选择对于外翻膝截骨后获得良好的临床结果是至关重要的[2, 13]。在确认膝外翻力线不良及前文提到其他相关的病理因素，患者的年龄是截骨术中最有争议的指标。虽然一些学者建议截骨术只能在 55 岁以下的患者中进行[16]，但另一些学者则将其扩展到 60 岁[17]和 65 岁[2]以下的患者。然而，应当强调的是，选择患者时还应考虑其他因素，如活动水平、生活方式和一般健康情况。一般来说，理想的截骨术患者是一个年龄在 55 岁以下活跃的患者[8]。此外，退行性变或 OA 应局限于膝关节外侧间室[13]。髌股关节软骨受累是否为禁忌证仍然有争议。一些作者认为，开放

楔形的股骨远端内翻截骨（distal femoral varus osteotomy，DFVO）可能会降低 Q 角，进而降低髌股关节的应力[8]。另外有证据显示，外侧间室 OA 在合并髌股关节炎（patellofemoral joint osteoarthritis，PFJOA）时，不影响截骨术的疗效[18]。该研究仅有 26 例各个级别的 PFJOA 患者（Ⅰ级 9%，Ⅱ级 45.4%，Ⅲ级 36.3% 级，Ⅳ级 4.5%），因此该研究的说服力值得怀疑。相反的是，许多其他学者认为，PFJOA 是在膝外翻中选择截骨术的一个绝对[17]或相对[16, 19]禁忌证。鉴于 Zarrouk 等研究发现的 DFO 的潜在优势，中度 PFJOA 并不是 DFO 的绝对禁忌证[13]。

此外，对于类风湿关节炎（rheumatoid arthritis，RA）、严重膝关节不稳定或 > 20° 的僵硬性膝外翻畸形的患者[2, 13]，不建议进行截骨术。Puddu 认为对上述这些严重的膝关节外翻畸形进行矫正可导致韧带不稳定，如果同时伴有 > 1cm 的胫骨半脱位，则是绝对禁忌，不应进行截骨术。此外，有研究表明，尼古丁和骨质疏松与截骨术后的不良预后相关[13, 20]。

如果膝外翻畸形同时伴有 ACL 损伤，将在手术技术上面临挑战。将截骨术和 ACL 重建同时进行，可以一次性解决膝关节力线不良及不稳定的问题。对膝外翻同时进行截骨和 ACL 重建的研究很少，只有一些研究支持在膝内翻中进行这种联合手术[21, 22]，这些研究随访结果优良，满足了患者的日常活动和娱乐运动的需求，与单独的 HTO 相比，没有增加任何并发症。这一观点得到了 Dejour 等的赞成[23]。然而，需要强调的是，这一观点并非被所有学者认可，一些学者建议在 ACL 重建之前使用 HTO 纠正膝关节力线[24, 25]。在 8 例接受联合手术的患者中，Latterman 等发现其主要并发症发生率为 75%，其中 1/3 是 ACL 再撕裂。而在分期治疗的患者中，这些并发症的发生率较低[25]。

肥胖和外翻膝截骨术的关系是另一个有争

议的话题。虽然肥胖被广泛认为对手术结果有负面影响，但一些学者认为超重反而使患者选择行截骨术而不是关节置换[2]。然而，应该认识到的是，肥胖确实会增加术后并发症。最近的研究表明，BMI 大于 30kg/m² 与股骨远端楔形截骨预后较差相关[26, 27]。因此，建议在开始截骨矫正前，应尽可能将体重降低到接近正常水平。

三、评估

充分的影像学评估在任何截骨的术前计划中都是必不可少的，包括站立位的膝关节正位和侧位、髌骨切线位及 Rosenberg 位 X 线，其中 Rosenberg 位片对于膝外翻的评估非常重要的，因为膝外翻的病理状态多出现在屈膝时。通常，标准的站立位膝正位 X 线不能清晰显示外侧间室的病变（图 10-1），因为伸直位时股骨远端磨损很小。而膝关节屈曲 45° 的负重位片可以充分显示股骨后髁磨损，而便于观察外侧间室的 OA（图 10-2 和图 10-3）。计算机断层扫描并不常规使用；然而，通常需要磁共振成像来确定外侧间室的病变程度，并评估内侧间室的完整性及相关的韧带/软组织损伤，有助于特殊病例的术前规划。

在制订术前计划时，第一步是确定力线通过膝关节的位置。从股骨头中心到距骨顶中心画一条线作为下肢的机械轴。假设胫骨平台内侧边缘为 0%，外侧边缘为 100%，可以用力线横跨胫骨平台的百分比来评估，＞ 56% 可视为膝外翻[20]。一旦确认外翻畸形，就可以计算出矫正的角度。Oliveroetal 等[13] 提出了矫正角度的简明测算方法，即股骨机械轴（从股骨头的中心到胫骨平台的中心连线）和胫骨机械轴（从胫骨平台的中心到距骨圆顶的中心的连线）的夹角。矫正的确切角度，特别是在进行 DFVO 术中，仍然存在争议。一些研究认为，DFVO

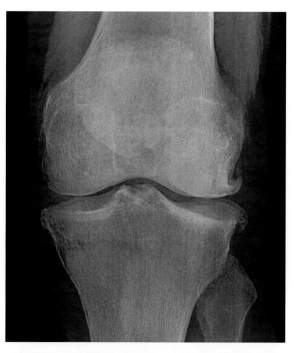

▲ 图 10-1 负重前后位 X 线，显示膝关节外侧间室的轻度退变，关节间隙基本保留

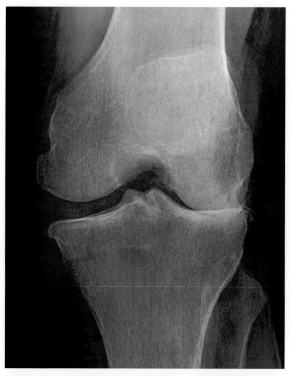

▲ 图 10-2 与图 10-1 为同一患者，负重位屈膝 45°，前后位 X 线，显示严重的膝关节后外侧骨关节炎

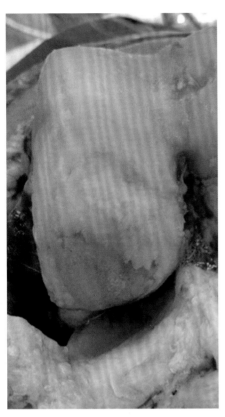

▲ 图 10-3　与图 10-1 和图 10-2 同一患者的术中发现，确认了单纯的膝关节后外侧间室的骨关节炎

的目标应该是将下肢的机械轴恢复到胫骨平台从内侧到外侧的 48%～50%[28]，但应避免过度矫正[2, 29]。然而，最近的生物力学研究表明，过度校正 5° 比矫正到中立位更能使外侧间室的接触压力和面积正常化[30]。然而，需要注意的是，这项尸体研究并没有记录过度矫正对内侧间室是否有明显影响。进一步的研究支持了过度矫正的观点，通过将机械轴恢复到胫骨平台的 40%～41%[20, 31]，显示出良好的临床结果。虽然 DFVO 被认为是矫正膝外翻的主要方法，但也可以通过胫骨截骨以纠正膝外翻。如果膝外翻 < 12° 或胫骨平台后倾 < 10°，胫骨近端截骨术被证明是有效的[26]。如果畸形超过了上述程度，HTO 可能导致术后逐渐出现膝关节向外侧半脱位[32]，股骨内髁与胫骨内侧平台发生明显移位[2]。因此，如果外翻畸形局限于胫骨（如外翻是由于半月板切除术或创伤造成的），

可以通过胫骨截骨进行矫正[33]。外翻膝的胫骨截骨术将在后文讨论。

四、手术选择

纠正膝关节外翻畸形有四种截骨术：股骨远端内侧闭合楔形截骨术（medial closing-wedge distal femoral osteotomy，MCWDFO）、股骨远端外侧开口楔形截骨术（lateral opening-wedge distal femoral osteotomy，LOWDFO）、胫骨高位内侧闭合楔形截骨术（medial closing-wedge high tibial osteotomy，MCWHTO）和胫骨高位外侧开口楔形截骨术（lateral opening-wedge high tibial osteotomy，LOWHTO）。

在评估膝关节外翻畸形最佳截骨术时，非常重要的是需要理解膝关节外翻畸形常见于膝关节屈曲位。

膝外翻的病因有两个主要原因。第一种是典型的先天性膝外翻导致下肢机械轴通过膝关节外侧。膝关节伸直位时过度的负荷，导致股骨远端关节软骨的丢失。另一个更常见的病因是继发于广泛的外侧半月板撕裂的创伤性关节炎。生物力学上，膝关节以内侧间室为轴进行活动，屈膝状态下内侧间室的平移受限，导致外侧间室由于外侧平台凸面的推挤而向后滚动。外侧半月板可以作为一个保险杆而控制外侧间室的滚动，并保护外侧胫骨平台的后方软骨。广泛的外侧半月板后部撕裂导致了半月板保险杆作用的丧失，引起后外侧间室的负荷显著增加，进而造成股骨外侧髁后面的关节软骨破坏（图 10-1）。因此，这些患者的站立位膝关节正位 X 线通常显示相对正常的关节间隙，而 Rosenberg 位（站立位屈膝 45° 正位）X 线则可以发现关节间隙明显变窄。

总而言之，先天性外翻膝与内翻膝相似，会导致同侧间室的关节病；不同的是，外侧半

月板切除术后导致的膝外翻是一种屈膝状态的关节病。

不同的关节软骨磨损模式需要不同的处理方式。股骨远端内翻截骨主要影响伸直间隙。膝关节置换术医生很清楚股骨远端截骨只影响伸直间隙，而屈曲间隙是由股骨后髁截骨决定的。因此，股骨远端内翻截骨术主要是改变伸直位下肢力线，因此最适合先天性膝外翻。相比之下，胫骨截骨会同时影响屈曲间隙和伸展间隙，因此更适合创伤后膝外翻。

（一）股骨远端截骨术

对于股骨远端截骨，一些作者提出，如果矫正需要达到10°～12°，则首选外侧开口楔形截骨；而如果超过12°，则选择内侧闭合楔形截骨[16]。然而，有学者认为手术偏好和技术经验在DFVO中的选择中更为重要[17, 20]。目前的文献并没有表明哪一种方式更具有优越性[13]。临床随访10年的MCWDFO结果良好，生存率高达89.9%[34]。然而其他报道显示，生存率从10年的64%下降到15年的45%[35, 36]。Chahla等的一篇综述文章也发现存在这一趋势：超过10年的随访中失败率明显更高[37]。事实上，Wylie等的综述论文表明，内侧闭合性楔形截骨术患者后期接受关节置换的再手术率更高；然而，这也可能是由于他们的随访时间比LOWDFO更长[7]。

LOWDFO临床随访具有良好的手术效果，5年生存率为74%～100%[18, 29, 38]。Zarrouk等采用三种独立的膝关节评分方法，也显示其出生存率得到了显著的改善[18]。虽然超过10年随访研究数据有限，但Ekeland等报道了24例开放的楔形DFVO截骨存活率为74%[39]。股骨远端V形截骨术后11年的改良膝关节协会评分（Knee Society Rating System，KSS）中，患者自我报告的结果优良[40]。综上所述，除非有更

长期的临床随访数据，要证明哪种手术方式更好本身就是有问题的，因为手术方式的选择在很大程度上取决于术者的偏好。

LOWDFO要考虑的另外一个因素是截骨后的骨间隙的填充。Puddu建议，任何大于7.5mm的间隙都需要植骨（自体骨、同种异体骨或人工骨），小于7.5mm的间隙可以不用植骨[2]。与同种异体移植骨材料和混合植骨材料的不愈合率相比（分别为4.6%和4.5%）[41]，使用自体骨移植时，不愈合率明显降低（2.6%）。人工骨或同种异体植骨材料可以满足特殊骨间隙中对大量植骨材料的需求[8]，而避免了取材部位的病变。

另外一个有关DFVO有趣的问题是内固定方法的选择。通常认为坚强的内固定会产生良好的结果[42]。坚强内固定主要包括一个可以塑行的角钢板或者锁定加压板。Puddu设计的配合相关技术的锁定钢板可以作为一个张力带结构进行固定[2]，与标准的内侧钢板相比具有明显的力学优势[8]，术后7年结果良好，并且降低了钢板不耐受的风险[2, 8, 38]。使用如TomoFix®（Synthes）的锁定加压钢板也发现了类似的预后和力学优势[43, 44]，然而，也有发现使用该钢板时有延迟愈合和较高比例的钢板不耐受（86%）[45]。

角钢板的应用也有文献报道。其在小儿患者中的应用显示出良好的愈合率，并为脑瘫患者提供良好的稳定性[46]。最近，将在成人中使用角钢板与既往有关锁定加压板的报道进行了比较。Kazemi等将20例锁定加压板固定与使用角钢板固定的DFO进行了比较，发现使用角钢板的外翻角和股骨远端机械角均有所改善。此外，9个月时的骨不愈合率为0%，而锁定钢板组为20%。虽然这在统计上没有发现明显差异，但趋势是明确的，建议进一步研究。此外，生物力学测试表明，角钢板更牢固、更稳定；

然而，这是否有任何临床意义，仍然需要进一步的验证[47]。

（二）胫骨近端截骨术

HTO 是一种相对常见的治疗膝内翻的手术方法。然而，大多数的膝外翻矫形采用股骨远端截骨，应用胫骨近端截骨矫正并不常见[7, 40, 48]。当外翻矫正角度较小时，如前后位矫形＜ 12°，矢状面矫形＜ 10°，可以进行 MCWHTO 或 LOWHTO[49]，但是这类截骨在如果需要矫正的程度过大时应该避免，会导致胫骨外侧半脱位和前后不稳定[2, 26, 50]。HTO 的优点是可以同时进行伸膝和屈膝的减压。相比之下，DFO 只在伸膝位对关节进行减压[51]。即使遵守相关限制条件，也会产生不同的结果。中期随访（4.3 年）中的失败率高达 52%[52]，而其他研究证实 DFO 在膝关节运动学与动力学方面显示出良好结果[53]。最近一项针对 MCWHTO 的研究显示，短期内患者报告结果中的功能、疼痛和生活质量方面有明显改善[54]，强调了术前和术后工具测量膝关节内侧副韧带（medial collateral ligament，MCL）松弛度的重要性。Coventry 曾提到胫骨近端截骨术中内侧楔形骨块去除后，造成松弛的 MCL 浅层，应该在手术中进行紧缩[26, 55]。最近一项针对 100 多位内侧松弛患者的回顾性研究表明，MCL 紧缩术应该有选择性地进行。MCWHTO 术后 4.5 年的随访生存率达 80%，在患者满意度方面也有良好的表现[56]。但是，25% 的患者出现了不稳定，这与不良结果显著相关。因此，术中如发现 MCL 松弛度增加，进行韧带紧缩可改善患者的预后。因此，建议在 MCWHTO 时，术中应检测 MCL 的松弛度，但是只要术中截骨时注意不要剥离 MCL 深层的胫骨止点，就不需要进行内侧韧带的加强术。对膝关节内翻进行内侧开口楔形截骨的大量经验表明，如

果 MCL 深层保持完整，MCL 浅层的剥离并不会导致膝关节内侧松弛。

LOWHTO 是治疗外翻膝的另一种选择。除了入路更方便外，也可以通过外侧韧带结构的紧张来纠正不稳定，而不影响膝关节的内侧稳定性。与 MCWHTO 不同，内侧结构没有减弱，因此并没有膝关节不稳定的报道[50]。在一项大多数是创伤后患者的研究中，没有骨关节炎进展的表现，结果优良率 88%，不愈合率为 0[50]。该研究具有与其他研究类似的 9% 的一过性腓神经麻痹的发生率[57, 58]，均于腓骨干中段水平进行了截断。更近期的研究也发现了类似的结果，患者报告结果、影像学及步态改善的维持有显著改善[33]。4.3 年的存活率为 91%，与膝内翻的 HTO 结果相当。值得注意的是，该队列中的所有患者都有一个正常的股骨远端机械轴外侧角，即膝外翻是由胫骨畸形造成的，并且在小角度的矫正中未进行腓骨截骨。术后均无腓神经麻痹。因此，当畸形在 Coventry 建议的参数范围内，并且畸形定位于胫骨时，LOWHTO 是一种有效的治疗选择。

我们认为，胫骨截骨术适用于创伤后继发的关节软骨磨损。因胫骨因素导致伸膝位膝内翻角度不应超过 10°。在下肢全长位片上测量冠状位胫骨角。包括冠状面胫骨角在内的矫正角度不应超过 10°。这种矫正不需要进行腓骨截骨（图 10-4）。

五、手术技术

本节将对膝外翻矫形的手术技术进行简要描述。除了这些手术技术外，截骨术前进行膝关节镜检查被广泛接受[2, 13, 33, 49]，以彻底检查膝关节的各个部分，确保没有内侧间室或髌股关节的退变，同时进行关节内相关治疗[47]。此外，无论截骨类型如何，患者都采用仰卧位，

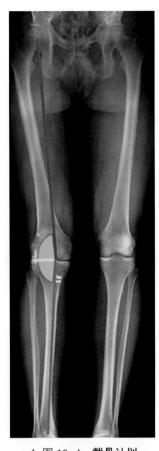

▲ 图 10-4 截骨计划

红线和蓝线分别代表着股骨和胫骨的机械轴，黄线代表冠状面的胫骨角，绿色代表股骨机械轴与胫骨机械轴的夹角，通过这个可以计算出需要矫正的角度

以便于术中 X 线透视。建议暴露整个下肢，包括髂骨，以便在术中评估下肢机械轴[16]，并在需要自体骨移植时方便取材。使用泡沫楔形垫来抬高患肢也有助于术中成像。

（一）MCWDFO

膝关节内侧做切口，自内上髁远端 2cm 或股收肌管近端，沿股骨前内侧皮质向近端延伸约 15cm。切开股内侧肌，并向前向外牵开，切开骨膜进入股骨干。一旦显露完成，可在 C 臂机引导下，平行于关节面打入第一根克氏针[17]，以引导第一刀截骨。截骨时可以使用 Hohmann 拉钩等合适的拉钩保护后方的结构。当截骨进行到距离股骨外侧皮质 1cm 或胫骨直

径的 1/3 时，要维持前后截骨的深度以保持股骨外侧皮质的完整性[2, 13]。第二刀截骨使用相同的技术，然后根据所需的矫正角度，在近端进行截骨。使用 90° 的角钢板或锁定加压钢板进行固定。如 McDermott 等[59] 所述，为了实现 0° 胫股角，角钢板的插片需平行于关节线放置，钢板平行于股骨内侧皮质。如果使用锁定加压板进行固定，可以采用 Healyetal 等所开发的技术，利用克氏针在股骨远端引导截骨[60]，或使用 Learmonth 描述的技术，用专门的导向器固定在胫骨前方来检查力线[61]。

（二）LOWDFO

从股骨外上髁开始，沿股骨干走行向近端延伸，做一个 12～15cm 的皮肤切口。识别并切开髂胫束后可以看到股外侧肌，将其从肌间隔剥离。游离并识别股深动脉的所有分支后结扎。如果需要进行关节内操作，如股骨外侧髁软骨修复手术，可以通过将该入路向远端沿髌旁延伸来显露关节[16]。

截骨时，在股骨远端后方放置钝性拉钩，以保护后方的神经血管等相关结构。膝关节取伸直位，在术中透视引导下，在外上髁近端 2～3 指宽处，瞄准内上髁倾斜约 20° 钻入克氏针[2]。在预期截骨平面上方和下方的皮质上做标记，以帮助评估股骨的任何旋转[16]。沿着克氏针进行截骨直至距离内侧皮质 10mm 时停止，以保持内侧皮质的完整性。截骨可以使用摆锯或骨凿来进行，并反复在透视下检查确认截骨方向。一些学者建议在截骨时屈曲膝关节，以减少膝后方神经血管等结构的张力，有助于减少医源性损伤[16]。在 X 线监视下，使用多把骨凿或精细撑开器，以内侧皮质为铰链打开截骨面。如果需要大的矫正角度，可以在内侧皮质铰链处钻孔，以获得有控制的更大程度的撑开[16]。固定可以选择 Puddut T 形钢板，它的优

势是包含与楔形开口相同大小的"垫片"，也可以使用锁定加压钢板并进行植骨[16, 20, 45]。任何大于 7.5mm 的骨间隙都建议进行植骨[2]，虽然自体骨植骨仍然是金标准，但供区的病损问题使得骨替代品的使用受到鼓励[13]。

（三）MCWHTO

在膝关节前内侧取切口，识别鹅足并进行部分游离。分离 MCL 的浅层，并显露胫骨近端干骺端。辨别并保护髌韧带胫骨结节处止点。透视下确定截骨部位。从胫骨结节上方的内侧到外侧、远端到近端，瞄准腓骨小头，钻入克氏针[2]。第二根克氏针可以根据需要矫正的角度在近端钻入。开始截骨时使用摆锯，可以全程使用摆锯，也可以在快到外侧皮质时改用骨刀进行截骨。使用钝性拉钩保护膝后方神经血管等结构。理想情况下，保留胫骨外侧皮质 10mm 左右作为铰链结构，确保截骨的稳定性[49]。最后检查膝关节的力线，确保肢体的机械轴通过膝盖的中点。过去通常使用骑缝钉进行固定[2]；然而，目前更多采用是胫骨内侧锁定钢板固定[49]。

此外，一些医生提倡进行双平面截骨[56, 62]。截骨基本操作与单平面类似，只是进行两次截骨用来创建一个双平面。横向截骨仅穿过胫骨的后 2/3，前 1/3 保持完整，以便在冠状面进行向上截骨（图 10-5）。前方截骨术应是完全截断的，包括对侧的皮层。后面的截骨步骤如前所述。

患者专用内固定器（patient-specific instrumentation, PSI）也可用于截骨手术。如前所述，胫骨后倾（posterior tibial slope, PTS）的处理对于维持膝关节的生物力学非常重要[64, 65]。为了维持胫骨后倾，前开口大小等于内侧开口的 67%[66]。显然，这种评估操作在手术过程中是复杂和具有挑战性的，PSI 可能是在手术中处

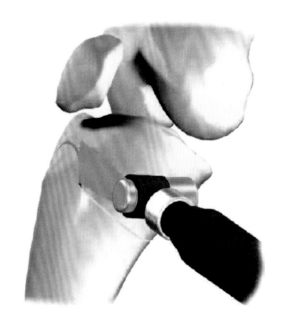

▲ 图 10-5 胫骨双平面截骨示意图[63]

理矢状面和冠状面矫正的有用辅助手段[67, 68]。最近的几项小样本队列研究表明，其在截骨术中具有良好的准确性和可靠性[67-69]，特别是当需要多平面截骨矫正时。此外，PSI 可用于 DFO 手术，如 Activemotion DFO PSI®[70]。在这种情况下，PSI 有助于确定最佳的截骨位置和最优的钢板放置位置，减少不必要的传统截骨时的矢状面调整[71]。然而，应该认识到的是，PSI 需要进行术前 CT 扫描，从而增加了成本和患者的辐射暴露。但同时 Menetrey 等也表明，PSI 的使用可以减少手术时间和术中透视时间[72]。是否在截骨术中使用 PSI 取决于外科医生的偏好和经验，并认可其在多平面矫正中的应用。

（四）LOWHTO

在胫骨结节的外侧做一个 6～8cm 的前外侧纵向切口，从 Gerdy 的结节向远端延伸。全层切开皮瓣，沿皮肤切口方向切开筋膜。剥离前方肌群向后拉开。识别髌韧带及后方软组织，

使用钝性拉钩予以保护。在透视引导下，在距离胫骨关节面远端 2cm 和胫骨结节的近端钻入克氏针。先用摆锯进行截骨，可全程使用摆锯，也可以根据术者偏好在快结束时使用骨刀。在距离内侧皮质 10mm 处停止截骨，保留内侧皮质的完整，将其作为一个铰链。同样，如果需要更大角度的矫正，内侧皮质可以使用钻头打孔。插入多把骨刀或使用撑开器，以实现所需的矫正角度。一旦透视下确认矫正角度后，可根据术者偏好选择植骨材料进行植骨，并采用锁定加压钢板进行固定[33, 50]。LOWHTO 在技术上比 MCWHTO 更困难，因为需要牵开的前方肌肉组织、腓骨的遮挡，以及小于胫骨内侧的且胫骨外侧皮质面积。

六、术后护理

截骨术后的处理是多样的，高度依赖于外科医生的选择。一般可以分为开口楔形截骨术和闭合楔形截骨术两种术后康复方式。闭合性楔形截骨术后，无论采用何种固定方法，都需要固定在一个不限制关节活动度（range of movement，ROM）的功能支具中。大多数研究建议，根据 X 线复查骨痂的形成情况，术后 6～8 周内限制负重[17, 35, 36, 49, 59]，之后可以进行部分负重，3 个月后建议全负重。然而，最近有研究表明，减少这些时间并不影响临床结果。Forkel 等术后立即开始部分负重，并且不限制膝关节的活动范围[31]。而 Tirico 等术后 2 周允许即可脚趾负重（toe-touch weight bearing，TTWB），然后进行 4 周的部分负重[17]，并无不良结果。因此，在术后最初 6 周部分限制负重是可行的。

股骨或胫骨的开口楔形截骨的术后康复依然存在争议。与闭合楔形截骨术一样，一些学者建议在最初 4～6 周使用功能性 ROM 支具；

然而，在过去的 20 年里，我们都没有使用支具。我们认为，截骨术的充分稳定性是通过内固定来实现的。支架佩戴起来很麻烦，可能会影响膝关节屈曲和股四头肌力量的恢复。在此期间，建议患者 4～6 周内不要负重[38, 40, 48]，之后开始部分负重。最近的研究再次表明减少限制负重的时间并不影响结果[29, 39]，允许术后立即进行脚趾负重，并在 6 周时达到部分负重或全部负重。Brinkman 等进一步表明，如果可以耐受，术后即刻进行全部负重，也没有不良影响，可以获得与限制负重者相同的结果[73]。Collins 等采用 2 周内脚趾负重，然后立即全部负重，也取得了良好结果[33]。两项研究都使用了 TomoFix®（Synthes）作为内固定材料，并没有就不同的内固定材料进行比较。考虑到新内固定材料的术后优势，关于术后康复的最终方案仍由医生决定。

七、并发症

本节不讨论一般手术并发症，我们将讨论股骨远端截骨和胫骨近端截骨的特殊并发症。

与股骨远端截骨相关的最严重的并发症是腘窝神经血管束的损伤。值得庆幸的是，正确的放置拉钩，该损伤的风险是很低的[2]。Kim 等在新鲜冷冻尸体标本的研究中发现，屈膝 90° 时神经血管束会远离胫骨[74]；因此，大多数医生建议在屈膝状态下进行截骨，并使用后方的钝性拉钩[2, 16, 20]。

术中骨折也是常见的并发症[13, 19, 39]，常见的原因包括未截断后方或前方皮质，内侧骨皮质铰链太少或导针离关节线太近[2]。这会导致截骨平面不受控制的延伸，进而造成通过关节面或内侧皮质的术中骨折。这可以在开始截骨前，通过将克氏针的放置在足够的远端，预留大小合适的内侧骨皮质铰链来预防。如果内侧铰链的完整性丧失，可以在内侧使用螺钉或骑缝钉进行固定[13]。

有关截骨术后不愈合率的报道不尽相同，为 25%～50% 不等[42, 45]。Jacobi 等报道开口楔形 DFO 术后 6 个月随访不愈合率最高，达到 50%，导致他们改用了闭合楔形截骨技术[45]。然而，最近的文献表明，这一趋势正在下降。Forkel 等[31] 报道了延迟或不愈合的再手术率仅为 5%，而 Ekeland 等[39] 发现 3 个月时愈合率为 75%，6 个月时愈合率则达到 100%。造成这一显著改善的因素尚不清楚。有关楔形闭合 DFO 术后不愈合的疑虑较少，大多数报道的不愈合率较低[29, 31, 39]。

内固定刺激，特别是在楔形开口 DFO 截骨术后，是一种相对常见的并发症，高达 76% 的患者需要移除内固定材料[29]。内固定材料的类型与是否移除有关。Puddu 板的取除率几乎是锁定加压钢板的一半[39]。如 TomoFix 板，尽管它比 Puddu 板更大、更稳定，但它增加了软组织刺激而更可能需要取出去。综合考虑到弹性模量的不匹配及内固定取出后牛津膝关节评分（Oxford Knee Score，OKS）的改善[75]，我们选择常规移除内固定材料。

深静脉血栓形成的风险已被发现与膝关节置换术的相似[8]，术后 3～4 天风险最高，发生率为 0%～10.8%[76]。因此，建议常规进行深静脉血栓预防治疗。

HTO 与 DFVO 有类似的并发症，如术中骨折风险及其与正确放置导针的相关性。因此，建议与 DFO 一样，在截骨前正确地钻入导针。此外，深静脉血栓的风险与初次关节置换术相似，也要进行常规的预防治疗。另外，对膝外翻中进行 HTO 的常见的批评是造成了关节线的倾斜。如前所述，如果膝外翻角大于 12° 或胫骨后倾超过 10°，建议进行股骨远端截骨[26, 60]。Shoji 和 Insall 的研究确实已经证实，如果截骨

术后胫骨后倾超过 15°，就会发生股骨相对胫骨的内侧半脱位[32]。因此，为了避免此类并发症，建议胫骨截骨术仅用于小角度的矫正[2, 51]或外翻畸形局限于胫骨[33]。

MCWHTO 特有的并发症是由于内翻副韧带浅层损伤造成的膝关节内侧松弛。然而，可以通过如前所述的保留 MCL 深层的完整性来避免这种风险。LOWHTO 不存在这种并发症，因为膝关节外侧韧带结构完整，而且内侧结构没有削弱[50]。然而，LOWHTO 可能导致髌骨轻度向远端移位。另外，由于 MCWHTO 增加了截骨面的稳定性和骨面之间的加压，术后截骨面不愈合率比 LOWHTO 低[76]。当然，如果在胫骨结节远端进行截骨术，由于干骺端以下的骨愈合率较低，会增加截骨术后的不愈合率[77]。

LOWHTO 最常见的并发症是短暂性腓总神经麻痹[42, 50, 57]。在 Marti 等的研究中，尽管进行了腓骨干中段截骨术以减少这种风险，仍然有 9% 的患者术后出现了短暂的腓神经麻痹。然而，最近有学者建议，对于膝外翻小角度的矫正，胫骨近端截骨并不需要常规进行腓骨的截骨[33]，而是建议进行上胫腓关节切开术，以避免腓总神经探查、切断腓骨和潜在的医源性神经损伤。这项回顾性研究未发现腓总神经损伤。

最后，感染也是截骨术中常见的并发症。关于胫骨截骨手术，系统回顾表明，在所有 HTO 中，浅表感染发生率为 1%～9%，而深部组织感染率为 0.5%～4.7%[78]。而无论是开放还是闭合的 HTO，其浅表感染与深部感染发生率无明显区别[79]。关于内固定材料的类型，Anagnostakos 等的 Meta 分析发现，不同内固定材料之间其感染率之间没有统计学差异[80]；然而，外固定支架的使用显著增加了感染率，很可能是存在钉道感染的原因[78, 81]。

同样，在 DFO 中使用外固定支架会增加感染率[80]。虽然关于 DFO 术后感染的研究不多，

但有限的文献表明，其感染率约为 1%[29]，并且在开放性或闭合性 DFO 中没有区别[19]。

八、结论

胫骨和股骨截骨术在矫正膝关节成角畸形的应用中已超过 1 个世纪[33]。但随着全膝置换与单髁置换的发展，截骨术已经不再流行[82-84]。在过去的 10 年中，全膝关节置换术的成功建立在假体生存率的提高上[85]。《柳叶刀》杂志最近的一篇论文从汇总登记数据中观察了近 30 万例全膝关节置换，结果显示 25 年生存率为 82.3%[86]；然而，这个依赖于所有国家的联合登记显示，55 岁以下患者的失败率要高得多[86, 87, 88]。澳大利亚注册中心的数据显示，单髁置换随访 18 年的失败率为 27%[89]。因此，全膝关节置换术的高生存率，加上单髁置换术的增加[90]，很可能解释了截骨术数量减少的原因[90]。再者，由于膝外翻畸形发病率明显不如膝内翻高，因此对于膝外翻矫形的手术及其相关研究也较少[7]。尽管如此，人们普遍认为，患者的选择对于实现良好的临床结果至关重要[2, 13]。结合目前的文献，理想的外翻膝截骨患者是一个 55 岁以下活跃、健康的患者[2, 8, 16, 17]。同时所有关节退变或骨关节炎的改变都应局限在膝关节外侧间室[13]。髌股关节炎是否为截骨术的禁忌证还存在争议。虽然有学者认为髌骨关节炎是在截骨术治疗膝外翻的绝对[17]或相对禁忌证[16, 19]，但是在合并髌股关节和外侧间室关节炎患者中，采用截骨术也取得了良好的结果[18]。因此，PFJ 的严重 OA 可能是截骨术治疗膝外翻的禁忌证，但轻度至中度可能不是[13]。其他的禁忌证还包括尼古丁的使用、骨质疏松症和肥胖症，均与不良预后相关[13, 20, 27, 55]。膝关节明显不稳定合并胫骨半脱位 > 1cm，同时伴有严重的外翻畸形（> 20°），

则被认为是绝对禁忌证[2, 13]。

膝外翻伴 ACL 损伤的研究数据较少，而在膝内翻中是一个特殊而充满挑战的问题。通过同时进行截骨和 ACL 重建，可以一次性解决膝内翻对位不良及不稳定的问题[21, 22]，显示了良好的结果，同时也没有增加并发症；然而，由于 ACL 再断裂率高（75%）[25]，有的学者建议在 ACL 重建之前使用 HTO 进行力线的矫正[24, 25]。这些膝内翻的相关经验是否可以应用到膝外翻合并 ACL 损伤的病例中还有待观察。采用联合手术还是分期手术，由医生和患者共同决定。

对截骨术患者的评估应包括下肢站立位全长正位、侧位，髌骨切线位、Rosenberg 位 X 线[8]，并通过 MRI 来评估内侧间室的状况。在确定膝外翻畸形后，应按照 Olivero 等[13]的描述制订手术计划。如果原发性外翻畸形为 > 12°，畸形位于股骨侧，或显示胫骨平台后倾坡为 > 10°，则推荐采用 DFO[2, 13]。如果外翻畸形为 < 12° 或胫骨平台后倾为 < 10°[26]，畸形位于胫骨，则应考虑 HTO[33]。

截骨的手术方式包括 LOWDFO、MCWDFO、MCWHTO 和 LOWHTO。建议在开始截骨手术之前常规进行膝关节镜检查[2, 47]。

对于 DFO 来说，目前的文献并没有表明 MCWDFO 优于 LOWDFO[13]。MCWDFO 的 10 年生存率 89.9%[34]，15 年生存率下降至 45%[36]。尽管报道的愈合率较高[29, 31, 39]，但 MCWDFO 患者后期转为关节置换的再手术率较高；然而，这很可能是由于他们与 LOWDFO 相比随访时间更长[7]。LOWHTO 也显示出良好的结果，5 年生存率为 74%～100%[18, 29, 38]，10 年生存率为 74%[39]。它的优势是操作快速简单，而 MCWDFO 非常依赖于医生的操作，在技术上充满挑战性，需要进行精确的术前计划，并进行准确的截骨[19]。建议在 > 7.5mm 间隙植

骨[2]，自体骨植骨不愈合率最低[41]。然而，人工骨可以大量使用以填充特殊的截骨间隙[8]，而避免了供体部位损伤。正如预期的那样，在 LOWDFO 患者中更经常需要植骨[19]。因此，手术方式的选择在很大程度上取决于术者的偏好，直到有更长的随访数据[7, 13, 37]。

关于内固定，人们认为坚强内固定是手术效果良好的关键[42]。使用如骑缝钉等非坚强内固定的并发症发生率高达 70%[91]。锁定加压钢板，无论哪种类型，都显示了良好的患者预后和机械力学优势[2, 8, 38, 43, 44]。这可能是由于和 HTO 相比，股骨截骨需要更稳定更贴合的钢板[19]。然而，在 LOWDFO（86%）和 MCWDFO（70%）[19] 中，钢板不耐受是很常见的并发症，通常建议截骨愈合后，拆除内固定[45]。另一种坚强内固定材料是角钢板。最近的 MCWDFO 研究表明，与锁定加压钢板相比，角钢板可以明显改善外翻角和机械轴股骨远端外侧角，9 个月时不愈合率更低（分别为角钢板 0% 和锁定加压板 20%）。虽然这在统计学上没有发现显著意义（由于样本量小），但趋势是明确的，建议进一步的研究。此外，生物力学测试表明，角钢板的插片越坚强，固定越稳定；然而，这是否有任何临床意义，还需要进一步研究[47]。未来的研究应针对哪种形式的坚强内固定材料提供更好的长期结果。

截骨术并发症将在稍后总结。然而，对于 DFO 来说，其特有的并发症是腘神经血管束损伤。据文献报道，其风险可低至 0.01%[2, 92]；虽然风险低，但一旦发生该类风险，其病损率与致残率是极高的。膝关节屈曲时，神经血管束会远离胫骨[74]；因此，建议在屈曲位进行股骨远端截骨，并使用钝性拉钩放在膝关节后方，以保护后方的血管神经束[2, 16, 20]。

胫骨近端截骨术矫正膝外翻畸形是不常见的，大多膝外翻畸形选择股骨远端截骨[7, 40, 48]。当需要小的外翻矫正，前后位上小于等于 12°，冠状面外翻小于等于 10° 时，可以进行 MCWHTO 或 LOWHTO[49]。不考虑这些参数的手术应避免使用[2, 26, 50]。HTO 对膝外翻矫形的优点是，在伸膝和屈膝时均有降低关节负荷的作用，而 DFO 只能降低伸膝时的关节负荷[51]。

尽管 MCWHTO 随访 10 年的优良率高达 72%[51]，但中期随访（4.3 年）时，失败率为 52%，9.4 年时，失败率增加到 77%[26, 52]。最近的研究更支持 Coventry 的研究结果，显示患者报告结果有短期改善，如功能、疼痛和生活质量[54]。这项研究还强调了 MCL 的松弛。最近一项针对 100 多名 MCWHTO 内侧松弛患者的回顾性研究认为，当术中发现 MCL 松弛时，只需要有选择性地进行 MCL 紧缩[56]。

相比之下，LOWHTO 的手术显露简单，不稳定可以通过外侧韧带结构的紧张得到纠正，而不影响膝关节的内侧稳定[50]。高达 88% 的优良率，不愈合率为 0%[50]。虽然有文献报道短暂性腓神经麻痹[50, 57, 58]，但如果不进行腓骨截骨术，这一比率可以显著降低[33]，并可以维持患者报告预后，以及影像学和步态的改善。因此，当畸形在 Coventry[26] 建议的参数范围内，并且畸形定位于胫骨[50] 时，LOWHTO 是一种有效的治疗选择。该研究表明，对于较大的畸形，应考虑腓骨截骨，并考虑到常见的短暂性腓骨神经损伤的风险。因此，每种胫骨截骨术都有自己的优缺点。选择哪种手术取决于医生的偏好、经验及对相关风险和并发症的考虑。

这里我们不讨论一般的手术并发症，大部分的并发症都是胫骨和股骨截骨术特有的。术中骨折[13, 19, 39] 可以通过截骨引导针的准确放置和预留大小合适的铰链骨，防止截骨面不受控制的延伸。内固定材料不耐受是常见的，建议及时去除。深静脉血栓形成的风险与膝关节置换术相似[8]，术后 3～4 天内发生率最高[76]。因此，建议采用类似于膝关节置换术的血栓预防方案。

术后康复是多样的，高度依赖于手术医生的选择。对于闭合楔形截骨术，无论采用何种固定方法，研究表明，根据 X 线上骨痂组织的形成，学者建议在 6～8 周内限制负重（PWB 或 TTWB）；然而，也有很多医生建议，在这段时间内避免负重[17, 35, 36, 49, 59]。大多数人同意，在这段时间内，膝盖应该固定在不限制膝关节活动度的功能支具中；然而，自从采用了锁定钢板后，我们没有发现弃用支具而出现并发症。因此，根据术者手术偏好，可以引入全负重或部分负重。关于开口楔形截骨术，在术后 4～6 周使用功能性 ROM 支具。这一时期的负重状况依然存在争议。早先的研究建议 4～6 周内不负重[38, 40, 48]，最近的研究表明，术后立即趾尖负重甚至全负重均无不良结果[29, 33, 39, 73]。后两项研究都使用了 TomoFix®（Synthes）作为内固定，其他类型的内固定的负重时间需要进一步研究。通过使用内固定，术后患者负重能力得到提高，并且不会产生负面影响，并提高患者的接受度。

因此，如果选择合适的患者，截骨术仍然是矫正膝外翻的一个良好选择。虽然手术技术之间没有明显的优势，但胫骨和股骨截骨术之间的选择应该根据外侧间室 OA 的病因学进行分析。我们认为，对于继发于外侧半月板丢失的外侧间室后方而非远端的 OA，可以采用胫骨截骨术，而不能选择股骨远端截骨。另一个重要的因素是，取决于需要矫正的角度。如果矫正角度结合胫骨机械轴大于 10°，则胫骨机械轴的增加会导致关节半脱位的风险。因此，如果联合矫正角大于 10° 或患者有先天性膝外翻伴远端软骨丢失，建议采用 DFVO。

参考文献

[1] Sharma L, et al. The role of knee alignment in disease progression and functional decline in knee osteoarthritis. JAMA. 2001;286(2):188–95.

[2] Puddu G, et al. Which osteotomy for a valgus knee? Int Orthop. 2010;34(2):239–47.

[3] Scott CE, et al. Predicting dissatisfaction following total knee replacement: a prospective study of 1217 patients. J Bone Joint Surg Br. 2010;92(9):1253–8.

[4] Scott CE, et al. Predicting dissatisfaction following total knee arthroplasty in patients under 55 years of age. Bone Joint J. 2016;98–b(12):1625–34.

[5] Noble PC, et al. Does total knee replacement restore normal knee function? Clin Orthop Relat Res. 2005;431:157–65.

[6] Association, N.Z.O. The New Zealand Joint Registry. 2019.

[7] Wylie JD, et al. Distal femoral osteotomy for the valgus knee: medial closing wedge versus lateral opening wedge: a systematic review. Arthroscopy. 2016;32(10):2141–7.

[8] Rosso F, Margheritini F. Distal femoral osteotomy. Curr Rev Musculoskelet Med. 2014;7(4):302–11.

[9] Felson DT, et al. Valgus malalignment is a risk factor for lateral knee osteoarthritis incidence and progression: findings from the multicenter osteoarthritis study and the osteoarthritis initiative. Arthritis Rheum. 2013;65(2):355–62.

[10] Duivenvoorden T, et al. Comparison of closing-wedge and opening-wedge high tibial osteotomy for medial compartment osteoarthritis of the knee: a randomized controlled trial with a six-year follow-up. J Bone Joint Surg Am. 2014;96(17):1425–32.

[11] Lu J, et al. Clinical outcomes of closing- and opening-wedge high tibial osteotomy for treatment of anteromedial unicompartmental knee osteoarthritis. J Knee Surg. 2019;32(8):758–63.

[12] Bonasia DE, et al. Medial opening wedge high tibial osteotomy for medial compartment overload/arthritis in the varus knee: prognostic factors. Am J Sports Med. 2014;42(3):690–8.

[13] Olivero M, et al. Femoral osteotomies for the valgus knee. Ann Joint. 2017;2(6)

[14] Ozcan C, et al. Prospective comparative study of two methods for fixation after distal femur corrective osteotomy for valgus deformity; retrograde intramedullary nailing versus less invasive stabilization system plating. Int Orthop. 2016;40(10):2121–6.

[15] Youm Y-S, et al. Bilateral hypoplasia of the medial and lateral menisci. Knee Surg Relat Res. 2017;29(2):150–2.

[16] O'Malley MP, et al. Distal femoral osteotomy: lateral opening wedge technique. Arthrosc Tech. 2016;5(4):e725–30.

[17] Tírico LEP, et al. Medial closing-wedge distal femoral osteotomy: fixation with proximal tibial locking plate. Arthrosc Tech. 2015;4(6):e687–95.

[18] Zarrouk A, et al. Distal femoral varus osteotomy outcome: is associated femoropatellar osteoarthritis consequential? Orthop Traumatol Surg Res. 2010;96(6):632–6.

[19] Kim YC, et al. Distal femoral varus osteotomy for valgus arthritis of the knees: systematic review of open versus closed wedge osteotomy. Knee Surg Relat Res. 2018;30(1):3–16.

[20] Mitchell JJ, et al. Varus-producing lateral distal femoral opening-wedge osteotomy. Arthrosc Tech. 2016;5(4):e799–807.

[21] Bonasia DE, et al. Opening wedge high tibial osteotomy and anterior cruciate ligament reconstruction or revision. Arthrosc Tech. 2017;6(5):e1735–41.

[22] Willey M, et al. Complications associated with realignment

osteotomy of the knee performed simultaneously with additional reconstructive procedures. Iowa Orthop J. 2010;30:55–60.

[23] Dejour H, et al. Anterior cruciate reconstruction combined with valgus tibial osteotomy. Clin Orthop Relat Res. 1994;299:220–8.

[24] Herman BV, Giffin JR. High tibial osteotomy in the ACL-deficient knee with medial compartment osteoarthritis. J Orthop Traumatol. 2016;17(3):277–85.

[25] Lattermann C, Jakob RP. High tibial osteotomy alone or combined with ligament reconstruction in anterior cruciate ligament-deficient knees. Knee Surg Sports Traumatol Arthrosc. 1996;4(1):32–8.

[26] Coventry MB. Proximal tibial varus osteotomy for osteoarthritis of the lateral compartment of the knee. J Bone Joint Surg Am. 1987;69(1):32–8.

[27] Floerkemeier S, et al. Does obesity and nicotine abuse influence the outcome and complication rate after open-wedge high tibial osteotomy? A retrospective evaluation of five hundred and thirty-three patients. Int Orthop. 2014;38(1):55–60.

[28] Dugdale TW, Noyes FR, Styer D. Preoperative planning for high tibial osteotomy. The effect of lateral tibiofemoral separation and tibiofemoral length. Clin Orthop Relat Res. 1992;274:248–64.

[29] Saithna A, et al. Opening wedge distal femoral varus osteotomy for lateral compartment osteoarthritis in the valgus knee. Knee. 2014;21(1):172–5.

[30] Quirno M, et al. Distal femoral varus osteotomy for unloading valgus knee malalignment: a biomechanical analysis. Knee Surg Sports Traumatol Arthrosc. 2017;25(3):863–8.

[31] Forkel P, et al. Midterm results following medial closed wedge distal femoral osteotomy stabilized with a locking internal fixation device. Knee Surg Sports Traumatol Arthrosc. 2015;23(7):2061–7.

[32] Shoji H, Insall J. High tibial osteotomy for osteoarthritis of the knee with valgus deformity. JBJS. 1973;55(5):963–73.

[33] Collins B, et al. A case series of lateral opening wedge high tibial osteotomy for valgus malalignment. Knee Surg Sports Traumatol Arthrosc. 2013;21(1):152–60.

[34] Sternheim A, Garbedian S, Backstein D. Distal femoral varus osteotomy: unloading the lateral compartment: long-term follow-up of 45 medial closing wedge osteotomies. Orthopedics. 2011;34(9):e488–90.

[35] Finkelstein JA, Gross AE, Davis A. Varus osteotomy of the distal part of the femur. A survivorship analysis. J Bone Joint Surg Am. 1996;78(9):1348–52.

[36] Backstein D, et al. Long-term follow-up of distal femoral varus osteotomy of the knee. J Arthroplast. 2007;22(4 Suppl 1):2–6.

[37] Chahla J, et al. Opening- and closing-wedge distal femoral osteotomy: a systematic review of outcomes for isolated lateral compartment osteoarthritis. Orthop J Sports Med. 2016;4(6):2325967116649901.

[38] Dewilde TR, et al. Opening wedge distal femoral varus osteotomy using the Puddu plate and calcium phosphate bone cement. Knee Surg Sports Traumatol Arthrosc. 2013;21(1):249–54.

[39] Ekeland A, et al. Good functional results of distal femoral opening-wedge osteotomy of knees with lateral osteoarthritis. Knee Surg Sports Traumatol Arthrosc. 2016;24(5):1702–9.

[40] Andrade MAPD, et al. Distal femoral varusing for osteoarthritis of valgus knee: a long-term follow-up. Rev Brasil Ortopedia. 2015;44(4):346–50.

[41] Lash NJ, et al. Bone grafts and bone substitutes for opening-wedge osteotomies of the knee: a systematic review. Arthroscopy. 2015;31(4):720–30.

[42] Mathews J, et al. Distal femoral osteotomy for lateral compartment osteoarthritis of the knee. Orthopedics. 1998;21(4):437–40.

[43] Staubli AE, et al. TomoFix: a new LCP-concept for open wedge osteotomy of the medial proximal tibiaearly results in 92 cases. Injury. 2003;34(Suppl 2):B55–62.

[44] Elattar O, et al. Open wedge distal femoral osteotomy: accuracy of correction and patient outcomes. HSS J. 2017;13(2):128–35.

[45] Jacobi M, et al. Distal femoral varus osteotomy: problems associated with the lateral open-wedge technique. Arch Orthop Trauma Surg. 2011;131(6):725–8.

[46] Rutz E, et al. Distal femoral osteotomy using the LCP pediatric condylar 90–degree plate in patients with neuromuscular disorders. J Pediatr Orthop. 2012;32(3):295–300.

[47] Brinkman JM, et al. Axial and torsional stability of an improved single-plane and a new bi-plane osteotomy technique for supracondylar femur osteotomies. Knee Surg Sports Traumatol Arthrosc. 2011;19(7):1090–8.

[48] Haviv B, et al. The results of corrective osteotomy for valgus arthritic knees. Knee Surg Sports Traumatol Arthrosc. 2013;21(1):49–56.

[49] Sherman C, Cabanela ME. Closing wedge osteotomy of the tibia and the femur in the treatment of gonarthrosis. Int Orthop. 2010;34(2):173–84.

[50] Marti RK, et al. Proximal tibial varus osteotomy: indications, technique, and five to twenty-one-year results. JBJS. 2001;83(2):164.

[51] Chambat P, Selmi T, Du Jour D, Denoyers J. Varus tibial osteotomy. Oper Tech Sports Med. 2000;8:44–7.

[52] Mirouse G, et al. Failure of high tibial varus osteotomy for lateral tibio-femoral osteoarthritis with <10 degrees of valgus: outcomes in 19 patients. Orthop Traumatol Surg Res. 2017;103(6):953–8.

[53] van Egmond N, et al. Gait analysis before and after corrective osteotomy in patients with knee osteoarthritis and a valgus deformity. Knee Surg Sports Traumatol Arthrosc. 2017;25(9):2904–13.

[54] van Lieshout WAM, et al. Medial collateral ligament laxity in valgus knee deformity before and after medial closing wedge high tibial osteotomy measured with instrumented laxity measurements and patient reported outcome. J Exp Orthop. 2018;5(1):49.

[55] Coventry MB. Upper tibial osteotomy for osteoarthritis. J Bone Joint Surg Am. 1985;67(7):1136–40.

[56] van Lieshout WAM, et al. Medial closing wedge high tibial osteotomy for valgus tibial deformities: good clinical results and survival with a mean 4.5 years of follow-up in 113 patients. Knee Surg Sports Traumatol Arthrosc. 2020;28(9):2798–807.

[57] Bettin D, et al. Time-dependent clinical and roentgenographical results of Coventry high tibial valgisation osteotomy. Arch Orthop Trauma Surg. 1998;117(1–2):53–7.

[58] Takahashi T, et al. Dome-shaped proximal tibial osteotomy using percutaneous drilling for osteoarthritis of the knee. Arch Orthop Trauma Surg. 2000;120(1–2):32–7.

[59] McDermott AG, et al. Distal femoral varus osteotomy for valgus deformity of the knee. J Bone Joint Surg Am. 1988;70(1):110–6.

[60] Healy WL, et al. Distal femoral varus osteotomy. J Bone Joint Surg Am. 1988;70(1):102–9.

[61] Learmonth ID. A simple technique for varus supracondylar osteotomy in genu valgum. J Bone Joint Surg Br. 1990;72(2):235–7.

[62] Kyung HS, et al. Biplanar open wedge high tibial osteotomy in the medial compartment osteoarthritis of the knee joint: comparison between the Aescula and TomoFix plate. Clin Orthop Surg. 2015;7(2):185–90.

[63] DepuySynthes A. Comprehensive Plating System for Stable Fixation of Osteotomies Around the Knee TOMOFIX?Osteotomy System Surgical Technique.

[64] Rodner CM, et al. Medial opening wedge tibial osteotomy and the sagittal plane: the effect of increasing tibial slope on tibiofemoral contact pressure. Am J Sports Med. 2006;34(9):1431–41.

[65] Akamatsu Y, et al. Usefulness of long tibial axis to measure medial tibial slope for opening wedge high tibial osteotomy. Knee Surg Sports Traumatol Arthrosc. 2016;24(11):3661–7.

[66] Song EK, Seon JK, Park SJ. How to avoid unintended increase of posterior slope in navigation-assisted open-wedge high tibial osteotomy. Orthopedics. 2007;30(10 Suppl):S127–31.

[67] Munier M, et al. Can three-dimensional patient-specific cutting guides be used to achieve optimal correction for high tibial osteotomy? Pilot study. Orthop Traumatol Surg Res.

2017;103(2):245–50.

[68] Victor J, Premanathan A. Virtual 3D planning and patient specific surgical guides for osteotomies around the knee. Bone Joint J. 2013;95–B(11_Supple_A):153–8.

[69] Donnez M, et al. Are three-dimensional patient-specific cutting guides for open wedge high tibial osteotomy accurate? An in vitro study. J Orthop Surg Res. 2018;13(1):171.

[70] NewClip lateral opening wedge distal femoral osteotomy using patient specific cutting guide. 2018.

[71] Jacquet C, et al. More accurate correction using "patient-specific" cutting guides in opening wedge distal femur varization osteotomies. Int Orthop. 2019;43(10):2285–91.

[72] Menetrey J, Duthon V, Fritschy D. Computer-assisted open-wedge high tibial osteotomy. Oper Tech Orthop. 2008;18(3):210–4.

[73] Brinkman J-M, et al. Early full weight bearing is safe in open-wedge high tibial osteotomy. Acta Orthop. 2010;81(2):193–8.

[74] Kim J, Allaire R, Harner CD. Vascular safety during high tibial osteotomy: a cadaveric angiographic study. Am J Sports Med. 2010;38(4):810–5.

[75] Goshima K, et al. Plate removal without loss of correction after open-wedge high tibial osteotomy is possible when posterior cortex bone union reaches osteotomy gap center even in incompletely filled gaps. Knee Surg Sports Traumatol Arthrosc. 2019;28(6):1827–34.

[76] Vena G, D'Adamio S, Amendola A. Complications of osteotomies about the knee. Sports Med Arthrosc Rev. 2013;21(2):113–20.

[77] Tunggal JAW, Higgins GA, Waddell JP. Complications of closing wedge high tibial osteotomy. Int Orthop. 2010;34(2):255–61.

[78] Anagnostakos K, Mosser P, Kohn D. Infections after high tibial osteotomy. Knee Surg Sports Traumatol Arthrosc. 2013;21(1):161–9.

[79] Smith TO, et al. Opening- or closing-wedged high tibial osteotomy: a meta-analysis of clinical and radiological outcomes. Knee. 2011;18(6):361–8.

[80] Reischl N, et al. Infections after high tibial open wedge osteotomy: a case control study. Arch Orthop Trauma Surg. 2009;129(11):1483–7.

[81] Geiger F, et al. External fixation in proximal tibial osteotomy: a comparison of three methods. Int Orthop. 1999;23(3):160–3.

[82] Niinimäki TT, et al. Incidence of osteotomies around the knee for the treatment of knee osteoarthritis: a 22–year population-based study. Int Orthop. 2012;36(7):1399–402.

[83] Mont MA, et al. Different surgical options for monocompartmental osteoarthritis of the knee: high tibial osteotomy versus unicompartmental knee arthroplasty versus total knee arthroplasty: indications, techniques, results, and controversies. Instr Course Lect. 2004;53:265–83.

[84] Nwachukwu BU, et al. Unicompartmental knee arthroplasty versus high tibial osteotomy: United States practice patterns for the surgical treatment of unicompartmental arthritis. J Arthroplast. 2014;29(8):1586–9.

[85] Kurtz S, et al. Prevalence of primary and revision total hip and knee arthroplasty in the United States from 1990 through 2002. J Bone Joint Surg Am. 2005;87(7):1487–97.

[86] Evans JT, et al. How long does a knee replacement last? A systematic review and meta-analysis of case series and national registry reports with more than 15 years of follow-up. Lancet. 2019;393(10172):655–63.

[87] Julin J, et al. Younger age increases the risk of early prosthesis failure following primary total knee replacement for osteoarthritis. A follow-up study of 32,019 total knee replacements in the Finnish arthroplasty register. Acta Orthop. 2010;81(4):413–9.

[88] Jorgensen NB, et al. Major aseptic revision following total knee replacement: a study of 478,081 total knee replacements from the Australian Orthopaedic Association National Joint Replacement Registry. J Bone Joint Surg Am. 2019;101(4):302–10.

[89] Association, A.O. Australian Orthopaedic Association National Joint Replacement Registry. Australian Orthopaedic Association; 2019.

[90] Koskinen E, et al. Unicondylar knee replacement for primary osteoarthritis: a prospective follow-up study of 1,819 patients from the Finnish Arthroplasty Register. Acta Orthop. 2007;78(1):128–35.

[91] Edgerton BC, Mariani EM, Morrey BF. Distal femoral varus osteotomy for painful genu valgum. A five-to- 11– year follow-up study. Clin Orthop Relat Res. 1993;288:263–9.

[92] Georgoulis AD, et al. Nerve and vessel injuries during high tibial osteotomy combined with distal fibular osteotomy: a clinically relevant anatomic study. Knee Surg Sports Traumatol Arthrosc. 1999;7(1):15–9.

第 11 章　半月板在软骨损伤中的作用：基础研究

Role of the Meniscus in Cartilage Injury: Basic Science

Bhargavi Maheshwer　Brady T. Williams　Evan M. Polce　Robert F. LaPrade　Jorge Chahla **著**

付国建　**译**

缩略语

OA	osteoarthritis	骨关节炎
MFL	meniscofemoral ligament	半月板股骨韧带
ACL	anterior cruciate ligament	前交叉韧带
PCL	posterior cruciate ligament	后交叉韧带
ALB	anterolateral bundle	后交叉韧带前外侧束
PMB	posteromedial bundle	后交叉韧带后内侧束
LM	lateral meniscus	外侧半月板
MPR	medial meniscus posterior root	内侧半月板后根
LPR	lateral meniscus posterior root	外侧半月板后根
MPRA	medial meniscus posterior root attachment	内侧半月板后根附着点
LPRA	lateral meniscus anterior root attachment	外侧半月板后根附着点
MARA	medial meniscus anterior root attachment	内侧半月板前根附着点
LARA	lateral meniscus anterior root attachment	外侧半月板前根附着点
MTE	medial tibial eminence	胫骨内侧髁间隆起
LTE	lateral tibial eminence	胫骨外侧髁间隆起

一、概述

在美国，大约有一半的成年人在一生中的某一阶段都会经历膝关节疼痛，其中大多数原因来源于膝骨关节炎[1, 2]（osteoarthritis，OA）。

而导致膝关节 OA 进展的最常见因素之一是半月板撕裂[3]。如果半月板撕裂不及时治疗，往往会导致关节软骨退变和关节功能损害[4, 5]。在承载负荷的过程中，半月板能够将轴向应力转化为沿半月板环形纤维的"环向"应力，有效地增加了总接触面积，减少了局部的载荷。半月板还可以作为生物减震器来缓冲应力，保护胫骨和股骨关节软骨免受损伤[6]。此外，内外侧半月板还能够在前后向和内外旋位为膝关节提供稳定性[4]。曾经，对于半月板撕裂通常采用半月板部分切除或全切来治疗，其目的是获得短期疗效；然而，最近的文献重新关注损伤半月板修复和干预的优点。长期随访研究表明，与半月板切除术相比，半月板修复可降低骨关节炎和再手术的发生率，并提高患者自我报告的功能评分[7, 8]。因此，尽可能保留原生半月板的结构和功能对未来的关节健康和功能至关重要。本章的目的是：①描述半月板的相关解剖，重点是半月板根部的附着；②半月板组织显微结构和胚胎学研究；③半月板组织在体的生物力学特性。

二、解剖结构

内外侧半月板呈新月楔形，具有吸收震荡和分散应力的作用。半月板的楔形形状最大限度地填充了股骨髁凸面和胫骨平台之间的空隙，增加了接触面积，降低了负重时的轴向应力[9]。在边缘，最外侧 1/3（称为红区），是半月板有血供区，而最内侧的 1/3（称为白区），为无血供区。半月板分别通过前后根部附着于胫骨平台的前后部。

内侧半月板由半月形纤维软骨组成，位于股骨内侧髁与胫骨内侧平台的交界处（图 11-1）。内侧半月板平均宽度为 9～10mm，平均厚度为 3～5mm[10]，覆盖胫骨内侧平台关节面的 60%，是分散膝关节内侧间室负荷的关键部位。相对于外侧半月板，内侧半月板通过周围的结构，包括内侧副韧带和后内侧关节囊，达到了更加坚固的固定。

相比之下，外侧半月板为长椭圆形，略

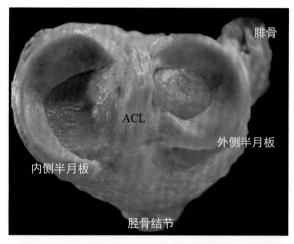

▲ 图 11-1　右膝关节尸体标本横切面显示，内侧半月板和外侧半月板与前交叉韧带（ACL）、胫骨结节和腓骨的解剖关系

大于内侧半月板，宽 10～12mm，厚 4～5mm（图 11-1）。因此，相对于内侧半月板，外侧半月板关节软骨面的覆盖面积更大，并分散了高达 70% 的膝关节外侧间室的载荷[11]。腘肌腱将外侧半月板外侧与腓侧副韧带（fibular collateral ligament，FCL）分隔开。

半月板的结构完整性和稳定性由各种次级附属结构来维持。内外侧半月板前方由组织纤维束带相连，称为前半月板间韧带。冠状韧带的功能是连接半月板的板胫关节囊边缘至胫骨。与外侧半月板相比，内侧半月板由于冠状韧带将其与胫骨紧密连接，使得内侧半月板的活动度较低。最后，半月板股骨韧带（meniscofemoral ligament，MFL）起源于外侧半月板后角，止于股骨内侧髁外侧面（图 11-2）[12]。MFL 作为外侧半月板的稳定装置，由 Humphrey 韧带和 Wrisberg 韧带两个不同的结构组成（图 11-2），它们分别位于后交叉韧带（posterior cruciate ligament，PCL）的前方和后方。文献中 MFL 的出现率具有可变性。解剖学证据表明，46% 的尸体标本中两种 MFL 均存在，而单个 Humphrey 韧带或 Wrisberg 韧带的出现率分别为 23% 和 31%[13]。

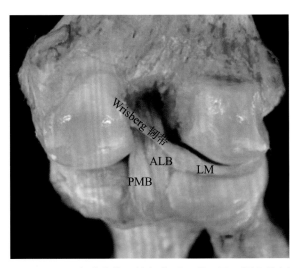

▲ 图 11-2　右膝关节尸体标本后面观，显示源自外侧半月板后角的 Wrisberg 韧带

后交叉韧带前外侧束（ALB）和后内侧束（PMB）如图所示。LM. 外侧半月板

文献对于半月板后根功能受损对关节应力和运动学的负面影响已经做了全面阐述。Allaire 等[14] 证实，与原始半月板完整状态相比，内侧半月板后根（medial meniscus posterior root，MPR）撕裂导致内侧关节间室接触压力峰值增加 25%。LaPrade 等[15] 报道，外侧半月板后根（lateral meniscus posterior root，LPR）撕裂或外侧半月板后根附着部（lateral meniscus anterior root attachment，LPRA）附近的放射状撕裂导致外侧间室接触压力显著增加，接触面积显著减少。Ellman 等[16] 研究了 4 个半月板根部的几个生物力学特性，证明了致密的中央纤维和周围的补充纤维共同维持半月板根部的结构完整性。据报道，与切断的半月板根部（半月板根部中央纤维完好但所有补充纤维都被切除）相比，原生（即中央纤维和补充纤维均完好）内侧半月板前根、内侧半月板后根和外侧半月板后根的附着面积、刚度和最大抗拉强度更大。这些研究和类似研究的结果证实，完全的半月板根部撕裂会损害半月板承载胫股关节载荷和分散环向应力的能力[14, 15, 17]。因此，半

月板根部完全撕裂的膝关节状态在功能上等同于半月板完全切除，并且大多数会迅速进展为退行性骨关节炎[18]。

对于外科医生来说，成功安全地修复半月板根部的关键在于全面了解半月板四个根部的解剖标志和精确的附着位置。Johannsen 等[19] 定量描述了 MPRA 和 LPRA 附着点与关节内解剖标志的关系，发现 MPRA 附着点位于胫骨内侧髁间隆起（medial tibial eminence，MTE）顶点后方 9.6mm 和外侧 0.7mm，测量结果具有可重复性（图 11-3）。确定 MPRA 的两个次要解剖标志包括内侧关节软骨拐点（相当于 MPRA 的内侧 3.5mm）和 PCL 的胫骨附着点的边缘（相当于 MPRA 的后外侧 8.2mm）。

一直用于识别 LPRA 的骨性标志是胫骨外侧髁间隆起（LTE）（图 11-4）。基于膝关节解剖轴的切面上，LPRA 距 LTE 内侧 4.2mm，距 LTE 后方 1.5mm。其他可靠的识别 LPRA 中心点的解剖标志包括离胫骨外侧平台最近的关节软骨边缘（相当于 LPRA 外侧为 4.3mm）和 PCL 胫骨附着点最近端边缘（相当于 LPRA 后内侧为 12.7mm）。

同样，LaPrade 等[20] 描述了内侧半月板前根附着点（medial meniscus anterior root attachment，MARA）和外侧半月板前根附着点（lateral meniscus anterior root attachment，LARA）相对于解剖和关节镜下解剖标志点的位置。MARA 中心位置分别位于胫骨结节内侧和近端 27.0mm 和胫骨内侧髁间隆起前方 27.5mm。LARA 中心部位分别位于前交叉韧带和胫骨外侧髁间隆起的中心点的前外侧 5.0mm 和前内侧 14.4mm。对于外科医生来说，理解和认识半月板根部附着点的解剖定位是很重要的，因为之前的文献已经证明，在 ACL[21-23] 和 PCL[24] 重建过程中，由于胫骨隧道位置不正确，存在医源性半月板根部损伤的风险。

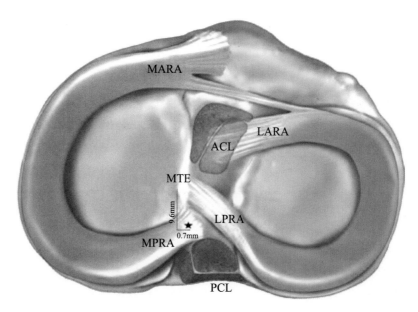

▲ 图 11-3　识别内侧半月板后根附着点的相关解剖标志的上面观

ACL. 前交叉韧带；LARA. 外侧半月板前根附着点；LPRA. 外侧半月板后根附着点；MARA. 内侧半月板前根附着点；MPRA. 内侧半月板后根附着点；MTE. 胫骨内侧髁间隆起；PCL；后交叉韧带［引自 Aman ZS, DePhillipo NN, Storaci HW, et al. Quantitative and Qualitative Assessment of Posterolateral Meniscal Anatomy：Defining the Popliteal Hiatus, Popliteomeniscal Fascicles, and the Lateral Meniscotibial Ligament. The American Journal of Sports Medicine. 2019；47(8)：1797-1803. https://doi.org/10.1177/0363546519849933］

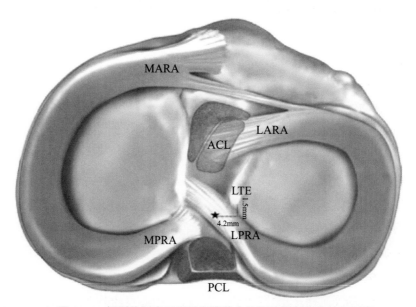

▲ 图 11-4　识别外侧半月板后根附着点的相关解剖标志的上面观

ACL. 前交叉韧带；LARA. 外侧半月板前根附着点；LPRA. 外侧半月板后根附着点；MARA. 内侧半月板前根附着点；MPRA. 内侧半月板后根附着点；LTE. 胫骨外侧髁间隆起；PCL. 后交叉韧带［引自 Aman ZS, DePhillipo NN, Storaci HW, et al. Quantitative and Qualitative Assessment of Posterolateral Meniscal Anatomy：Defining the Popliteal Hiatus, Popliteomeniscal Fascicles, and the Lateral Meniscotibial Ligament. The American Journal of Sports Medicine. 2019；47(8)：1797-1803. https://doi.org/10.1177/0363546519849933］

三、胚胎学

在胎儿发育早期，正常的半月板在肢体内从间叶组织细胞分化而来[25]。正常的半月板在妊娠第 8 周确定，到第 14 周时发育成熟为其解剖形状[26]。随着半月板发育成熟，半月板外周血供逐渐减少，在 9 个月时，半月板中间 1/3 部分无血供。Clark 和 Ogden 检查了 109 例妊娠 14～34 周的胎儿的内侧和外侧半月板，以及出生后 3 月龄—14 岁的尸体半月板。他们观察到半月板在胫股接触面的适应性变化。此外，外侧半月板有较多的发育变异。在半月板生长过程中，各半月板面积相对于相应胫骨平台面积的比值、内侧半月板相对于外侧半月板面积的比值保持一致，说明半月板生长比较均匀。

先天性半月板畸形

先天性半月板畸形很少见；然而，研究最多的疾病之一是先天性盘状半月板。有很多先天性盘状半月板的患者无临床症状。据报道，盘状半月板在外侧半月板的发病率为 0.4%～17%，在内侧半月板的发病率为 0.1%～0.3%[27-30]。外侧盘状半月板在日本人群中最常见，约 15% 的患病率[31]。然而，由于许多无症状的病例仅在术中被诊断为盘状半月板，因此，盘状半月板的真实发生率和患病率可能并不清楚[32]。关于病因，已有病例报道证实，盘状半月板是一种解剖变异，剪切应力增加导致半月板关节囊分离和继发性半月板活动度增加[25]。

盘状半月板的临床表现取决于盘状半月板的类型、位置和相关半月板撕裂的情况[25, 32, 33]。如果盘状半月板是稳定的，它可以是无症状的，只有偶然会被发现。盘状半月板最常见的撕裂类型是退变性水平撕裂[32, 33]。不稳定的盘状半月板会产生典型的"弹响膝"。其定义为在无外伤的情况下，膝关节伸膝终末期出现弹响伴随疼痛、肿胀和绞锁。这种弹响是膝关节由屈曲到伸直过程中自发发生的，会引起短暂的疼痛和恐惧[32]。这种弹响在幼儿期（3—4 岁），通常没有任何症状，而在较大的儿童中，活动时可能会感到疼痛。体格检查时可发现外侧关节间隙凸起，McMurray 试验时由于不稳定的外侧半月板半脱位可诱发较大的"弹响声"[32]。由于盘状半月板好发于双膝关节，因此对于怀疑有盘状半月板的患者，需要进行双膝关节检查。

相比之下，稳定的盘状半月板表现更为多变，在年龄较大的儿童中出现机械性膝关节症状时，提示半月板撕裂[32]。稳定的盘状半月板由于厚度增加、血供异常，更容易发生撕裂[26]。

盘状半月板分型系统很多[31, 34, 35]，但最常用的分型方法是由 Watanabe 及其同事[36] 提出的。根据关节镜下表现将盘状半月板的异常分为三种类型。Ⅰ 型盘状半月板是一个完全的"盘状"半月板，胫骨平台被一个较薄的半月板中心部所覆盖。Ⅱ 型为不全盘状半月板，半月板呈半月形，覆盖部分胫骨平台。Ⅰ 型和 Ⅱ 型盘状半月板有正常的半月板周围附着部，探针探查时稳定[32]。Ⅲ 型盘状半月板是由于盘状半月板缺乏胫骨后方附着部而导致半月板呈高活动性，从而产生常见的弹响膝综合征，其外观看起来是一个正常的半月板，但其后角增厚且缺乏半月板后关节囊附着部（包括板胫韧带缺乏）[32]。

四、微观结构

半月板由约 70% 的水和 30% 的有机物质组成[37]。半月板组织中所含的水分在后侧区域比半月板的中央区和前部要多[38]。有机物质由 75% 的胶原蛋白组成，其余由非胶原蛋白组成[39, 40]。总的来说，Ⅰ 型胶原纤维提供了半月板的主要框架结构。三层胶原纤维按照特定的排列结构由浅到深排列，能够将压力载荷转化为环向应力[37]。在表层，胶原纤维呈放射状排列，以抵抗剪切力。在中间层，胶原纤维平行于半月板的轮廓，在承重时抵抗环向应力。深层胶原纤维与半月板边缘平行排列[37]。

（一）组织学

半月板的组织学研究非常详细。Chevrier 等分析了人类、绵羊和兔的半月板结构[41]。在人类半月板中，血管结构仅存在于半月板体部的外侧，并对各种胶原蛋白的分布进行了研究。Ⅰ型胶原存在于人类大多数的半月板基质中，Ⅱ型胶原存在于半月板内在主体中。在半月板及半月板周围富含脂肪的组织中发现了Ⅵ型胶原。在细胞水平上，半月板包括分布在细胞外基质中纤维软骨细胞[37]。纤维软骨细胞产生和维持细胞外基质，从而显示出软骨细胞和成纤维细胞的特性[42]。

蛋白多糖是半月板微结构中的另一个组成部分，位于胶原纤维中。蛋白多糖是大的亲水分子，占半月板干重的1%～2%[43]。在细胞外基质中，蛋白多糖负责水合作用，并为组织提供抗压缩载荷的能力[44]。这在很大程度上归因于蛋白多糖的特殊化学结构、电荷－电荷排斥力和高电荷密度。在人类半月板中发现的主要蛋白多糖是蛋白聚糖，它是负责半月板的黏弹性压缩特性[44]。其他较小的蛋白多糖包括纤调蛋白、二聚糖和核心蛋白聚糖[45, 46]。半月板内这些较小的蛋白多糖的确切功能尚不清楚。

半月板软骨含有多种基质糖蛋白。这些分子的功能仍在研究中。黏附糖蛋白是基质糖蛋白的一个亚群。这些分子在一定程度上负责与其他基质分子结合[44]。

（二）损伤反应

半月板血管对损伤的反应已经在各种动物模型中进行了广泛的研究。Arnoczky 等分析了犬模型半月板的正常血管解剖[47]。内侧半月板完全横断后2周，可见组织纤维蛋白凝块填充在前、后段半月板之间的小间隙内。纤维蛋白支架可使半月板周围毛细血管丛的血管增生，并可见间充质细胞的增生[47]。这种增生持续到横断后6周，此时半月板节段之间的间隙被纤维血管瘢痕组织完全填充。纤维血管瘢痕上方可见血管翳，看似损伤附近滑膜的增生。滑膜增生的血管延伸至胫骨和股骨关节面，并穿透瘢痕，与来自半月板周围毛细血管丛的血管相吻合。手术后10周，瘢痕重建呈现正常的半月板轮廓。膝关节内邻近软组织的血管增生似乎对半月板的修复反应至关重要[47]。

Arnoczky 等也通过建立血管通路来评估纵向半月板撕裂的愈合情况[47]。在建立血管通道连接纵向撕裂口（位于半月板无血管区）和有血管的半月板组织2周后，纤维蛋白凝块形成并延伸到撕裂口的大部分区域。与横断损伤相似，血凝块中有半月板周围毛细血管丛增生，滑膜翳延伸至血管通路。4周后，纵向撕裂口内可见纤维血管瘢痕组织增生。滑膜翳仍然局限于血管通道区域。在半月板纵向撕裂口且无血管通路的情况下，未见半月板的愈合，由此可见血管通路的重要性。

（三）愈合阶段

半月板的愈合依赖于充足的血液供应[48]。半月板愈合的生物学局限性于1936年被发现[49]。在这项犬的半月板研究中，King 证明，只要损伤与周围滑膜血液供应相通，半月板损伤就可以自发愈合。他还发现半月板无血管部分的单纯损伤无法愈合。半月板愈合过程中血液流动的潜在作用包括营养物和氧气的输送，与组织修复相关的细胞（中性粒细胞、巨噬细胞和淋巴细胞）在受损伤部位的浸润，以及血凝块的形成和组织重塑介质的释放[48]。

Bray 等在成年兔身上进行了一项研究，目的是研究固定对半月板损伤时血管反应的影响[48]。他们发现半月板的愈合反应可能受到损伤部位、较低灌注、较低血管指数和固定的影响。具体来说，膝关节固定抑制了半月板损伤后正常血流量的增加。这种相关性有助于解释固定和减少愈合之间的联系。此外，滑液分泌减少和组织营养减少可能会影响半月板的愈合[48]。Bray 等的研究结果与 Huang 等[50]的研究结果一致。他们用兔模型研究损伤半月板的愈合潜力和组织学特征，发现屈曲位固定不影响愈合速度，但是与对照组相比，会引起半月板组织退行性改变。在 Ochi 等进行的另一项研究中，他们发现正常兔半月板在固定 6～8 周后的深层退行性改变在关节重新活动 4 周后并没有得到逆转[51]。Dowdy 等研究了石膏固定对犬半月板修复损伤的影响，与未固定对照组相比，固定 10 周后胶原形成减少[52]。这些研究的结果共同强调了关节活动和足够的血流量对促进半月板长期愈合的重要性。

五、生物力学

半月板结构复杂，必须应对各种各样的生理负荷和应力，包括压缩、剪切和拉伸。前面讨论过的半月板生化成分的区域性和分层变异性反映了所观察到的半月板对载荷和应力的变化[53]。

与其他软组织相似，半月板的生物力学特性可以用可量化的组织特征来描述，包括黏弹性、蠕变和应力松弛、渗透性、剪切刚度和极限拉伸强度。总的来说，黏弹性是指材料在变形时表现出黏性和弹性的特征。黏性特征是由于流体相（水、间质电解质），而弹性特征是由于半月板基质主要由胶原和蛋白多糖和其他

少量非胶原蛋白组成[54]。在加载负荷的过程中观察到这些特征具有时间依赖性。在抵抗加载负荷时，半月板组织最初表现为弹性特征；但是，随着载荷的持续施加，组织的多孔性和渗透性会导致流体在黏性阶段通过半月板基质流动[38, 55, 56]。黏性阶段的特点和持续时间在很大程度上取决于半月板的渗透性，这决定了流体流过半月板基质的容易程度。在缓慢控制的流动中，压应力得到适应和分散，半月板没有过度的变形、位移或形状的缺失[57-61]。与关节软骨相比，半月板具有较低的流体渗透性，导致流体流动速度较慢，并在加载时保持半月板形状[38, 57, 62]。

由于半月板的黏弹性特征，在载荷作用下，半月板表现出蠕变和应力松弛[57]。蠕变指的是随着固定载荷的持续施加而持续的变形，如拉伸，而应力松弛指的是当组织处于固定的位移或压缩状态时，随着时间的推移所观察到的应力或张力的减少[55, 57]。对于半月板来说，蠕变是在施加压缩应力时观察到的。当最初施加应力时，半月板通过黏弹性抵抗形变；然而，随着力的持续作用，会产生额外的位移。相反，当半月板被压缩或拉伸并保持在一个固定的位移时，观察到的应力松弛，随着时间的推移，由于黏性或流体相观察到的持续位移而出现组织松弛，所观察到的组织压应力或张应力减小。

此外，在响应半月板轴向载荷时还观察到其他变化，包括通过半月板"环向应力"重新分配施加的轴向载荷[9, 63-66]。顾名思义，这些是沿半月板周向纤维观察到的周向张力。这些应力依赖于"环"的完整性，因此破坏这些纤维的连续性，如放射状撕裂或半月板根部撕裂的情况下，导致这些环应力的缺失。在后内侧半月板切除术中，Seitz 等报道，50% 内侧半月板部分切除术在所有测试的屈曲角度中环向应变没有差异[67]。然而，当损伤足够大和无环

向应力的情况下，会观察到半月板放射状的向外挤压凸出[68, 69]。这在半月板根部撕裂中是一种常见的临床现象[70]。在环向应力断裂的情况下，半月板会被挤压外凸相当于半月板切除的状态[9, 14, 66]。挤压外凸反过来降低了半月板分散应力的能力，导致胫股关节接触面改变，包括平均和峰值压力增加，接触面积减少[14]。

观察到的其他主要应力包括剪切力和张力。剪切力是指施加的力与半月板的横截面平行的情况。半月板相对于膝关节的其他组织，如骨和软骨，具有较低的剪切刚度。这意味着半月板在这些力的作用下更容易变形，使得半月板在一系列的运动和载荷中适应并保持与股骨的一致性[55]。张力是指施加在半月板上的拉伸力，它拉长了相对松弛的胶原纤维；然而，半月板抵抗拉伸应力的能力（如极限抗拉载荷和刚度）在半月板内表现出区域变异性。

运动和稳定性

在体内，半月板有多种功能；然而，在生物力学上，这些作用可大致分为分散载荷和关节稳定性[71, 72]。在前文中概述的生物力学特性总结了半月板具有分散载荷及降低峰值和平均接触压力的功能。此外，半月板还具有稳定作用，主要作为前后向的次级稳定结构。然而，半月板也必须有足够的活动性，以适应一系列的运动中的这些功能。

历史上，半月板的载荷分散能力是基于临床观察，主要是通过半月板切除术后关节间隙的渐进式狭窄来证明的[64]。这些载荷分散作用随后在实验室中通过压力映射研究进行量化，该研究证实了完整半月板的功能、各种损伤和半月板切除术的结果，以及修复重建半月板功能和接触压力的概况[72-75]。与完好状态相比，Ahmed 等发现内侧半月板切除术后接触面积减少 50%～70%，导致峰值接触压力增加[73]。Lee

等研究了一系列的后内侧半月板增大切除术的影响，发现随着半月板切除百分比的增加，接触面积减少，平均接触应力增加[76]。其他关于较小百分比范围切除的研究，如 Seitz 等的研究表明，20% 的后内侧半月板部分切除术不会影响接触面积[67]。同样的作者认为，50% 半月板切除术可能不会显著影响在接近完全伸直位时（0°～30°）的接触压力和面积。在内侧半月板根部撕裂的情况下，Padalecki 等发现内侧半月板根部撕脱和内侧半月板根部不同的撕裂位置的接触面积减少了 36%～37%，平均接触压力增加了 59%～78%。经胫骨隧道修复后，接触面积和压力可以恢复到半月板完整状态时[77]。其他的研究也证实了非解剖修复的结果。LaPrade 等报道，与半月板完整状态相比，非解剖式经胫骨后根修复可使接触面积减少 44%，接触压力增加 67%，这表明修复半月板原有解剖结构的重要性[78]。

半月板在膝关节稳定方面发挥次要作用。在膝关节前移中，内侧半月板发挥重要的次级约束作用，其发挥稳定作用的主体是更稳定的半月板后角结构[57, 71, 79-82]。这在 ACL 缺失的膝关节中最为明显；但是，当半月板切除达到足够百分比（46%）时，研究人员已经证明膝关节前后向稳定性存在显著差异[80]。需要强调的是，ACL 缺失时，内侧半月板，尤其是内侧半月板后角，成为主要的前向稳定结构[81-84]。这就证实了 ACL 具有半月板保护作用的观点。在前交叉韧带撕裂时，由于承受了过多的抵抗前移的负荷，半月板可能更容易发生损伤和撕裂[83]。同样，在 ACL 损伤的背景下，多项生物力学研究表明，外侧半月板后根的完整性除了内旋稳定性外，还可能起到前-后向稳定作用[85, 86]。

然而，除了发挥限制前移的次级稳定作用，内侧半月板和外侧半月板还必须具有高度的可移动性，并相互相对移动，以在整个运动范围内保持关节和功能的一致性。在这方面，外侧半月板的可移动性更强，其平移幅度是内侧半月板的 2 倍甚至更多[87-90]。半月板的黏弹性特征也允许半月板前后角彼此之间的运动。例如，在伸直位，股骨髁的前后径增大使得半月板的前后角分离。相反，在深度屈曲时，股骨后髁与胫骨的接触面积减小，因此半月板的前后角更靠近[90]。

虽然半月板是一对结构，但内侧和外侧胫股关节和半月板之间存在重要的生物力学差异，并且具有临床意义。首先，内侧和外侧胫骨平台的几何差异暗示了半月板的作用。内侧胫骨平台更凹，理论上存在更大的骨稳定性和一致性。相比之下，外侧胫骨平台比较凸，因此在

一系列运动中，可能更多地依赖外侧半月板来维持关节面的一致性。临床上，外侧半月板损伤和缺失的患者比内侧半月板缺失的患者表现更差[5, 91]。如前所述，外侧半月板比内侧半月板具有更大的活动性，并且承担更大的载荷[6]。

六、结论

半月板是膝关节正常功能和长期健康的重要组成部分。半月板增加了胫股关节面的稳定性，分散轴向载荷，吸收震荡，为膝关节提供润滑。在分子和生物力学水平上了解半月板，可以使人们对半月板的保护和预防损伤有更深入的了解和认识。

参 考 文 献

[1] Baker P, et al. Knee disorders in the general population and their relation to occupation. Occup Environ Med. 2003;60(10):794–7.

[2] Grover M. Evaluating acutely injured patients for internal derangement of the knee. Am Fam Phys. 2012;85(3):247–52. ISSN 0002–838x

[3] Badlani JT, et al. The effects of meniscus injury on the development of knee osteoarthritis: data from the osteoarthritis initiative. Am J Sports Med. 2013;41(6):1238–44. ISSN 0363–5465

[4] Räber DA, Friederich NF, Hefti F. Discoid lateral meniscus in children. Long-term follow-up after total meniscectomy. J Bone Joint Surg Am. 1998;80(11):1579–86. ISSN 0021–9355

[5] Mcnicholas MJ, et al. Total meniscectomy in adolescence. A thirty-year follow-up. J Bone Joint Surg Br. 2000;82(2):217–21. ISSN 0301–620X

[6] Messner K, Gao J. The menisci of the knee joint. Anatomical and functional characteristics, and a rationale for clinical treatment. J Anat. 1998;193(Pt 2):161–78. ISSN 0021–8782

[7] Hoser C, et al. Long-term results of arthroscopic partial lateral meniscectomy in knees without associated damage. J Bone Joint Surg Br. 2001;83(4):513–6. ISSN 0301–620X

[8] Stein T, et al. Long-term outcome after arthroscopic meniscal repair versus arthroscopic partial meniscectomy for traumatic meniscal tears. Am J Sports Med. 2010;38(8):1542–8. ISSN 1552–3365

[9] Mcdermott ID, AMIS AA. The consequences of meniscectomy. J Bone Joint Surg Br. 2006;88(12):1549–56. ISSN 0301–620X (Print)

[10] Laprade RF, et al. The menisci: a comprehensive review of their anatomy, biomechanical function and surgical treatment. Berlin: Springer; 2017.

[11] Seedhom BB, Dowson D, Wright V. Proceedings: functions of the menisci. A preliminary study. Ann Rheum Dis. 1974;33(1):111. ISSN 0003–4967

[12] Poynton AR, et al. The meniscofemoral ligaments of the knee. J Bone Joint Surg Br. 1997;79(2):327–30. ISSN 0301–620X

[13] Kusayama T, et al. Anatomical and biomechanical characteristics of human meniscofemoral ligaments. Knee Surg Sports Traumatol Arthrosc. 1994;2(4):234–7. ISSN 0942–2056

[14] Allaire R, et al. Biomechanical consequences of a tear of the posterior root of the medial meniscus. Similar to total meniscectomy. J Bone Joint Surg Am. 2008;90(9):1922–31. ISSN 1535–1386 (Electronic)

[15] Laprade CM, et al. Altered tibiofemoral contact mechanics due to lateral meniscus posterior horn root avulsions and radial tears can be restored with in situ pull-out suture repairs. J Bone Joint Surg Am. 2014;96(6):471–9. ISSN 1535–1386 (Electronic)

[16] Ellman MB, et al. Structural properties of the meniscal roots. Am J Sports Med. 2014;42(8):1881–7. ISSN 1552–3365

[17] Bhatia S, et al. A novel repair method for radial tears of the medial meniscus: biomechanical comparison of Transtibial 2–tunnel and double horizontal mattress suture techniques under cyclic loading. Am J Sports Med. 2016;44(3):639–45. ISSN 1552–3365

[18] Vyas D, Harner CD. Meniscus root repair. Sports Med Arthrosc Rev. 2012;20(2):86–94. ISSN 1538–1951

[19] Johannsen AM, et al. Qualitative and quantitative anatomic analysis of the posterior root attachments of the medial and lateral menisci. Am J Sports Med. 2012;40(10):2342–7. ISSN 1552–3365

[20] Laprade CM, et al. Anatomy of the anterior root attachments of the medial and lateral menisci: a quantitative analysis. Am J Sports Med. 2014;42(10):2386–92. ISSN 1552–3365

[21] Laprade CM, et al. Anterior medial meniscal root avulsions due to malposition of the tibial tunnel during anterior cruciate ligament reconstruction: two case reports. Knee Surg Sports

Traumatol Arthrosc. 2014;22(5):1119–23. ISSN 1433–7347

[22] Karakasli A, et al. Iatrogenic lateral meniscus anterior horn injury in different tibial tunnel placement techniques in ACL reconstruction surgery – a cadaveric study. Acta Orthop Traumatol Turc. 2016;50(5):514–8. ISSN 2589–1294

[23] Laprade CM, et al. Posterior lateral meniscal root tear due to a malpositioned double-bundle anterior cruciate ligament reconstruction tibial tunnel. Knee Surg Sports Traumatol Arthrosc. 2015;23(12):3670–3. ISSN 1433–7347

[24] Kennedy NI, et al. Iatrogenic meniscus posterior root injury following reconstruction of the posterior cruciate ligament: a report of three cases. JBJS Case Connect. 2014;4(1 Suppl 6):e20–e6. ISSN 2160–3251

[25] Yaniv M, Blumberg N. The discoid meniscus. J Child Orthop. 2007;1(2):89–96. ISSN 1863–2521

[26] Clark CR, Ogden JA. Development of the menisci of the human knee joint. Morphological changes and their potential role in childhood meniscal injury. J Bone Joint Surg Am. 1983;65(4):538–47. ISSN 0021–9355

[27] Ikeuchi H. Arthroscopic treatment of the discoid lateral meniscus. Technique and long-term results. Clin Orthop Relat Res. 1982;167:19–28. ISSN 0009–921X

[28] Kini SG, Walker P, Bruce W. Bilateral symptomatic discoid medial meniscus of the knee: a case report and review of literature. Archiv Trauma Res. 2015;4(1):e27115.

[29] Kelly BT, Green DW. Discoid lateral meniscus in children. Curr Opin Pediatr. 2002;14(1):54–61. ISSN 1040–8703

[30] Silverman JM, Mink JH, Deutsch AL. Discoid menisci of the knee: MR imaging appearance. Radiology. 1989;173(2):351–4. ISSN 0033–8419

[31] Jordan MR. Lateral meniscal variants: evaluation and treatment. J Am Acad Orthop Surg. 1996;4(4):191–200. ISSN 1067–151X

[32] Kramer DE, Micheli LJ. Meniscal tears and discoid meniscus in children: diagnosis and treatment. J Am Acad Orthop Surg. 2009;17(11):698–707. ISSN 1067–151X

[33] Atay ÖA, et al. Management of discoid lateral meniscus tears: observations in 34 knees. Arthroscopy. 2003;19(4):346–52. ISSN 0749–8063

[34] Young RB. The external semilunar cartilage as a complete disc. Memoirs and memoranda in anatomy; 1889.

[35] Kaplan EB. Discoid lateral meniscus of the knee joint. J Bone Joint Surg. 1957;39:77–87.

[36] Watanabe M, Takeda S, Ikeuchi H. Atlas of arthroscopy. Berlin: Springer; 1979. ISBN 3540076743

[37] Brindle T, Nyland J, Johnson DL. The meniscus: review of basic principles with application to surgery and rehabilitation. J Athl Train. 2001;36(2):160.

[38] Proctor CS, et al. Material properties of the normal medial bovine meniscus. J Orthop Res. 1989;7(6):771–82. ISSN 0736–0266

[39] Peters TJ, Smillie ES. Studies on the chemical composition of the menisci of the knee joint with special reference to the horizontal cleavage lesion. Clin Orthop Relat Res (1976–2007). 1972;86:245–52.

[40] McDevitt CA, Webber RJ. The ultrastructure and biochemistry of meniscal cartilage. Clin Orthop Relat Res. 1990;252:8–18. ISSN 0009–921X

[41] Chevrier A, et al. Meniscus structure in human, sheep, and rabbit for animal models of meniscus repair. J Orthop Res. 2009;27(9):1197–203. ISSN 0736–0266

[42] Mow C. Structure and function relationships of the menisci of the knee. Knee Meniscus: Basic and Clinical Foundations; 1992.

[43] Ghosh P, Taylor TK. The knee joint meniscus. A fibrocartilage of some distinction. Clin Orthop Relat Res. 1987;224:52–63. ISSN 0009–921X

[44] Fox AJS, Bedi A, Rodeo SA. The basic science of human knee menisci: structure, composition, and function. Sports Health. 2011;4(4):340–51. https:// doi.org/10.1177/1941738111429419. Acesso em: 2020/04/03. ISSN 1941–7381

[45] Nakano T, Dodd CM, Scott PG. Glycosaminoglycans and proteoglycans from different zones of the porcine knee meniscus.

J Orthop Res. 1997;15(2):213–20. ISSN 0736–0266

[46] Scott PG, Nakano T, Dodd CM. Isolation and characterization of small proteoglycans from different zones of the porcine knee meniscus. Biochim Biophys Acta. 1997;1336(2):254–62. ISSN 0304–4165

[47] Arnoczky SP, Warren RF. The microvasculature of the meniscus and its response to injury: an experimental study in the dog. Am J Sports Med. 1983;11(3):131–41. ISSN 0363–5465

[48] Bray RC, et al. Vascular response of the meniscus to injury: effects of immobilization. J Orthop Res. 2001;19(3):384–90. ISSN 0736–0266

[49] King D. The healing of the semilunar cartilages. J Bone Joint Surg. 1936;18:333–42.

[50] Huang TL, et al. Healing potential of experimental meniscal tears in the rabbit. Preliminary results. Clin Orthop Relat Res. 1991;267:299–305. ISSN 0009–921X

[51] Ochi M, et al. Changes in the permeability and histologic findings of rabbit menisci after immobilization. Clin Orthop Relat Res. 1997;334:305–15. ISSN 0009–921X

[52] Dowdy PA, et al. The effect of cast immobilization on meniscal healing: an experimental study in the dog. Am J Sports Med. 1995;23(6):721–8. ISSN 0363–5465

[53] Fox AJ, Bedi A, Rodeo SA. The basic science of human knee menisci: structure, composition, and function. Sports Health. 2012;4(4):340–51. ISSN 1941–0921

[54] Bursac P, et al. Influence of donor age on the biomechanical and biochemical properties of human meniscal allografts. Am J Sports Med. 2009;37(5):884–9. ISSN 0363–5465

[55] Andrews S. Meniscus structure and function. Calgary, AB: University of Calgary; 2013.

[56] Fithian DC, Kelly MA, Mow C. Material properties and structure-function relationships in the menisci. Clin Orthop Relat Res. 1990;252:19–31. ISSN 0009–921X (Print)

[57] McDermott ID, Masouros SD, Amis AA. Biomechanics of the menisci of the knee. Curr Orthop. 2008;22(3):193–201. ISSN 0268–0890

[58] Spilker RL, Donzelli PS, Mow C. A transversely isotropic biphasic finite element model of the meniscus. J Biomech. 1992;25(9):1027–45. ISSN 0021–9290

[59] Sweigart MA, et al. Intraspecies and interspecies comparison of the compressive properties of the medial meniscus. Ann Biomed Eng. 2004;32(11):1569–79. ISSN 0090–6964 (Print)

[60] Joshi MD, et al. Interspecies variation of compressive biomechanical properties of the meniscus. J Biomed Mater Res. 1995;29(7):823–8. ISSN 0021–9304 (Print).

[61] Hacker S, et al. Compressive properties of the human meniscus. Tran Annu Meet Orthop Res Soc. 1992;627

[62] Favenesi J, Shaffer J, Mow V. Biphasic mechanical properties of knee meniscus. Trans Orthop Res Soc. 1983;8:57.

[63] Shrive NG, O'Connor JJ, Goodfellow JW. Load-bearing in the knee joint. Clin Orthop Relat Res. 1978;131:279–87. ISSN 0009–921X

[64] Fairbank TJ. Knee joint changes after meniscectomy. J Bone Joint Surg Br. 1948;30B(4):664–70. ISSN 0301–620X

[65] Bullough PG, et al. The strength of the menisci of the knee as it relates to their fine structure. J Bone Joint Surg Br. 1970;52(3):564–7. ISSN 0301–620X

[66] Jones RS, et al. Direct measurement of hoop strains in the intact and torn human medial meniscus. Clin Biomech (Bristol, Avon). 1996;11(5):295–300. ISSN 0268–0033

[67] Seitz AM, et al. Effect of partial meniscectomy at the medial posterior horn on tibiofemoral contact mechanics and meniscal hoop strains in human knees. J Orthop Res. 2012;30(6):934–42. ISSN 0736–0266

[68] Kummer B. 38. Anatomie und Biomechanik des Kniegelenksmeniscus. Langenbecks Archiv für. Chirurgie. 1987;372(1):241–6. ISSN 0023–8236

[69] Kenny C. Radial displacement of the medial meniscus and Fairbank's signs. Clin Orthop Relat Res. 1997;339:163–73. ISSN 0009–921X (Print)

[70] Lerer DB, et al. The role of meniscal root pathology and radial

meniscal tear in medial meniscal extrusion. Skeletal Radiol. 2004;33(10):569–74. ISSN 0364–2348 (Print)

[71] Vedi V, et al. Meniscal movement. An in-vivo study using dynamic MRI. J Bone Joint Surg Br. 1999;81(1):37–41. ISSN 0301–620X

[72] Walker PS, Erkman MJ. The role of the menisci in force transmission across the knee. Clin Orthop Relat Res. 1975;109:184–92. ISSN 0009–921X (Print)

[73] Ahmed AM, Burke DL. In-vitro measurement of static pressure distribution in synovial joints— Part I: Tibial surface of the knee. J Biomech Eng. 1983;105(3):216–25. ISSN 0148–0731 (Print)

[74] Fukubayashi T, Kurosawa H. The contact area and pressure distribution pattern of the knee. A study of normal and osteoarthrotic knee joints. Acta Orthop Scand. 1980;51(6):871–9. ISSN 0001–6470 (Print)

[75] Ihn JC, Kim SJ, Park IH. In vitro study of contact area and pressure distribution in the human knee after partial and total meniscectomy. Int Orthop. 1993;17(4):214–8. ISSN 0341–2695 (Print)

[76] Lee SJ, et al. Tibiofemoral contact mechanics after serial medial meniscectomies in the human cadaveric knee. Am J Sports Med. 2006;34(8):1334–44. ISSN 0363–5465 (Print)

[77] Padalecki JR, et al. Biomechanical consequences of a complete radial tear adjacent to the medial meniscus posterior root attachment site: in situ pull-out repair restores derangement of joint mechanics. Am J Sports Med. 2014;42(3):699–707. ISSN 0363–5465

[78] Laprade CM, et al. Biomechanical consequences of a nonanatomic posterior medial meniscal root repair. Am J Sports Med. 2015;43(4):912–20. ISSN 0363–5465

[79] Bargar WL, et al. In vivo stability testing of post-meniscectomy knees. Clin Orthop Relat Res. 1980;150:247–52. ISSN 0009–921X

[80] Arno S, et al. The effect of arthroscopic partial medial meniscectomy on tibiofemoral stability. Am J Sports Med. 2013;41(1):73–9. ISSN 1552–3365

[81] Levy IM, Torzilli PA, Warren RF. The effect of medial meniscectomy on anterior-posterior motion of the knee. J Bone Joint Surg Am. 1982;64(6):883–8. ISSN 0021–9355

[82] Markolf KL, Mensch JS, Amstutz HC. Stiffness and laxity of the knee--the contributions of the supporting structures. A quantitative in vitro study. J Bone Joint Surg Am. 1976;58(5):583–94. ISSN 0021–9355 (Print)

[83] Allen CR, et al. Importance of the medial meniscus in the anterior cruciate ligament-deficient knee. J Orthop Res. 2000;18(1):109–15. ISSN 0736–0266

[84] Shoemaker SC, Markolf KL. The role of the meniscus in the anterior-posterior stability of the loaded anterior cruciate-deficient knee. Effects of partial versus total excision. J Bone Joint Surg Am. 1986;68(1):71–9. ISSN 0021–9355 (Print)

[85] Forkel P, et al. Repair of the lateral posterior meniscal root improves stability in an ACL-deficient knee. Knee Surg Sports Traumatol Arthrosc. 2018;26(8):2302–9. ISSN 0942–2056

[86] Tang X, et al. Lateral meniscal posterior root repair with anterior cruciate ligament reconstruction better restores knee stability. Am J Sports Med. 2019;47(1):59–65. ISSN 0363–5465

[87] Bylski-Austrow DI, et al. Displacements of the menisci under joint load: an in vitro study in human knees. J Biomech. 1994;27(4):421425–3431. ISSN 0021–9290

[88] Aagaard H, Verdonk R. Function of the normal meniscus and consequences of meniscal resection. Scand J Med Sci Sports. 1999;9(3):134–40. ISSN 0905–7188

[89] Brantigan OC, Voshell AP. The mechanics of the ligaments and menisci of the knee joint. J Bone Joint Surg Am. 1941;23:44–66.

[90] Thompson WO, et al. Tibial meniscal dynamics using three-dimensional reconstruction of magnetic resonance images. Am J Sports Med. 1991;19(3):210–5. discussion 215–6. ISSN 0363–5465

[91] Raber DA, Friederich NF, Hefti F. Discoid lateral meniscus in children. Long-term follow-up after total meniscectomy. J Bone Joint Surg Am. 1998;80(11):1579–86. ISSN 0021–9355 (Print)

第 12 章　伴随半月板修复的软骨治疗
Concomitant Meniscus Repair for Cartilage Treatment

Faiz S. Shivji　Tim Spalding　著

付国建　译

缩略语

APM	arthroscopic partial meniscectomy	关节镜下部分半月板切除术
MM	medial meniscus	内侧半月板
LM	lateral meniscus	外侧半月板
PMR	partial meniscus restoration	部分半月板重建
OA	osteoarthritis	骨关节炎
ACL	anterior cruciate ligament	前交叉韧带
CMI	collagen meniscus implant	胶原半月板植入物
PRP	platelet-rich plasma	富血小板血浆
TGF-β_1	transforming growth factor-β_1	转化生长因子 $-\beta_1$
ROM	range of movement	关节活动度

在接受关节镜下部分半月板切除术（arthroscopic partial meniscectomy，APM）的患者中，已经发现 69% 的患者存在软骨损伤[1]。存在不稳定软骨损伤的患者行 APM 治疗，其功能预后较无软骨损伤的患者更差[2]。因此，软骨损伤患者的半月板功能存在对保持膝关节功能、减轻疼痛和降低骨关节炎风险是非常重要。在那些可修复的半月板撕裂中，文中讨论了各种可用的修复技术；解释了部分修复半月板缺失组织的作用；最后，提出了生物增强技术使用的依据。Ramp 区和根部损伤的修复在单独的章节讨论。

一、半月板修复的重要性

英国一项对 834 393 名接受 APM 的患者的长期的研究结果表明，这些患者接受关节置换手术的可能性比普通人群高 10 倍，比他们自身的正常对侧膝关节高 3 倍[3]。在一项单独的病例对照研究中发现，半月板损伤导致全膝关节置换术（total-knee arthroplasty，TKA）的风险增加 15 倍[4]。外侧半月板全切除术或次全切除术导致峰值接触应力和剪切应力的增加是内侧半月板切除术的 2 倍[5]。因此，外侧半月板切除术后骨关节炎的发生率高于内侧半月板切除术后[6]。

半月板在抵抗如剪切力和压缩应力方面是至关重要的。它们还能分散膝关节的载荷，减轻关节软骨的压力，为无血供的软骨提供润滑和营养，增加膝关节的稳定性。由于半月板缺失或功能缺失的有害影响，任何接受软骨修复的患者必须确认和（或）修复半月板的完整性，以获得最佳的预后。

二、半月板撕裂可修复性评估

（一）撕裂因素

1. 撕裂的位置

从图 12-1 中可以看出，欧洲运动创伤学 – 膝关节外科 – 关节镜学会（European Society for Sports Traumatology，Knee Surgery and Arthroscopy，ESSKA）在 Cooper 等的原有工作的基础上提出了撕裂位置的描述[7, 8]。红 – 红（距边缘 0～3mm 的血管化区域）、红 – 白（距边缘 3～5mm 的中间区域）和白 – 白（距边缘 5～7mm 的内部无血管区）的传统描述被用来解释损伤愈合的可能性[9]。然而，后来发现半月板的血供在整个生命周期中是有变化的，术中很难评估，因此建议将描述改为 0～3 区[8, 10]。

1 区和 2 区有良好的愈合率，为 64%～91%，1 区（87%～91%）比 2 区（59%～79%）更好[8]。术中，这相当于距边缘 4mm 或更小的范围，划定为可修复的撕裂范围。内侧和外侧半月板修复的失败率方面也没有差异。

2. 撕裂方向

如图 12-2 所示，撕裂可以是垂直的、水平的、放射状的，也可以是复合性的。垂直撕裂可以是简单的移位、较小的周边撕裂，或移位较大的桶柄状撕裂，两者都是放射状纤维断裂。这些方向的撕裂具有可修复性，并且能够取得良好疗效[11]。

半月板内部的水平撕裂方向与关节面平行。它们不会撕裂放射状纤维或周向纤维，因此接触压力保持不变。但是，它们可能与半月板周围囊肿的形成有关。传统的治疗方法是切除半月板撕裂的下层。然而，尸体研究显示，切除内侧和外侧半月板下层后，会出现接触面积减少[12, 13]。对 98 例半月板撕裂进行修复的系统回顾研究显示，其治愈率为 77.8%[14]。因此，对于非退变性水平撕裂，修复可能比切除更可取，尽管证据有限。

放射状撕裂是垂直方向的，通过 0～3 区，

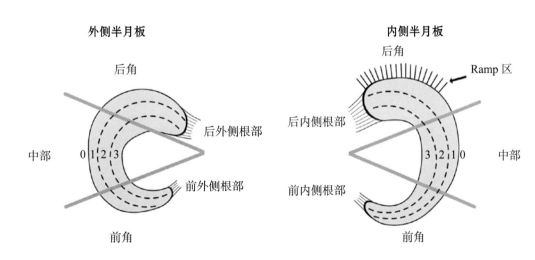

▲ 图 12-1　根据半月板撕裂部位的分类

经许可转载，引自 Kopf et al. 2020[8].

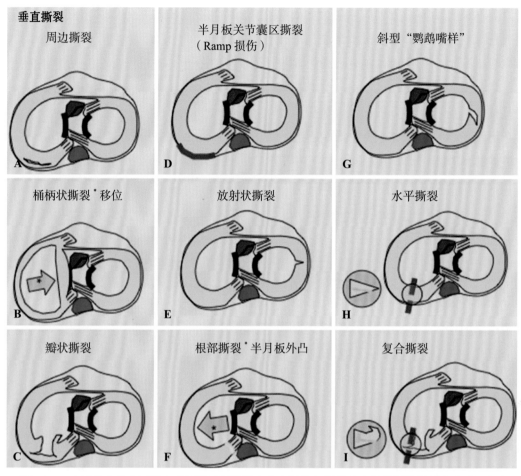

▲ 图 12-2　右膝关节的上面观：基于半月板撕裂方向和纤维断裂的半月板撕裂的描述性分类。红色：前交叉韧带止点；蓝色：后交叉韧带止点

A. 垂直周边撕裂（MM 后角）；B. 纵向移位的"桶柄状"撕裂（MM）；C. 垂直纵向瓣状撕裂（MM 后角）；D. 半月板关节囊区垂直纵向撕裂（MM）；E. 垂直放射状撕裂（LM 体部）；F. 半月板后根撕裂（MM 后根）；G. 垂直斜型"鹦鹉嘴样"撕裂（LM 体部）；H. 水平撕裂（MM 后角），水平部分显示在矢状面插图上；I. 复合撕裂（MM 后角），上图显示垂直瓣状部分，矢状面插图显示水平和瓣状撕裂[15]。MM. 内侧半月板（左）；LM. 外侧半月板（右）（经许可转载，引自 Lawton et al. 2019.）

如果撕裂延伸到所有区，则半月板功能失效。在这种撕裂中，应尝试修复，使撕裂的周向纤维得以愈合。对于边缘完整的撕裂，可以部分切除不稳定的半月板内缘。

3. 撕裂长度

撕裂长度和可修复性之间的关系尚不清楚。有证据表明，旷置长度小于 10mm 的外侧半月板撕裂不会导致再手术，表明这种撕裂可以无须修复。然而，这种结论不适用于内侧半月板撕裂[16]。由于相互矛盾的证据，因此我们建议，如果撕裂在其他方面是可以修复的，那么无论长度如何，手术修复似乎是明智的选择。

4. 撕裂的病程

没有证据表明创伤到修复的时间间隔会影响愈合。一项对 238 例半月板修复的研究发现，在损伤后 2 周内、2～12 周和 12 周以上的时间进行半月板修复，其结果之间没有差异[17]。另一项不同的研究对 25 名平均损伤后 27 个月接受手术修复的患者的研究显示，21 名患者在修复后得到愈合[18]。一项对 24 例内侧半月板桶柄状撕裂的患者的研究表明，损伤后平均 10 个月进行治疗，20 例得到愈合[19]。然而，随着受伤时间的延长，较大的撕裂可能会发生变形，使修复更具挑战性。

（二）患者因素

年龄、BMI、性别

患者的年龄并不影响撕裂的愈合潜力。两项研究比较了 40 岁以上和 40 岁以下人群的结果，发现愈合失败率之间没有差异[20, 21]。对 1063 例患者接受治疗的 1141 例半月板损伤的系统回顾显示，年龄阈值在 25 岁以下、25 岁以上、30 岁、35 岁和 40 岁以上的患者半月板愈合失败率之间无差异[22]。然而，随着年龄的增长，先前存在半月板退变的可能性增加；因此，这可能会对愈合产生不利影响。术中应寻找任何肉眼可见的退变性的迹象。

患者的 BMI 似乎并不影响半月板修复的失败率[23]。然而，高 BMI 与半月板退变相关，这可能会影响预后。在一项对半月板桶柄样撕裂修复的系统回顾中发现，女性的失败率明显较低，但这并没有在所有半月板修复中得到证实[24, 25]。

（三）修复指征

需要考虑行半月板修复的情况有：①因创伤引起机械性症状（如绞锁、卡压）；②出现半月板撕裂位置相关的疼痛；③在软骨修复手术中发现适合修复的半月板撕裂。而有膝骨关节炎时应避免半月板修复。还有以下需要考虑的因素：①血管状况，Cooper0～1 区是理想的修复区域，而 3 区愈合机会较低，如果存在其他有利因素，2 区撕裂也可以修复；②半月板撕裂类型和位置，部分厚度、斜型、鹦鹉嘴样和复杂的撕裂经常无法修复，垂直撕裂和放射状撕裂影响到周边边缘时应修复，水平撕裂通常伴有退变，但可以修复；③半月板撕裂长度和病程，没有修复禁忌的证据；④患者因素，年龄、性别和 BMI 似乎不会影响预后。

三、修复技术和应用时机

（一）放射状撕裂

放射状撕裂没有延伸至半月板周缘区域可以进行切除。然而，当半月板放射状撕裂延伸至周缘时，需行半月板修复，修复技术包括绑扎缝合技术和缝合线阻挡技术（图 12-3）。这种方法使用两针由内而外的缝合，在撕裂口的两侧以垂直褥式缝合，将半月板固定在关节囊上。在垂直缝合线的上缘由一侧缝合至另一侧，水平褥式缝合 3～4 针。垂直缝合线能够防止水平缝合线因沿着半月板周向纤维滑动而发生半月板切割，被称为 rip-stop 技术[26, 27]。

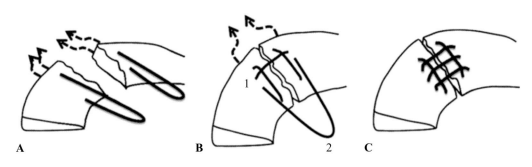

▲ 图 12-3　"绑扎"缝合技术

A. 垂直缝合以阻止随后的缝合线从半月板中拉出；B. 水平缝合线在垂直缝合线环上方；C. 缝合的最终形态，半月板缝合固定在周围关节囊上（经许可转载，引自 Tsuji et al. 2018[30].）

（二）垂直和桶柄状撕裂

对于从后到前的长垂直撕裂，作者更倾向于使用由内向外和全内缝合的混合缝合技术。由内向外缝合技术可用于修复外侧半月板腘肌裂孔前方的任何撕裂部分。后角可以使用全内缝合技术修复[28]。同样，内侧半月板的体部和前角可以使用由内向外的缝合技术修复，后角可以用全内的缝合技术修复。前角撕裂也可以使用由外向内缝合技术修复[29]。这种组合技术可以减少全内缝合器的使用，从而减少手术费用，同时后方不使用由内外缝合技术也避免了后关节囊的暴露，以及对神经血管结构进行保护。如图 12-4，上表面缝合和下表面缝合相结合，闭合撕裂的半月板间隙，完全对抗撕裂。

（三）水平撕裂

对于较年轻（＜ 50 岁）且既往无关节炎的患者，水平撕裂可以进行修复，可以沿着撕裂的长轴行全内缝合，每间隔 5mm 缝合一针。第一针应该缝合半月板上层上方的半月板关节囊交界处，第二针垂直地向半月板下层下方的半

月板关节囊交界处进行缝合。这些缝合线在两层上提供均匀的周向压力[31]（图 12-5）。

四、半月板部分修复

在那些半月板不可修复和切除的患者中，可选择半月板缺损的节段性替代的方法。当半月板大部分被切除或因放射状完全撕裂而无法修复功能缺失时，则需要考虑异体半月板移植。这部分内容在本章中没有涉及。

节段性半月板重建的选择包括由牛 1 型胶原基质制成的胶原半月板植入物（CMI，Stryker，USA）和以聚氨酯为基础的 Actifit（Orteq，London，UK）。CMI 是一种可吸收支架（吸收时间 12～18 个月），由富含糖胺聚糖的胶原纤维组成，在其中生长天然半月板组织，而不是假体材料，但这方面的证据有限。最近的组织学研究显示有更多的纤维组织和成纤维样细胞，尽管之前的研究确实显示了一些半月板样组织的存在[32, 33]。Actifit 有一种合成多孔支架，这种支架在 4～6 年的过程中会降解，可以作为生长支架。Actifit 的组织学分析显示，

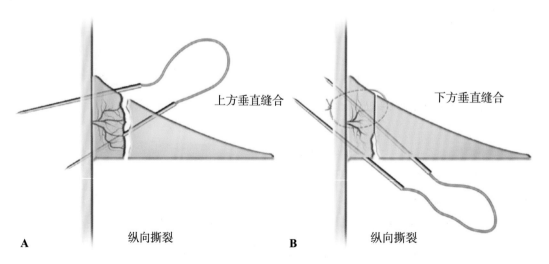

▲ 图 12-4　双叠垂直缝合模式用于修复纵向半月板撕裂

A. 首先缝合撕裂口上方，关闭上方间隙，并将半月板固定到软组织床；B. 然后，缝合撕裂下方，关闭下方间隙（经许可转载，引自 Noyes' Knee Disorders: Surgery, Rehabilitation, Clinical Outcomes, Noyes FR, Barber-Westin SD, Meniscus tears: diagnosis, repair techniques, clinical outcomes, p692, Elsevier, 2016 版权所有。）

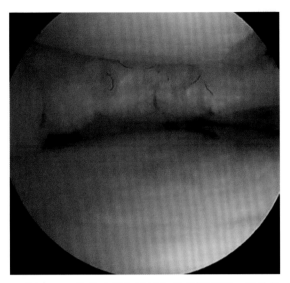

▲ 图 12-5　从前内侧入路进入关节镜观察，探针从前外侧入路插入，显示使用环向压缩缝合线修复左膝半月板水平撕裂

经许可转载，引自 Woodmass et al. 2017.

与正常半月板组织和由成软骨细胞组成的软骨样外观相比，其纤维软骨细胞较少[33, 34]。

无论使用哪种移植物，之前切除的半月板区域需要进行准备，以获得稳定的 2～3mm 有血供的半月板边缘和 90° 锐利的缺陷边缘。将植入物切成略大于缺损区域的大小，插入缝隙中。采用全内、由内向外或混合技术进行缝合。

部分半月板重建（partial meniscus restoration，PMR）的指征是，半月板部分切除术后，伴有膝关节间室疼痛，并且无 OA（ICRS ＜ 4 级）或无未经治疗的软骨损伤。一项随机对照研究显示，在急性期不可修复半月板撕裂治疗中，PMR 的疗效与半月板部分切除术相比无差异，但在慢性期不可修复半月板撕裂治疗中，PMR 的疗效明显优于半月板部分切除术[32]。PMR 使用的先决条件是完整的半月板根部和半月板边缘，下肢力线正常和稳定的关节。

尽管临床应用的患者数量有限，但是两种类型的支架在内侧半月板或外侧半月板损伤修复中均显示能够改善膝关节疼痛和功能。术后 12 个月通常得到改善，Lysholm 评分提高 30 分，

VAS 评分改善 3.5 分[35]。超过 10 年的随访研究结果显示，与 16 名内侧半月板部分切除术患者相比，17 名经过 CMI 治疗的男性患者膝关节疼痛减轻，IKDC 评分得到改善[36]。进一步对 22 例患者进行至少 10 年的随访结果显示，其 Lysholm 评分由术前 59.9 分改善至 87.5 分[37]。这些研究结果在其他病例系列研究中得到了证实[38, 39]。

54 例半月板切除术后综合征患者在外侧半月板中使用 Actifit 植入物，术后随访 2 年，膝关节疼痛、IKDC 和 KOOS 评分均明显改善[40]。类似的结果在外侧半月板和内侧半月板均有报道[41, 42]。一项系统回顾比较了 CMI（311 例患者）和 Actifit（347 例患者）的疗效，在平均 45 个月的随访中，发现 Actifit 队列的失败率为 9.9%，CMI 队列的失败率为 6.7%，这表明两者的失败率结果相似[43]。一项对 613 例患者（444 例 CMI，169 例 Actifit）的 Meta 分析表明，两组患者 Lysholm、IKDC、VAS 和 Tegner 评分均有改善，总体并发症发生率为 12.6%。并发症包括疼痛、感染、支架不愈合或撕裂，以及缝线相关症状[44]。

综上所述，PMR 对于部分半月板切除术后持续疼痛具有一定的疗效。长期结果和不良预后因素尚不清楚，但短期内疼痛和功能有望改善。此外，这种植入物的费用和有效性使其成为一个具有吸引力的治疗选择。

五、生物增强技术

使用天然物质来提高撕裂半月板的愈合率是一个越来越有趣的领域。已经被描述了几种方法，其技术和依据大致概述如下。

（一）滑膜打磨 / 钻孔术

滑膜打磨包括将靠近半月板撕裂缘的滑膜打磨，以及半月板撕裂缘打磨，通常使用菱形

锉刀来打磨以促进愈合反应。有人提出这种方法将上调软骨细胞产生细胞因子和生长因子，吸引血管化的滑膜组织到该区域促进愈合[45]。这一过程已经在兔模型中得到证实[46, 47]。钻孔术是指用 19G 针头穿过皮肤、滑膜和半月板边缘，或用硬膜外穿刺针从内侧穿过半月板和滑膜。目的是建立从滑膜到无血管的半月板区的血管通道，在犬的模型中已经得到证实[48]。然而，关于滑膜打磨和钻孔术的临床依据有限[45, 49]。一项研究对 47 例半月板损伤患者进行打磨手术，未进行半月板缝合修复，在平均 21 个月随访时进行关节镜二次探查，有 71% 的患者半月板完全愈合，21% 的患者不完全愈合。但是，这些患者中有 67% 同时行 ACL 重建手术，而半月板的撕裂方向、位置和厚度均不相同[50]。一项病例对照研究对 191 例外周、垂直、不可移动（卡入髁间切迹）的内侧半月板撕裂，行 ACL 重建术同时单独行钻孔术治疗，与对照组（ACL 手术中未发现半月板撕裂）在功能上没有差异。这提示在某些患者中，可能只需进行钻孔术治疗即可[51]。在 332 例外侧半月板撕裂患者中，43 例采用钻孔术和打磨治疗，289 例 ACL 重建时对损伤半月板旷置，临床结果无差异[52]。尽管临床证据有限，但是因为钻孔术或打磨的安全性，可以进行尝试。

（二）骨髓刺激和干细胞

骨髓刺激通常在半月板修复时使用微骨折锥穿透髁间切迹区骨皮层或在 ACL 重建时建立骨隧道。其目的是释放骨髓间充质干细胞，使其分化成包括软骨细胞在内的多种细胞，并吸引其他能促进愈合的蛋白质。除干细胞外，也有报道 ACL 重建后膝关节液中血小板源性生长因子和血管内皮生长因子增加，可促进半月板愈合[53, 54]。另一种获取干细胞的方法包括骨髓抽吸或处理脂肪组织（以获得基质血管成分）。所有技术产生的干细胞数量难以预测，但脂肪组织产生的干细胞数量似乎超过骨髓抽吸（4737～1550 000/ml vs. 1～30/ml 至 317 400/ml）[55]。

关于将干细胞技术应用于半月板修复的临床实践研究很少，但动物研究表明其存在潜在的使用价值。通过兔的髁间切迹钻孔骨髓刺激，显示没有明显促进半月板愈合[56]。一项山羊的半月板修复研究对比了半月板修复同时行微骨折与不行微骨折，结果显示 65% 的半月板修复同时行微骨折治疗得到完全愈合，而半月板修复同时不行微骨折愈合率为 12%[57]。进一步研究通过将脂肪来源的干细胞缝合到兔子的半月板撕裂处增加了半月板的愈合概率[58]。与对照组相比，在兔体内注射滑膜干细胞也可促进半月板缺损的愈合[59]。

最近的大多数文献都集中在半月板撕裂部位使用植入了干细胞和生长因子的支架来增强愈合。在山羊的半月板放射状撕裂的修复中，与单纯缝合治疗相比，使用基质血管成分水凝胶能够增加愈合率，减少骨软骨退变[60]。骨髓抽吸液植入胶原蛋白支架已经在 5 人身上进行了安全性测试，进一步的试验正在进行中[61]。一项接种干细胞的 3D 打印支架植入全半月板切除术的兔子的研究报道发现，与对照组相比，膝关节内纤维软骨细胞和胶原蛋白生长，而软骨退变减少[62]。接种干细胞的纳米纤维支架用于修复兔的放射状半月板缺损 5mm 的研究中也发现了类似的结果。与单独使用支架或不使用支架相比，这些支架材料可防止半月板挤压，并提供软骨保护作用[63]。

总之，尽管证据有限，但骨髓刺激可能有助于半月板愈合且没有显著的并发症。关于干细胞接种支架的临床试验正在研究中。目前似乎还没有足够的证据证明关节内注射干细胞的有效性，特别是在考虑成本和并发症时。

（三）纤维蛋白凝块

纤维蛋白/血凝块植入修复的半月板撕裂处为半月板修复提供生长和愈合因子。操作技术如下（P.Myers，个人交流）。

1. 外周静脉穿刺取血 60ml，注入弯盘内。

2. 用玻璃棒搅拌 15min，在棒上形成血凝块。

3. 将血凝块放在拭子上，用 2～3 滴生理盐水清洗。

4. 由内而外缝合半月板，但不要收紧缝合线。

5. 将血凝块塑形并切割成一定大小，然后用抓钳将其送入关节。关节镜入路套管装置或血凝块上的缝合线可以帮助引入。

6. 将血凝块植入半月板撕裂处下方或内侧，并收紧缝合线。

7. 一旦稳定，可以根据需要增加额外的缝合。

纤维蛋白凝块的临床评估仅限于病例系列研究。在 24 例中有 18 例退行性内侧半月板撕裂，采用自体纤维蛋白凝块治疗，平均随访 39.3 个月后达到临床愈合[64]。在 41 例使用纤维蛋白凝块治疗的不同类型的半月板撕裂患者中，平均随访 8.3 个月后进行二次关节镜检查，发现 39 例已经愈合[65]。纤维蛋白凝块的使用似乎可以促进半月板愈合，而且由于该技术的低成本和低并发症发生率，使得它是一个有用的治疗选择。但是，在技术上具有一定的挑战性。

（四）富血小板血浆

富血小板血浆对于大多数临床医生来说是很容易获得的。它通过获取自体外周血，然后离心，将 PRP 从全血中分离出来。PRP 的潜在好处是通过将生长因子和细胞因子传递至半月板撕裂的局部。然而，由于分离技术和患者的不同，每种 PRP 制剂中的确切成分也有所不同。一般来说，PRP 制剂可以富含白细胞或白细胞较少，含有活化或灭活的血小板，以及血小板浓度或高或低。在各种情况下，目前还不知道哪种制备方法最有效[66]。

在一项回顾性研究中，15 例单独半月板损伤进行 PRP 加强修补术（在 PRP 上进行的撕裂缝合）与 20 例不使用 PRP 的半月板修补术相比，2 年随访后发现其再手术或功能方面没有差异[67]。在另一项回顾性研究中，14 例外侧盘状半月板患者使用 PRP 与 15 例对照组不使用 PRP，结果在膝关节功能或治疗失败率方面均无差异[68]。一项前瞻性随机对照研究比较了使用 PRP 增强术修复的 20 例半月板和对照组的 18 例半月板。主要的研究终点是 18 周时 MRI 或二次关节镜检查的半月板已经愈合。PRP 组的愈合率为 85%，对照组为 47%，两者有显著差异。术后 42 个月，PRP 增强组患者 IKDC 评分明显改善[69]。有趣的是，之前的一项研究进行了除权计算，并提出需要包括 153 名 PRP 治疗患者和 219 名无 PRP 治疗的患者，以证明使用 IKDC 评分的差异[67]。

总之，很少有证据表明 PRP 对半月板修复的愈合、失败或功能结果有任何影响[70]。此外，关于 PRP 的正确组分还存在困惑。因此，目前很难推荐这种增强策略。

（五）生长因子

生长因子注射旨在改善半月板撕裂周围的血管生成和细胞形成。使用血小板源性生长因子/肝细胞生长因子增强的胶原凝胶可在体外诱导有组织的半月板组织生长[71]。转化生长因子 $-\beta_1$（transforming growth factor-β_1，TGF-β_1）可促进猪的半月板修复组织的细胞增殖，但并不影响修复的强度[72]。TGF-β_1 也能刺激具有纤维组织（Ⅱ型胶原）的兔半月板缺损的愈合[73]。在含有成纤维细胞生长因子 –2 的明胶水凝胶能显著刺激细胞增殖，促进兔模型的半月板修复[74]。到目前为止，还没有将这类研究转化为临床试验，但这仍然是一个有希望的领域。

六、康复

没有足够的证据推荐任何特定的康复方案[75]。将限制性方案（限制负重和活动范围）与加速方案（即刻负重和全角度的活动范围）进行比较，在并发症发生率或功能方面没有发现差异。本章的作者倾向于根据半月板撕裂方向使用不同的康复方案。

（1）垂直撕裂：术后 4 周内支具伸膝位锁定固定保护下立即负重。不负重情况下即刻行 0°～90° 关节活动度范围运动。从 4 周开始，拆除支具，完全负重情况下允许 0°～90° ROM。4 个月后允许超过 90° 的下蹲和剪切运动。

（2）放射状撕裂：6 周内不负重，在支具保护性 ROM 为 0°～90°。接下来，拆除支具，在可耐受范围内逐渐增加承重。4 个月后下蹲超过 90° 和进行剪切运动。

（3）部分半月板重建：1 周内不负重，然后 5 周内部分负重，直到完全负重。4 周内支具限制关节 ROM 在 0°～60°，接下来 2 周内控制 ROM 在 0°～90°，然后恢复正常 ROM。6 个月之内，下蹲不超过 90°，不进行剪切运动。

参考文献

[1] Guermazi A, Niu J, Hayashi D, Roemer FW, Englund M, Neogi T, et al. Prevalence of abnormalities in knees detected by MRI in adults without knee osteoarthritis: population based observational study (Framingham Osteoarthritis Study). BMJ. 2012;345:e5339. Available from: https://www.bmj.com/content/345/ bmj.e5339.

[2] Bisson LJ, Kluczynski MA, Wind WM, Fineberg MS, Bernas GA, Rauh MA, et al. How does the presence of unstable chondral lesions affect patient outcomes after partial meniscectomy? The ChAMP randomized controlled trial. Am J Sports Med. 2018;46(3):590–7.

[3] Abram SGF, Judge A, Beard DJ, Carr AJ, Price AJ. Long-term rates of knee arthroplasty in a cohort of 834 393 patients with a history of arthroscopic partial meniscectomy. Bone Joint J. 2019;101–B(9):1071–80.

[4] Khan T, Alvand A, Prieto-Alhambra D, Culliford DJ, Judge A, Jackson WF, et al. ACL and meniscal injuries increase the risk of primary total knee replacement for osteoarthritis: a matched case–control study using the Clinical Practice Research Datalink (CPRD). Br J Sports Med. 2019;53(15):965–8.

[5] Peña E, Calvo B, Martinez MA, Palanca D, Doblaré M. Why lateral meniscectomy is more dangerous than medial meniscectomy. A finite element study. J Orthop Res. 2006;24(5):1001–10.

[6] Papalia R, Del Buono A, Osti L, Denaro V, Maffulli N. Meniscectomy as a risk factor for knee osteoarthritis: a systematic review. Br Med Bull. 2011;99:89–106.

[7] Cooper DE, Arnoczky SP, Warren RF. Arthroscopic meniscal repair. Clin Sports Med. 1990; 9(3):589–607.

[8] Kopf S, Beaufils P, Hirschmann MT, Rotigliano N, Ollivier M, Pereira H, et al. Management of traumatic meniscus tears: the 2019 ESSKA meniscus consensus. Knee Surg Sports Traumatol Arthrosc. 2020; https://doi.org/10.1007/s00167-020- 05847- 3.

[9] Arnoczky SP, Warren RF. Microvasculature of the human meniscus. Am J Sports Med. 1982;10(2):90–5.

[10] Petersen W, Tillmann B. Age-related blood and lymph supply of the knee menisci. A cadaver study. Acta Orthop Scand. 1995;66(4):308–12.

[11] Lutz C, Dalmay F, Ehkirch FP, Cucurulo T, Laporte C, Le Henaff G, et al. Meniscectomy versus meniscal repair: 10 years radiological and clinical results in vertical lesions in stable knee. Orthop Traumatol Surg Res. 2015;101(8 Suppl):S327–31.

[12] Koh JL, Yi SJ, Ren Y, Zimmerman TA, Zhang L-Q. Tibiofemoral contact mechanics with horizontal cleavage tear and resection of the medial meniscus in the human knee. J Bone Joint Surg Am. 2016;98(21):1829–36.

[13] Koh JL, Zimmerman TA, Patel S, Ren Y, Xu D, Zhang L-Q. Tibiofemoral contact mechanics with horizontal cleavage tears and treatment of the lateral meniscus in the human knee: an in vitro cadaver study. Clin Orthop Relat Res. 2018;476(11): 2262–70.

[14] Kurzweil PR, Lynch NM, Coleman S, Kearney B. Repair of horizontal meniscus tears: a systematic review. Arthroscopy. 2014;30(11):1513–9.

[15] Lawton R, Thompson P, Spalding T. Meniscal repair and replacement. Orthop Trauma. 2019;33(2):109–18.

[16] Duchman KR, Westermann RW, Spindler KP, Reinke EK, Huston LJ, Amendola A, et al. The fate of meniscus tears left in situ at the time of anterior cruciate ligament reconstruction: a 6–year follow-up study from the MOON cohort. Am J Sports Med. 2015;43(11):2688–95.

[17] van der Wal RJP, Thomassen BJW, Swen J-WA, van Arkel ERA. Time interval between trauma and arthroscopic meniscal repair has no influence on clinical survival. J Knee Surg. 2016;29(5):436–42.

[18] Popescu D, Sastre S, Caballero M, Lee JWK, Claret I, Nuñez M, et al. Meniscal repair using the FasT-fix device in patients with chronic meniscal lesions. Knee Surg Sports Traumatol Arthrosc. 2010;18(4):546–50.

[19] Espejo-Reina A, Serrano-Fernández JM, Martín-Castilla B, Estades-Rubio FJ, Briggs KK, Espejo-Baena A. Outcomes

after repair of chronic bucket-handle tears of medial meniscus. Arthroscopy. 2014;30(4):492–6.

[20] Poland S, Everhart JS, Kim W, Axcell K, Magnussen RA, Flanigan DC. Age of 40 years or older does not affect meniscal repair failure risk at 5 years. Arthroscopy. 2019;35(5):1527–32.

[21] Everhart JS, Magnussen RA, Poland S, DiBartola AC, Blackwell R, Kim W, et al. Meniscus repair five-year results are influenced by patient preinjury activity level but not age group. Knee. 2020;27(1):157–64.

[22] Rothermel SD, Smuin D, Dhawan A. Are outcomes after meniscal repair age dependent? A systematic review. Arthroscopy. 2018;34(3):979–87.

[23] Sommerfeldt MF, Magnussen RA, Randall KL, Tompkins M, Perkins B, Sharma A, et al. The relationship between body mass index and risk of failure following meniscus repair. J Knee Surg. 2016;29(8):645–8.

[24] Ardizzone CA, Houck DA, McCartney DW, Vidal AF, Frank RM. All-inside repair of bucket-handle meniscal tears: clinical outcomes and prognostic factors. Am J Sports Med. 2020;48:3386–93.

[25] Lyman S, Hidaka C, Valdez AS, Hetsroni I, Pan TJ, Do H, et al. Risk factors for meniscectomy after meniscal repair. Am J Sports Med. 2013;41:2772–8. Available from: https://journals.sagepub.com/doi/10.1177/0363546513503444.

[26] Buckley PS, Kemler BR, Robbins CM, Aman ZS, Storaci HW, Dornan GJ, et al. Biomechanical comparison of 3 novel repair techniques for radial tears of the medial meniscus: the 2–tunnel transtibial technique, a "hybrid" horizontal and vertical mattress suture configuration, and a combined "hybrid tunnel" technique. Am J Sports Med. 2019;47(3):651–8.

[27] Nakata K, Shino K, Kanamoto T, Mae T, Yamada Y, Amano H, et al. New technique of arthroscopic meniscus repair in radial tears. In: Doral MN, editor. Sports injuries: prevention, diagnosis, treatment and rehabilitation. Berlin: Springer; 2012. p. 305–11. https://doi.org/10.1007/978–3–642–15630–4_41.

[28] Turman KA, Diduch DR, Miller MD. All-inside meniscal repair. Sports Health. 2009;1(5):438–44.

[29] Thompson SM, Spalding T, Church S. A novel and cheap method of outside-in meniscal repair for anterior horn tears. Arthrosc Tech. 2014;3(2):e233–5.

[30] Tsujii A, Amano H, Tanaka Y, Kita K, Uchida R, Shiozaki Y, et al. Second look arthroscopic evaluation of repaired radial/oblique tears of the midbody of the lateral meniscus in stable knees. J Orthop Sci. 2018;23(1):122–6.

[31] Woodmass JM, Johnson JD, Wu IT, Saris DBF, Stuart MJ, Krych AJ. Horizontal cleavage meniscus tear treated with all-inside circumferential compression stitches. Arthrosc Tech. 2017;6(4):e1329–33.

[32] Rodkey WG, DeHaven KE, Montgomery WH, Baker CL, Beck CL, Hormel SE, et al. Comparison of the collagen meniscus implant with partial meniscectomy. A prospective randomized trial. J Bone Joint Surg Am. 2008;90(7):1413–26.

[33] Bulgheroni E, Grassi A, Campagnolo M, Bulgheroni P, Mudhigere A, Gobbi A. Comparative study of collagen versus synthetic-based meniscal scaffolds in treating meniscal deficiency in young active population. Cartilage. 2016;7(1):29–38.

[34] Pereira H, Fatih Cengiz I, Gomes S, Espregueira-Mendes J, Ripoll PL, Monllau JC, et al. Meniscal allograft transplants and new scaffolding techniques. EFORT Open Rev. 2019;4(6):279–95.

[35] de Caro F, Perdisa F, Dhollander A, Verdonk R, Verdonk P. Meniscus scaffolds for partial meniscus defects. Clin Sports Med. 2020;39(1):83–92.

[36] Zaffagnini S, Marcheggiani Muccioli GM, Lopomo N, Bruni D, Giordano G, Ravazzolo G, et al. Prospective long-term outcomes of the medial collagen meniscus implant versus partial medial meniscectomy: a minimum 10–year follow-up study. Am J Sports Med. 2011;39(5):977–85.

[37] Monllau JC, Gelber PE, Abat F, Pelfort X, Abad R, Hinarejos P, et al. Outcome after partial medial meniscus substitution with the collagen meniscal implant at a minimum of 10 years' follow-up. Arthroscopy. 2011;27(7):933–43.

[38] Bulgheroni E, Grassi A, Bulgheroni P, Marcheggiani Muccioli GM, Zaffagnini S, Marcacci M. Long-term outcomes of medial CMI implant versus partial medial meniscectomy in patients with concomitant ACL reconstruction. Knee Surg Sports Traumatol Arthrosc. 2015;23(11):3221–7.

[39] Hirschmann MT, Keller L, Hirschmann A, Schenk L, Berbig R, Lüthi U, et al. One-year clinical and MR imaging outcome after partial meniscal replacement in stabilized knees using a collagen meniscus implant. Knee Surg Sports Traumatol Arthrosc. 2013;21(3):740–7.

[40] Bouyarmane H, Beaufils P, Pujol N, Bellemans J, Roberts S, Spalding T, et al. Polyurethane scaffold in lateral meniscus segmental defects: clinical outcomes at 24 months follow-up. Orthop Traumatol Surg Res. 2014;100(1):153–7.

[41] Warth RJ, Rodkey WG. Resorbable collagen scaffolds for the treatment of meniscus defects: a systematic review. Arthroscopy. 2015;31(5):927–41.

[42] De Coninck T, Huysse W, Willemot L, Verdonk R, Verstraete K, Verdonk P. Two-year follow-up study on clinical and radiological outcomes of polyurethane meniscal scaffolds. Am J Sports Med. 2013;41(1):64–72.

[43] Houck DA, Kraeutler MJ, Belk JW, McCarty EC, Bravman JT. Similar clinical outcomes following collagen or polyurethane meniscal scaffold implantation: a systematic review. Knee Surg Sports Traumatol Arthrosc. 2018;26(8):2259–69.

[44] Filardo G, Di Matteo B, Di Martino A, Merli ML, Cenacchi A, Fornasari P, et al. Platelet-rich plasma intra-articular knee injections show no superiority versus viscosupplementation: a randomized controlled trial. Am J Sports Med. 2015;43(7):1575–82.

[45] Ghazi Zadeh L, Chevrier A, Farr J, Rodeo SA, Buschmann MD. Augmentation techniques for meniscus repair. J Knee Surg. 2018;31(1):99–116.

[46] Okuda K, Ochi M, Shu N, Uchio Y. Meniscal rasping for repair of meniscal tear in the avascular zone. Arthroscopy. 1999;15(3):281–6.

[47] Ochi M, Uchio Y, Okuda K, Shu N, Yamaguchi H, Sakai Y. Expression of cytokines after meniscal rasping to promote meniscal healing. Arthroscopy. 2001;17(7):724–31.

[48] Gershuni DH, Skyhar MJ, Danzig LA, Camp J, Hargens AR, Akeson WH. Experimental models to promote healing of tears in the avascular segment of canine knee menisci. J Bone Joint Surg Am. 1989;71(9):1363–70.

[49] Anz AW. Biological augmentation of meniscal repairs. In: LaPrade RF, Arendt EA, Getgood A, Faucett SC, editors. The menisci: a comprehensive review of their anatomy, biomechanical function and surgical treatment. Berlin: Springer; 2017. p. 137–46. https://doi.org/10.1007/978–3–662–53792–3_13.

[50] Uchio Y, Ochi M, Adachi N, Kawasaki K, Iwasa J. Results of rasping of meniscal tears with and without anterior cruciate ligament injury as evaluated by second-look arthroscopy. Arthroscopy. 2003;19(5):463–9.

[51] Shelbourne KD, Benner RW, Nixon RA, Gray T. Evaluation of peripheral vertical nondegenerative medial meniscus tears treated with trephination alone at the time of anterior cruciate ligament reconstruction. Arthroscopy. 2015;31(12):2411–6.

[52] Shelbourne KD, Heinrich J. The long-term evaluation of lateral meniscus tears left in situ at the time of anterior cruciate ligament reconstruction. Arthroscopy. 2004;20(4):346–51.

[53] de Girolamo L, Galliera E, Volpi P, Denti M, Dogliotti G, Quaglia A, et al. Why menisci show higher healing rate when repaired during ACL reconstruction? Growth factors release can be the explanation. Knee Surg Sports Traumatol Arthrosc. 2015;23(1):90–6.

[54] Galliera E, De Girolamo L, Randelli P, Volpi P, Dogliotti G, Quaglia A, et al. High articular levels of the angiogenetic factors VEGF and VEGF-receptor 2 as tissue healing biomarkers after single bundle anterior cruciate ligament reconstruction. J Biol

Regul Homeost Agents. 2011;25(1):85–91.

[55] Vangsness CT, Sternberg H, Harris L. Umbilical cord tissue offers the greatest number of harvestable mesenchymal stem cells for research and clinical application: a literature review of different harvest sites. Arthroscopy. 2015;31(9):1836–43.

[56] Driscoll MD, Robin BN, Horie M, Hubert ZT, Sampson HW, Jupiter DC, et al. Marrow stimulation improves meniscal healing at early endpoints in a rabbit meniscal injury model. Arthroscopy. 2013;29(1):113–21.

[57] Howarth WR, Brochard K, Campbell SE, Grogan BF. Effect of microfracture on meniscal tear healing in a goat (*Capra hircus*) model. Orthopedics. 2016;39(2):105–10.

[58] Ruiz-Ibán Má, Díaz-Heredia J, García-Gómez I, Gonzalez-Lizán F, Elías-Martín E, Abraira V. The effect of the addition of adipose-derived mesenchymal stem cells to a meniscal repair in the avascular zone: an experimental study in rabbits. Arthroscopy. 2011;27(12):1688–96.

[59] Hatsushika D, Muneta T, Horie M, Koga H, Tsuji K, Sekiya I. Intraarticular injection of synovial stem cells promotes meniscal regeneration in a rabbit massive meniscal defect model. J Orthop Res. 2013;31(9):1354–9.

[60] Rothrauff BB, Sasaki H, Kihara S, Overholt KJ, Gottardi R, Lin H, et al. Point-of-care procedure for enhancement of meniscal healing in a goat model utilizing infrapatellar fat pad-derived stromal vascular fraction cells seeded in photocrosslinkable hydrogel. Am J Sports Med. 2019;47(14):3396–405.

[61] Whitehouse MR, Howells NR, Parry MC, Austin E, Kafienah W, Brady K, et al. Repair of torn avascular meniscal cartilage using undifferentiated autologous mesenchymal stem cells: from in vitro optimization to a first-in-human study. Stem Cells Transl Med. 2017;6(4):1237–48.

[62] Zhang Z-Z, Wang S-J, Zhang J-Y, Jiang W-B, Huang A-B, Qi Y-S, et al. 3D-Printed poly(ε- caprolactone) scaffold augmented with mesenchymal stem cells for total meniscal substitution: a 12– and 24–week animal study in a rabbit modelss. Am J Sports Med. 2017;45:1497–511. Available from: https://journals.sagepub.com/ doi/10.1177/0363546517691513.

[63] Shimomura K, Rothrauff BB, Hart DA, Hamamoto S, Kobayashi M, Yoshikawa H, et al. Enhanced repair of meniscal hoop structure injuries using an aligned electrospun nanofibrous scaffold combined with a mesenchymal stem cell-derived tissue engineered construct. Biomaterials. 2019;192:346–54.

[64] Nakayama H, Kanto R, Kambara S, Iseki T, Onishi S, Yoshiya S. Successful treatment of degenerative medial meniscal tears in well-aligned knees with fibrin clot implantation. Knee Surg Sports Traumatol Arthrosc. 2020;28:3466–73.

[65] Jang SH, Ha JK, Lee DW, Kim JG. Fibrin clot delivery system for meniscal repair. Knee Surg Relat Res. 2011;23(3):180–3.

[66] Wang D, Rodeo SA. Platelet-rich plasma in orthopaedic surgery: a critical analysis review. JBJS Rev. 2017;5(9):e7.

[67] Griffin JW, Hadeed MM, Werner BC, Diduch DR, Carson EW, Miller MD. Platelet-rich plasma in meniscal repair: does augmentation improve surgical outcomes? Clin Orthop Relat Res. 2015;473(5):1665–72.

[68] Dai W-L, Zhang H, Lin Z-M, Shi Z-J, Wang J. Efficacy of platelet-rich plasma in arthroscopic repair for discoid lateral meniscus tears. BMC Musculoskelet Disord. 2019;20:113. Available from: https://www. ncbi.nlm.nih.gov/pmc/articles/PMC6421692/.

[69] Kaminski R, Kulinski K, Kozar-Kaminska K, Wielgus M, Langner M, Wasko MK, et al. A prospective, randomized, double-blind, parallel-group, placebo-controlled study evaluating meniscal healing, clinical outcomes, and safety in patients undergoing meniscal repair of unstable, complete vertical meniscal tears (bucket handle) augmented with platelet-rich plasma. Biomed Res Int. 2018;2018:9315815. Available from: https://www.ncbi.nlm.nih.gov/pmc/articles/ PMC5866900/.

[70] Haunschild ED, Huddleston HP, Chahla J, Gilat R, Cole BJ, Yanke AB. Platelet-rich plasma augmentation in meniscal repair surgery: a systematic review of comparative studies. Arthroscopy. 2020;36:1765–74.

[71] Bhargava MM, Hidaka C, Hannafin JA, Doty S, Warren RF. Effects of hepatocyte growth factor and platelet-derived growth factor on the repair of meniscal defects in vitro. In Vitro Cell Dev Biol Anim. 2005;41(8):305–10.

[72] Riera KM, Rothfusz NE, Wilusz RE, Weinberg J, Guilak FL, McNulty A. Interleukin-1, tumor necrosis factor-alpha, and transforming growth factor-beta 1 and integrative meniscal repair: influences on meniscal cell proliferation and migration. Arthritis Res Ther. 2011;13(6):R187.

[73] Chen C, Song J, Qiu J, Zhao J. Repair of a meniscal defect in a rabbit model through use of a thermosensitive, injectable, in situ crosslinked hydrogel with encapsulated bone mesenchymal stromal cells and transforming growth factor β1. Am J Sports Med. 2020;48(4):884–94.

[74] Narita A, Takahara M, Sato D, Ogino T, Fukushima S, Kimura Y, et al. Biodegradable gelatin hydrogels incorporating fibroblast growth factor 2 promote healing of horizontal tears in rabbit meniscus. Arthroscopy. 2012;28(2):255–63.

[75] Spang RC III, Nasr MC, Mohamadi A, DeAngelis JP, Nazarian A, Ramappa AJ. Rehabilitation following meniscal repair: a systematic review. BMJ Open Sport Exerc Med. 2018;4(1):e000212. Available from: https://www.ncbi.nlm.nih.gov/pmc/articles/ PMC5905745/.

第13章 半月板根部撕裂及其治疗
Meniscus Root Tear and Its Treatment

Matthew D. LaPrade　Lucas K. Keyt　Aaron J. Krych　著
孙亚英　费　冀　译

缩略语

BMI	body mass index	体重指数
TKA	total-knee arthroplasty	全膝关节置换
K-L	Kellgren-Lawrence	K-L 分级
SIFK	subchondral insuffciency fractures of the knee	膝关节软骨下不全性骨折
SONK	spontaneous insuffciency fractures of the knee	自发性膝关节不全性骨折

一、概述

半月板撕裂在普通人群中很常见，约占所有膝关节相关骨科就诊量的 1/8 [1, 2]。半月板是膝关节的重要结构，为关节提供减震和支撑，对关节保护至关重要 [3, 4]。半月板根部撕裂的定义是半月板根部附着处 1cm 内的撕脱或放射状撕裂（图 13-1 和图 13-2），占关节镜下半月板切除的 10%~20% [1, 3, 5-7]。半月板和根部附着的丧失已被证明会显著改变膝关节力学，增加关节接触压力，并最终导致骨关节炎的快速进展 [1, 8]。

随着越来越多的研究发现半月板根部撕裂后会导致骨关节炎快速进展，外科医生治疗半月板根部撕裂的方式也随之改变。大多数半月板撕裂发生在 30—40 岁或 40—50 岁，所以半月板根部撕裂通常采用非手术治疗或部分半月

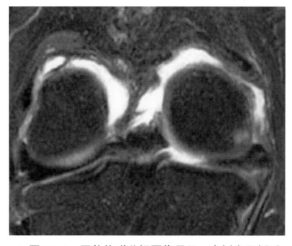

▲ 图 13-1　冠状位磁共振图像显示，内侧半月板后根部附近的放射性撕裂，以及内侧半月板前移

板切除术。然而，目前广泛认为半月板切除术会导致进展性退行性变，包括关节间隙狭窄和股骨髁肥厚。近来，为了更好地保护关节软骨，防止患者年轻时对全膝关节置换术的需要，术者开始转向修复根部撕裂 [1, 9]。半月板根部修复

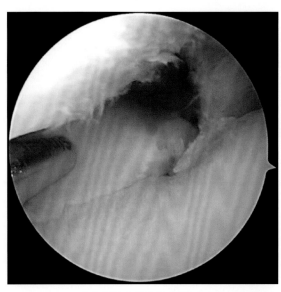

▲ 图 13-2　后内侧半月板根部撕裂术中关节镜视图

在改善膝关节接触压力、运动学和患者报告预后评分方面显示出良好的效果[1, 5, 9–11]。本章重点介绍半月板根部撕裂的最新治疗方法，并注重考虑根部撕裂对关节软骨的影响。

半月板根部和关节软骨解剖学

半月板由纤维软骨组成，主要由密集的 I 型胶原纤维组成，有助于减震、稳定膝关节和传递载荷[12]。半月板根部将半月板固定在适当的位置，对维持半月板的稳定性和功能至关重要。有四个不同的半月板根部附着处，即分别位于半月板内侧和外侧的前后附着处[13]。

1. 半月板前根

内侧半月板前根附着面积最大，止于胫骨前髁间嵴[1, 13]。内侧半月板前根中心距 ACL 止点[14] 中心的前内侧 18.2mm。值得注意的是，对于较小的女性膝关节[15]，胫骨髓内钉扩髓可显著损伤内侧半月板前根。

外侧半月板前根止于胫骨 ACL 止点的深面，其中有 63% 与 ACL 止点[16] 重叠。外侧半月板前根中心位于 ACL 中心前内侧 5mm，在解剖单束 ACL 重建时易发生医源性损伤[14, 17]。

2. 后根

内侧半月板后根位于胫骨内侧髁间隆起顶点后方，位于 PCL 止点前内侧[16]。内侧半月板后根中心距 PCL 边缘最近处为 8.2mm[16]。

外侧半月板后根位于内侧半月板后根的前外侧，PCL 前方[16]。外侧半月板后根中心距 PCL 边缘最近处为 12.7mm，距外侧半月板前根后缘 10.1mm[16]。

3. 关节软骨

与半月板不同，关节软骨是由 II 型胶原纤维组成的透明软骨组成，为关节提供一个光整而润滑的表面。关节软骨损伤可引起明显的疼痛，发病率较高，是一种常见的疾病。据估计，在接受膝关节镜检查时，有 2/3 的患者存在关节软骨损伤[19–21]。半月板根部损伤时可合并关节软骨损伤。对于内侧半月板根部撕裂患者，经常可以观察到内侧间室关节软骨的广泛变性。外侧根部撕裂多发生在年轻的 ACL 撕裂患者，常伴有股骨外侧髁后方软骨损伤。与半月板相似，关节软骨无血管，几乎没有自我愈合和修复的能力[18, 22]。偶尔，关节软骨缺损处后会出现纤维软骨替代，但纤维软骨不太适合承受重复的周期性应力和压力。综上所述，关节软骨损伤较为常见，自愈能力差，是骨关节炎发展的易感因素[18, 19, 23]。

二、临床表现和诊断

半月板根部撕裂的临床诊断可能较为困难，因为根部撕裂通常缺乏半月板体部损伤的体征，如卡压、绞索或打软腿[4]。最常见的阳性体检结果是关节间隙压痛，McMurray 征阳性，以及屈曲时的膝关节后方疼痛[4]。有报道称，内侧半月板后根撕脱的临床体征是膝关节完全伸直时内翻应力下疼痛[24]。

半月板撕裂有创伤性、急性损伤或退行性等几种发生机制[1]。外伤性半月板根部撕裂常累及外侧半月板，并伴有软骨和韧带损伤。与退行性根部撕裂相比，创伤性根部撕裂更常发生于年轻男性患者，BMI 较低，而关节镜检时退行性改变较少[25]。退行性根部裂更常见于内侧半月板根部[25]，占半月板后根撕裂的70%[26]。这些退行性撕裂通常发生于无明显损伤的情况下，被认为是由轻微创伤引起，例如从椅子上站起来或深蹲。偶有情况下患者可出现双侧根部撕裂[25]。当患者的膝盖疼痛且无明显诱因时，医生应该怀疑半月板根部撕裂，特别是内侧半月板后根撕裂。

三、影像学

磁共振是诊断半月板根部撕裂首选的影像学检查[1, 4]。根部损伤在 T_2 加权磁共振上最清晰[27, 28]。提示半月板根部撕裂的磁共振征象包括：① "幽灵征"，即在矢状面或冠状面成像上半月板的一部分无法识别（图 13-3）；② "裂纹征"，在矢状面或冠状面上可观察到贯穿半月板的线性/垂直的高信号；③ "截断征"，在矢状面或冠状面成像上，三角形半月板根部有一突然的终止[1, 28]。尽管磁共振成像的质量有所提高，但最近的研究表明，磁共振仍会遗漏很大比例的半月板后根撕裂[29]。Krych 等发现，术前磁共振可遗漏多达 67% 的外侧半月板后根撕裂，并建议放射科医生报告 "根部可视度很差"，以确保医生在手术时对半月板根部进行更彻底的检查。

四、半月板根部撕裂分级和半月板外移

为辅助诊断和治疗，依据撕裂形态，半月板根部撕裂被进行了分级。LaPrade 分类法是目前应用最广泛的半月板根部撕裂分类系统。1 型

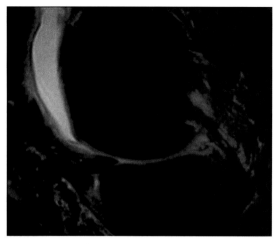
▲ 图 13-3　矢状位磁共振图像显示，后侧间室出现 "幽灵征"，与内侧半月板后根撕裂一致

撕裂为部分根部撕裂，撕裂后半月板较为稳定（7.0%）；2 型为根部撕脱 < 9mm 的完全型放射状撕裂（67.6%）；3 型为桶柄样撕裂伴根部撕脱（5.6%）；4 型为根部撕脱 < 9mm 的完全型斜裂（9.9%）；5 型为根附着处撕脱性骨折（9.9%）。基于半月板根部发生完全放射状撕裂的部位，2 型撕裂进一步细分为三类：2A 型撕裂为撕裂距根部 < 3mm，2B 型撕裂为撕裂距根部 3~6mm，2C 型为撕裂距根部6~9mm[8]。

当前文献对半月板外移和半月板根部撕裂相关的报道逐渐增多。在磁共振上，半月板前移被定义为半月板移位超过胫骨平台边缘[30, 31]。既往研究发现，前移与半月板后根撕裂有关；然而，目前还不清楚根部撕裂是否会对膝关节间室产生接触压力，反之亦然[30-32]。很明显半月板前移与关节炎的发生有关，然而仅解剖性根部修复无法完全纠正半月板前移[30, 33]。半月板中心化通过将半月板固定在胫骨平台边缘使其 "集中"，被认为是一种减少半月板前移的方法[34]。与单纯的根部修复相比，术者希望中心化能更好地保护关节软骨，使其恢复接近正常的接触压力。

五、自然病程

研究证实，半月板根部撕裂的自然病程效果相对较差。如前所述，半月板根部撕裂被认为等同于功能性半月板完全切除术[5]，若不及时治疗可导致骨关节炎快速发展。据报道，在首诊后未接受修补的半月板根部撕裂患者中，有高达28%的患者在随后平均3.2年的时间内接受了TKA治疗[1]。

（一）膝关节软骨下不全性骨折

值得注意的是，根部撕裂引起的接触压力增加可能使膝关节更易发生膝关节软骨下不全性骨折（subchondral insufficiency fractures of the knee，SIFK）。这种骨折最初被认为是特发性的，被称作自发性膝关节不全性骨折（spontaneous insufficiency fractures of the knee，SONK）[1, 35, 36]。SIFK已被发现与半月板后根撕裂高度相关，据估计，50%～100%的半月板后根撕裂患者中会出现SIFK[35, 36]。

（二）关节软骨损伤

急性半月板根部撕裂可能伴有关节软骨损伤，也可因膝关节间室接触压力的改变而随着时间推移逐渐发生。关节软骨损伤疼痛显著，起病明显，在半月板损伤中较为常见[19, 23]。急性、小的软骨缺损可采用多种软骨修复方法治疗，如软骨成形术、微骨折和自体骨软骨移植[19]。在对半月板根部损伤患者进行手术时，手术医生应该注意探查有无急性软骨缺损。关节软骨缺损后进行性恶化是各类膝关节骨关节炎发展的重要机制。

六、临床结果

半月板根部治疗的主要目的是防止或推迟膝关节骨关节炎的进展，恢复患者运动功能。如上所述，半月板切除术或非手术治疗是治疗有症状的半月板根部撕裂患者的传统方法。最近有若干研究表明，半月板部分切除术是骨关节炎发生的重要危险因素[4, 5, 37, 38]。由于研究逐渐更倾向于半月板修复更优于半月板切除或非手术治疗，因此在治疗根部撕裂中越来越不主张进行半月板切除术。

早期，研究结果证实半月板根部修复可以延缓各类骨关节炎进展和TKA[9, 30, 38]。Chung等开展了一项5年以上的随访研究发现，相较于接受部分半月板切除术的患者，接受内侧半月板后根撕裂修复可显著延缓患者的关节炎程度（K-L分级），减轻内侧关节间隙狭窄，延长需要TKA的时间[10]。最近，Bernard等发现，在平均74个月的随访期间内，与接受非手术和部分半月板切除术治疗的匹配队列患者相比，接受根部修复的患者中骨关节炎K-L分级进展更轻，关节置换需求更少[38]。Chung等发现，在6年随访中，半月板修复患者中没有人进行关节置换，而部分半月板切除术患者中35%进行了关节置换术[10]。同样，Bernard等也发现，接受根部修复的患者中没有人需要关节置换术，而部分半月板切除术的患者中有40%需要接受关节置换，非手术患者中有27%需行关节置换[38]。

在过去的20年里，我们对半月板根部撕裂和修复失败相关风险因素的了解大为增加。然而，仍有几个问题悬而未决[6]。肥胖和力线不齐≤5°会对半月板造成额外的应力，是造成修复失败的潜在风险因素[39]。根部修复已被证明可以减缓骨关节炎的发展进程；然而，半月板前移也被发现是骨关节炎进展的重要预测因素[30, 33, 40]。在最近的一项对根部修复进行比较的研究中，Chung等发现，在1年随访中，与半月板前移较多的患者相比，半月板前移较少的患者关节间隙狭窄程度明显更轻，K-L分级和临床评分更好。有趣的是，与患者术前评分相比，两组患者术后临床评分均有显著提高[10]。半月板中心化已成为一种纠正前移的方法，并有望完全恢复半月板正常的接触压力（图 13-4）[34]。早期关于半月板中心化的报道有限，但该方法前景较好，目前正在进行进一步的研究[33, 41-43]。

七、修复选择

我们团队认为，应该在膝关节健康的年轻患者中进行半月板修复。在修复的同时纠正潜在问题非常重要，如对位不良和韧带/软骨损伤，从而防止修复失败和骨关节炎进展。骨关节炎和内翻对位不良＞5° 的患者不太可能因修复而受益[1, 6]。肥胖和≤5° 对位不良都会给半月板带来额外的压力，并且是修复失败的潜在危险因素[39]。我们团队对接受根部修复的患者有严格的纳入标准，因为并非所有患者都是适合进行修复。禁忌证包括 X 线检查时 K-L ≥ 3级、关节镜检发现 3 级及以上的软骨软化、软骨下骨缺损或内翻对位不良＞5°。

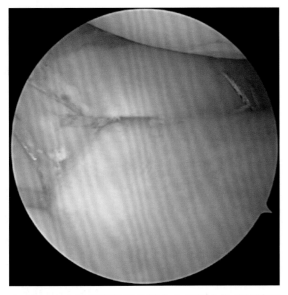

▲ 图 13-4　内侧半月板体部中心化缝合的关节镜下图像，同时进行经胫骨半月板根部修复

（一）穿胫骨修复

穿胫骨法需要钻胫骨隧道，以便穿过缝合线，从而固定半月板根部[1, 4]。在置于胫骨侧的纽扣上打结[4]。我们首选的穿胫骨修复技术将在后文中进一步描述。

（二）缝合锚钉修复

缝合锚钉技术旨在减少有伴随韧带重建患者的胫骨隧道钻孔需求[4]。Engelsohn 等首先描述了缝合锚钉技术，其使用关节镜方法修复半月板根部撕裂[44]。缝合锚钉技术具有挑战性，需要使用靠近神经血管束的后入路，并使用专门的弯曲导向器[45]。

八、作者首选手术技术：穿胫骨技术

已有办法使用通过经胫骨隧道拉出的缝合线，以及使用缝合锚钉直接固定来修复半月板根部撕裂。尽管已发表的结论支持缝合锚钉和穿胫骨技术的疗效，并且结构愈合令人满意，结果相仿，患者报告评分满意，但缝合锚钉技术在技术上具有挑战性，需要与神经血管结构相邻的后入路，并且使用专门的弯曲导向器，以便通过膝关节的狭窄间隙。因此，我们更赞成使用标准且相似关节镜入路的穿胫骨修复技术，并且中长期疗效满意[10, 46, 47]。

我们首选的半月板根部修复技术之前已有详细描述[1, 48]。该技术使用标准的膝关节镜检查入路，包括一个撕裂同侧入路，以便直接观察后根。由于术前磁共振对撕裂的显示不完全，所以应该用探针检查半月板根部的附着[29]。如果难以充分观察半月板后根部及所在的间室，建议考虑（反向）髁间窝成形术或内侧副韧带的点状松解技术，以提供令人满意的关节镜视野[49]。鉴于前交叉韧带初次/翻修重建术前难以发现可能合并的半月板根部撕裂，手术医生应该常规彻底检查半月板附着处，并做好修复可能的根部撕裂的准备。基于此，我们建议对所有膝关节病例提供专门用于根部修复的半月板缝合装置。

在建立最佳入路和操作空间后，应当将注意力转向胫骨隧道的制备。我们倾向于通过同侧关节镜入路，将缝合半月板根部的胫骨导向器置于半月板根部足印区中心，这种导向器可以用标准的 ACL 导向器。随后，通过胫骨内侧近端的切口通过一体化工具，制作 6mm 通道，以促进含有血管的软骨下骨愈合。也可以用标准的 6mm 钻头，但是与使用一体化仪器进行选择性由内而外的钻孔相比，可能导致沿整个胫骨隧道全长的骨质流失。

半月板固定时，使用自锁过线装置将游离的 0 号不可吸收缝合线穿过撕裂的半月板（图13-5）。根据组织的大小和质地，放置共计 2~3 个锁定缝合线，然后逐个收紧，同时屈伸膝盖以捋顺缝合线。随后，拉紧缝合线，从而

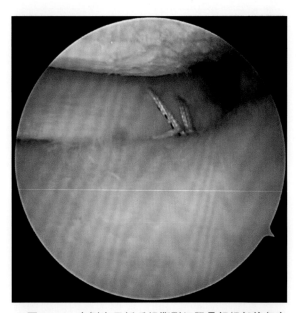

▲ 图 13-5　内侧半月板后根撕裂经胫骨行根部修复完成后的术中视图

将半月板根部拉回其原本的根部止点。随后在膝关节 90° 屈曲时使用 5.5mm 锚钉或经典术式中提及的胫骨纽扣进行胫骨侧固定。

九、术后护理

半月板根部修复术后阶段对手术的成功至关重要。在术后最初的几个月内，膝盖无负重，尤其是屈曲时，可达到最佳的半月板愈合。下述的术后护理指南适用于接受单纯性根部修复的患者。其他伴随手术或韧带重建（即前交叉韧带重建）可能会影响根部修复患者的进度，故应根据手术医生和物理治疗师的建议进行个体化定制。

在术后的早期阶段，承重仅限于脚趾触摸承重，全膝伸直，同时在前 6 周佩戴支具。此外，前 6 周内膝关节屈曲不应超过 90°。

6 周后，允许患者逐渐增加负重，不再需要佩戴支具。还应鼓励患者在关节无负重时通过进行全角度活动；然而，术后至少 4 个月内深蹲不应当超过 90°。

恢复体育活动与否取决于术后进度计划和患者的恢复情况。3 个月后，患者能够逐渐增加体力活动。在术后 4~6 个月之间，允许力量正常和步态对称的患者逐渐参与到低强度体育活动中。单纯性根部修复的患者通常给予 6~9 个月时间来完全重返体育活动。

十、争议

目前，关于半月板根部修复是否具有软骨保护作用存在争议[1]。目前尚不清楚修复根部撕裂是否能保护关节软骨并防止 OA 的发展。Bernard 等最近的一项研究发现，与半月板部分切除术或非手术治疗相比，接受根部修复的患者进展为骨关节炎的比例明显较低[38]。这表

明根部修复可能会改善这种情况，但不会使其完全正常。半月板前移无法通过根部解剖修复进行纠正[30, 33]，并且前移与骨关节炎的发展有关[30, 33]。因此，半月板中心化作为修复时矫正半月板前移的一种方式应运而生，并且初步结果显示其非常有前景[33, 41, 43]。然而，还需要进一步的研究来确定中心化技术对软骨保护的有效性。

致谢

该研究的部分资金来自美国国家关节炎和肌肉骨骼和皮肤疾病研究所的肌肉骨骼研究培训计划（T32AR56950）。其内容完全由作者负责，并不代表 NIH 的官方观点。

参考文献

[1] Krych AJ, Hevesi M, Leland DP, Stuart MJ. Meniscal root injuries. J Am Acad Orthop Surg. 2020;28:491–9.

[2] Majewski M, Susanne H, Klaus S. Epidemiology of athletic knee injuries: a 10–year study. Knee. 2006;13:184–9.

[3] Papalia R, Vasta S, Franceschi F, D'Adamio S, Maffulli N, Denaro V. Meniscal root tears: from basic science to ultimate surgery. Br Med Bull. 2013;106:91–115.

[4] Bhatia S, LaPrade CM, Ellman MB, LaPrade RF. Meniscal root tears: significance, diagnosis, and treatment. Am J Sports Med. 2014;42(12):3016–30.

[5] Allaire R, Muriuki M, Gilbertson L, Harner CD. Biomechanical consequences of a tear of the posterior root of the medial meniscus. Similar to total meniscectomy. J Bone Joint Surg Am. 2008;90(9):1922–31.

[6] Krych AJ. Editorial commentary: Knee medial meniscus root tears: "you may not have seen it, but it's seen you". Arthroscopy. 2018;34(2):536–7.

[7] Kim SB, Ha JK, Lee SW, Kim DW, Shim JC, Kim JG, et al. Medial meniscus root tear refixation: comparison of clinical, radiologic, and arthroscopic findings with medial meniscectomy. Arthroscopy. 2011;27(3):346–54.

[8] LaPrade CM, James EW, Cram TR, Feagin JA, Engebretsen L, LaPrade RF. Meniscal root tears: a classification system based on tear morphology. Am J Sports Med. 2015;43(2):363–9.

[9] Faucett SC, Geisler BP, Chahla J, Krych AJ, Kurzweil PR, Garner AM, et al. Meniscus root repair vs meniscectomy or nonoperative management to prevent knee osteoarthritis after medial meniscus root tears: clinical and economic effectiveness. Am J Sports Med. 2019;47(3):762–9.

[10] Chung KS, Ha JK, Yeom CH, Ra HJ, Jang HS, Choi SH, et al. Comparison of clinical and radiologic results between partial meniscectomy and refixation of medial meniscus posterior root tears: a minimum 5–year follow-up. Arthroscopy. 2015;31(10):1941–50.

[11] LaPrade CM, LaPrade MD, Turnbull TL, Wijdicks CA, LaPrade RF. Biomechanical evaluation of the transtibial pull-out technique for posterior medial meniscal root repairs using 1 and 2 transtibial bone tunnels. Am J Sports Med. 2015;43(4):899–904.

[12] Fox AJ, Wanivenhaus F, Burge AJ, Warren RF, Rodeo SA. The human meniscus: a review of anatomy, function, injury, and advances in treatment. Clin Anat. 2015;28(2):269–87.

[13] Koenig JH, Ranawat AS, Umans HR, Difelice GS. Meniscal root tears: diagnosis and treatment. Arthroscopy. 2009;25(9):1025–32.

[14] LaPrade CM, Ellman MB, Rasmussen MT, James EW, Wijdicks CA, Engebretsen L, et al. Anatomy of the anterior root attachments of the medial and lateral menisci: a quantitative analysis. Am J Sports Med. 2014;42(10):2386–92.

[15] LaPrade MD, LaPrade CM, Hamming MG, Ellman MB, Turnbull TL, Rasmussen MT, et al. Intramedullary tibial nailing reduces the attachment area and ultimate load of the anterior medial meniscal root: a potential explanation for anterior knee pain in female patients and smaller patients. Am J Sports Med. 2015;43(7):1670–5.

[16] Johannsen AM, Civitarese DM, Padalecki JR, Goldsmith MT, Wijdicks CA, LaPrade RF. Qualitative and quantitative anatomic analysis of the posterior root attachments of the medial and lateral menisci. Am J Sports Med. 2012;40(10):2342–7.

[17] LaPrade CM, Smith SD, Rasmussen MT, Hamming MG, Wijdicks CA, Engebretsen L, et al. Consequences of tibial tunnel reaming on the meniscal roots during cruciate ligament reconstruction in a cadaveric model, part 1: the anterior cruciate ligament. Am J Sports Med. 2015;43(1):200–6.

[18] Sophia Fox AJ, Bedi A, Rodeo SA. The basic science of articular cartilage: structure, composition, and function. Sports Health. 2009;1(6):461–8.

[19] Camp CL, Stuart MJ, Krych AJ. Current concepts of articular cartilage restoration techniques in the knee. Sports Health. 2014;6(3):265–73.

[20] Aroen A, Loken S, Heir S, Alvik E, Ekeland A, Granlund OG, et al. Articular cartilage lesions in 993 consecutive knee arthroscopies. Am J Sports Med. 2004;32(1):211–5.

[21] Curl W, Krome J, Gordon S, Rushing J, Paterson B, Poehling G. Cartilage injuries: a review of 31,516 knee arthroscopies. Arthroscopy. 1997;13:456–60.

[22] Patil S, Tapasvi SR. Osteochondral autografts. Curr Rev Musculoskelet Med. 2015;8(4):423–8.

[23] Heir S, Nerhus TK, Rotterud JH, Loken S, Ekeland A, Engebretsen L, et al. Focal cartilage defects in the knee impair quality of life as much as severe osteoarthritis: a comparison of knee injury and osteoarthritis outcome score in 4 patient categories scheduled for knee surgery. Am J Sports Med. 2010;38(2):231–7.

[24] Seil R, Duck K, Pape D. A clinical sign to detect root avulsions of the posterior horn of the medial meniscus. Knee Surg Sports Traumatol Arthrosc. 2011;19(12):2072–5.

[25] Krych AJ, Bernard CD, Kennedy NI, Tagliero AJ, Camp CL, Levy BA, et al. Medial vs. lateral meniscus root tears: is there a difference in injury presentation, treatment decisions, and surgical repair outcomes? Arthroscopy. 2020;36:1135–41.

[26] Pache S, Aman ZS, Kennedy MI, Nakama G, Moatshe G, Ziegler C, et al. Meniscal root tears: current concepts review. Arch Bone Jt Surg. 2018;6:250–9.

[27] Lee SY, Jee WH, Kim JM. Radial tear of the medial meniscal root: reliability and accuracy of MRI for diagnosis. AJR Am J Roentgenol. 2008;191(1):81–5.

[28] Harper KW, Helms CA, Lambert HS 3rd, Higgins LD. Radial

meniscal tears: significance, incidence, and MR appearance. AJR Am J Roentgenol. 2005;185(6):1429–34.

[29] Krych AJ, Wu IT, Desai VS, Murthy NS, Collins MS, Saris DBF, et al. High rate of missed lateral meniscus posterior root tears on preoperative magnetic resonance imaging. Orthop J Sports Med. 2018;6(4):2325967118765722.

[30] Chung KS, Ha JK, Ra HJ, Nam GW, Kim JG. Pullout fixation of posterior medial meniscus root tears: correlation between meniscus extrusion and midterm clinical results. Am J Sports Med. 2017;45(1):42–9.

[31] Krych AJ, Bernard CD, Leland DP, Camp CL, Johnson AC, Finnoff JT, et al. Isolated meniscus extrusion associated with meniscotibial ligament abnormality. Knee Surg Sports Traumatol Arthrosc. 2020;28:3599–605.

[32] Krych AJ, Johnson NR, Mohan R, Hevesi M, Stuart MJ, Littrell LA, et al. Arthritis progression on serial MRIs following diagnosis of medial meniscal posterior horn root tear. J Knee Surg. 2018;31(7):698–704.

[33] Daney BT, Aman ZS, Krob JJ, Storaci HW, Brady AW, Nakama G, et al. Utilization of transtibial centralization suture best minimizes extrusion and restores tibiofemoral contact mechanics for anatomic medial meniscal root repairs in a cadaveric model. Am J Sports Med. 2019;47(7):1591–600.

[34] Koga H, Muneta T, Yagishita K, Watanabe T, Mochizuki T, Horie M, et al. Arthroscopic centralization of an extruded lateral meniscus. Arthrosc Tech. 2012;1(2):e209–12.

[35] Robertson DD, Armfield DR, Towers JD, Irrgang JI, Maloney WJ, Harner CD. Meniscal root injury and spontaneous osteonecrosis of the knee: an observation. J Bone Joint Surg Am. 2009;91–B(2):190–5.

[36] Hussain ZB, Chahla J, Mandelbaum BR, Gomoll AH, LaPrade RF. The role of meniscal tears in spontaneous osteonecrosis of the knee: a systematic review of suspected etiology and a call to revisit nomenclature. Am J Sports Med. 2019;47(2):501–7.

[37] Salata MJ, Gibbs AE, Sekiya JK. A systematic review of clinical outcomes in patients undergoing meniscectomy. Am J Sports Med. 2010;38(9):1907–16.

[38] Bernard CD, Kennedy NI, Tagliero AJ, Camp CL, Saris DBF, Levy BA, et al. Medial meniscus posterior root tear treatment: a matched cohort comparison of nonoperative management, partial meniscectomy, and repair. Am J Sports Med. 2020;48(1):128–32.

[39] Krych AJ, Johnson NR, Mohan R, Dahm DL, Levy BA, Stuart MJ. Partial meniscectomy provides no benefit for symptomatic degenerative medial meniscus posterior root tears. Knee Surg Sports Traumatol Arthrosc. 2018;26(4):1117–22.

[40] Kim SJ, Choi CH, Chun YM, Kim SH, Lee SK, Jang J, et al. Relationship between preoperative extrusion of the medial meniscus and surgical outcomes after partial meniscectomy. Am J Sports Med. 2017;45(8):1864–71.

[41] Koga H, Muneta T, Watanabe T, Mochizuki T, Horie M, Nakamura T, et al. Two-year outcomes after arthroscopic lateral meniscus centralization. Arthroscopy. 2016;32(10):2000–8.

[42] Ozeki N, Koga H, Matsuda J, Kohno Y, Mizuno M, Katano H, et al. Biomechanical analysis of the centralization procedure for extruded lateral menisci with posterior root deficiency in a porcine model. J Orthop Sci. 2020;25(1):161–6.

[43] Ozeki N, Muneta T, Kawabata K, Koga H, Nakagawa Y, Saito R, et al. Centralization of extruded medial meniscus delays cartilage degeneration in rats. J Orthop Sci. 2017;22(3):542–8.

[44] Engelsohn E, Umans H, Difelice GS. Marginal fractures of the medial tibial plateau: possible association with medial meniscal root tear. Skelet Radiol. 2007;36(1):73–6.

[45] Lee SK, Yang BS, Park BM, Yeom JU, Kim JH, Yu JS. Medial meniscal root repair using curved guide and soft suture anchor. Clin Orthop Surg. 2018;10(1):111–5.

[46] Chung KS, Noh JM, Ha JK, Ra HJ, Park SB, Kim HK, et al. Survivorship analysis and clinical outcomes of transtibial pullout repair for medial meniscus posterior root tears: a 5– to 10–year follow-up study. Arthroscopy. 2018;34(2):530–5.

[47] Woodmass JM, Mohan R, Stuart MJ, Krych AJ. Medial meniscus posterior root repair using a transtibial technique. Arthrosc Tech. 2017;6(3):e511–e6.

[48] Hevesi M, Stuart MJ, Krych AJ. Medial meniscus root repair: a transtibial pull-out surgical technique. Oper Techniq Sports Med. 2018;26(3):205–9.

[49] Bert JM. First, do no harm: protect the articular cartilage when performing arthroscopic knee surgery! Arthroscopy. 2016;32(10):2169–74.

第14章 有症状的软骨损伤清理术
Cartilage Debridement of Symptomatic Lesions

John G. Lane　Macarena Morales Yañez　著

尚西亮　译

缩略语

MACI	matrix autologous chondrocyte implantation	基质诱导自体软骨细胞植入
ICRS	International Cartilage Regeneration and Joint Preservation Society	国际软骨再生与关节保护协会
APM	arthroscopic partial meniscectomy	关节镜下半月板部分切除术

一、软骨清理术的介绍

软骨清理术或软骨成形术是去除所有不稳定或游离的软骨碎片，从而获得具有均匀稳定的、垂直平滑的软骨缺损，这将有助于将负荷转移到关节软骨表面。1941 年，Magnuson 在一次包括了滑膜切除术、半月板切除术、骨赘清除术、髌骨切除术的开放性手术中，首次对软骨清理术进行了报道[1]。目前，这是一种侵入性很小的手术，通过关节镜进行，以尽可能多的保留软骨组织。同时，它也仍然是膝关节镜检查中最常用的手术之一[2]。

（一）流行病学与人口统计学

大多数接受软骨手术的患者都很年轻，平均年龄（35±11）岁，平均 BMI 在（26±4）kg/m²[3]。软骨损伤的现象十分普遍，在膝关节镜检查中多达 34%～62%[2, 4, 5]。其中，软骨全层损伤发生率为 10%～19%[2, 4]，在运动员中可高达 36%[6]。最常见的软骨损伤类型是创伤性 Outerbridge2 级软骨损伤（41%）。许多患者常有多处软骨损伤（28%），其中髌骨软骨损伤是最常见的部位，占 56%；其次是股骨内侧髁软骨损伤，占 34%[7]。50%～58% 的患者存在股骨内侧髁软骨全层损伤，是软骨全层损伤最常见的部位[2, 4, 5]。大约 32% 的软骨损伤与其他关节损伤有关，伴内侧半月板撕裂最常见，占 57%；其次是前交叉韧带损伤，占 36%[2-4, 7]。

（二）保守治疗

除非有明显的机械症状，否则保守治疗应该是选择关节镜手术之前的首选方法。物理疗法、减肥、加强肌肉力量和口服药物可在手术前联合使用以控制疼痛。此外，可的松或透明质酸等药物注射治疗也是可行的选择[8, 9]。只有当这些治疗无效且症状持续存在时，才应考虑手术。

（三）清理手术

软骨清理术是关节镜检查中最常实施的手术之一[10]。它是一种快速、有效且易于执行的手术，可去除松散的软骨碎片并勾勒出残存的软骨缺损区域。手术目的是创造一个光滑的关节表面，并具有稳定的软骨边缘，从而缓解患者的疼痛。同时，软骨清理术也是其他软骨表面修复重建手术准备的一部分，如基质诱导自体软骨细胞植入、BMAC、PJAC 和骨髓刺激术。

对于 OA 患者来说，是否进行软骨清理术仍然是一个有争议的问题。几项关于骨关节炎患者的研究比较了安慰剂组、灌洗组和清理组之间临床疗效，没有发现任何统计学上的显著差异[11]。Spahn 在 Cochrane 上发表的综述认为，在存在骨关节炎的情况下，与灌洗相比，清理术并不能得到更好的临床疗效[12, 13]。因此，正确选择符合手术适应证的软骨损伤患者才是行软骨清理术获得良好结果的基石。

二、一般评估

（一）患者特征

应获取完整的病史来确定是急性创伤还是慢性损伤导致了有症状的软骨损伤。此外，应记录任何有关的半月板或韧带损伤及手术干预的病史。同时应仔细检查早期骨关节炎的危险因素，如半月板根部撕裂、半月板部分或次全切除术、ACL 撕裂和关节生物力学改变，因为这将决定手术预后（表 14-1）。

1. 明确患者的活动需要

必须了解软骨成形术的局限性才能取得良好的效果和患者满意度。首先要考虑的是患者预期。必须将患者对活动的需求与对各种类型和大小病变的治疗联系起来，同时也需要考虑

表 14-1 软骨治疗登记表

患者基本特征	病变基本特征
体重指数	大小（cm²）
下肢力线	深度
半月板	部位（负重区 / 非负重区）
关节稳定性	急性 / 退变性
软骨下骨	ICRS 评分

手术时间和恢复时间。

2. 手术时骨关节炎程度

如前所述，不推荐在晚期骨关节炎的治疗中进行清理术。各种研究报道了清理术缺乏明显效果，即使在轻度骨关节炎或存在机械症状的情况下也是如此。Kirkley 等在一项随机对照试验中描述了这一点，其中将关节镜治疗组与非手术 + 物理治疗组进行了比较。在这项研究中，根据骨关节炎的 Kellgren 和 Lawrence 等级评分，以及是否存在机械症状（即关节交锁）进行亚组划分。1~2 年随访发现，组间和亚组间 WOMAC 评分、身体功能、疼痛或与健康相关的生活质量均无明显差异[11, 14]。因此，在治疗这些患者时应谨慎选择。

3. 半月板的状态

完整的半月板对于正确的膝关节生物力学非常重要，一旦半月板发生损伤，就会成为早期骨关节炎发展的危险因素之一。如果膝关节生物力学的改变没有得到适当的处理，退行性变化将随着时间的推移而逐渐加重。目前研究尚未确定在进行部分半月板切除术的情况下行或不行软骨清理术对患者预后的结果有任何差异。该因素必须仔细分析，必须考虑到目前缺乏半月板切除术指征和半月板状态相关数据。

在退行性半月板撕裂的情况下进行软骨清理术可能会导致骨关节炎，术后收益有限。Bisson 等的研究表明，在关节镜下行半月板部分切除术时，对不稳定的软骨病变进行关节清

理术是没有多大益处的，并建议对于该类型损伤可不予处理[13]。在急性损伤时，半月板修复术与小面积软骨缺损（小于 $2cm^2$）的清理相结合，其结果明显优于单纯的半月板切除术。因此，应仔细区分不同的损伤并适当处理，关键点是尽可能保留和修复半月板[15]。

4. 疼痛和活动能力

当存在软骨缺损时，患者可以是没有特定的症状或体征。我们可以使用各种简单快捷且患者能自行完成的评分量表，如 KOOS 评分[16]。

（二）损伤特征及分级

识别病变特征对于治疗的选择至关重要。明确病变的位置、缺损面积的大小及缺损的深度都是需要考虑的重要因素。Outerbridge 分级或 ICRS 分级等分级标准应作为指导，而不能用于精确衡量（表 14-1）。

1. 解剖位置

明确病变的位置是考虑治疗方法的关键一步。在生物力学上，股骨内侧髁承担了 53%～92% 的全身负荷。这就是为什么软骨损伤在内侧髁更常见的原因。与股骨外侧髁相比，股骨内侧髁对相同大小的病变的耐受性较差，并且进展更快；因此，清理术的指征也更严格[17]。为了方便明确病变位置，ICRS 提出了关节软骨测绘系统，将两个髁分成 4 个象限：前部、中部、后部和滑车（图 14-1）[18]。这种划分方法的重要性取决于这样一个现象：位于负重区域的股骨内侧髁的病变将比非负重区域承受更大的压力（图 14-2）[19, 20]。

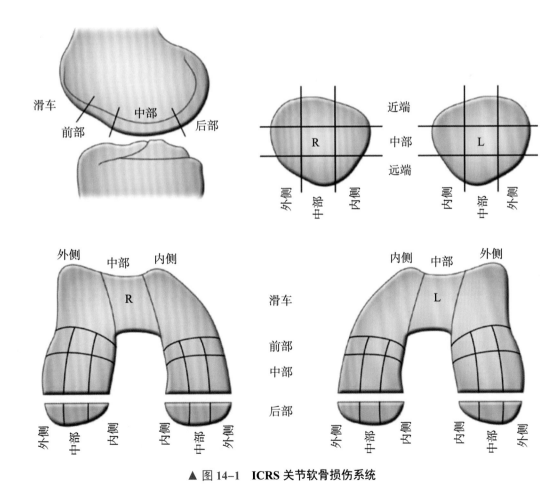

▲ 图 14-1 ICRS 关节软骨损伤系统

数据引自参考文献 [18]，经许可转载，引自 Mats Brittberg et al.（2000）[18].

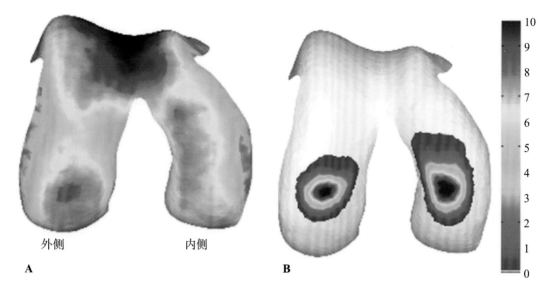

外侧　　　　　　内侧

A　　　　　　　　　　B

▲ 图 14–2　软骨压力与厚度之间的关系

A. 平均厚度分布；B. 平均压力图（经许可转载，引自 Sam Van Rossom et al. 2017）

2. 缺损大小

经典的软骨清理术适用于缺损大小在 1.5～2cm² 的软骨病变，这是基于"临界缺损大小"的概念[21]。临界缺损大小参考了这样一个实际情况：缺损大小尚不足以影响疗效，即使缺损不能自行愈合。基于此，动物模型研究已经证实，即使是直径非常小的软骨损伤也会对周围软骨产生负面影响，导致病变呈指数级快速进展[21]。Flanigan 等在对牛模型的研究中发现，产生明显的软骨下骨接触的全层软骨损伤的临界缺损大小是：股骨内侧髁为 1.61cm²，股骨外侧髁为 0.73cm²[22]。Papanaiau 等通过研究人体膝关节尸体标本发现，显著应力阈值缺损面积为 > 0.75cm²，缺损面积 0.75cm² 和 2cm² 相比无统计学差异[23]。接触压力和临界缺损大小属于主观测量，因为压力也与作用于软骨表面的其他机械参数相关，如半月板和关节滑液。因此，骨关节炎的恶化与发展也与其周围结构有关。目前，没有模型能精确地模拟再现体内环境。

3. 缺损深度

软骨缺损深度包括部分厚度损伤（< 50%）或全层软骨损伤，根据 Outerbridge 或 ICRS 标准可分为四级。对于软骨部分损伤，在损伤初期会在损伤边缘产生一个坏死区，然后是一段时间的有丝分裂活动和基质合成。随着时间的推移，这种变化随着愈合过程没有进展而中止。这些损伤通常保持稳定，很少发展为骨关节炎。

ICRS 4 级为全层软骨损伤侵犯软骨下骨板。愈合过程受到软骨下骨填充的刺激，首先是形成纤维蛋白凝块。最初，它可能含有 II 型胶原蛋白，但在此过程的后期，它主要由 I 型胶原蛋白组成，蛋白聚糖含量降低。到 6～12 个月时，它会形成一个纤维软骨基质，这种软骨排列紊乱，随着时间的推移，生物力学变弱，随后发生退变。

大多数情况下，这种组织不能很好地与自身软骨整合，中间留有一定间隙，会导致微动和退变。总之，软骨损伤深度分级最关键的因素是明确病变是否穿过了潮线。

4. 软骨下骨

在手术之前评估软骨下骨的情况时必须特别谨慎。软骨下囊肿或骨髓损伤的存在往往与病变附近的软骨损伤有关，其确切的发展机制目前尚不清楚；此外，它也与急性创伤性病变、慢性骨关节炎和类风湿关节炎有关[24]。它们应该通过磁共振成像来识别，因为X线不够敏感，无法检测到小囊肿和骨髓水肿[25]。我们必须仔细评估，出现明显骨髓水肿时是否需要减压，出现囊肿或病变延伸到软骨下骨时是否需要生物治疗[26, 27]。因此，将骨缺损的比例作为独立深度的考量是很重要的。另一个需要考虑的关键因素是，对于某些骨髓损伤，如自发性骨坏死，必须至少经过4周才能在MRI看到明显变化[28]；这可能是手术时或术后复查MRI的混杂因素。

三、治疗

对选定的患者进行软骨清理术，通常它需要与其他手术一起执行。手术的目标是尽可能多地保留有活力的软骨。为了做到这一点，我们必须仔细评估病变的宽度和深度，仔细去除不稳定的软骨瓣，应使用软骨保留技术，然后仔细处理造成软骨损伤的潜在因素（表14-2）。

表14-2 软骨清理术的主要适应证和禁忌证

适应证	相对禁忌证
1~1.5cm²	> 2cm²
Outerbridge 2~3级	Outerbridge 4级
赛季中的运动员	骨关节炎Ⅱ~Ⅳ级
疼痛	无症状

（一）手术技术

软骨清理术分为两种主要类型：机械清理和射频清理术。后者又可以进一步分为热射和非热射。哪一种方法最好，目前仍然存在争议。主要目标是稳定软骨边缘并去除任何不稳定的软骨碎片，尽可能多地保留正常软骨。

1. 机械清理术

机械清理术的器械包括电动刨削系统和其他器械，如刮匙、篮钳和咬骨钳。关键是要创建一个稳定的关节面，而不过多摘除软骨。

刨削后的组织学分析表明，剩余的软骨表面有裂隙和纤维化，清理区域附近有软骨细胞死亡[29, 30]。与其他方法相比，它并不发生化学反应，不会释放能量，因此对于残留软骨来说，该手术过程相对安全。

2. 射频清理

射频设备被认为可以塑造软骨表面的平滑轮廓。支持射频使用的基本原理是，它密封了不稳定的软骨表面，并且可能会延缓软骨分层和磨损的退化过程。然而，这些技术是否能最大限度地减少炎症级联反应仍存在争议[31]。

(1) 热射频：热射频于1990年提出，基于调制热能的应用以产生紧凑且均匀的"生物瘢痕"。与机械清理术相比，它可以更有效地去除受损的软骨，精确处理损伤边缘，避免组织碎裂。

有两种主要类型的热射频：单极和双极。目前尚缺乏支持哪种类型射频技术的共识[32, 33]。尽管尚未确定因果关系，即射频与软骨下骨坏死的发生风险相关，但该风险较低，特别是考虑到患者可能具有其他的风险因素时[34]。

(2) 非热射频：非热射频也称为消融（受控消融）或等离子射频。它是双极棒，设置为消融模式，控制温度低于50℃。软组织溶解发生在由导电介质（如生理盐水）产生的等离子层中。

双极棒将生理盐水分解为钠离子和氯离子。高能离子形成等离子体场，其强度足以破坏软组织内的有机分子键，从而清理组织。正确使用时，探头与软组织没有接触，因此热穿透被认为最小化了[35]。

当将射频与机械清理进行比较时，一些临

床和组织学研究报道了有利于射频的良好短期结果[5, 36-38]。2016 年，Spahn 等进行了一项长期随机对照试验，得出的结论是 10 年后两者之间无明显临床差异。随着技术的进步和共聚焦显微镜的使用，组织学结果不再清晰。手术后 3 个月，消融和热射频所致软骨细胞坏死深度的最大值是机械清理术的 2 倍[39-42]。Edwards 等在马模型中比较了这些治疗方式，结果表明单极射频的软骨损伤明显低于消融。这可能是热射频探头的表面积较小，可在不穿透更深层的情况下产生局部电凝[29]（图 14-3）。

关于清理不同的手术方法，还有很多值得讨论和阐明。到目前为止，这些差异缺乏相关临床证据。对于设备的选择，了解其正确的使用方式和局限性十分重要。

3. 缺损区软骨质量

软骨成形术后的软骨通常缺乏再生能力，

并且周缘软骨细胞迁移或修复能力有限[43]。损伤区域被 I 型胶原含量高的纤维软骨组织替代充填，其属性较差，负荷传导能力降低，手术失败的可能性增加[44, 45]。因此，即使目前研究显示出了优良的短期结果，也有必要根据患者的期望和病变特征考虑软骨修复技术，如 MACI、OATS 或同种异体骨软骨移植。

当没有其他治疗选择时，清理术可以提供纤维软骨层，虽然其生物力学性能较差和早期可能失效，但仍有助于保护软骨下骨。然而，我们的建议是保留软骨下骨的潮线。

4. 伴随手术

如前所述，将膝关节作为一个复杂的运动系统进行处理是至关重要的。如果不解决导致软骨损伤的主要原因，那么外科手术注定会失败。其他需要考虑的因素包括下肢或髌骨力线、不稳和半月板病变。

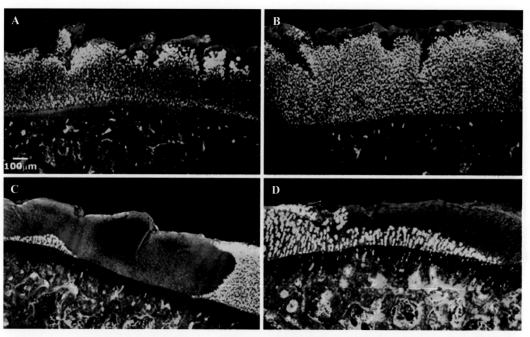

▲ 图 14-3　与对照组和机械清理组相比，共聚焦激光显微镜图像显示单极和双极射频组的细胞死亡增加。绿点是活细胞，红点是死细胞

A. 对照组；B. 机械清理组；C. 非热射频清理组；D. 热射频清理组[27]［经 Elsevier 许可转载，引自 Edwards RB, Lu Y, Uthamanthil RK, Bogdanske JJ, Muir P, Athanasiou KA, et al.Comparison of mechanical debridement and radiofrequency energy for chondroplasty in an in vivo equine model of partial thickness cartilage injury. Osteoarthr Cartil.2007 Feb 1；15(2)：169-78］

软骨清理术也可用于其他手术前准备工作，如 MACI。理想的软骨清理术是获得均匀稳定的、垂直平滑的软骨缺损区，并保持缺损部位内软骨下骨和钙化软骨层的完整性。过度激进的清理会导致软骨下骨损伤和出血。另一方面，清理不彻底会残留部分或全层缺损的不稳定软骨。Drobnič 等比较了在 ACI 移植前准备软骨缺损区的不同技术。他观察到，在开放或关节镜辅助下对垂直于软骨下骨板的边缘进行清理并去除钙化软骨层时，手动刮除优于机械刨削或双极射频[46]。

（二）临床结果和随访

手术疗效将与上述所有要点直接相关，如损伤特征、患者特征及膝关节相关损伤。

1. 清创后骨软骨损伤的演变

大多数局部软骨Ⅱ～Ⅲ度损伤的患者在清理术后临床症状得到明显改善。当与半月板切除术等其他手术同时进行时，清理术的疗效变得难以预测[15]。据报道，大约 80% 的患者在软骨成形术后 1 年保持无痛，50% 的患者在 5 年保持无痛，但症状并不总是与软骨损伤的严重程度相关[47, 48]。因此，应密切随访可能增加的结构损伤。

2. 康复

手术后，康复的目标是维持主动或被动活动度和可耐受的负重。早期关节活动已被证明具有抗炎作用[49, 50]，可防止关节的粘连和侵蚀。患者应了解软骨损伤是骨关节炎的前兆，因此患者应降低 BMI、增强肌肉以减轻关节负荷和进行适当的康复训练，并应知道何时就医。当开始物理治疗时，应侧重于肌肉平衡功能锻炼。

四、结论

自 1941 年 Magnuson 报道以来，软骨清理术已被用作关节软骨损伤的治疗方法。必须注意考虑缺损的形状和方向及其与对应关节面的关系。此外，虽然通常报道绝对大小，但也应考虑相对于整体关节面的占比。虽然该手术没有解剖修复软骨损伤，但它可以让患者的疼痛得到良好的缓解。机械清理术也会对邻近软骨边缘造成一定程度的损伤。根据我们的经验，许多患者在去除不稳定软骨并稳定软骨缺损边缘组织后，症状得到了明显改善，因此至少在短期和中期不选择进行额外的软骨修复手术。一个好的软骨清理术也不排除额外的软骨修复选择，因为它保留了软骨下骨。射频和热能被认为有可以刺激软骨损伤修复的可能；然而，这些方法仍然存在争议。软骨清理术的概念由之前较广泛的清理术转变为更加侧重稳定的程序：例如之前即使是较轻微的变化，也会清理软骨表面并直达软骨下骨；现在仅去除松散和不稳定的软骨碎片并保护下面的骨表面。小于 1.5cm² 的较小软骨缺损，单独使用软骨清理术进行治疗通常可以获得较好的疗效。因此，软骨清理术在软骨损伤患者的整体治疗中仍然是一个有用的工具。

参考文献

[1] Magnuson PB. The classic: joint debridement: surgical treatment of degenerative arthritis. Clin Orthop Relat Res. 1974;101:4–12.

[2] Curl WW, Krome J, Gordon ES, Rushing J, Smith BP, Poehling GG. Cartilage injuries: a review of 31,516 knee arthroscopies. Arthroscopy. 1997;13(4):456–60. Available from: https:// linkinghub.elsevier.com/ retrieve/pii/S0749806397901249.

[3] Conley C, Mcnicholas M, Biant L. The ICRS patient registry annual report February 2019 1st annual report. 2019. p. 1–28.

[4] Åroøen A, Løken S,, Heir S, Alvik E, Ekeland A, Granlund OG, et al. Articular cartilage lesions in 993 consecutive knee arthroscopies.

Am J Sports Med. 2004;32(1):211–5. Available from: http://journals. sagepub.com/doi/10.1177/0363546503259345.

[5] Hjelle K, Solheim E, Strand T, Muri R, Brittberg M. Articular cartilage defects in 1,000 knee arthroscopies. Arthroscopy. 2002;18(7):730–4.

[6] Flanigan DC, Harris JD, Trinh TQ, Siston RA, Brophy RH. Prevalence of chondral defects in athletes' knees: a systematic review. Med Sci Sports Exerc. 2010;42(10):1795–801. Available from: http://journals.lww.com/00005768–201010000– 00001.

[7] Widuchowski W, Widuchowski J, Trzaska T. Articular cartilage defects: study of 25,124 knee arthroscopies. Knee. 2007;14(3):177–82.

[8] Strauss EJ, Hart JA, Miller MD, Altman RD, Rosen JE. Hyaluronic acid viscosupplementation and osteoarthritis: current uses and future directions. Am J Sports Med. 2009;37(8):1636–44. Available from: http://www.ncbi.nlm.nih.gov/pubmed/19168804.

[9] Hepper CT, Halvorson JJ, Duncan ST, Gregory AJM, Dunn WR, Spindler KP. The efficacy and duration of intra-articular corticosteroid injection for knee osteoarthritis: a systematic review of level I studies. J Am Acad Orthop Surg. 2009;17(10):638–46.

[10] Bonazza NA, Smuin DM, Joshi R, Ba D, Liu G, Leslie DL, et al. Surgical trends in articular cartilage injuries of the knee, analysis of the Truven Health MarketScan commercial claims database from 2005–2014. Arthrosc Sport Med Rehab. 2019;1(2):e101–7.

[11] Bruce Moseley J, O'Malley K, Petersen NJ, Menke TJ, Brody BA, Kuykendall DH, et al. A controlled trial of arthroscopic surgery for osteoarthritis of the knee. N Engl J Med. 2002;347(2):81–8. Available from: http:// www.nejm.org/doi/abs/10.1056/NEJMoa013259.

[12] Spahn G, Kahl E, Mückley T, Hofmann GO, Klinger HM. Arthroscopic knee chondroplasty using a bipolar radiofrequency-based device compared to mechanical shaver: results of a prospective, randomized, controlled study. Knee Surg Sport Traumatol Arthrosc. 2008;16(6):565–73. Available from: http:// www.ncbi.nlm.nih.gov/pubmed/18327566.

[13] Bisson LJ, Kluczynski MA, Wind WM, Fineberg MS, Bernas GA, Rauh MA, et al. Patient outcomes after observation versus debridement of unstable chondral lesions during partial meniscectomy the chondral lesions and meniscus procedures (ChAMP) randomized controlled trial. J Bone Joint Surg Am. 2017;99(13):1078–85.

[14] Kirkley A, Birmingham TB, Litchfield RB, Giffin JR, Willits KR, Wong CJ, et al. A randomized trial of arthroscopic surgery for osteoarthritis of the knee. N Engl J Med. 2008;359(11):1097–107. Available from: http://www.nejm.org/doi/abs/10.1056/NEJMoa0708333.

[15] Weißenberger M, Heinz T, Boelch SP, Niemeyer P, Rudert M, Barthel T, et al. Is debridement beneficial for focal cartilage defects of the knee: data from the German Cartilage Registry (KnorpelRegister DGOU). Arch Orthop Trauma Surg. 2020;140(3):373–82. https://doi.org/10.1007/s00402–020–03338– 1.

[16] Collins NJ, Prinsen CAC, Christensen R, Bartels EM, Terwee CB, Roos EM. Knee injury and osteoarthritis outcome score (KOOS): systematic review and meta-analysis of measurement properties. Osteoarthritis Cartil. 2016;24:1317–29.

[17] Kumar D, Manal KT, Rudolph KS. Knee joint loading during gait in healthy controls and individuals with knee osteoarthritis. Osteoarthr Cartil. 2013;21(2):298–305.

[18] Brittberg M. Evaluation of cartilage injuries and cartilage repair. Osteologie. 2000;9(1):17–25.

[19] Harris JD, Siston RA, Pan X, Flanigan DC. Autologous chondrocyte implantation: a systematic review. J Bone Joint Surg A. 2010;92:2220–33. Available from: http:// journals.lww. com/00004623–201009150– 00012.

[20] Everhart JS, Siston RA, Flanigan DC. Tibiofemoral subchondral surface ratio (SSR) is a predictor of osteoarthritis symptoms and radiographic progression: data from the osteoarthritis initiative (OAI). Osteoarthr Cartil. 2014;22(6):771–8.

[21] Katagiri H, Mendes LF, Luyten FP. Definition of a critical size osteochondral knee defect and its negative effect on the surrounding articular cartilage in the rat. Osteoarthr Cartil. 2017;25(9):1531–40.

[22] Flanigan DC, Harris JD, Brockmeier PM, Siston RA. The effects of lesion size and location on subchondral bone contact in experimental knee articular cartilage defects in a bovine model. Arthroscopy. 2010;26(12). Available from: https://linkinghub. elsevier. com/retrieve/pii/S0749806310005074.

[23] Papaioannou G, Demetropoulos CK, King YH. Predicting the effects of knee focal articular surface injury with a patient-specific finite element model. Knee. 2010;17(1):61–8. Available from: https://linkinghub.elsevier.com/retrieve/pii/S0968016009000830.

[24] Crema MD, Roemer FW, Zhu Y, Marra MD, Niu J, Zhang Y, et al. Subchondral cystlike lesions develop longitudinally in areas of bone marrow edema-like lesions in patients with or at risk for knee osteoarthritis: detection with MR imaging—the MOST study. Radiology. 2010;256(3):855–62.

[25] Zanetti M, Bruder E, Romero J, Hodler J. Bone marrow edema pattern in osteoarthritic knees: correlation between MR imaging and histologic findings. Radiology. 2000;215(3):835–40.

[26] Hernigou P, Flouzat-Lachaniette CH, Delambre J, Poignard A, Allain J, Chevallier N, et al. Osteonecrosis repair with bone marrow cell therapies: state of the clinical art. Bone. 2015;70:102–9.

[27] Li X, Xu X, Wu W. Comparison of bone marrow mesenchymal stem cells and core decompression in treatment of osteonecrosis of the femoral head: a meta-analysis. Int J Clin Exp Pathol. 2014;7(8):5024–30.

[28] Nakamura T, Matsumoto T, Nishino M, Tomita K, Kadoya M. Early magnetic resonance imaging and histologic findings in a model of femoral head necrosis. Clin Orthop Relat Res. 1997;334:68–72. Available from: http://www.ncbi.nlm.nih.gov/pubmed/9005897.

[29] Edwards RB, Lu Y, Cole BJ, Muir P, Markel MD. Comparison of radiofrequency treatment and mechanical debridement of fibrillated cartilage in an equine model. Vet Comp Orthop Traumatol. 2008;21(01):41–8.

[30] Tew SR, Kwan AP, Hann A, Thomson BM, Archer CW. The reactions of articular cartilage to experimental wounding: role of apoptosis. Arthritis Rheum. 2000;43(1):215–25. Available from: http://www.ncbi. nlm.nih.gov/pubmed/10643718.

[31] Peng L, Li Y, Zhang K, Chen Q, Xiao L, Geng Y, et al. The time-dependent effects of bipolar radiofrequency energy on bovine articular cartilage. J Orthop Surg Res. 2020;15(1):106. Available from: https:// josr-online. biomedcentral.com/articles/10.1186/s13018–020– 01626– 5.

[32] Huber M, Eder C, Mueller M, Kujat R, Roll C, Nerlich M, et al. Temperature profile of radiofrequency probe application in wrist arthroscopy: monopolar versus bipolar. Arthroscopy. 2013;29(4):645–52.

[33] Cook JL, Kuroki K, Kenter K, Marberry K, Brawner T, Geiger T, et al. Bipolar and monopolar radiofrequency treatment of osteoarthritic knee articular cartilage. J Knee Surg. 2004;17(2):99–108. Available from: http://www.thieme-connect. de/DOI/ DOI?10.1055/s-0030– 1248205.

[34] Rocco P, Lorenzo DB, Guglielmo T, Michele P, Nicola M, Vincenzo D. Radiofrequency energy in the arthroscopic treatment of knee chondral lesions: a systematic review. Br Med Bull. 2016;117(1): 149–56.

[35] Belov SV. Use of high-frequency cold plasma ablation technology for electrosurgery with minimized invasiveness. Biomed Eng (NY). 2004;38(2):80–5. Available from: http://link. springer.com/10.1023/B:B IEN.0000035727.52535.11.

[36] Kang RW, Gomoll AH, Nho SJ, Pylawka TK, Cole BJ. Outcomes of mechanical debridement and radiofrequency ablation in the treatment of chondral defects. J Knee Surg. 2008;21(2):116–21.

[37] Owens BD, Stickles BJ, Balikian P, Busconi BD. Prospective analysis of radiofrequency versus mechanical debridement of isolated patellar chondral lesions. Arthroscopy. 2002;18(2):151–5.

[38] Stein DT, Ricciardi CA, Viehe T. The effectiveness of the use of electrocautery with chondroplasty in treating chondromalacic

lesions: a randomized prospective study. Arthroscopy. 2002;18(2):190–3.

[39] Edwards RB, Lu Y, Uthamanthil RK, Bogdanske JJ, Muir P, Athanasiou KA, et al. Comparison of mechanical debridement and radiofrequency energy for chondroplasty in an in vivo equine model of partial thickness cartilage injury. Osteoarthr Cartil. 2007;15(2):169–78.

[40] Lu Y, Edwards RB, Kalscheur VL, Nho S, Cole BJ, Markel MD. Effect of bipolar radiofrequency energy on human articular cartilage: comparison of confocal laser microscopy and light microscopy. Arthroscopy. 2001;17(2):117–23. Available from: https://linkinghub. elsevier.com/retrieve/pii/ S0749806301675133.

[41] Buckup K. Pruebas clínicas para patología ósea, articular y muscular. Pruebas clínicas para Patol ósea, Articul y muscular. 2007.

[42] Caffey S, McPherson E, Moore B, Hedman T, Vangsness CT. Effects of radiofrequency energy on human articular cartilage: an analysis of 5 systems. Am J Sports Med. 2005;33(7):1035–9. Available from: http://journals.sagepub.com/ doi/10.1177/0363546504271965.

[43] Hunziker EB, Quinn TM. Surgical removal of articular cartilage leads to loss of chondrocytes from cartilage bordering the wound edge. J Bone Joint Surg A. 2003;85–A:85–92.

[44] Saris DBF, Vanlauwe J, Victor J, Almqvist KF, Verdonk R, Bellemans J, et al. Treatment of symptomatic cartilage defects of the knee: characterized chondrocyte implantation results in better clinical outcome at 36 months in a randomized trial compared to microfracture. Am J Sports Med. 2009;37(1_Suppl):10S–9S.

[45] Steadman JR, Rodkey WG, Briggs KK. Microfracture to treat full-thickness chondral defects: surgical technique, rehabilitation, and outcomes. J Knee Surg. 2002;15:170–6.

[46] Drobnič M, Radosavljevič D, Cör A, Brittberg M, Stražar K. Debridement of cartilage lesions before autologous chondrocyte implantation by open or transarthroscopic techniques. J Bone Joint Surg Br. 2010;92–B(4):602–8. Available from: http://online. boneandjoint.org.uk/ doi/10.1302/0301–620X. 92B3.22558.

[47] Grieshober JA, Stanton M, Gambardella R. Debridement of articular cartilage: the natural course. In: Sports medicine and arthroscopy review, vol. 24. Philadelphia, PA: Lippincott Williams and Wilkins; 2016. p. 56–62. Available from: http:// content. wkhealth.com/linkback/openurl?sid=WKPTLP:landi ngpage&an=00132585–201606000– 00006.

[48] Messner K, Maletius W. The long-term prognosis for severe damage to weight-bearing cartilage in the knee: a 14–year clinical and radiographic follow-up in 28 young athletes. Acta Orthop Scand. 2009. Available from: https://www.tandfonline. com/action/journalInf ormation?journalCode=iort20.

[49] Ferretti M, Srinivasan A, Deschner J, Gassner R, Baliko F, Piesco N, et al. Anti-inflammatory effects of continuous passive motion on meniscal fibrocartilage. J Orthop Res. 2005;23(5):1165–71.

[50] Xu Z, Buckley MJ, Evans CH, Agarwal S. Cyclic tensile strain acts as an antagonist of IL-1β actions in chondrocytes. J Immunol. 2000;165(1):453–60.

第 15 章　膝关节剥脱性骨软骨炎的治疗
Management of Osteochondritis Dissecans of the Knee

Robert L. Parisien　Nathan L. Grimm　James L. Carey　著
尚西亮　译

缩略语

OCD	osteochondritis dissecans	剥脱性骨软骨炎
ROCK	Research in Osteochondritis Dissecans of the Knee	膝关节剥脱性骨软骨炎研究小组
JOCD	juvenile osteochondritis dissecans	青少年剥脱性骨软骨炎
AOCD	adult osteochondritis dissecans	成人剥脱性骨软骨炎
LFC	lateral femoral condyle	股骨外侧髁
ACI	autologous chondrocyte implantation	自体软骨细胞植入

一、概述

自从 Franz König 首次提出并描述了剥脱性骨软骨炎的概念以来[1, 2]，人们对该疾病的认识不断深入。我们起先对 OCD 的理解混淆了病理解剖学和病因学概念。因为怀疑炎症可能是其病因，因此英文名称中带有 "–itis" 后缀。虽然这种命名方法没有抓住 OCD 的病因，但它在文献中仍然被广泛使用。膝关节 OCD 研究小组（Research in Osteochondritis Dissecans of the Knee，ROCK）[3] 曾试图统一对 OCD 的描述，并将其定义为软骨下骨的局灶性、特发性改变，可导致邻近关节软骨不稳定和破坏，进而诱发早期骨关节炎[4]。

目前，关于 OCD 的病因尚不清楚。几种病因学假说包括隐匿性或重复性微创伤[5-8]、炎症[1, 9]、血管异常[10, 11] 及遗传倾向[12-15]。在运动医学文献报道中，普遍支持重复性微创伤作为最可能的病因，这可能解释了由于股骨内侧髁靠近胫骨髁间嵴，因此损伤的发生率较高[16]。但这一假说不能解释 OCD 在其他部位发生的病因。

Linden 在瑞典马尔默开展了首次真正意义上的膝关节 OCD 流行病学分析[17]。Linden 发现，OCD 在 10—20 岁的人群中发病率最高，其中，女性为约 18/100 000，男性为约 28/100 000[17]。最近，Kessler 等[18] 在美国对年龄 2—19 岁、超过 100 万人的大样本、多样化群体进行了流行病学调查发现，OCD 整体发病率为 9.5/100 000，其中男孩发病风险高于女孩（15.4/100 000 vs. 3.3/100 000）。此外，当按种族分层时，这项研究显示非洲裔美国人患膝关节 OCD 的风险最高[18]。

考虑到 OCD 的临床表现是决定治疗方法的最重要因素，OCD 根据分型可分为稳定性损伤和不稳定性损伤。膝关节 OCD 的分型根据损伤部位、损伤特征（原位与非原位）、表面软骨状态和骨骼成熟度进一步细分。在某些情况下，既可以通过 X 线、MRI 评估病变，也可以通过关节镜检查和（或）开放关节切开术直接观察病变。ROCK 小组提出了新的基于 X 线[19]、关节镜检查[20] 和 MRI 检查的分型方案，以帮助进一步阐述膝关节 OCD 的损伤特征和分类。这些损伤被分成两组，分别为不稳定性和稳定性损伤。稳定组根据其在关节镜下的特征进一步分为以下几类：白球状，无异常；表浅开裂，软骨表面完整但存在细微裂痕；裂隙，软骨存在裂缝。相比之下，不稳定性损伤进一步分为：锁定型，软骨破裂边缘难以拨开；闭合型，软骨裂隙边缘可以拨开；火山口样缺损，软骨下骨暴露[20]。为了明确哪些剥脱的软骨碎片是可以保留的，它们被进一步被分为可挽救或不可挽救损伤。可挽救的损伤是指损伤深层为骨性结构、孤立碎片、关节软骨绝大部分正常。相反，不可挽救的损伤仅由软骨组成，不包含软骨下骨，或者存在多处关节软骨损伤或缺失的碎片[21]。

本章目的是对膝关节 OCD 的治疗进行详细综述，尤其是修复性和恢复性治疗。下面将详细描述这些概念。

二、自然病程

1985 年，Bernard Cahill 明确区分了青少年 OCD（juvenile OCD，JOCD）和成人 OCD（adult OCD，AOCD）的成功预后标准，JOCD 和 AOCD 是两种截然不同的情况。前者比后者预后更加令人满意[22]。判断愈合的最重要因素

可能是股骨远端骨骺状态。骨骼不成熟的 OCD 损伤的预后效果明显优于骨骼发育成熟的 OCD 损伤[16]。这表明了骨骼尚不成熟的 OCD 的自然病程与骨骼成熟的 OCD 不同。

为了明确非手术治疗骨骼未成熟的稳定性 OCD 的愈合率，Wall 等[23] 采用标准化的缺损长度、宽度和伴随临床症状绘制了诺模图。值得注意的是，诺模图对骨骼成熟的 OCD 的预测尚未得到证明。虽然目前尚无证据表明准确的保守治疗时间，但是对于骨骼不成熟的膝关节 OCD 的首选方法是保守治疗至少 3～6 个月。治疗方式可以包括使用支具或夹板制动，减少负重和限制活动。Kocher 等[24] 的综述中描述了治疗方案的三阶段：第一阶段（4～6 周）为膝关节制动和部分负重；第二阶段（6～12 周）为膝关节不制动，在可耐受情况下逐渐负重，并开始低强度的股四头肌和腘绳肌肌力训练；第三阶段是在 3～4 个月后开始，此时已临床和影像学愈合。在没有不适时，可逐渐恢复运动。文献表明，在股骨内侧髁的常见损伤部位，骨骼未发育成熟的 OCD 患者经过 12 个月的保守治疗后，高达 67% 的损伤可成功愈合[23, 25]。然而，股骨外侧髁和髌股关节的典型骨软骨损伤很可能因为愈合不佳并逐渐变得不稳定[26, 27]。

但是，有研究认为，骨骼成熟的 OCD 可能是儿童时期就一直存在损伤的结果[16, 24, 28]。Hughes 等[29] 在较长一段时间内使用临床和 MRI 标准评估骨骼未成熟的 OCD 的自然病史。在这项研究中，尽管 MRI 出现了软骨下骨的改变，95% 的软骨表面完整患者在保守治疗后得到了改善[29]。相比之下，骨骼发育成熟的 OCD 在保守治疗后效果较差[16, 30]。本文资深作者建议，有症状的、骨骼成熟的 OCD 都应该进行手术治疗，以获得理想的预后效果。

三、修复性治疗

对 OCD 进行修复性治疗的目的是促进脱落组织与原位骨组织的愈合，以保持关节软骨的完整性。治疗 OCD 的两种主要修复方法是关节镜下钻孔术和内固定术。这里将对两者进行更详细的讨论。

（一）钻孔术

骨骼未成熟的 OCD 患者在经过 3～6 个月的保守治疗后，如仍有不适症状且影像学证据，则提示愈合失败，通常采取关节镜下钻孔术。通过直接探查进行仔细的关节镜评估后，根据 ROCK 分类，可钻孔的损伤属于稳定型，表现为软骨表面完整、表浅开裂或裂隙形成。鉴于这些损伤非碎片化且损伤深面包含骨组织，并且主要由正常的关节软骨组成，因此这些损伤被归类为可修复性损伤[21]。关节镜下钻孔术是一种通过软骨下骨髓刺激试图重建组织血供的技术。这可以通过经关节技术或逆向钻孔技术来完成。

经关节钻孔术在关节镜直视下进行，从关节面指向股骨骨骺方向，由远端向近端经软骨钻孔。标准关节镜入路可用于大多数损伤的治疗，但在特殊的情况下可能需要其他入路。通过入路置入钻头保护套筒或小鞘管以保护软组织。通过髌腱一侧的入路置入 1 根或 2 根缝合线，通过髌腱另一侧的入路取出缝合线，两端用止血钳夹在一起来牵拉脂肪垫，暴露视野。一根 0.062 英寸（1.6mm）的克氏针通过保护套筒或鞘管置入关节内，正对病灶部位。通过前外侧关节镜入路可以顺利到达股骨内侧髁外侧面的典型病灶部位。膝关节屈曲不同角度时，可从前外侧入路顺利到达股骨外侧髁（lateral femoral condyle，LFC）远端的中央病灶。将克氏针穿透关节软骨到达软骨下骨，注意不要损伤股骨远端骨骺。出现脂肪滴表明已充分穿透至松质骨。间距 3～5mm 重复钻孔，直到覆盖整个损伤部位。关闭关节镜入水口，可见血液和骨髓渗出至关节内。

逆向钻孔是一种替代方法，需要术中透视辅助以准确定位损伤并避免穿透关节。摆放透视机位置是十分重要的，可以畅通无阻地进入股骨。在髌板远端做一个小的纵向切口，然后插入 0.062 英寸（1.6mm）克氏针。在透视下，克氏针被钻至病变中心，注意不要损伤关节面。可以将克氏针暂时留在原处，以平行钻入其余克氏针，或者可以使用平行克氏针引导器。以这种方式，间距 3～5mm 重复钻孔，直至覆盖整个损伤部位。

术后管理包括保护性负重 6 周，无活动范围限制。对抗活动和运动专项活动在 12 周后开始。在影像学证据提示组织愈合及 ROM 恢复正常、肌肉力量接近正常和进行特定运动活动无明显疼痛时，允许重返运动。

为了评估经关节与逆向钻孔治疗骨骼未发育成熟的 OCD 稳定性损伤的临床疗效，Gunton 等[31]对 12 项研究进行了系统综述，发现两者在以患者为导向的结果中没有显著性差异。钻孔术后，有 91% 的病灶在术后第 4.5 个月时达到影像学愈合，而逆向钻孔术后，86% 的病灶在术后第 5.6 个月时达到影像学愈合。两种技术均未发现并发症。

本文资深作者认为，稳定的、可修复的 OCD 损伤是实施钻孔术的最佳指征。这些患者的骨骼往往尚未发育成熟。

（二）内固定术

内固定的手术方法可以通过开放手术或关节镜手术实现。经过详尽评估后，适合内固定术的损伤被归类为不稳定性损伤，并且根据 ROCK 分类可被描述为锁定型或闭合型。如果这些特定损伤没有碎片且下表面为骨性结构，表面主要由正常关节软骨组成，则可以确定这些损伤是可修复的[21]。锁定型损伤指软骨破裂边缘难以拨开[20]。相比之下，闭合型损伤指软骨裂隙边缘可以拨开，并可借此到达软骨下骨。这种虽然不稳定但可以修复的碎片，无论在有没有骨移植的情况下都可能适合固定术。体外研究表明，固定术后的压应力会使固定碎片和原位骨之间发生摩擦，从而提高稳定性和抗剪切力[32]。

对于闭合型损伤，开放性手术通常有助于骨移植物的植入。使用标准的膝关节髌旁切口，可以充分观察到不稳定但可以修复的骨软骨片。铰链式打开骨软骨片，注意不要破坏残留的软骨连接处。清理病灶基底部，去除病灶中的纤维组织和硬化骨。微骨折锥或 0.062 英寸（1.6mm）的克氏针在骨床边缘行骨髓刺激术。本文资深作者更喜欢从同侧胫骨的近端获取自体松质骨移植物。距前内侧关节线远端 25mm 处取切口，位于胫骨后内侧缘和胫骨髁间嵴之间的中点，靠近经典 ACL 胫骨隧道起点。用刮匙穿透皮质骨并用更大的刮匙扩大外口，直到关节镜抓钳可以进入松质骨。如果患者骨骼发育尚未成熟，在取骨过程中要非常小心避免破坏胫骨近端骨骺。使用关节镜抓钳，将骨移植物放入无菌杯中，然后将其植入骨缺损处。必须注意不要过度填充损伤，要让软骨瓣容易关闭，从而恢复关节面的光滑一致。

可以使用各种形式的金属或生物可吸收装置用于固定。金属植入物的缺点包括 MRI 干扰、松动和二次手术取出植入物等[33]。尽管生物可吸收植入物有着只需一次手术的优点，但它们可能会发生严重的并发症，包括骨质溶解、滑膜炎、骨不连和螺钉断裂[31, 34]。Camathias 等[35] 评估了 61 个生物可降解螺钉固定 30 个骨骼未成熟 OCD 损伤后临床情况，发现螺钉断裂率达到了 23%。

本章的作者更喜欢根据骨片的稳固性选取以下固定方法。如果骨片厚度低于 3mm，则使用 1.5mm 实心螺钉进行固定，需要在术后约 8 周时取出内固定。如果骨片厚度超过 3mm，则使用可调金属螺钉固定，无须后续去除内固定。骨片通常用两个或更多螺钉固定，以最大限度地提高压应力和旋转稳定性（图 15–1）。一个 24mm 长的螺钉可以足够深地固定骨床，而又不会影响到股骨远端骨骺。一旦实现了充分的固定，通过透视法以确保软骨下骨没有螺钉突出。

术后管理包括保护性负重 6 周，不限制活动度。12 周时可以增加活动和肌肉力量练习，18 周时恢复对抗活动。在影像学证据提示组织愈合及 ROM 恢复正常、肌肉力量接近正常和进行特定运动活动无明显疼痛时，允许重返运动。

本文资深作者认为，行内固定和骨移植的理想指征是不稳定但可修复的 OCD 损伤。尽管这些患者通常骨骼成熟，但内固定术也同样适用。根据经验，当骨软骨片具有上述特征时，应当予以保留。

四、恢复性治疗

与修复性技术相比，OCD 损伤的恢复性治疗可被认为是用新材料恢复软骨正常的几何形状和关节面。这种材料可以来自相邻的、较少使用的区域，如自体骨软骨移植。另一种常用的移植材料是匹配关节表面几何形状的同种异体骨软骨移植。更先进的技术是允许我们从患者体内获取自身软骨细胞、开发新材料用于移植，如自体软骨细胞植入技术。以下将描述上述技术、作者推荐的手术适应证、手术要点，并讨论临床疗效。

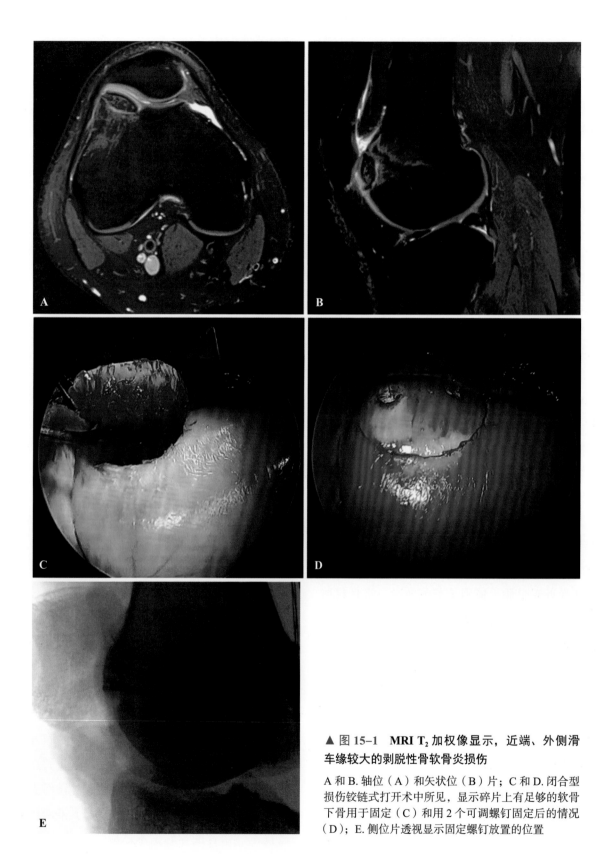

▲ 图 15-1　MRI T_2 加权像显示，近端、外侧滑车缘较大的剥脱性骨软骨炎损伤

A 和 B. 轴位（A）和矢状位（B）片；C 和 D. 闭合型损伤铰链式打开术中所见，显示碎片上有足够的软骨下骨用于固定（C）用 2 个可调螺钉固定后的情况（D）；E. 侧位片透视显示固定螺钉放置的位置

（一）骨软骨移植

骨软骨移植包括自体移植物或同种异体移植物移植。D'Aubigne 在 1945 年首先描述了自体骨软骨移植技术，后来 Outerbridge 对该技术进行了改进[36]。关于自体骨软骨移植，外科医生应牢记其局限性。直径 1～2cm（2～4cm²）的缺损应避免使用此方法，并且应考虑替代方法（如同种异体骨软骨移植或伴骨移植的自体软骨细胞植入技术）[37]。这种大小的限制取决于供区可用体积，特别是在儿童或身材较小的成年人中。例如，Sherman 等研究发现，虽然小于 1cm 的损伤是治疗的适应证，但在股骨髁较小的个体中需要考虑到小于 1cm 的损伤可能占比较大[37]。

在自体移植物移植手术中，应采集至少 8mm 的软骨下骨。避免骨软骨栓在取出过程中断裂的技术要点是，一旦达到所需深度，请注意不要拨动移植物取材管。紧接着应将采集器旋转 90°，使移植骨栓与供区周向分离。在自体和同种异体移植物移植术中，供体移植物与受区周围软骨难以匹配的情况并不少见。这可能导致移植物和周围关节软骨之间的关节内高度不匹配。可以通过小心地将移植物输送管垂直于受体基底放置来减轻关节内不一致，缓慢而细致地输送和轻柔地夯实，以实现供体移植物的最终固定。

完全一致或低于周围软骨面 1mm 的移植物预后较好（图 15-2）；然而，那些低于周围软骨面＞1mm 或仍然凸出的移植物则显示出较高的失败率[38, 39]。对于较大的缺损，也可以考虑用两个新鲜的同种异体骨软骨移植物进行治疗，即所谓的 "Snowman" 或 "Mastercard" 技术[40]。克氏针可以放置在第一个同种异体骨软骨移植物中，以在创建第二个受体部位之前保持其稳定性，防止第一个移植物移位。

术后管理包括 6 周内保护性负重，戴铰链式支具并锁定在伸直状态。患者 6 周后在可耐受的情况下增加负重，9 个月时逐步恢复慢跑和跑步。在影像学证据提示组织愈合及 ROM 恢复正常、肌肉力量接近正常和进行特定运动活动无明显疼痛时，允许重返运动。

尽管自体移植物可以利用患者自身的组织，但其缺点包括供体部位并发症、供体软骨厚度不足及难以恢复正常的股骨髁轮廓。自体骨软骨移植物治疗 OCD 的结果已被证明适用于较小的病灶和股骨内侧髁的病灶。Ollat 等[41] 报道了 61 例采用自体骨软骨移植物治疗 OCD 的临床疗效，随访了 8 年显示优良率达 72.5%。Gudas 等[42] 在另一项研究中报道了 60 名运动员分别采用微骨折或 OATS 治疗膝关节骨软骨缺损的 10 年随访结果，与微骨折相比，OATS 组临床疗效更好，10 年间仅 4 例失败。对于同种异体骨软骨移植治疗在全层骨软骨缺损中的应用方面，中长期临床随访已显示出令人满意的疗效。在一个大样本 OCD 病例研究中，Levy 等[43] 报道，同种异体骨软骨移植物 10 年存活率为 82%，15 年存活率为 74%，20 年存活率为 66%。

本文资深作者认为，自体骨软骨移植的最佳指征是缺损面积小（＜2cm²）且不可修复的 OCD 病灶，而使用同种异体骨软骨移植物的最佳指征是位于成人股骨髁面积＞2cm² 圆形不可修复性病灶。

（二）细胞治疗

第一代自体软骨细胞植入技术于 20 世纪 90 年代初期首次报道[44]。自 2016 年底以来，第三代 ACI 技术和植入物已在美国获得 FDA 批准[45]。这是 FDA 批准的第一个使用组织工程支架培养自体关节软骨细胞的产品。ACI 已用于治疗多种类型和部位的骨软骨损伤。这种治

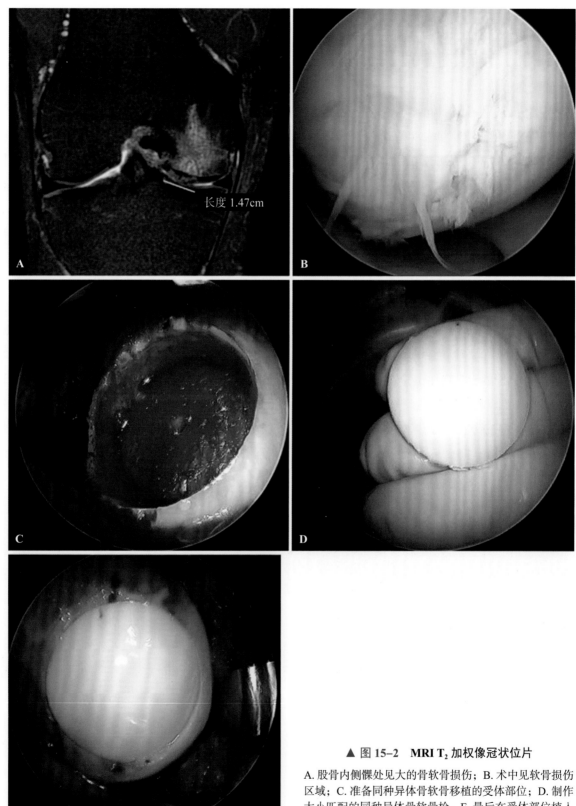

▲ 图 15-2　MRI T_2 加权像冠状位片

A. 股骨内侧髁处见大的骨软骨损伤；B. 术中见软骨损伤区域；C. 准备同种异体骨软骨移植的受体部位；D. 制作大小匹配的同种异体骨软骨栓；E. 最后在受体部位植入移植物

疗适用于膝关节的中到大的全层软骨缺损[46]。

在收集组织的时候，可以在关节镜直视下对损伤进行全面评估，同时处理伴随的关节内损伤。因此，在这个阶段应该对半月板病理、韧带稳定性、髌骨轨迹不良和关节内游离体进行仔细的关节镜下评估。用于细胞培养的组织通常来自膝关节的非负重区域，如髁间窝、股骨滑车内外上缘。组织收集的技术要点是使用刮匙或弯曲的骨凿制作软骨片，注意保持软骨片一端仍与正常组织连接。可以使用关节镜组织抓钳将其轻松取出。将活检标本送到公司，在那里通过专有技术提取和扩增软骨细胞。将扩增的细胞以 500 000～1 000 000/cm^2 的密度接种到 Ⅰ / Ⅲ 型胶原膜上。扩增的自体软骨细胞用于二次手术时移植。通过关节切开术暴露关节软骨缺损，通过去除钙化软骨层，暴露健康的软骨下骨板（图 15-3）。用手术刀制作清晰的关节边界。本文资深作者首选的植入方法包括利用缝合线包装，通过将其放置在关节缺损处制作清晰的印记。将适当尺寸的缝合线包装贴到 Tegaderm™（3M；St.Paul，MN）透明薄膜敷料上，以提供放置和切割胶原膜的坚实基底。用镊子小心地将胶原蛋白从其容器中取出，并放置在一定尺寸的缝合线包装上。将胶原膜切割成需要的大小，并小心地转移到手术区。将胶原膜放入缺损处，并通过纤维蛋白密封剂固定，根据需要进行或不进行周缘缝合固定。

需要注意的是，伴有软骨下骨缺损的损伤同样适用 ACI 治疗。对于骨缺损深度大于 6mm，可能需要采用更加特别的技术，如"三明治技术"[47]。必须去除损伤基底部硬化骨并仔细测量深度。自体骨移植物可以从多个部位获取。最初描述的三明治技术是通过关节切开术在股骨髁近端骨窗收集自体骨[47]。本文资深作者更喜欢从同侧胫骨的近端获取自体松质骨移植物。距前内侧关节线远端 25mm 处取切口，位于胫骨后内侧缘和胫骨髁间嵴之间的中点，靠近经典 ACL 胫骨隧道起点。用刮匙穿透皮质骨，并用更大的刮匙扩大外口，直到关节镜抓钳可以进入松质骨。如果患者骨骼发育尚未成熟，在取骨过程中要非常小心，避免破坏胫骨近端骨骺。使用关节镜抓钳，将骨移植物放入无菌杯中，然后将其植入骨缺损处。骨移植物表面覆盖胶原膜，胶原膜用一些非常小的锚钉和纤维蛋白密封剂固定。在骨移植物和胶原膜顶上进行常规 ACI。

术后管理包括 6 周内保护性负重，戴铰链式支具并锁定在伸直状态。患者 6 周后在可耐受的情况下增加负重，9 个月时逐步恢复慢跑和跑步。大约 9 个月之后，在患者膝关节 ROM 恢复正常、肌肉力量接近正常和进行特定运动活动无明显疼痛时，允许重返运动。

ACI 对符合适应证的 OCD 患者的治疗已被证明是有效的。Carey 等[48] 对有 61 处不可修复 OCD 损伤的 55 名患者们进行 19 年中期随访，发现13% 的患者需要再次行ACI治疗，仅有3% 的患者需要接受全膝关节置换术。作者进一步报道，OCD 行 ACI 后 10 年存活率为 87%，15 年存活率为 85%，20 年存活率为 82%。

本文资深作者认为，自体软骨细胞植入的最佳指征是不可修复性 OCD 损伤且病灶面积＞ 2cm^2。

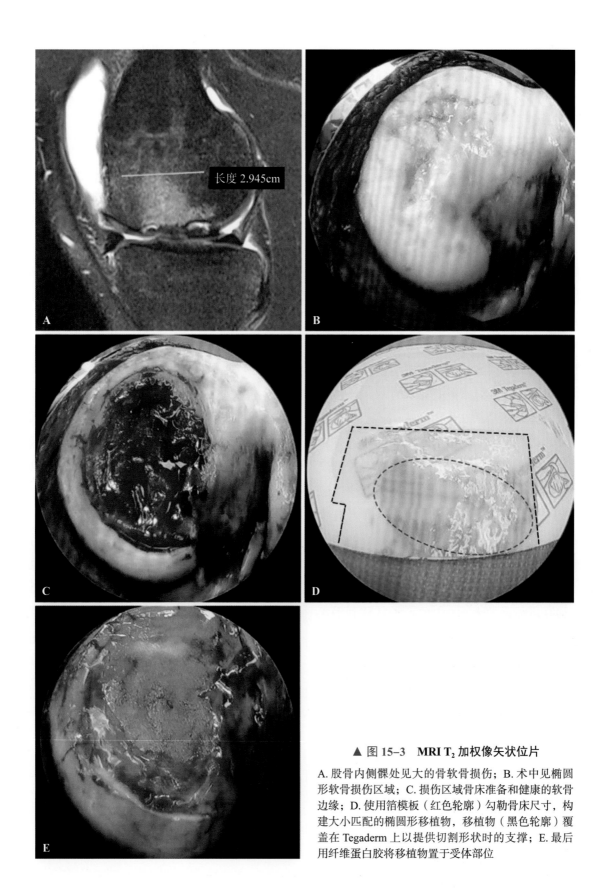

▲ 图 15-3　MRI T$_2$ 加权像矢状位片

A. 股骨内侧髁处见大的骨软骨损伤；B. 术中见椭圆形软骨损伤区域；C. 损伤区域骨床准备和健康的软骨边缘；D. 使用箔模板（红色轮廓）勾勒骨床尺寸，构建大小匹配的椭圆形移植物，移植物（黑色轮廓）覆盖在 Tegaderm 上以提供切割形状时的支撑；E. 最后用纤维蛋白胶将移植物置于受体部位

参 考 文 献

[1] Konig F. Uber freie Körper in den Gelenken. Dtsch Z Klin Chir. 1887;27:90–109.

[2] Brand RA. Biographical sketch: Franz Konig, MD 1832–1910. Clin Orthop Relat Res. 2013;471:1116–7.

[3] Research in Osteochondritis Dissecans of the Knee (ROCK) Group. OCD of the knee. https://kneeocd. org/patient-education/ocd-knee/. Accessed 21 May 2020

[4] Edmonds EW, Shea KG. Osteochondritis dissecans: editorial comment. Clin Orthop Relat Res. 2013;471:1105–6.

[5] Conway FM. Osteochondritis dissecans. description of the stages of the condition and its probable traumatic etiology. Am J Surg. 1937;38:691–9.

[6] Crawford DC, Safran MR. Osteochondritis dissecans of the knee. J Am Acad Orthop Surg. 2006;14:90–100.

[7] Detterline AJ, Goldstein JL, Rue JP, Bach BR Jr. Evaluation and treatment of osteochondritis dissecans lesions of the knee. J Knee Surg. 2008;21:106–15.

[8] Smillie IS. Treatment of osteochondritis dissecans. J Bone Joint Surg Br. 1957;39–B:248–60.

[9] Schenck RC Jr, Goodnight JM. Osteochondritis dissecans. J Bone Joint Surg Am. 1996;78:439–56.

[10] Campbell CJ, Ranawat CS. Osteochondritis dissecans: the question of etiology. J Trauma. 1966;6:201–21.

[11] Linden B, Telhag H. Osteochondritis dissecans. A histologic and autoradiographic study in man. Acta Orthop Scand. 1977;48:682–6.

[12] Andrew TA, Spivey J, Lindebaum RH. Familial osteochondritis dissecans and dwarfism. Acta Orthop Scand. 1981;52:519–23.

[13] Kozlowski K, Middleton R. Familial osteochondritis dissecans: a dysplasia of articular cartilage? Skelet Radiol. 1985;13:207–10.

[14] Phillips HO, Grubb SA. Familial multiple osteochondritis dissecans. Report of a kindred. J Bone Joint Surg Am. 1985;67:155–6.

[15] Stougaard J. Familial occurrence of osteochondritis dissecans. J Bone Joint Surg Br. 1964;46:542–3.

[16] Cahill BR. Osteochondritis dissecans of the knee: treatment of juvenile and adult forms. J Am Acad Orthop Surg. 1995;3:237–47.

[17] Linden B. The incidence of osteochondritis dissecans in the condyles of the femur. Acta Orthop Scand. 1976;47:664–7.

[18] Kessler JI, Hooman N, Shea KG, Jacobs JC, Bedchuk JD, Weiss JM. The demographics and epidemiology of osteochondritis dissecans of the knee in children and adolescents. Am J Sports Med. 2014;42(2):320–6.

[19] Wall EJ, Polousky JD, Shea KG, et al. Novel radiographic feature classification of knee osteochondritis dissecans: a multicenter reliability study. Am J Sports Med. 2015;43:303–9.

[20] Carey JL, Wall EJ, Grimm NL, et al. Novel arthroscopic classification of osteochondritis dissecans of the knee: a multicenter reliability study. Am J Sports Med. 2016;44:1694–8.

[21] Shea KG, Carey JL, Brown GA, Murray JN, Pezold R, Sevarino KS. Management of osteochondritis dissecans of the femoral condyle. J Am Acad Orthop Surg. 2016;24:e102–4.

[22] Cahill B. Treatment of juvenile osteochondritis dissecans and osteochondritis dissecans of the knee. Clin Sports Med. 1985;4:367–84.

[23] Wall EJ, Vourazeris F, Myer GD, et al. The healing potential of stable juvenile osteochondritis dissecans knee lesions. Bone Joint Surg Am. 2008;90(12):2655–64.

[24] Kocher MS, Tucker R, Ganley TJ, Flynn JM. Management of osteochondritis dissecans of the knee: current concepts review. Am J Sports Med. 2006;34:1181–91.

[25] Krause M, Hapfelmeier A, Möller M, Amling M, Bohndorf K, Meenen NM. Healing predictors of stable juvenile osteochondritis dissecans knee lesions after 6 and 12 months of nonoperative treatment. Am J Sports Med. 2013;41(10):2384–91.

[26] Samora WP, Chevillet J, Adler B, Young GS, Klingele KE. Juvenile osteochondritis dissecans of the knee: predictors of lesion stability. J Pediatr Orthop. 2012;32(1):1–4.

[27] Wall EJ, Heyworth BE, Shea KG, Edmonds EW, Wright RW, Anderson AF, Eismann EA, Myer GD. Trochlear groove osteochondritis dissecans of the knee patellofemoral joint. J Pediatr Orthop. 2014;34(6):625–30.

[28] Flynn JM, Kocher MS, Ganley TJ. Osteochondritis dissecans of the knee. J Pediatr Orthop. 2004;24:434–43.

[29] Hughes JA, Cook JV, Churchill MA, Warren ME. Juvenile osteochondritis dissecans: a 5–year review of the natural history using clinical and MRI evaluation. Pediatr Radiol. 2003;33:410–7.

[30] Jurgensen I, Bachmann G, Schleicher I, Haas H. Arthroscopic versus conservative treatment of osteochondritis dissecans of the knee: value of magnetic resonance imaging in therapy planning and follow- up. Arthroscopy. 2002;18:378–86.

[31] Gunton MJ, Carey JL, Shaw CR, Murnaghan ML. Drilling juvenile osteochondritis dissecans: Retro- or Transarticular? Clin Orthop Relat Res. 2013;471:1144–51.

[32] Morelli M, Poitras P, Grimes V, Backman D, Dervin G. Comparison of the stability of various internal fixators used in the treatment of osteochondritis dissecans: a mechanical model. J Orthop Res. 2007;25(4):495–500.

[33] Guhl JF. Arthroscopic treatment of osteochondritis dissecans. Clin Orthop Relat Res. 1982;167:65–74.

[34] Alford JW, Cole BJ. Cartilage restoration, part 2: techniques, outcomes, and future directions. Am J Sports Med. 2005;33(3):443–60.

[35] Camathias C, Gögüs U, Hirschmann MT, Rutz E, Brunner R, Haeni D, Vavken P. Implant failure after biodegradable screw fixation in osteochondritis dissecans of the knee in skeletally immature patients. Arthroscopy. 2015;31(3):410–5.

[36] Barber FA, Chow JC. Arthroscopic chondral osseous autograft transplantation (COR procedure) for femoral defects. Arthroscopy. 2006;22:10–6.

[37] Sherman SL, Thyssen E, Nuelle CW. Osteochondral autologous transplantation. Clin Sports Med. 2017;36:489–500.

[38] Patil S, Tapasvi SR. Osteochondral autografts. Curr Rev Musculoskelet Med. 2015;8(4):423–8.

[39] Huang FS, Simonian PT, Norman AG, Clark JM. Effects of small incongruities in a sheep model of osteochondral grafting. Am J Sports Med. 2004;32(8):1842–8.

[40] Pisanu G, Cottino U, Rosso F, et al. Large osteochondral allografts of the knee: surgical technique and indications. Joints. 2018;6:42–53.

[41] Ollat D, Lebel B, Thaunat M, Jones D, Mainard L, Dubrana F, Versier G, French Arthroscopy Society. Mosaic osteochondral transplantations in the knee joint, midterm results of the SFA multicenter study. Orthop Traumatol Surg Res. 2011;97(8 Suppl):S160–6.

[42] Gudas R, Gudaite A, Pocius A, Gudiene A, Cekanauskas E, Monastyreckiene E, Basevicius A. Ten-year follow-up of a prospective, randomized clinical study of mosaic osteochondral autologous transplantation versus microfracture for the treatment of osteochondral defects in the knee joint of athletes. Am J Sports Med. 2012;40(11):2499–508.

[43] Levy YD, Gortz S, Pulido PA, McCauley JC, Bugbee WD. Do fresh osteochondral allografts successfully treat femoral condyle lesions? Clin Orthop Relat Res. 2013;471:231–7.

[44] Brittberg M, Lindahl A, Nilsson A, Ohlsson C, Isaksson O, Peterson L. Treatment of deep cartilage defects in the knee with autologous chondrocyte transplantation. N Engl J Med. 1994;331(14): 889–95.

[45] FDA approves scaffold to repair knee cartilage. Lippincott's Bone and Joint Newsletter. 2017;23(4):45.

[46] Hinckel BB, Gomoll AH. Autologous chondrocytes and next-generation matrix-based autologous chondrocyte implantation. Clin Sports Med. 2017;36(3):525–48.

[47] Bartlett W, Gooding CR, Carrington RW, Skinner JA, Briggs TW, Bentley G. Autologous chondrocyte implantation at the knee using a bilayer collagen membrane with bone graft. A preliminary report. J Bone Joint Surg Br. 2005; 87:330–2.

[48] Carey JL, Shea KG, Lindahl A, Vasiliadis HS, Lindahl C, Peterson L. Autologous chondrocyte implantation as treatment for unsalvageable osteochondritis dissecans: 10 to 25 year follow up. Am J Sports Med. 2020;48(5):1134–40.

第16章 前交叉韧带撕裂合并软骨损伤的处理

Managing Concomitant Cartilage Injury with ACL Tears

Michael James McNicholas　Eran Beit-ner　著

罗智文　李军　译

缩略语

ACL	anterior cruciate ligament	前交叉韧带
PCL	posterior cruciate ligament	后交叉韧带
MCL	medial collateral ligament	内侧副韧带
LCL	lateral collateral ligament	外侧副韧带
PLC	posterolateral corner	后外侧角
PMC	posteromedial corner	后内侧角
POL	posterior oblique ligament	后斜韧带
OPL	oblique popliteal ligament	腘斜韧带
AMRI	anteromedial rotational instability	前内侧旋转不稳定
OAT	osteochondral autologous transplantation	自体骨软骨移植
MFX	microfracture	微骨折
ACI	autologous chondrocyte implantation	自体软骨细胞植入
CPM	continuous passive motion	被动持续活动
LTP	lateral tibial plateau	胫骨外侧平台
LFC	lateral femoral condyle	股骨外侧髁
MTP	medial tibial plateau	胫骨内侧平台
MFC	medial femoral condyle	股骨内侧髁

一、前交叉韧带的解剖与生物力学

维持膝关节稳定性的六个主要结构为前交叉韧带、后交叉韧带、内侧副韧带（medial collateral ligament，MCL）、外侧副韧带（lateral collateral ligament，LCL）、后外侧角（posterolateral corner，PLC）、后内侧角（posteromedial corner，PMC）。ACL主要限制的是胫骨相对于股骨的前向移位。它在关节内的长度是22～41mm（平均是32～33mm）[1]，平均宽度是10～11mm（7～17mm）。它的横截面积受走行和屈膝角度影响，一般平均厚度为3.9mm[2]。ACL起源于股骨外侧髁表面的中间，在关节滑膜外，但在关节囊内。ACL 在膝关节内从后外侧向前内侧斜行，止于胫骨平台前部中央、胫骨髁间棘之间的一个宽广不规则的区域。Ivan Palmer[3] 在 1938 年第一次描述 ACL 分为后外侧束和前内侧束。Girgis 在 1975 年描述了 ACL 两束的不同功能[4]，这也导致了双束重建手术技术的提出。但是除了有限的生物力学优势之外，Meta 分析没有发现双束 ACL 重建具有长期的临床优势[5]。在过去的 15 年内，有关 ACL 是单束还是双束一直争论不休。Smigielski 认为，ACL 就像是一条扁带[6]，沿着内侧髁间棘形成一个 "C 型" 的胫骨止点（图 16-1）。ACL 的止点结构被发现有两种，包括直接的和非直接的止点[7]。Siebold 验证并总结认为，ACL 应被描述为由纤维组成，而不是由束组成[8]。最近发表了有关运用这个概念的手术技术[9]。早期的临床数据证明该技术效果优良，但是长期的结果还需要时间等待。

（一）ACL 的功能生物力学

ACL 主要限制胫骨相对于股骨的前移和膝关节过伸。它的次要限制作用是避免在伸直状态下的膝外翻和内翻，以及对抗膝关节在接近伸直状态时的内旋和外旋运动[10]。

传统上，ACL 是被分为前内束和后外束。前内侧束比后内侧束更大也更强壮，在稳定膝关节中更为重要。然而，两者在力学作用是相互补充的。在膝关节屈曲的时候，前内侧束紧张，而后内侧束松弛。在伸膝的时候，情况恰好相反，后外侧束紧张，前内侧束松弛。

（二）半月板

半月板损伤常常在 ACL 损伤中伴发。由于很多既往只能进行半月板切除的损伤半月板，现在都可以被成功修复，因此目前鼓励尽可能保留半月板，以希望减少 ACL 损伤后骨关节炎的发生率。

二、前交叉韧带损伤

（一）概述

ACL 撕裂是最常见的运动损伤[11]。年龄和性别调整后，发病率为每年每 100 000 人中有 68.6 人会发生 ACL 损伤[12]。在美国，每年会

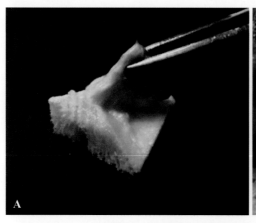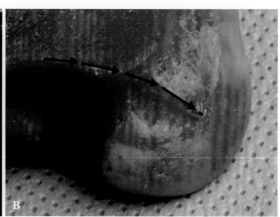

▲ 图 16-1　扁带样的前交叉韧带的直接止点连接到股骨后皮质切线

引自 Smigielski R et al.Ribbon-like appearance of the midsubstance fibers of the anterior cruciate ligament close to its femoral insertion site: a cadaveric study including 111 knees.Knee Surg Sports Traumatol Arthrosc (2015) 23: 3143-3150.DOI https://doi.org/10.1007/s00167-014-3146-7.Published under the Creative Commons Attribution 4.0 International (CC BY) https://creative-commons.org/licenses/by/4.0/.

发生超过 120 000 例 ACL 损伤[13]。ACL 损伤在英国男性中有 72% 的发生率[14]。女性运动员比男性运动员具有更高的 ACL 损伤发生率[15]，ACL 与结构、激素、生物力学上的性别差异有关。ACL 损伤极大影响了患者和医疗系统，甚至会导致职业运动员的生涯结束，还会在 ACL 损伤的大部分人中导致早期的骨关节炎。

（二）损伤模式和损伤机制

损伤模式可以被分为接触性（直接）和非接触性（非直接）。直接的机制是由于不可避免的危险因素，即在参与接触性的运动或者受到直接的损伤。61% 的 ACL 损伤都是接触性的损伤[16]。因此，临床研究更多关注于接触性 ACL 损伤的预防。

（三）概述

由于 ACL 损伤在业余或专业性运动员中的高发病率，预防成为减少损伤的第一步。预防性的康复模式最开始是由 Silvers 和 Mandelbaum[17] 提出的，目前已经被广泛接受，如 FIFA11+ 模式[18]。这些康复模式已经降低了 ACL 损伤的发生率。

明确诊断 ACL 损伤后，可以选择非手术治疗或者手术治疗。保守治疗包括渐进性的康复治疗，目标是提高肌肉力量和平衡[19]，包括生活方式改变、调整运动方式、使用支具。手术治疗包括多种手术技术，从简单的修复到各种 ACL 重建技术。在选择治疗方法时，外科医生必须评估患者的特点、损伤模式和他们的功能需求。非手术治疗对于老年人和运动需求低的患者更为合适。对于运动需求高、年轻活跃的患者和出色专业的运动员，手术更为合适。

ACL 修复术可以避免由自体移植物手术导致的供区并发症[20]，这样可能会维持天然的生物力学、本体感觉和步态模式。然而，这个手术目前被发现有很高的失败率，特别是在更加年轻和更活跃的患者中[21]。尽管如此，最近人们对 ACL 修复的兴趣有所回升[22]。根据各种结果报道，一个新的运用线带加固的 ACL 修复技术被 Mackay 报道了[23]。目前这种观点技术在英国被认可，但是相关适应证尚未得到确认。

在过去 50 年里，ACL 重建术直到今天都是 ACL 手术治疗的金标准。可以通过开放或者关节镜辅助下的使用移植物重建 ACL。移植物的来源有自体、异体和人工移植物。腘绳肌肌腱（最常见的是患侧的半腱肌腱和股薄肌腱）和骨 – 髌腱 – 骨移植物是最常用的[24]。

三、合并损伤

（一）概述

ACL 损伤伴发的软骨和半月板损伤的发生率，在各家文献报道中有很大差异。大约 50% 的原发性 ACL 断裂和 90% 以上的 ACL 重建失败病例，都伴有软骨和（或）半月板损伤[25]。15%～46% 的 ACL 损伤合并有软骨损伤[26]。这种不一致可能是由于损伤分级和病程的差异。Slauterbecket 等[27] 对 ACL 重建患者的半月板和软骨损伤进行了定位分析，发现 43% 的软骨损伤发生在股骨侧。年龄也影响了 ACL 损伤中伴发半月板、软骨损伤的发病人数和损伤程度。多处软骨损伤发生在 7.7% 的 25 岁以上患者和 1.3% 的年轻患者，孤立的股骨内髁软骨损伤发生于 24.2% 的 25 岁以上的患者和 13.3% 的年轻患者。3～4 级股骨内髁软骨损伤可能出现于 49% 的男性和 35% 的女性。

（二）单纯 ACL 损伤对关节软骨的影响

ACL 损伤与早期骨关节炎[28]、膝关节松弛、伴有半月板和软骨损伤、股四头肌力量下降和负重平衡的变化有关。单纯的 ACL 撕裂可能通过急性或慢性两种模式影响关节软骨。急性损伤是由原发性创伤和撞击造成的，导致骨挫伤和血肿，然后是软骨愈合或永久性缺损。原发性冲击可能产生炎症，损害透明软骨。慢性模式是由于持续的膝关节不稳定，内侧半月板和软骨损伤发生的风险较高[25, 29]。即使最初半月板和软骨没有并发损伤，未经治疗的 ACL 撕裂后期出现半月板和软骨损伤的发生率随时间推移而增加。延迟手术重建 ACL 会增加半月板撕裂和软骨损伤的风险，说明 ACL 重建具有保护半月板和软骨的作用。急慢性 ACL 损伤后 ACL 重建手术，如果半月板和软骨结构完整，术后效果会更好[30]。

（三）ACL 和半月板撕裂对关节软骨的影响

半月板撕裂使有症状的 ACL 损伤患者伴有关节软骨损伤的可能性增加 1 倍[25]。尤其是内侧半月板撕裂，与承重区的软骨损伤关系密切[31]。延迟 ACL 重建会增加成人膝关节软骨损伤的风险和严重程度[27, 32]。Granan 等通过挪威膝关节韧带登记处（Norwegian Knee Ligament Registry，NKLR）数据库的研究发现，术前病程每增加 1 个月，成人膝关节软骨损伤的概率就增加近 1%。如果同时有半月板撕裂，关节软骨损伤概率达到 2 倍[32]。手术延迟 1 年以上会大大增加软骨损伤的风险（60%，而所有其他损伤为 47%）。手术延迟也增加了股骨外侧髁软骨 3 级以上损伤的比例[27]。

（四）与过度松弛和不稳定有关的损伤

内侧副韧带在冠状面提供膝关节的稳定性。它主要限制了外翻应力，帮助 ACL 在不同方向和负荷下稳定膝关节。超过 75% 的 3 级 MCL 损伤与 ACL 损伤并发[33, 34]。当 ACL 损伤时，MCL 承受的力会增加。当 MCL 和 ACL 同时损伤时，外翻应力会急剧增加，从而导致不稳定。ACL 和 MCL 合并损伤可以通过手术或非手术治疗。I 级和 II 级的 MCL 损伤通常采用非手术治疗，III 级的 MCL 损伤需要进行多韧带重建手术[35]。

外侧副韧带是对抗膝关节内翻的主要稳定结构，作为 PLC 复合体的一部分限制胫骨外旋和后移[36]。57% 的 III 级 LCL 损伤与 ACL 撕裂有关。

后交叉韧带为膝关节提供矢状面的稳定性，限制胫骨后移。它对膝关节运动过程中的回滚机制起着关键作用。PCL 损伤通常见于多韧带损伤，只有 3.5%～15% 的病例是孤立的 PCL 损伤[37, 38]。在多韧带损伤中确认有 PCL 损伤的，应进行 PCL 修复或重建[39]。

后内侧角是一个由五个主要结构组成的复合体：后斜韧带（posterior oblique ligament，POL）、半膜肌腱、腘斜韧带（oblique popliteal ligament，OPL）、后内侧关节囊和内侧半月板后角。PMC 的作用是控制和限制胫骨外翻、前移和外旋，PMC 损伤通常导致前内侧旋转不稳定（anteromedial rotational instability，AMRI）。在伸膝时，PMC 参与限制胫骨内旋和外翻[40]。

后外侧角主要由外侧副韧带、腘绳肌腱（popliteus tendon，PLT）和腘腓韧带组成，还包括其他的次级静态和动态稳定结构[41]。PCL 具有限制胫骨外旋、外翻和胫骨后移等多种作用[42]。PLC 是否损伤，对 ACL 撕裂的膝关节具有重要影响。PLC 损伤占所有膝关节韧带损伤的 16%。只有 28% 的孤立性 PLC 损伤，PLC 损伤通常与交叉韧带损伤伴发。研究表明，由于 PLC 功能缺失可能导致交叉韧带重建移植物张力增加，因此 PLC 损伤的漏诊是导致 ACL 重建失败的一个常见原因。因此，合并急性 PLC 和 ACL 损伤，必须进行重建或修复[43]。

四、治疗

（一）概述

对 ACL 撕裂和软骨损伤的最佳处理仍有争议[44, 45]。许多外科医生建议对这些损伤进行早期干预，因为青少年和年轻成年人在 ACL 损伤后，未来骨关节炎的风险大大增加[46]。ACL 损伤后软骨损伤相关生物标志物的增加，作为证据支持了这种关联[47]。一些报道显示，在最初受伤的 5～15 年后，80% 的病例出现骨关节炎的影像学证据，在运动员中的风险更高。此外，延迟的 ACL 重建会增加成人膝关节软骨损伤的风险和严重程度[27, 32]。尚无研究发现 ACL 重建对于合并无症状软骨损伤的患者的长期收益[37]。ACL 损伤后发展成骨关节炎可能是多因素的，可能是由于原发性软骨、半月板或韧带的合并损伤，或由于膝关节不稳定导致的动力学变化而引起的继发性损伤。

可以通过非手术治疗 ACL 损伤和软骨损伤，也可以进行部分或同时手术治疗。保守治疗通常包括一个渐进的康复计划，包括改善肌肉力量、平衡，调整运动方式和佩戴支具[19]。部分手术方法侧重于修复或重建前交叉韧带，关节镜下评估后进行损伤关节软骨的清理，伴发关节软骨损伤对 ACL 重建的长期效果有负面影响[30]。然而，对于无症状的软骨损伤，是否进行损伤软骨清理，仍然受到质疑[44]。

由 Matsusue 等首次描述的联合手术方法[48]，在同一手术中使用已知的技术来治疗 ACL 和关节软骨损伤。

Gudas 等[49] 比较了骨软骨自体移植（osteochondral autograft transfar，OAT）、微骨折（microfracture，MFx）和同时进行的 ACL 重建的结果，3 年后的结果都是良好的，其中 OAT-ACLR 组的 IKDC 评分更好。但是，OAT-ACLR 术后疗效不如无软骨损伤的 ACL 重建

术。三组之间术后 3 年的稳定性没有差异。已发现 MFx 对有症状的 ACL 损伤后膝关节不稳定和单一小软骨损伤（≤ 2cm^2）的患者是有益的，即使是深层的软骨损伤（ICRS 3～4 级），也有很好的短期临床和功能改善，并很可能恢复到受伤前的高水平体育活动[50]。较严重的软骨损伤患者术后主观结果较差、重返运动较少。

与 ACL 损伤后膝关节不稳定相关的无症状全层关节软骨缺损（ICRS 3～4 级，平均面积 3.5cm^2）病例，同时进行 ACL 重建（骨 – 髌腱 – 骨 BPTB 移植）和 OAT 术后结果良好[51]。

Imade 等[52] 比较了在 ACL 重建术中进行损伤软骨钻孔和 OAT 治疗，二次关节镜检查显示了软骨外观具有明显差异。50% 的钻孔组显示软骨有改善，17% 有恶化，而 OAT 后改善率为 100%。两者在 IKDC 评分和被动活动度方面没有差异。64% 的 OAT-ACLR 组患者恢复到受伤前的运动水平，而钻孔组的患者只有 37%。

Peterson 等评估了对于 ACL 损伤合并中到重度的股骨髁软骨损伤（厚度 1.3～12.0cm^2）的患者，在 ACL 重建时进行自体软骨细胞植入（autologous chondrocyte implantation，ACI）的预后效果。纳入的患者大部分以前都有膝关节手术史。这些患者在被动活动度上有更好的临床结果。75% 的人在二次关节镜检查中有明显的改善[53]。

Pike 等报道，同时进行了 ACI 的大面积软骨缺损（平均 8.4cm^2）和 ACL 重建后，疼痛和功能有中等程度的长期改善。尽管翻修率很高（50%），但患者仍有一些改善。他们认为这种方法仍然是治疗这些挑战性病例的一个很好的选择[54]。

一些手术医生主张在术中评估软骨损伤同时进行软骨细胞取材，以便将来有可能使用这些细胞作为 ACI 的一部分，但这在英国并不常见。

（二）ACL 重建技术

尽管 ACL 修复因为其潜在的优势，在近期再次引起兴趣[23]，但由于报道的高失败率[21]和缺乏明确的适应证，目前英国的观点认为 ACL 重建仍然是治疗 ACL 撕裂的金标准。无论采用开放还是关节镜，关节内 ACL 重建术包括移植物的选择、放置、拉紧、固定和术后康复等几个基本步骤。ACL 移植物可以是自体或异体来源，还有人工韧带替代物。在移植物的选择过程中，手术医生必须评估患者的特点、损伤情况和功能需求。年龄较小、活动量较大、要求较高都被认为是移植物再断裂的风险因素。在这些患者中使用异体移植物会增加失败的风险[55]。腘绳肌腱移植物（最常见的是同侧半腱肌和股薄肌）和骨 – 髌腱 – 骨（borre-patellartendon-bone, BPTB）是最常用的自体移植。许多研究试图对两者进行比较，但结果没有差异[24]。有人建议将股四头肌肌腱自体移植作为这些移植物的替代物，其结果更可预测，并且供体部位发病率更低[56]。目前的数据还不足以证明其优越性。异体移植的种类包括胫前肌腱、胫后肌腱、跟腱、腘绳肌腱和髌腱。虽然同种异体组织不存在供体部位的发病率，但人们担心病毒和细菌疾病的传播及免疫性移植物 – 宿主反应的可能性。异体移植物的处理和准备也与重建术的失败率有关联[55]。由于既往的失败教训，人工移植物不受欢迎。新一代的人工移植物的发展，有可能成为未来的替代品。ACL 重建术中移植物的选择是否对合并软骨损伤的治疗结果有影响，尚缺乏相关研究。大多数手术医生不会根据软骨损伤的存在而改变他们的移植物选择或技术。

（三）骨挫伤

ACL 撕裂和损伤时与胫骨和股骨关节面之间的强大冲击力有关。这些力被转移到骨头上，通常会导致骨挫伤[57]。通过磁共振诊断骨挫伤，其敏感性超过 80%，特异性超过 95%。液体敏感的 T_2 加权序列显示受伤区域的信号强度增加，而在 T_1 加权图像上，该区域显示的信号减少。脂肪抑制（short tau inversion recovery, STIR）序列可以通过抑制正常髓质脂肪的信号来提高磁共振的敏感性[58]。骨挫伤与膝关节损伤的严重程度相关，并与持续和渐进的软骨损伤有关，还与早期骨关节炎的发展有关[59]。骨挫伤可能使 ACL 重建术后短期疗效降低。术前磁共振上发现骨挫伤者，ACL 重建术后重返运动率较低。骨挫伤的严重程度和部位影响 ACL 重建术后的结果。外侧间室的骨挫伤与较高的不稳定性和关节活动度受限相关，而内侧间室的骨挫伤可能引起较明显的疼痛[58]。图 16-2

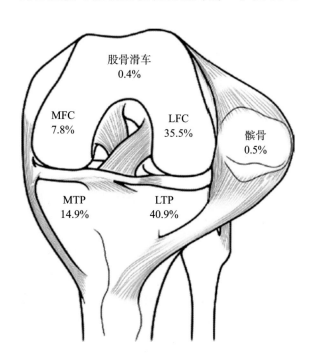

▲ 图 16-2　在膝关节表面的骨挫伤分布百分比

LTP. 胫骨外侧平台；LFC. 股骨外侧髁；MTP. 胫骨内侧平台；MFC. 股骨内侧髁［引自 Filardo G.et al.: Bone bruise in anterior cruciate ligament rupture entails a more severe joint damage affecting joint degenerative progression.Knee Surgery, Sports Traumatology, Arthroscopy (2019)27: 44-59. https://doi.org/10.1007/ s00167-018-4993-4.Published under the Creative Commons Attribution 4.0 International (CC BY) https://creativecommons.org/licenses/by/4.0/.］

显示了骨挫伤的分布。

（四）复合损伤的治疗原则

手术医生的理念会影响到其所使用的关节修复的方法。目前的文献未明确支持采用哪种特定的方法或技术。我们认为，必须先解决膝关节的生物力学问题，再解决其生物学问题。Krych 等的研究表明，软骨修复手术失败的最常见原因是未处理好的关节对位不良[60]。为了改善软骨修复技术的结果，我们建议通过如下方法进行治疗。

1. 生物力学

对位，通过截骨术纠正对位不良。

稳定性，重建 ACL 和其他损伤的韧带。

严重的半月板损伤，半月板同种异体移植或其他最新的治疗方式。

2. 生物学

关节软骨，可能需要处理。

首选的 ACL 重建方法

操作步骤

- 全身麻醉下在超声引导下进行内收肌管阻滞和静脉给予抗生素。
- 在麻醉状态下进行全面检查。通过前抽屉试验、拉赫曼试验和轴移试验确认 ACL 的状态。评估其他韧带松弛情况，包括 PLC 状态。
- 大腿固定器套在未充气的止血带上。
- 诊断性关节镜检查。
  - 关节镜镜头自前外侧入路置入，直视下在脂肪垫内侧、半月板上表面用针头制作前内侧入路。观察膝关节各个区域。
  - 对半月板进行全面探查并处理损伤。
  - 充分观察和探查所有的关节软骨表面，软骨损伤的不稳定部分应被清理至稳定的边缘。
  - 在取材移植物之前，关节镜下评估髁间窝处的 ACL 撕裂。通过内侧入路用刨削器清理 ACL 残端。必要时进行髁间窝成形术。
  - 用 45° 微骨折锥在右膝 10∶30 或左膝 1∶30 的上方位置向前约 5mm 处标记股骨隧道位置。通过从内侧入路观察以确认位置合适。
- 取材半腱肌腱和股薄肌腱，用高强度线编织缝合成四股移植物，然后浸泡于万古霉素溶液[61]中。
- 将定位器设置于 55°，尖端置于 ACL 胫骨印区后部，抵靠在 PCL 上，然后将 2.4mm 的克氏针沿定位器钻入，由外向关节内制作胫骨隧道，直到克氏针尖端突出关节内 5mm。伸直膝关节，确保克氏针位于髁间窝中，并接触髁间窝顶。
- 胫骨隧道位置的标志物是胫骨内侧髁间棘和半月板间韧带[62]。外侧半月板的前角可以作为隧道外缘和部分前缘的标志[63]。
- 用不褪色的记号笔在移植物上作两条标记，标记处离肌腱反折端的距离分别为隧道长度和隧道长度加 5mm。将移植物拉入股骨隧道，当看到第二条标记位于隧道口时，拉动翻转线以固定内扣，然后在胫骨前部向下拉动移植物的牵引线，直到移植物上的第一条标记线出现在股骨隧道口。

- 然后全角度活动膝关节，循环 10 次，同时对移植物的尾部缝合线施加最大的人工张力，以确保适当的移植物张力。在膝关节完全伸直的情况下，在胫骨上端施加向后的应力到完整的 PCL 上，经过放置在移植物四股之间的导丝植入固定螺钉，直到尾端与皮质齐平。移植物应在整个固定过程中保持充分的张力，以避免螺钉切割。
- 通过前外侧入路观察的图像显示，在膝关节处于 90° 和完全伸直的情况下，关节内移植物没有受到撞击。
- 确认拉赫曼试验、前抽屉试验和轴移试验是否正常。
- 关节镜入路和取材处切口进行缝合。

五、康复

建议在 ACL 重建之前即开始术前康复，因为术前全范围关节活动度和肢体间力量差异＜20%，术后的疗效更好，并发症更低[64]。临床指南[65]推荐了 ACL 重建术后康复的三个标准阶段：基于损伤的阶段，针对运动的训练阶段，重返赛场的阶段。基于损伤的阶段主要是控制疼痛和炎性渗出，恢复膝关节活动度、股四头肌自主控制和正常步态。虽然建议在 ACL 重建术后立即完全负重，但同时进行的软骨修复需要一段时间有保护的活动度训练和负重[66, 67]。软骨损伤并不改变上述康复计划[68]。虽然单纯 ACL 重建术后的被动持续活动（continuous passive motion，CPM）[69] 没有显示出长期的好处，但在 ACL 重建和关节软骨联合手术后立即进行 CPM，可以促进愈合并减少关节纤维化的风险[70]。根据软骨损伤的位置、大小，以决定负重的限制程度，可以保护关节面免受过度的压应力或剪切力[71]。胫骨和股骨损伤需要至少 6 周的接触性负重时间，然后发展到完全负重[72]。OAT，特别是当几个骨软骨塞

被用于较大的软骨损伤时，更需要短期的非负重时间[71]。髌骨软骨手术的患者，行走过程中佩戴支具，在完全负重之前需要 2 周的部分负重期[73]。从 8 周开始，可以解除支具，可以在不涉及术中确定的损伤的范围内进行闭链运动强化训练。在 MFX 之后，从 4 个月开始可以进行渐进的跑步训练[73]。OAT 和 ACI 的时间差别更大[74, 75]。恢复比赛的时间在联合 ACL 重建和 OAT 之后，以 ACL 重建术的康复时间为基础进一步延迟[76]。

六、结论

膝关节软骨损伤是 ACL 损伤中的常见现象，可能是由原发创伤和撞击或由受损膝关节的慢性不稳定造成的。文献报道，与 ACL 撕裂相关的软骨和半月板损伤的发生率差异很大，部分原因是无症状软骨损伤的比例很高，而且随着时间的推移，未得到治疗的 ACL 损伤膝关节的软骨损伤发生率增加。这些情况可以影响诊断、治疗和预后。

ACL 撕裂和软骨损伤同时存在的最佳处理

方法仍然没有定论，因为 ACL 损伤对膝关节软骨的长期影响的报道是不一致的。研究表明，ACL 损伤使年轻健康的膝关节容易发生早期骨关节炎。一些研究表明，同时存在的损伤可能会进一步增加这种风险，即使在 ACL 重建后也是如此。而另一些研究表明，ACL 重建并不影响无症状软骨损伤的长期结果。然而，由于 ACL 重建术的延迟增加了成人膝关节软骨损伤的风险和严重性，手术更适合于有较高功能需求的年轻活跃患者、精英和专业运动员。在同一手术中解决两种情况的联合手术方法通常是治疗的首选。

虽然目前的文献并不赞成一种特定的方法或技术。我们建议先解决膝关节的生物力学问题，再解决其生物学问题。这包括纠正任何现有的错位，重建 ACL 和任何其他松弛的韧带，以达到稳定的目的，并在治疗软骨损伤之前先治疗半月板损伤和功能障碍。结合手术前后适当的物理治疗和康复指导，患者将会受益并恢复功能。然而需要注意的是，即使经过最佳治疗，这些损伤也可能继续加重，可能会结束职业运动员的职业生涯，并导致长期功能障碍。

参考文献

[1] Amis AA, Dawkins GP. Functional anatomy of the anterior cruciate ligament. Fibre bundle actions related to ligament replacements and injuries. J Bone Joint Surg Br. 1991;73(2):260–7.

[2] Kraeutler MJ, Wolsky RM, Vidal AF, Bravman JT. Anatomy and biomechanics of the native and reconstructed anterior cruciate ligament: surgical implications. J Bone Joint Surg Am. 2017;99(5):438–45.

[3] Palmer I. On the injuries to the ligaments of the knee joint: a clinical study. 1938. Clin Orthop Relat Res. 2007;454:17–22; discussion 14.

[4] Girgis FG, Marshall JL, Monajem A. The cruciate ligaments of the knee joint. Anatomical, functional and experimental analysis. Clin Orthop Relat Res. 1975;106:216–31.

[5] Tiamklang T, Sumanont S, Foocharoen T, Laopaiboon M. Double-bundle versus single-bundle reconstruction for anterior cruciate ligament rupture in adults. Cochrane Database Syst Rev. 2012;11:CD008413.

[6] Śmigielski R, Zdanowicz U, Drwięga M, Ciszek B, Ciszkowska-Łysoń B, Siebold R. Ribbon like appearance of the midsubstance fibres of the anterior cruciate ligament close to its femoral insertion site: a cadaveric study including 111 knees. Knee Surg Sports Traumatol Arthrosc. 2015;23(11):3143–50.

[7] Iwahashi T, Shino K, Nakata K, Otsubo H, Suzuki T, Amano H, et al. Direct anterior cruciate ligament insertion to the femur assessed by histology and 3–dimensional volume-rendered computed tomography. Arthroscopy. 2010;26(9):S13–20.

[8] Siebold R. Flat ACL anatomy: fact no fiction. Knee Surg Sports Traumatol Arthrosc. 2015;23(11): 3133–5.

[9] Fink C, Smigielski R, Siebold R, Abermann E, Herbort M. Anterior cruciate ligament reconstruction using a ribbon-like graft with a C-shaped tibial bone tunnel. Arthrosc Tech. 2020;9(2):e247–62.

[10] Woo SL, Debski RE, Withrow JD, Janaushek MA. Biomechanics of knee ligaments. Am J Sports Med. 1999;27(4):533–43.

[11] Majewski M, Susanne H, Klaus S. Epidemiology of athletic knee injuries: a 10–year study. Knee. 2006;13(3):184–8.

[12] Sanders TL, Maradit Kremers H, Bryan AJ, Larson DR, Dahm DL, Levy BA, et al. Incidence of anterior cruciate ligament tears and reconstruction: a 21–year population-based study. Am J Sports Med. 2016;44(6):1502–7.

[13] Gornitzky AL, Lott A, Yellin JL, Fabricant PD, Lawrence JT, Ganley TJ. Sport-specific yearly risk and incidence of anterior cruciate ligament tears in high school athletes: a systematic review and meta-analysis. Am J Sports Med. 2016;44(10): 2716–23.

[14] The National Ligament Registry. The fifth annual report. 2019. Available from: https://www.uknlr. co.uk/pdf/annual-report-2019. pdf.

[15] Beynnon BD, Vacek PM, Newell MK, Tourville TW, Smith HC, Shultz SJ, et al. The effects of level of competition, sport, and sex on the incidence of first-time noncontact anterior cruciate ligament injury. Am J Sports Med. 2014;42(8):1806–12.

[16] Kobayashi H, Kanamura T, Koshida S, Miyashita K, Okado T, Shimizu T, et al. Mechanisms of the anterior cruciate ligament injury in sports activities: a twenty-year clinical research of 1,700 athletes. J Sports Sci Med. 2010;9(4):669–75.

[17] Silvers HJ, Mandelbaum BR. Preseason conditioning to prevent soccer injuries in young women. Clin J Sport Med. 2001;11(3):206.

[18] Sadigursky D, Braid JA, De Lira DNL, Machado BAB, Carneiro RJF, Colavolpe PO. The FIFA 11+ injury prevention program for soccer players: a systematic review. BMC Sports Sci Med Rehabil. 2017;9(1):18.

[19] Monk AP, Davies LJ, Hopewell S, Harris K, Beard DJ, Price AJ. Surgical versus conservative interventions for treating anterior cruciate ligament injuries. Cochrane Database Syst Rev. 2016;4(4):CD011166. Available from: http://doi. wiley. com/10.1002/14651858.CD011166.pub2.

[20] Gagliardi AG, Carry PM, Parikh HB, Traver JL, Howell DR, Albright JC. ACL repair with suture ligament augmentation is associated with a high failure rate among adolescent patients. Am J Sports Med. 2019;47(3):560–6.

[21] Strand T, Mølster A, Hordvik M, Krukhaug Y. Long-term follow-up after primary repair of the anterior cruciate ligament: clinical and radiological evaluation 15–23 years postoperatively. Arch Orthop Trauma Surg. 2005;125(4):217–21.

[22] Taylor SA, Khair MM, Roberts TR, DiFelice GS. Primary repair of the anterior cruciate ligament: a systematic review. Arthroscopy. 2015;31(11):2233–47.

[23] Heusdens CHW, Hopper GP, Dossche L, Roelant E, Mackay GM. Anterior cruciate ligament repair with independent suture tape reinforcement: a case series with 2–year follow-up. Knee

Surg Sports Traumatol Arthrosc. 2019;27(1):60–7.

[24] Mohtadi NG, Chan DS, Dainty KN, Whelan DB. Patellar tendon versus hamstring tendon autograft for anterior cruciate ligament rupture in adults. Cochrane Database Syst Rev. 2011;(9):CD005960. Available from: http://doi.wiley.com/10.1002/14651858.CD005960.pub2.

[25] Pike AN, Patzkowski JC, Bottoni CR. Meniscal and chondral pathology associated with anterior cruciate ligament injuries. J Am Acad Orthop Surg. 2019;27(3):75–84.

[26] Brophy RH, Zeltser D, Wright RW, Flanigan D. Anterior cruciate ligament reconstruction and concomitant articular cartilage injury: incidence and treatment. Arthroscopy. 2010;26(1):112–20.

[27] Slauterbeck JR, Kousa P, Clifton BC, Naud S, Tourville TW, Johnson RJ, et al. Geographic mapping of meniscus and cartilage lesions associated with anterior cruciate ligament injuries. J Bone Joint Surg Am. 2009;91(9):2094–103.

[28] Allen CR, Livesay GA, Wong EK, Woo SL. Injury and reconstruction of the anterior cruciate ligament and knee osteoarthritis. Osteoarthr Cartil. 1999;7(1):110–21.

[29] Kluczynski MA, Marzo JM, Bisson LJ. Factors associated with meniscal tears and chondral lesions in patients undergoing anterior cruciate ligament reconstruction: a prospective study. Am J Sports Med. 2013;41(12):2759–65.

[30] Shelbourne KD, Gray T. Results of anterior cruciate ligament reconstruction based on meniscus and articular cartilage status at the time of surgery. Five- to fifteen-year evaluations. Am J Sports Med. 2000;28(4):446–52.

[31] Maffulli N, Binfield PM, King JB. Articular cartilage lesions in the symptomatic anterior cruciate ligament-deficient knee. Arthroscopy. 2003;19(7):685–90.

[32] Granan L-P, Bahr R, Lie SA, Engebretsen L. Timing of anterior cruciate ligament reconstructive surgery and risk of cartilage lesions and meniscal tears: a cohort study based on the Norwegian National Knee Ligament Registry. Am J Sports Med. 2009;37(5):955–61.

[33] Lee RJ, Margalit A, Nduaguba A, Gunderson MA, Ganley TJ. Risk factors for concomitant collateral ligament injuries in children and adolescents with anterior cruciate ligament tears. Orthop J Sports Med. 2018;6(11):2325967118810389.

[34] Fetto JF, Marshall JL. Medial collateral ligament injuries of the knee: a rationale for treatment. Clin Orthop Relat Res. 1978;132:206–18.

[35] Elkin JL, Zamora E, Gallo RA. Combined anterior cruciate ligament and medial collateral ligament knee injuries: anatomy, diagnosis, management recommendations, and return to sport. Curr Rev Musculoskelet Med. 2019;12(2):239–44.

[36] Grawe B, Schroeder AJ, Kakazu R, Messer MS. Lateral collateral ligament injury about the knee: anatomy, evaluation, and management. J Am Acad Orthop Surg. 2018;26(6):e120–7.

[37] Fanelli GC, Edson CJ. Posterior cruciate ligament injuries in trauma patients: part II. Arthroscopy. 1995;11(5):526–9.

[38] Caldas MTL, Braga GF, Mendes SL, da Silveira JM, Kopke RM. Posterior cruciate ligament injury: characteristics and associations of most frequent injuries. Rev Bras Ortop. 2013;48(5):427–31.

[39] Goyal A, Tanwar M, Joshi D, Chaudhary D. Practice guidelines for the management of multiligamentous injuries of the knee. Indian J Orthop. 2017;51(5):537–44.

[40] Bonasia DE, Bruzzone M, Dettoni F, Marmotti A, Blonna D, Castoldi F, et al. Treatment of medial and posteromedial knee instability: indications, techniques, and review of the results. Iowa Orthop J. 2012;32:173–83.

[41] Cooper JM, McAndrews PT, LaPrade RF. Posterolateral corner injuries of the knee: anatomy, diagnosis, and treatment. Sports Med Arthrosc Rev. 2006;14(4):213–20.

[42] Norris R, McNicholas MJ. In Response to: Frog- Leg Test Maneuver for the Diagnosis of Injuries to the Posterolateral Corner of the Knee: A Diagnostic Accuracy Study. Clin J Sport Med. 2017;27(3):e33.

[43] Dean RS, LaPrade RF. ACL and posterolateral corner injuries. Curr Rev Musculoskelet Med. 2020;13:123–32.

[44] Widuchowski W, Widuchowski J, Koczy B, Szyluk K. Untreated asymptomatic deep cartilage lesions associated with anterior cruciate ligament injury: results at 10– and 15–year follow-up. Am J Sports Med. 2009;37(4):688–92.

[45] Røtterud JH, Sivertsen EA, Forssblad M, Engebretsen L, Arøen A. Effect of meniscal and focal cartilage lesions on patient-reported outcome after anterior cruciate ligament reconstruction: a nationwide cohort study from Norway and Sweden of 8476 patients with 2–year follow-up. Am J Sports Med. 2013;41(3):535–43.

[46] Simon D, Mascarenhas R, Saltzman BM, Rollins M, Bach BR, MacDonald P. The relationship between anterior cruciate ligament injury and osteoarthritis of the knee. Adv Orthop. 2015;2015:928301.

[47] Svoboda SJ, Harvey TM, Owens BD, Brechue WF, Tarwater PM, Cameron KL. Changes in serum bio- markers of cartilage turnover after anterior cruciate ligament injury. Am J Sports Med. 2013;41(9):2108–16.

[48] Matsusue Y, Yamamuro T, Hama H. Arthroscopic multiple osteochondral transplantation to the chondral defect in the knee associated with anterior cruciate ligament disruption. Arthroscopy. 1993;9(3):318–21.

[49] Gudas R, Gudaitė A, Pocius A, Gudienė A, Čekanauskas E, Monastyreckienė E, et al. Ten-year follow-up of a prospective, randomized clinical study of mosaic osteochondral autologous transplantation versus microfracture for the treatment of osteochondral defects in the knee joint of athletes. Am J Sports Med. 2012;40(11):2499–508.

[50] Osti L, Papalia R, Del Buono A, Amato C, Denaro V, Maffulli N. Good results five years after surgical management of anterior cruciate ligament tears, and meniscal and cartilage injuries. Knee Surg Sports Traumatol Arthrosc. 2010;18(10):1385–90.

[51] Klinger H-M, Baums MH, Otte S, Steckel H. Anterior cruciate reconstruction combined with autologous osteochondral transplantation. Knee Surg Sports Traumatol Arthrosc. 2003;11(6):366–71.

[52] Imade S, Kumahashi N, Kuwata S, Kadowaki M, Tanaka T, Takuwa H, et al. A comparison of patient-reported outcomes and arthroscopic findings between drilling and autologous osteochondral grafting for the treatment of articular cartilage defects combined with anterior cruciate ligament injury. Knee. 2013;20(5):354–9.

[53] Peterson L, Minas T, Brittberg M, Nilsson A, Sjögren-Jansson E, Lindahl A. Two- to 9-year outcome after autologous chondrocyte transplantation of the knee. Clin Orthop Relat Res. 2000;374:212–34.

[54] Pike AN, Bryant T, Ogura T, Minas T. Intermediateto long-term results of combined anterior cruciate ligament reconstruction and autologous chondrocyte implantation. Orthop J Sports Med. 2017;5(2):2325967117693591.

[55] Duchman KR, Lynch TS, Spindler KP. Graft selection in anterior cruciate ligament surgery. Clin Sports Med. 2017;36(1):25–33.

[56] Slone HS, Romine SE, Premkumar A, Xerogeanes JW. Quadriceps tendon autograft for anterior cruciate ligament reconstruction: a comprehensive review of current literature and systematic review of clinical results. Arthroscopy. 2015;31(3):541–54.

[57] Patel SA, Hageman J, Quatman CE, Wordeman SC, Hewett TE. Prevalence and location of bone bruises associated with anterior cruciate ligament injury and implications for mechanism of injury: a systematic review. Sports Med. 2014;44(2):281–93.

[58] Filardo G, Andriolo L, di Laura Frattura G, Napoli F, Zaffagnini S, Candrian C. Bone bruise in anterior cruciate ligament rupture entails a more severe joint damage affecting joint degenerative progression. Knee Surg Sports Traumatol Arthrosc. 2019;27(1):44–59.

[59] Fang C, Johnson D, Leslie MP, Carlson CS, Robbins M, Di Cesare PE. Tissue distribution and measurement of cartilage oligomeric matrix protein in patients with magnetic resonance imaging-detected bone bruises after acute anterior cruciate ligament tears. J Orthop Res. 2001;19(4):634–41.

[60] Krych AJ, Hevesi M, Desai VS, Camp CL, Stuart MJ, Saris DBF. Learning from failure in cartilage repair surgery: an analysis of the mode of failure of primary procedures in consecutive cases at a tertiary referral center. Orthop J Sports Med. 2018;6(5):2325967118773041.

[61] Pérez-Prieto D, Torres-Claramunt R, Gelber PE, Shehata TMA, Pelfort X, Monllau JC. Autograft soaking in vancomycin reduces the risk of infection after anterior cruciate ligament reconstruction. Knee Surg Sports Traumatol Arthrosc. 2016;24(9):2724–8.

[62] Ferretti M, Doca D, Ingham SM, Cohen M, Fu FH. Bony and soft tissue landmarks of the ACL tibial insertion site: an anatomical study. Knee Surg Sports Traumatol Arthrosc. 2012;20(1):62–8.

[63] Kusano M, Yonetani Y, Mae T, Nakata K, Yoshikawa H, Shino K. Tibial insertions of the anterior cruciate ligament and the anterior horn of the lateral meniscus: a histological and computed tomographic study. Knee. 2017;24(4):782–91.

[64] Failla MJ, Logerstedt DS, Grindem H, Axe MJ, Risberg MA, Engebretsen L, et al. Does extended preoperative rehabilitation influence outcomes 2 years after ACL reconstruction? A comparative effectiveness study between the MOON and Delaware-Oslo ACL cohorts. Am J Sports Med. 2016;44(10):2608–14.

[65] van Melick N, van Cingel REH, Brooijmans F, Neeter C, van Tienen T, Hullegie W, et al. Evidence-based clinical practice update: practice guidelines for anterior cruciate ligament rehabilitation based on a systematic review and multidisciplinary consensus. Br J Sports Med. 2016;50(24):1506–15.

[66] Gudas R, Gudaitė A, Mickevičius T, Masiulis N, Simonaitytė R, Cekanauskas E, et al. Comparison of osteochondral autologous transplantation, microfracture, or debridement techniques in articular cartilage lesions associated with anterior cruciate ligament injury: a prospective study with a 3–year follow-up. Arthroscopy. 2013;29(1):89–97.

[67] Amin AA, Bartlett W, Gooding CR, Sood M, Skinner JA, Carrington RWJ, et al. The use of autologous chondrocyte implantation following and combined with anterior cruciate ligament reconstruction. Int Orthop (SICO). 2006;30(1):48–53.

[68] Irrgang JJ, Pezzullo D. Rehabilitation following surgical procedures to address articular cartilage lesions in the knee. J Orthop Sports Phys Ther. 1998;28(4):232–40.

[69] Wright RW, Haas AK, Anderson J, Calabrese G, Cavanaugh J, Hewett TE, et al. Anterior cruciate ligament reconstruction rehabilitation: MOON guidelines. Sports Health. 2015;7(3):239–43.

[70] Knapik DM, Harris JD, Pangrazzi G, Griesser MJ, Siston RA, Agarwal S, et al. The basic science of continuous passive motion in promoting knee health: a systematic review of studies in a rabbit model. Arthroscopy. 2013;29(10):1722–31.

[71] Tyler TF, Lung JY. Rehabilitation following osteochondral injury to the knee. Curr Rev Musculoskelet Med. 2012;5:72–81.

[72] Ebert JR, Fallon M, Ackland TR, Janes GC, Wood DJ. Minimum 10–year clinical and radiological outcomes of a randomized controlled trial evaluating 2 different approaches to full weightbearing after matrix-induced autologous chondrocyte implantation. Am J Sports Med. 2020;48(1):133–42.

[73] Hurst JM, Steadman JR, O'Brien L, Rodkey WG, Briggs KK. Rehabilitation following microfracture for chondral injury in the knee. Clin Sports Med. 2010;29(2):257–65, viii.

[74] Hurley ET, Davey MS, Jamal MS, Manjunath AK, Alaia MJ, Strauss EJ. Return-to-play and rehabilitation protocols following cartilage restoration procedures of the knee: a systematic review. Cartilage. 2019;19:1947603519894733.

[75] Werner BC, Cosgrove CT, Gilmore CJ, Lyons ML, Miller MD, Brockmeier SF, et al. Accelerated return to sport after osteochondral autograft plug transfer. Orthop J Sports Med. 2017;5(4):2325967117702418.

[76] Krych AJ, Pareek A, King AH, Johnson NR, Stuart MJ, Williams RJ. Return to sport after the surgical management of articular cartilage lesions in the knee: a meta-analysis. Knee Surg Sports Traumatol Arthrosc. 2017;25(10):3186–96.

第 17 章　骨髓刺激：微骨折、钻孔和打磨术
Marrow Stimulation: Microfracture, Drilling, and Abrasion

Avi S. Robinson　Jamie L. Friedman　Rachel M. Frank　**著**

钱春生　付昌马　**译**

缩略语

BM-MSC	bone marrow mesenchymal signaling (stem) cell	骨髓间充质信号（干）细胞
PRP	platelet-rich plasma	富血小板血浆
CPM	continuous passive motion	连续被动运动
OAT	osteochondral autograft transfer	自体骨软骨移植
ACI	autologous chondrocyte implantation	自体软骨细胞植入
OCA	osteochondral allograft	同种异体骨软骨移植

一、概述

超过 60% 的膝关节镜检查会发现软骨或骨软骨损伤，这对于骨科医生来说是一种常见的病理改变[1-4]。关节软骨无法自行愈合，临床上认为它会随着时间的推移而进展[3]。众所周知，如果不及时治疗，严重的病变通常会发展成为骨关节炎，但人们对偶然发现的无症状损伤的病理过程知之甚少。在我们能够准确地从这些无症状损伤中，辨别出哪些病变会进展之前，需要确定何时进行干预。

对于膝关节疼痛的患者，其病史和体格检查可以为寻找病因提供重要线索。仅通过体格检查很难诊断软骨损伤，因此，X 线和先进的影像学检查有助于识别这些病变。然而，关节镜检查仍然是评估膝关节软骨的金标准。在考虑治疗方案时，必须考虑包括软骨损伤的区域（如髌股关节、股骨髁、胫骨平台）、缺损大小和深度、患者的年龄和活动等因素[5-7]。

局灶性软骨缺损的手术治疗包括姑息性、修补性和修复 / 重建等方式。姑息性手术包括清理软骨成形，旨在减少机械症状而不刺激软骨愈合。修补手术包括通常称为微骨折的骨髓刺激。修补性手术的操作诱导关节表面愈合，其纤维软骨组织由 Ⅰ 型胶原组成。与天然关节透明软骨（Ⅱ 型胶原蛋白）相比，这种组织的机械性能较差[8, 9]。基质相关的自体软骨细胞植入和自体骨软骨移植或同种异体移植等修复性手术，旨在治疗软骨和骨软骨缺损，修复的组织与周围的健康软骨一致[10, 11]。本章将重点介绍膝关节软骨缺损的骨髓刺激技术。

Haggart 和 Magnuson 在 20 世纪 40 年代初

首次描述了姑息性手术技术。两人都是损伤软骨清理术的倡导者，这是一种"打扫房间"式的手术，其目的是去除膝关节内的所有机械刺激物。Magnuson 认为机械刺激会导致骨关节炎，彻底清理可能会阻止骨关节炎的进展[12-15]。

Pridie 领导开发了首个膝关节软骨缺损修补技术。1959 年，他描述了在损伤软骨清理后进行软骨下骨板的钻孔，以进行骨关节炎关节面的再表面化[16]。1989 年，Steadman 首次使用他在动物模型中开发的微骨折技术，治疗患有严重的局灶性关节软骨缺损的患者[17, 18]。Steadman 建议，将关节镜下损伤软骨的清理和微骨折作为外伤性全层软骨缺损的一线治疗方法[19]。这些骨髓刺激技术的工作原理是在软骨下骨板底部开孔，使骨髓内容物充满清理后的区域。创建具有稳定侧壁垂直的良好软骨边缘，对于成功填充缺损至关重要。在比较这两种骨髓刺激技术时，微骨折因避免了钻孔有关的热坏死而优于钻孔术。到 20 世纪初，微骨折的骨髓刺激被认为是全层软骨缺损的一线治疗方法[20, 21]。

软骨缺损无法愈合主要是由于其无血管[22]。微骨折术，或使用锥状工具穿透软骨下骨，会破坏骨的血管系统，同时保持软骨下骨板的完整性[23]。微骨折术是一种具有成本效益的微创手术，如果最初的治疗失败，也不影响后续的手术[24-26]。试图改善修复组织生物学特性和长期持久性的努力，导致了微骨折增强技术的发展。随着微骨折增强技术不断发展，包括添加支架、软骨细胞、透明质酸、生长因子和细胞因子调节[27, 28]。未来的基础研究集中在细胞分析上，使用分子标志物来确定不同人群的骨髓间充质信号（干）细胞［bone marrow mesenchymal signaling（stem）cell，BM-MSC］的软骨修复质量[29]。

二、适应证

Haggart 和 Magnuson 最早的研究结果表明，30 岁以上患者的结果明显优于年轻患者。他们还确定了患者的特征，例如术后依从性是成功的关键[12-14]。目前的适应证包括非手术治疗失败、年龄小于 40 岁、全层病变小于 4cm² 和体重指数小于 30kg/m²。值得注意的是，这些适应证并非"一成不变的"，必须根据具体情况进行患者个体化评估，并决定是否进行手术。

三、禁忌证

对位不良、部分厚度缺损、韧带不稳定、半月板缺损和不愿遵循术后康复方案的患者，是绝对禁忌证[8, 24, 30]。相对禁忌证包括 40 岁以上、体重指数大于 30kg/m²、软骨边缘不清晰、缺损大于 4cm² 和双极损伤[21, 26]。

四、技术

首先进行膝关节彻底的诊断性关节镜检查，然后使用刨削器和各种刮匙（图 17-1 和图 17-2）对病变进行清理，以形成稳定的有垂直壁的健康软骨，以便今后容纳纤维软骨来填充缺损（图 17-3）。接下来，使用刮匙完全去除软骨钙化层而不破坏软骨下骨板。使用专门的锥子、微型钻头或电镐式钻头从四周向中心，在软骨下骨板上制作间距 3~4mm 和深 2~4mm 的小孔（图 17-4 至图 17-6）。最后，降低关节镜流体压力以观察从孔中流出的脂肪和血液，确保骨髓刺激的发生（图 17-7）[17, 25, 31]。富血小板血浆和（或）其他支架的生物填充物等增强物，也可以添加到微骨折床中。

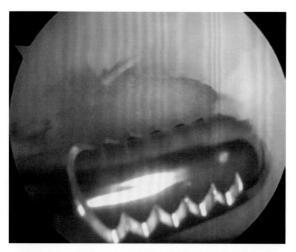

▲ 图 17-1　用关节镜刨削器对股骨髁的局灶性软骨缺损进行清理

经 Elsevier许可转载，引自 Operative Techniques in Sports Medicine, Vol 26, Douleh, Diane and Frank, Rachel M., Marrow Stimulation：Microfracture, Drilling, and Abrasion, Pages No. 170–174.

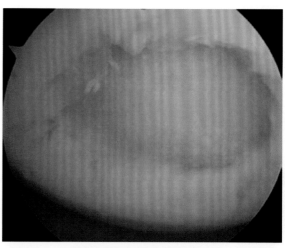

▲ 图 17-3　股骨髁局灶性软骨缺损清理后，显示其周围有稳定的垂直壁，有利于容纳纤维软骨团块

经 Elsevier许可转载，引自 Operative Techniques in Sports Medicine, Vol 26, Douleh, Diane and Frank, Rachel M., Marrow Stimulation：Microfracture, Drilling, and Abrasion, Pages No. 170–174.

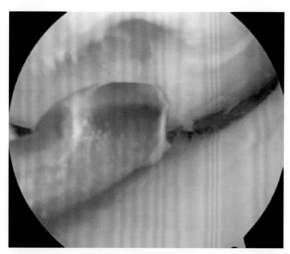

▲ 图 17-2　用刮匙清理股骨髁局灶性软骨缺损，在软骨损伤周围形成稳定的垂直壁软骨缘

经 Elsevier许可转载，引自 Operative Techniques in Sports Medicine, Vol 26, Douleh, Diane and Frank, Rachel M., Marrow Stimulation：Microfracture, Drilling, and Abrasion, Pages No. 170–174.

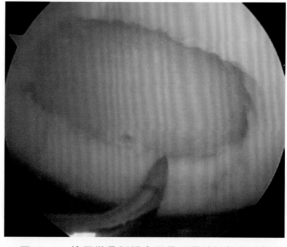

▲ 图 17-4　使用微骨折锥在股骨髁局灶性软骨缺损处的软骨下骨板上制作微骨折孔

经 Elsevier许可转载，引自 Operative Techniques in Sports Medicine, Vol 26, Douleh, Diane and Frank, Rachel M., Marrow Stimulation：Microfracture, Drilling, and Abrasion, Pages No. 170–174.

五、术后康复

根据软骨损伤部位选择术后康复程序。对于股骨髁或胫骨平台的软骨损伤，术后方案包括 6～8 周的保护性负重，持续 6 周每天 6～8h 的连续被动运动训练[19, 26]。髌股关节损伤不受负重影响，因此，手术后立即允许在完全伸膝锁定（使用长腿护膝）的情况下承受负重[25, 26]。必须限制活动度以保护纤维软骨的形成，因此患肢术后支具固定，每 2 周增加 30° 的屈曲活动度[19]。CPM 也用于这些患者，但要有适当的弯曲限制。8 周后解除活动范围和负重限制，

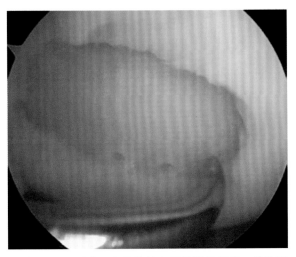

▲ 图 17-5　形成垂直于软骨下骨的微骨折孔，首先沿外围开始，随后往软骨缺损中心钻孔

经 Elsevier许可转载，引自 Operative Techniques in Sports Medicine, Vol 26, Douleh, Diane and Frank, Rachel M., Marrow Stimulation：Microfracture, Drilling, and Abrasion, Pages No. 170–174.

预计术后 6～12 个月可完全恢复活动。

六、结果

虽然微骨折的早期结果显示短期内有显著的功能改善，特别是对于年轻运动员，但长期结果不太令人满意[32]。研究表明，自体骨软骨移植、自体软骨细胞植入和同种异体骨软骨移植等修补性手术，在重运动、治疗髌股关节软骨损伤和长期临床疗效方面，可能优于微骨折[33-38]。对于较大的病变（＞3cm^2）尤其如此，然而，这需要更多的研究来阐明[39]。目前，正在研究软骨修复性手术联合微骨折或其他合并手术的有效性。越来越多的证据表明，失败的微骨折术是导致 OCA 和 ACI 等先进软骨修复性手术失败的独立风险因素[40, 41]。这导致人们越来越担心，一旦微骨折手术失败，第三方付

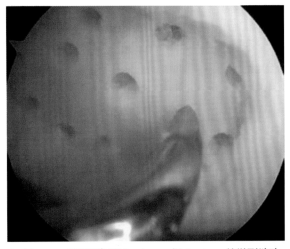

▲ 图 17-6　显示了间距 3～4mm、深 2～4mm 的微裂缝孔

经 Elsevier许可转载，引自 Operative Techniques in Sports Medicine, Vol 26, Douleh, Diane and Frank, Rachel M., Marrow Stimulation：Microfracture, Drilling, and Abrasion, Pages No. 170–174.

款人只报销高级软骨修复手术的费用[42]。这种费用报销的操作与现行的有关微骨折适用于任何大小的软骨损伤的治疗指南相违背[43]。

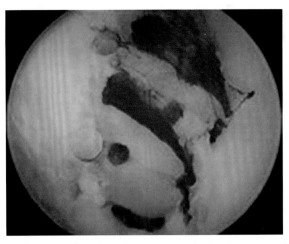

▲ 图 17-7　显示在关节镜下降低流体压力后，观察到的从软骨上的微骨折孔中流出的血液 / 骨髓

经 Elsevier许可转载，引自 Operative Techniques in Sports Medicine, Vol 26, Douleh, Diane and Frank, Rachel M., Marrow Stimulation：Microfracture, Drilling, and Abrasion, Pages No. 170–174.

参 考 文 献

[1] Hjelle K, Solheim E, Strand T, Muri R, Brittberg M. Articular cartilage defects in 1,000 knee arthroscopies. Arthroscopy. 2002;18(7):730–4.

[2] Aroen A, Loken S, Heir S, et al. Articular cartilage lesions in 993 consecutive knee arthroscopies. Am J Sports Med. 2004;32(1):211–5.

[3] Curl WW, Krome J, Gordon ES, Rushing J, Smith BP, Poehling GG. Cartilage injuries: a review of 31,516 knee arthroscopies. Arthroscopy. 1997;13(4):456–60.

[4] Redler LH, Caldwell JM, Schulz BM, Levine WN. Management of articular cartilage defects of the knee. Phys Sportsmed. 2012;40(1):20–35.

[5] Camp CL, Stuart MJ, Krych AJ. Current concepts of articular cartilage restoration techniques in the knee. Sports Health. 2014;6(3):265–73.

[6] Behery O, Siston RA, Harris JD, Flanigan DC. Treatment of cartilage defects of the knee: expanding on the existing algorithm. Clin J Sport Med. 2014;24(1):21–30.

[7] Sherman SL, Garrity J, Bauer K, Cook J, Stannard J, Bugbee W. Fresh osteochondral allograft transplantation for the knee: current concepts. J Am Acad Orthop Surg. 2014;22(2):121–33.

[8] Alford JW, Cole BJ. Cartilage restoration, part 1: basic science, historical perspective, patient evaluation, and treatment options. Am J Sports Med. 2005;33(2):295–306.

[9] Bae DK, Yoon KH, Song SJ. Cartilage healing after microfracture in osteoarthritic knees. Arthroscopy. 2006;22(4):367–74.

[10] Gomoll AH, Farr J, Gillogly SD, Kercher J, Minas T. Surgical management of articular cartilage defects of the knee. J Bone Joint Surg Am. 2010;92(14):2470–90.

[11] Vanlauwe J, Saris DB, Victor J, et al. Five-year outcome of characterized chondrocyte implantation versus microfracture for symptomatic cartilage defects of the knee: early treatment matters. Am J Sports Med. 2011;39(12):2566–74.

[12] Haggart GE. Surgical treatment of degenerative arthritis of the knee joint. J Bone Joint Surg. 1940;22:717.

[13] Magnuson PB. Joint debridement. Surgical treatment of degenerative arthritis. Surg Gynecol Obstet. 1941;73:1.

[14] Haggart GE. Surgical treatment of degenerative arthritis of the knee joint. N Engl J Med. 1947;236:971.

[15] Insall J. The Pridie debridement operation for osteoarthritis of the knee. Clin Orthop Relat Res. 1974;101:61–7.

[16] Pridie KH. A method of resurfacing osteoarthritic knee joints. J Bone Joint Surg. 1959;41–B:618.

[17] Steadman JR, Rodkey WG, Singleton SB, Briggs KK. Microfracture technique for full-thickness chondral defects: technique and clinical results. Oper Tech Orthop. 1997;7(4):300–4.

[18] Frisbie DD, Trotter GW, Powers BE, et al. Arthroscopic subchondral bone plate microfracture technique augments healing of large chondral defects in the radial carpal bone and medial femoral condyle of horses. Vet Surg. 1999;28(4):242–55.

[19] Steadman JR, Briggs KK, Rodrigo JJ, Kocher MS, Gill TJ, Rodkey WG. Outcomes of microfracture for traumatic chondral defects of the knee: average 11-year follow-up. Arthroscopy. 2003;19(5):477–84.

[20] Gill TJ. The role of the microfracture technique in the treatment of full-thickness chondral injuries. Oper Tech Sports Med. 2000;8(2):138–40.

[21] Steadman JR, Rodkey WG, Briggs KK. Microfracture: its history and experience of the developing surgeon. Cartilage. 2010;1(2):78–86.

[22] Newman AP. Articular cartilage repair. Am J Sports Med. 1998;26(2):309–24.

[23] Ghivizzani SC, Oligino TJ, Robbins PD, Evans CH. Cartilage injury and repair. Phys Med Rehabil Clin N Am. 2000;11(2):289–307, vi.

[24] Kreuz PC, Steinwachs MR, Erggelet C, et al. Results after microfracture of full-thickness chondral defects in different compartments in the knee. Osteoarthr Cartil. 2006;14(11):1119–25.

[25] Mithoefer K, Williams RJ 3rd, Warren RF, et al. Chondral resurfacing of articular cartilage defects in the knee with the microfracture technique. Surgical technique. J Bone Joint Surg Am. 2006;88(Suppl 1 Pt 2):294–304.

[26] Mithoefer K, McAdams T, Williams RJ, Kreuz PC, Mandelbaum BR. Clinical efficacy of the microfracture technique for articular cartilage repair in the knee: an evidence-based systematic analysis. Am J Sports Med. 2009;37(10):2053–63.

[27] Strauss EJ, Barker JU, Kercher JS, Cole BJ, Mithoefer K. Augmentation strategies following the microfracture technique for repair of focal chondral defects. Cartilage. 2010;1(2):145–52.

[28] Bark S, Piontek T, Behrens P, Mkalaluh S, Varoga D, Gille J. Enhanced microfracture techniques in cartilage knee surgery: fact or fiction? World J Orthop. 2014;5(4):444–9.

[29] Dwivedi G, Chevrier A, Alameh MG, Hoemann CD, Buschmann MD. Quality of cartilage repair from marrow stimulation correlates with cell number, clonogenic, chondrogenic, and matrix production potential of underlying bone marrow stromal cells in a rabbit model. Cartilage. 2018; https://doi.org/10.1177/1947603518812555.

[30] Steadman JR, Rodkey WG, Briggs KK. Microfracture chondroplasty: indications, techniques, and outcomes. Sports Med Arthrosc Rev. 2003;11(4): 236–44.

[31] Steadman JR, Rodkey WG, Rodrigo JJ. Microfracture: surgical technique and rehabilitation to treat chondral defects. Clin Orthop Relat Res. 2001;391(Suppl):S362–9.

[32] Gobbi A, Nunag P, Malinowski K. Treatment of full thickness chondral lesions of the knee with microfracture in a group of athletes. Knee Surg Sports Traumatol Arthrosc. 2005;13(3): 213–21.

[33] Pareek A, Reardon PJ, Maak TG, Levy BA, Stuart MJ, Krych AJ. Long-term outcomes after osteochondral autograft transfer: a systematic review at mean follow-up of 10.2 years. Arthroscopy. 2016;32(6): 1174–84.

[34] Sherman SL, Thyssen E, Nuelle CW. Osteochondral autologous transplantation. Clin Sports Med. 2017;36(3):489–500.

[35] Solheim E, Hegna J, Inderhaug E. Long-term clinical follow-up of microfracture versus mosaicplasty in articular cartilage defects of medial femoral condyle. Knee. 2017;24:1402–7.

[36] Werner BC, Cosgrove CT, Gilmore CJ, et al. Accelerated return to sport after osteochondral autograft plug transfer. Orthop J Sports Med. 2017;5(4):2325967117702418.

[37] Degen RM, Coleman NW, Tetreault D, et al. Outcomes of patellofemoral osteochondral lesions treated with structural grafts in patients older than 40 years. Cartilage. 2017;8(3): 255–62.

[38] York PJ, Wydra FB, Belton ME, Vidal AF. Joint preservation techniques in orthopaedic surgery. Sports Health. 2017;9(6): 545–54.

[39] Wydra FB, York PJ, Vidal AF. Allografts: osteochondral, Shell, and paste. Clin Sports Med. 2017;36(3):509–23.

[40] Frank RM, Lee S, Levy D, et al. Osteochondral allograft transplantation of the knee: analysis of failures at 5 years. Am J Sports Med. 2017;45(4):864–74.

[41] Muller PE, Gallik D, Hammerschmid F, et al. Third-generation autologous chondrocyte implantation after failed bone marrow stimulation leads to inferior clinical results. Knee Surg Sports Traumatol Arthrosc. 2020;28:470–7.

[42] Duchman KR, Wolf BR. Editorial commentary: trends in cartilage surgery-who is steering the ship? Arthroscopy. 2019;35(1):179–81.

[43] Chahla J, Stone J, Mandelbaum BR. How to manage cartilage injuries? Arthroscopy. 2019;35(10):2771–3.

第18章 微骨折促进软骨修复

Microfracture Augmentation Options for Cartilage Repair

Hailey P. Huddleston　Eric D. Haunschild　Stephanie E. Wong　Brian J. Cole　Adam B. Yanke　著

于维汉　译

缩略语

FCD	focal chondral defect	局灶性软骨损伤
MST	marrow stimulation technique	骨髓刺激技术
OCA	osteochondral allograft transplantation	骨软骨同种异体移植
ACI	autologous chondrocyte implantation	自体软骨细胞植入
AMIC	autologous matrix-induced chondrogenesis	自体基质诱导软骨形成
BMAC	bone marrow aspirate concentrate	骨髓抽吸浓缩物
GAG	glycosaminoglycans	糖胺聚糖
PRP	platelet-rich plasma	富血小板血浆
ASA	amniotic suspension allograft	同种异体羊膜混悬液
IL-1RA	interleukin-1 receptor antagonist	白细胞介素 -1 受体拮抗药

一、概述

据报道,在 63% 的膝关节镜手术中发现存在局灶性软骨损伤 (focal chondral defects, FCD)[1]。当出现症状时,这些病变会引发疼痛,并显著影响功能和运动能力。有多种软骨复位或修复手段可用于治疗全层软骨缺损。从历史上看,症状性 FCD 的标准治疗是在活动较少的年轻患者中,对小缺损 (< 2cm) 进行骨髓刺激[2-4]。骨髓刺激技术可使纤维软骨填充缺损。

骨髓刺激技术 (marrow stimulation technique, MST) 已经从 1959 年由 Pridie 最初提出的软骨下钻孔技术发展到 20 世纪 90 年代的微骨折技术[5]。最近,人们越来越多地转向改进微骨折技术。基础科学和动物模型已被用于研究骨髓刺激的位置、深度及理想工具。这些研究表明,微钻孔可以更好地保护软骨下骨结构,只要与冷却冲洗一起使用以防止热性骨坏死[6, 7]。Eldracher 等在绵羊模型中发现,相比于使用较大直径的 1.8mm 钻孔,使用较小的 1mm 钻孔可以使软骨修复得到更好的改善[8, 9]。此外,Chen 等的研究表明,传统的微骨折装置 (大直径锥子) 会压缩刺激部位附近的骨质,进而阻碍骨髓成分的释放[7, 10]。Gianakos 等报道了类似的发现。他们发现在距骨中使用大 (2mm)

微骨折锥子或 1.25mm 克氏针，比使用 1mm 微骨折锥对软骨下结构造成的破坏增加[11]。这些研究表明，在骨髓刺激中，并非所有技术都能提供相似的修复结果。

2005—2014 年，MST 的使用下降了大约 10%[12]。虽然研究表明近年来骨髓刺激技术的应用降低，但骨髓刺激的应用仍然比其他软骨修复技术（如骨软骨同种异体移植或自体软骨细胞植入等）高出 10 倍以上[13]。与其他软骨修复技术（如 OCA）相比，骨髓刺激在技术上是一种更容易、更快且具有成本效益的手段，但骨髓刺激技术的主要问题是其耐久性[14-19]。Kreuz 等报道说，在接受了滑车、髌骨或胫骨骨髓刺激的患者术后 18～36 个月，ICRS 评分显著下降[14]。据 Solheim 等报道，微骨折后 3 年的有效率低于 60%，平均失败时间（接受膝关节置换术或 Lyscholm ＜ 65 分）为 4 年[20]。这种疗效持久性的缺乏可能归因于纤维软骨和天然透明软骨之间的生物学差异，即纤维软骨中缺乏 II 型胶原蛋白[15, 21]。为了解决这些问题，外科医生正在应用新的微骨折技术，研发新型骨髓刺激佐剂，以改善长期临床结果。

此外，监管指南创造了有利于开发新的微骨折增强技术的环境。美国 FDA 于 1997 年成立了组织研究组（Tissue Reference Group，TRG），负责监督人体细胞、组织及基于细胞和组织的产品（human cells, tissues, and cellular and tissue-based product，HCT/P）的管辖和监管。如果产品符合 TRG 的 21 项标准（即产品被最低限度操作或仅用于同源使用），则可豁免FDA 市场批准途径[22]。正因如此，美国的研究主要集中在微骨折增强相关而不是基于细胞的疗法上，从而利用 FDA 对这些产品和技术批准流程上的优势[23]。

旨在提高修复组织质量和持久性的骨髓刺激增强技术分为两种主要类型：支架和可注射佐剂[24]。自体基质诱导软骨形成（autologous matrix-Induced chondrogenesis，AMIC）中使用的支架佐剂，如基于胶原的支架，证实了支架或屏障对于包容软骨下骨髓产物以促进软骨修复是必要的[21]。相比之下，可注射佐剂，如骨髓抽吸浓缩物和羊水产品，解决了骨髓刺激效果不佳的可能。这可能是由于从软骨下骨髓释放的间充质细胞和细胞因子水平不理想[25-27]。本章将回顾新的骨髓刺激增强技术，以及它们的机制、适应证和临床结果。

二、自体基质诱导软骨形成

AMIC 是一种广泛研究的、有吸引力的微骨折增强技术。它是由 Behrens 等首先介绍的。在 21 世纪 00 年代初期，首先需要进行一种骨髓刺激（通常是微骨折），然后在缺损处放置支架并固定。从技术上讲，AMIC 与 ACI 非常相似，但它可以一期完成，免去了 ACI 与细胞培养相关的二期手术。

（一）适应证

AMIC 与 ACI 的适应证与微骨折类似，包括全层软骨损伤和骨软骨损伤。AMIC 可能不是多灶性损伤或双极损伤的理想治疗方法，也不适用于软骨弥漫性退行性病变。与单发损伤患者相比，多灶性损伤患者的术后结局可能较差[27]。在活动水平较低的年轻患者（＜ 40 岁）中可首选 AMIC[3]。历史上广泛使用微骨折被发现在较小的病灶（＜ 2cm²）中效果最好，因而 Behrens 等最初建议将 AMIC 用于较小的病灶（＜ 1.5cm²），但后来的临床研究发现其适用于各种大小的病灶。Bertho 等最近的一项研究表明，在 13 名平均缺损面积为 3.7cm² 的患者中，应用 AMIC 可以使大（＞ 2cm²）骨软骨缺损（ICRS 3 级和 4 级）的临床结果得到改善[28]。

（二）技术

简而言之，通过关节镜检查病灶大小和严重程度，并对其进行清创以去除突起并形成稳定的垂直边缘，然后进行骨髓刺激[29, 30]。AMIC 在历史上是使用锥子进行的，但依照微骨折文献的进展，现在通常使用 1.1mm 克氏针以 5mm 的间隔进行骨髓刺激[31]。骨髓刺激所产生的血凝块可通过多种方式固定。首先，可以通过纤维蛋白胶与自体凝血酶的结合来实现固定。此外，还可以使用支架。有多种支架可用于 AMIC 技术。过去常使用胶原蛋白支架。如后文所述，目前有许多新型支架正在临床研究中。根据制造商的说明制备并将基质修整至略小于缺损尺寸后，使用异源纤维蛋白胶或缝合来固定支架。

（三）AMIC 的结局

AMIC 的结局已在各种设计中进行了研究，最常见的是应用 Chondro-Gide（Geistlich Pharma AG，Wolhusen，CH）支架，即一种双层胶原基质支架。Kusano 等进行的早期病例队列分析中显示，患者在应用 AMIC 与 Chondro-Gide 后平均为（28.8±1.5）个月（范围 13～51 个月）中，Tegner、Lysholm、IKDC 和 VAS 等评分显著改善[32]。如果患者的病灶 > 2cm²、ICRS 3 级或 4 级，则需要进行 AMIC。除髌骨软骨缺损组中的 Tegner 评分外，股骨髁骨软骨缺损组和髌骨软骨缺损组在所有患者自评结果（patient reported outcome，PRO）的最终随访中均显示出显著改善（$P < 0.0001$～$P=0.0115$），但股骨髁软骨缺损组和基线相比未见明显改善。此外，许多情况下磁共振评估显示软骨缺损处术后存在组织填充，并且一些病例会表现出肥大或软骨下骨异常。Gille 等的病例队列分析报道了 57 例 AMIC[33]，患者平均年龄为 37.3 岁，

平均缺损大小为 3.4cm²，在术后 1 年和 2 年时，VAS 疼痛评分降低（$P < 0.001$），Lysholm 评分显著增加（$P < 0.001$），不同病灶大小者术后 Lysholm（$P=0.703$）或 VAS（$P=0.969$）评分无显著差异。同样，Gille 等报道了 27 名患者 32 处缺损术后 2 年 Tegner、Meyer 和 ICRS 评分的显著改善，有 87% 的患者对手术非常满意[34]。这些研究表明，与基线相比，AMIC 具有显著的临床获益。

关于 AMIC 结果的高等级证据的研究较少。Volz 等进行了一项随机对照试验，比较微骨折与 AMIC 术后 2 年和 5 年的结果[35]，共 47 名患者入组，平均年龄为（37±10）岁，平均缺损大小为（3.6±1.6）cm²，分为微骨折组（$n=13$）、AMIC 缝合组（$n=17$）和 AMIC 纤维蛋白胶组（$n=17$）。在术后 1 年、2 年和 5 年随访中，所有组的平均改良 Cincinnati 评分均较基线有显著改善。在修正后的 ICRS 评分中，两个 AMIC 组的 5 年疼痛显著改善，但微骨折组的评分有下降趋势（尽管没有统计学意义）。此外，AMIC 组缺损率达 60%，高于微骨折组的 25%。这表明 AMIC 可能比微骨折具有更持久的临床疗效。Ander 等在随机对照试验中比较了术后 1 年、2 年的微骨折与 AMIC 结果[36]，38 名患者被随机分配至微骨折组（$n=10$）或 AMIC 组［缝合线（$n=13$）或胶水（$n=15$）］。在术后 1 年时，三组之间的改良 Cincinnati 评分也观察到了类似的改善，并且各组与基线相比都有显著改善（$P < 0.001$～$P=0.02$），在术后 2 年依旧如此。这些研究支持 AMIC 提供了可与微骨折相比较的临床结果。

此外，Fossum 等在随机对照试验中比较 AMIC 与 ACI，将患有一处或多处股骨 / 髌骨软骨缺损或骨软骨病变的 41 名患者，随机分配到 AMIC 治疗组［$n=20$，平均总缺损大小（5.2±2.4）cm²］或 ACI 治疗组［$n=21$，平均总缺损大小

（4.9±4.4）cm²]$^{[37]}$。在2年的随访中，观察到两组的KOOS评分和Lysholm评分都有显著改善。此外，两组VAS评分已降至接近基线水平的一半（ACI从50降至30.4，AMIC从57.6降至27）。此外，部分患者在随访的前2年内接受了二次关节镜检查，ACI组的3名患者均显示缺损填充良好，AMIC组的3名患者中有1名显示填充稀疏。来自AMIC组的2名患者进行了全膝关节置换术。该研究表明，AMIC和ACI在短期随访中的临床结果相仿。

骨生物制剂可用于增强微骨折技术，在后文会详细讨论。骨生物制剂也可以与AMIC结合使用。de Girolamo等的一项随机研究比较了24名患者中BMAC增强AMIC与标准AMIC的结果$^{[38]}$。术后1年，与AMIC组相比，BMAC增强AMIC的患者表现出更高的Lysholm评分（$P=0.015$）和更低的VAS评分（$P=0.011$）。在术后100个月，两组的VAS评分显著低于基线。在术后2年随访中，BMAC增强AMIC组的IKDC评分表现出显著改善（$P < 0.05$），AMIC组则没有显著差异。目前关于AMIC与骨生物制剂相结合的文献仍然很少，未来需要更多研究来探索这种情况下的临床结果。

（四）AMIC 的局限性

AMIC的效果和持久性方面的研究的局限性是缺乏长期结果数据。一般来说，目前的研究集中在AMIC 2年随访的中期结果，只有少数论文报道了5年随访的结果。此外，虽然一些研究将AMIC与微骨折和ACI等常用方法进行了比较，但关于AMIC的长期存活率及如何将其与其他软骨手术进行比较的文献有限。未来需要进一步的长期研究。

AMIC也有与微骨折相类似的缺点。Beck等研究了微骨折和AMIC对36只绵羊的软骨

下骨结构和软骨下骨囊肿形成的影响$^{[39]}$，在对照组、微骨折组和AMIC组中分别在术后13周（每组$n=6$）或术后26周（每组$n=6$）进行观察，分析了软骨缺损处的填充百分比、组织学、组织形态学和micro-CT（在26周时）。微骨折组和AMIC组的填充百分比没有显著差异，但均大于对照组。微骨折组和AMIC组的软骨下囊肿形成率都很高，术后13周分别为AMIC组50%和微骨折组33%，术后26周分别为AMIC组100%和微骨折组83%。软骨下组织学和micro-CT显示，与囊肿形成相关的骨量和骨小梁厚度增加。这项研究提示，AMIC等微骨折增强技术的缺点与微骨折类似，在手术方案选择中应加以考虑。此外，在比较AMIC与单纯微骨折时，应考虑两种技术中均应用了MST。如果将AMIC中的小直径钻孔与微骨折的大直径锥子钻孔进行比较，其组间结构和临床结果可能不同，但可能是由于刺激方法的差异而不是因为支架的使用。

在解读现有的AMIC文献时，另一个干扰因素是所使用的技术、支架和适应证的范围。例如，一些研究报道了使用纤维蛋白胶，而其他研究报道了缝合技术。尽管缝合需要更多的时间和技术挑战，但在体外模型中，缝合已被证明提供了比纤维蛋白胶更可靠的胶原补片固定$^{[40, 41]}$。此外，虽然Chondro-Gide是最常应用的支架，但也有其他研究报道了使用Hyalofast基质支架的临床结果$^{[30]}$。最后，与所有新技术一样，AMIC的适应证在不同研究之间差异很大。这在分析缺损数量和大小时最为明显。虽然一些研究报道了2～3cm²的较小缺损，但也有研究纳入了非常大或多发的缺损，这使在研究之间进行的比较进一步复杂化。未来需要临床研究来验证AMIC的使用并明确其适应证。

三、新型支架佐剂

虽然过去胶原基质支架已应用于 AMIC，但临床文献中已介绍了有多种可用的新型支架。与胶原基质类似，这些支架试图抑制间充质干细胞外渗到关节中，并将其驻留在支架内，从而填充软骨缺损[42]。目前已经提出并开发了许多新型支架类型，如聚（乙二醇）基的水凝胶［poly（ethylene glycol）–based hydrogels，PEG］和猪软骨细胞外膜。水凝胶是一种常用的支架类型，已被证实能够提供与软骨相似的生物相容性，并允许溶质以合成（如透明质酸或壳聚糖）和天然（如 PEG）的形式扩散[43, 44]。我们将探讨新的支架增强类型和相关的临床研究。

（一）ChonDux

ChonDux（Zimmer Biomet，Warsaw，IN）是硫酸软骨素和 PEG 水凝胶，在术中通过紫外光聚合。实验研究已证明了这种水凝胶的抗拉强度，以及在支架内产生糖胺聚糖和胶原蛋白的能力。具体而言，与没有用 ChonDux 培养相比，ChonDux 令周围 MSC 的 GAG 和胶原蛋白产量增加 1 倍[45, 46]。在山羊动物模型中，比较 ChonDux 组（$n=6$）与单纯微骨折组（$n=6$），ChonDux 表现出优异的机械性能（1.56 倍强度，$P < 0.05$）[46]。

在一项初步人体临床试验中，18 名患者因有症状的局灶性软骨缺损（2~4cm²）接受了 ChonDux 植入。在术后 6 个月的磁共振中，> 75%ChonDux 组（14 名患者中的 12 名）患者的软骨缺损处有较多填充，多于微骨折组（3 名患者中的 1 名）[45]。Wolf 等[47] 在 24 个月的随访中发现磁共振上 ChonDux 组中平均填充率为 94.2%±16.3%；术后 6 个月时，ChonDux 组 VAS 疼痛的严重程度（$P < 0.05$）和频率

（$P < 0.01$）与基线相比显著降低；IKDC 评分在术后 18 个月和 24 个月时相比于基线也有显著改善（两者 $P < 0.05$）。然而，术后 3 个月、6 个月、12 个月的 IKDC 改善并没有显著差异。这些初步临床结果研究表明，与单纯微骨折相比，ChonDux 可能提供类似的临床结果。

（二）Chondrotissue

Chondrotissue（BioTissue AG，Switzerland）是一种带有聚乙二醇与冻干酸性透明质酸（polyglycolic with freeze-dried acid-hyaluronan，PGA-HA）的无细胞支架。Erggelet 等的研究在 8 只羊中将 PGA-HA 支架与传统的微骨折技术进行了比较[48]，发现在 PGA 支架中添加 HA 的 14 天后可诱导软骨连接蛋白、蛋白聚糖和 II 型 α₁ 胶原等趋化因子的表达，术后 3 个月时只有 PGA-HA 组表现出软骨修复。

这种方法还与富血小板血浆相结合应用于临床。Siclari 等[49] 报道了植入 PRP 中孵育 5~10min 的 Chondrotissue 的 52 例患者术后 5 年的随访，在术后 1 年、2 年和 5 年的随访中，KOOS 评分相比于基线有显著改善。术后 4 年随访时对 21 例进行了磁共振检查，有 20 例表现出优异的 MOCART 评分。Enea 等[50] 报道了联合 BMAC 的 Chondrotissue 增强微骨折技术治疗的 9 例患者，在平均（22±2）个月内，最终随访时的 IKDC、Lysholm、VAS 和 Tegner 评分等临床结果比基线显著改善；患者在术后 8~12 个月进行了 4 次磁共振，尽管所有病例均存在轻度骨髓损伤，但磁共振显示软骨缺损均已填充。这些成功的报道如何与没有 BMAC 或 PRP 的 PGA-HA 支架和其他支架进行比较尚不清楚。

（三）GelrinC

GelrinC（Regentis Biomaterials，Princeton，

NJ）是由合成聚乙二醇二丙烯酸酯（polyethylene glycol di-acrylate，PEG-DA）和变性纤维蛋白原组成。其特别的配方允许将液态的水凝胶植入在微骨折缺损处。植入后，用长波紫外线（UVA）将植入物固定到位，支架的黏附无须使用纤维蛋白胶或缝合线。理论上，术后6~12个月植入物可以像支架一样吸引软骨细胞和 MSC，然后 GelrinC 会慢慢分解，留下已填充的软骨缺损。目前，美国正在进行一项关于 GelrinC 对 FCD 的疗效和临床结果的大规模临床试验（NCT03262909），这项为期5年的非随机临床试验最终将于2023年结束，由181名患者（年龄18—50岁）组成，他们被分为 GelrinC 治疗组或传统微骨折对照组。入组标准排除多灶性缺损、高 BMI（35）、缺损直径＞2.5cm、伴有未经治疗的韧带损伤、先前 ACI 或 MACI 失败和（或）计划手术后1年内进行微骨折手术的患者。本研究将基于 KOOS 评分在术后2年评估身体功能和疼痛。

（四）BST CarGel

BST CarGel（Smith and Nephew，London，UK）是基于将壳聚糖溶液（磷酸壳聚糖甘油酯）与患者全血混合所构建的自体生物支架。Hoemann 等[51] 在2007年首次研究了 BST CarGel 疗效，在小面积（3.5mm×4mm）滑车软骨缺损的兔子模型中，将 BST CarGel 与传统微骨折进行了比较。术后1天，通过组织形态学评价缺损；术后8周，通过组织学、组织形态学、Ⅱ型胶原表达和大体观评价其修复程度。与术后1天的对照组相比，BST CarGel 组在缺损产生的凝块更能抵抗回缩（$P < 0.0001$）。术后8周与单纯微骨折组相比，BST CarGel 组的透明软骨量更大，整合程度更高。这些发现得到了 Méthot 等[52] 一项人体临床研究的支持，该研究在平均13个月的随访中用磁共

振对比了 BST CarGel 治疗与传统微骨折治疗的效果。各组中约50%的患者（BST CarGel：21/41；微骨折：17/39）接受了二次关节镜检查，BST CarGel 组具有较高的 ICRS 1级和2级组织学评分（即表面结构、表面评估、细胞活力和细胞分布）（$P=0.007$~0.042）；BST CarGel 在光学显微镜下表现出更多的组织修复（$P=0.0003$），在关节镜下表现出更高的 ICRS 评分（$P=0.0002$）。

加拿大和欧洲的多项临床试验研究了 BST CarGel 的功效。截至发稿时，该产品尚且无法在美国使用。Shive 等[53] 对比了80名随机接受 BST CarGel（$n=41$）与单纯微骨折（$n=39$）术后1年磁共振和临床结果（WOMAC 评分），发现 BST CarGel 组具有更大的缺损填充率（BST CarGel：92.8%±2.0%；微骨折对照组：85.2%±2.1%；$P=0.011$）；两组的 WOMAC 评分均表现出显著改善（两组的基线 $P < 0.0001$）。在另一项为期5年的研究中，80名患者被随机分配到 BST CarGel 组或单纯微骨折组以治疗膝关节 FCD（ICRS 3级或4级）[54]。在术后5年的随访中，磁共振显示 BST CarGel 组的缺损填充更好（$P=0.017$）；BST CarGel 组和微骨折组的 WOMAC 评分均显著改善（$P < 0.0001$）；BST CarGel 组19.4%不良事件（最常见的是疼痛）发生率，与微骨折组的26.9%相仿，两者的安全性接近。BST CarGel 是研究得较充分的新型增强支架材料之一；然而，如何将这些发现与其他软骨修复技术（如 ACI）进行比较仍不清楚。

（五）ArtiFilm ECM

ArtiFilm（Regenprime Co.，Ltd.，Korea）是一种猪软骨细胞来源的细胞外基质。ArtiFilm 将猪软骨分离并培养3周，然后对细胞外基质和软骨细胞复合物进行脱细胞和洗涤，形成最

终的 ArtiFilm 产品。该产品的研发主要是避免使用骨膜或传统胶原膜时的潜在并发症，已证明猪细胞外基质可促进小鼠软骨细胞的增殖和黏附 [55, 56]。Li 等 [57] 在比格犬研究中发现，ArtiFilm 在体内不会导致任何细胞毒性或免疫反应，有 85.64N 的高抗拉强度，在术后 18 周的组织学方面比传统的骨髓刺激有更高的 ICRS 大体评分和更多的透明软骨。

关于 ArtiFilm 应用结果的临床研究存在其局限性。Chung 等 [58] 在一项临床前瞻性、非随机的研究中比较了 ArtiFilm 联合微骨折（$n=45$）与传统微骨折（$n=19$）的软骨修复情况和术后 2 年的临床结果。在磁共振评估下，ArtiFilm 微骨折组中 75% 的患者表现出了中等（34%～66% 软骨填充）至良好（＞ 67% 软骨填充）的软骨修复，而传统微骨折组中 50% 的患者获得了中等至良好的软骨修复（$P=0.043$）。ArtiFilm 组的患者在 IKDC、VAS 满意度和 VAS 疼痛方面显著改善（所有 $P < 0.001$）。相比之下，传统微骨折组的患者仅在 VAS 满意度方面表现出改善（$P=0.015$）。两组之间的临床结果没有显著差异，未来需要随机试验来验证这些初步结果。

（六）新型支架的局限性

尽管再生医学与用于治疗 FCD 的支架取得了许多进展，但仍然存在一些很大的局限性。目前的随机对照试验主要是将应用新型支架与传统微骨折对照组进行比较，但如何将各种新型支架与其他软骨修复手段（如 ACI 或 MACI）进行比较仍然未知。此外，新型支架佐剂的适应证及如何将这些治疗手段整合到更大面积 FCD 的治疗中仍不清楚。未来的研究需要评估支架类型的差异，如何将它们与其他主流软骨修复手术进行比较，以及明确它们的具体适应证。

四、BioCartilage

与 AMIC 相比，BioCartilage 技术（Arthrex，Naples，FL）将微骨折与脱水、微粉化的同种异体软骨，富血小板血浆和纤维蛋白胶结合在一起。既往研究显示，BioCartilage 的成分有利于软骨细胞和 MSC 的黏附，蛋白质组学分析表明其存在多种生物活性蛋白 [59, 60]。该技术可以通过一期手术实现，无须胶原蛋白或替代复合支架。在这种方法中，缺损首先经过标准化预处理 [61]。进行微骨折，按照制造商的说明制备 BioCartilage，并与 PRP 混合。接着将所得糊状物小心地完全铺展在微骨折钻孔上，使其与相邻的软骨相比略微凹陷。最后，将纤维蛋白胶涂在 BioCartilage 的顶部。关于这种新型手术方法临床结局的文献数量有限 [62]。需要进一步研究这种方法疗效的持久性，以及它如何与两步方法（如 ACI 和 OCA）、其他一步增强微骨折技术进行比较。

五、生物增强

除了基于支架的增强技术外，还有一系列可注射的微骨折佐剂在初步试验中显示出良好前景。一般来说，这些方式引入了刺激和增强微骨折缺损内形成软骨的介质。与传统微骨折产生纤维软骨相比，这些因素可以促进微骨折引入的干细胞分化成更接近透明软骨的修复组织，这也可能是微骨折长期疗效不佳的原因 [15, 21, 63, 64]。许多技术都将额外的 MSC 引入缺损部位，以进一步促进修复区域的软骨形成。

（一）骨髓抽吸浓缩物

骨髓抽吸浓缩物是一种很有潜力的新型可注射微骨折增强剂。BMAC 可以在手术时通过多种商用离心系统进行收集和处理。它是 MSC、生长因子和细胞因子的来源，被认为可以促进组织再生。BMAC 已被证实具有高浓度的转化生长因子 –β（transforming growth factor beta，TGF-β）、骨形态发生蛋白 –2（bone morphogenetic protein-2，BMP-2）、血管内皮生长因子、白细胞介素 –1 受体拮抗药（interleukin-1 receptor antagonist，IL-1RA）和白细胞介素 –8（interleukin-8，IL-8）[65, 66]。这些细胞因子和生长因子的抗炎和免疫调节特性刺激软骨细胞产生软骨基质，并上调成软骨所需的蛋白多糖和 Ⅱ 型胶原蛋白的表达。迄今为止，对 BMAC 增强膝关节微骨折的临床评估仍然比较有限。Murphy 等[67] 前瞻性研究了在距骨应用的 BMAC 增强微骨折技术，发现在术后至少 36 个月之后，BMAC 翻修率明显低于单纯微骨折的患者。在膝关节中应用 BMAC 增强和支架单次修复技术的早期随访显示出类似的前景；中长期随访中，它们比传统微骨折技术显示出了更好的结果[68, 69]。然而，BMAC 增强对微骨折技术本身的作用还有待评估。

（二）富血小板血浆

PRP 是另一种备受关注的辅助手段，已被用于包括微骨折在内的许多骨科手术当中。与 BMAC 一样，PRP 的潜力归功于其高浓度的软骨生长因子，包括血小板转化生长因子（platelet-derived growth factor，PDGF）、TGF-β 和 VEGF[70]。这些因子通过诱导软骨基质沉积和上调蛋白多糖和 Ⅱ 型胶原蛋白的表达来促进软骨形成。尤其是 TGF-β，它已被证实是 MSC 分化为软骨细胞的关键因子[71]。这些作用在以大鼠和绵羊为模型的临床前研究中得到了证实，PRP 增强的微骨折修复在组织愈合优于对照组[72-74]。尽管在微骨折缺损处 PRP 有望促进组织更好修复，但在早期人体研究中 PRP 结果往往有许多混杂因素。在最近纳入七项研究的

Meta 分析中，Boffa 等[75] 研究了 PRP 对膝关节和踝关节微骨折的增强作用，发现 PRP 确实显著改善了短期结果，但在临床上并不显著。值得注意的是，每个研究都使用了不同的 PRP 制剂和注射方案，所以在归纳结果时有局限性。未来需使用标准化 PRP 产品进行研究，从而更好地评估其在增强微骨折中的效果。

（三）脂肪源性注射物

用于微骨折修复的另一个备受关注的干细胞是脂肪来源的间充质干细胞（adipose-derived mesenchymal stem cell，ADSC），它可以在微骨折时收集并处理[76]。此外，脂肪源性注射物富含抗炎细胞因子和生长因子，可能有助于组织愈合[77]。这些作用已在小动物模型中进行了验证，证实了 ADSC 在改善软骨修复质量方面的作用[78, 79]。Koh 等[26] 对 ADSC 增强微骨折的疗效进行了临床评估，对于 40 例孤立性软骨缺损，他们前瞻性地比较了传统微骨折与微骨折联合 ADSC 注射两种方法。术后 2 年的随访发现，ADSC 注射联合微骨折组的影像学结果、KOOS 疼痛和症状评分均优于单纯微骨折。

（四）同种异体羊膜混悬液注射

同种异体羊膜混悬液（amniotic suspension allograft，ASA）注射是高浓度合成代谢生长因子和抗炎因子的另一个来源，它们可能有助于微骨折缺损的良好愈合。已证实 ASA 含有 TGF-β、碱性成纤维细胞生长因子、PDGF 和几种白细胞介素，包括 IL-8、IL-4、IL-6 和 IL-10[80]。此外，ASA 中含有高浓度的金属蛋白酶抑制药（tissue inhibitors of metalloproteinases，TIMP）和游离透明质酸，其抗炎特性可进一步改善关节内稳态[81, 82]。Willett 等使用 Lewis 大鼠骨关节炎模型进行了早期临床前研究。Raines 等证实了羊膜产品在减轻软骨退化方面

的潜力 [83, 84]。最近，Farr 等 [81] 完成了一项随机对照临床试验，将 ASA 注射剂与透明质酸和盐水对照，在注射后 3 个月和 6 个月对比骨关节炎症状的改善程度，发现在注射后 6 个月 ASA 注射的患者在 VAS、KOOS 疼痛和 KOOS 日常生活活动方面有显著改善，这反映了 ASA 注射在治疗症状性 OA 中的潜力。然而，ASA 对微骨折的增强效果尚有待评估。

（五）其他有潜力的可注射增强方式

其他已被研究用于微骨折增强的注射方式包括透明质酸和 IL-1RA 基因治疗。Morisset 等 [85] 在马模型中研究了 IL-1RA 基因治疗的治疗潜力，发现术后 16 周，体内注射基因疗法的马软骨缺损愈合处比对照组有更多的蛋白多糖和 Ⅱ 型胶原蛋白。透明质酸由于其对软骨细胞代谢的刺激作用，已被用于 OA 的保守治疗和微骨折增强 [86-88]。尽管透明质酸有诸多潜在益处，但作为一种可注射和基于支架的增强技术，其临床前和临床评估中的结果常与其他治疗方式存在混杂 [88-91]。鉴于其他治疗方式具有的更大疗效，其增强作用需要进一步的研究来评估。

六、结论

在过去的 10 年中，文献发现局灶性软骨缺损的微骨折技术缺乏持久性，于是人们对微骨折增强技术产生了浓厚的兴趣。这些研究的重点是将支架和骨生物制剂纳入微骨折技术中。初步临床结果表明，这些方法可能比传统微骨折提供更好的缺损填充，但临床结果似乎相似。目前仍然缺少将这些微骨折增强技术与其他软骨手术治疗（如 OCA 和 ACI）进行比较的信息。未来的研究需要关注增强微骨折技术之间的比较，确定主要的软骨手术方式，以及明确用法和适应证。

参考文献

[1] Curl WW, et al. Cartilage injuries: a review of 31,516 knee arthroscopies. Arthroscopy. 1997;13:456–60.

[2] Weber AE, et al. Clinical outcomes after microfracture of the knee: midterm follow-up. Orthop J Sports Med. 2018;6:2325967117753572.

[3] Kreuz PC, et al. Is microfracture of chondral defects in the knee associated with different results in patients aged 40 years or younger? Arthroscopy. 2006;22:1180–6.

[4] Steadman JR, Rodkey WG, Briggs KK. Microfracture. Cartilage. 2010;1:78–86.

[5] Steadman JR, Rodkey WG, Singleton SB, Briggs KK. Microfracture technique for full-thickness chondral defects: technique and clinical results. Oper Tech Orthop. 1997;7:300–4.

[6] Augustin G, et al. Thermal osteonecrosis and bone drilling parameters revisited. Arch Orthop Trauma Surg. 2007;128:71–7.

[7] Chen H, et al. Drilling and microfracture lead to different bone structure and necrosis during bone-marrow stimulation for cartilage repair. J Orthop Res. 2009;27:1432–8.

[8] Eldracher M, Orth P, Cucchiarini M, Pape D, Madry H. Small subchondral drill holes improve marrow stimulation of articular cartilage defects. Am J Sports Med. 2014;42:2741–50.

[9] Orth P, Duffner J, Zurakowski D, Cucchiarini M, Madry H. Small-diameter awls improve articular cartilage repair after microfracture treatment in a translational animal model. Am J Sports Med. 2015;44:209–19.

[10] Chen H, et al. Depth of subchondral perforation influences the outcome of bone marrow stimulation cartilage repair. J Orthop Res. 2011;29:1178–84.

[11] Gianakos AL, et al. The effect of different bone marrow stimulation techniques on human talar subchondral bone: a micro-computed tomography evaluation. Arthroscopy. 2016;32:2110–7.

[12] Bonazza NA, et al. Surgical trends in articular cartilage injuries of the knee, analysis of the Truven Health MarketScan commercial claims database from 2005–2014. Arthrosc Sports Med Rehab Online. 2019;1:e101–7.

[13] Gowd AK, et al. Management of chondral lesions of the knee: analysis of trends and short-term complications using the national surgical quality improvement program database. Arthroscopy. 2018;35:138–46.

[14] Kreuz PC, et al. Results after microfracture of full-thickness chondral defects in different compartments in the knee. Osteoarthr Cartil. 2006;14:1119–25.

[15] Gobbi A, Karnatzikos G, Kumar A. Long-term results after microfracture treatment for full-thickness knee chondral lesions in athletes. Knee Surg Sports Traumatol Arthrosc. 2013;22:1986–96.

[16] Gudas R, et al. A prospective randomized clinical study of mosaic osteochondral autologous transplantation versus microfracture for the treatment of osteochondral defects in the knee joint in young athletes. Arthroscopy. 2005;21:1066–75.

[17] Solheim E, Hegna J, Strand T, Harlem T, Inderhaug E. Randomized study of long-term (15–17 years) outcome after microfracture versus mosaicplasty in knee articular cartilage

defects. Am J Sports Med. 2017;46:826–31.

[18] Krych AJ, Harnly HW, Rodeo SA, Williams RJ. Activity levels are higher after osteochondral autograft transfer mosaicplasty than after microfracture for articular cartilage defects of the knee: a retrospective comparative study. J Bone Joint Surg Am. 2012;94:971–8.

[19] Aae TF, Randsborg P–H, Lurås H, Årøen A, Lian ØB. Microfracture is more cost-effective than autologous chondrocyte implantation: a review of level 1 and level 2 studies with 5 year follow-up. Knee Surg Sports Traumatol Arthrosc. 2017;26:1044–52.

[20] Solheim E, Hegna J, Inderhaug E. Long-term survival after microfracture and mosaicplasty for knee articular cartilage repair: a comparative study between two treat- ments cohorts. Cartilage. 2018:1947603518783482. https://doi.org/10.1177/1947603518783482.

[21] Strauss EJ, Barker JU, Kercher JS, Cole BJ, Mithoefer K. Augmentation strategies following the microfracture technique for repair of focal chondral defects. Cartilage. 2010;1:145–52.

[22] Yanke AB, Chubinskaya S. The state of cartilage regeneration: current and future technologies. Curr Rev Musculoskelet Med. 2015;8:1–8.

[23] Riff A, Davey A, Cole B. Joint Preserv Knee. 2019:295–319. https://doi.org/10.1007/978–3– 030– 01491– 9_ 18.

[24] Arshi A, et al. Can biologic augmentation improve clinical outcomes following microfracture for symptomatic cartilage defects of the knee? A systematic review. Cartilage. 2018;9:146–55.

[25] Lee GW, Son J–H, Kim J–D, Jung G–H. Is platelet-rich plasma able to enhance the results of arthroscopic microfracture in early osteoarthritis and cartilage lesion over 40 years of age? Eur J Orthop Surg Traumatol. 2012;23:581–7.

[26] Koh Y–G, Kwon O–R, Kim Y–S, Choi Y–J, Tak D–H. Adipose-derived mesenchymal stem cells with microfracture versus microfracture alone: 2–year follow- up of a prospective randomized trial. Arthroscopy. 2015;32:97–109.

[27] Gudas R, Mačiulaitis J, Staškūnas M, Smailys A. Clinical outcome after treatment of single and multiple cartilage defects by autologous matrix-induced chondrogenesis. J Orthop Surg Hong Kong. 2019;27:2309499019851011.

[28] Bertho P, Pauvert A, Pouderoux T, Robert H, Orthopaedics and Traumatology Society of Western France (SOO). Treatment of large deep osteochondritis lesions of the knee by autologous matrix-induced chondrogenesis (AMIC): preliminary results in 13 patients. Orthop Traumatol Surg Res. 2018;104:695–700.

[29] Benthien JP, Behrens P. Autologous matrix-induced chondrogenesis (AMIC): combining microfracturing and a collagen I/III matrix for articular cartilage resurfacing. Cartilage. 2010;1:65–8.

[30] Lee YHD, Suzer F, Thermann H. Autologous matrix-induced chondrogenesis in the knee. Cartilage. 2014;5:145–53.

[31] Benthien J, Behrens P. The treatment of chondral and osteochondral defects of the knee with autologous matrix-induced chondrogenesis (AMIC): method description and recent developments. Knee Surg Sports Traumatol Arthrosc. 2011;19:1316–9.

[32] Kusano T, et al. Treatment of isolated chondral and osteochondral defects in the knee by autologous matrix-induced chondrogenesis (AMIC). Knee Surg Sports Traumatol Arthrosc. 2011;20:2109–15.

[33] Gille J, et al. Outcome of autologous matrix induced chondrogenesis (AMIC) in cartilage knee surgery: data of the AMIC registry. Arch Orthop Trauma Surg. 2012;133:87–93.

[34] Gille J, et al. Mid-term results of autologous matrix-induced chondrogenesis for treatment of focal cartilage defects in the knee. Knee Surg Sports Traumatol Arthrosc. 2010;18:1456–64.

[35] Volz M, Schaumburger J, Frick H, Grifka J, Anders S. A randomized controlled trial demonstrating sustained benefit of autologous matrix-induced chondrogenesis over microfracture at five years. Int Orthop. 2017;41:797–804.

[36] Anders S, Volz M, Frick H, Gellissen J. A randomized, controlled trial comparing autologous matrix-induced chondrogenesis (AMIC®) to microfracture: analysis of 1– and 2–year follow-up data of 2 centers. Open Orthop J. 2013;7:133–43.

[37] Fossum V, Hansen AK, Wilsgaard T, Knutsen G. Collagen-covered autologous chondrocyte implantation versus autologous matrix-induced chondrogenesis: a randomized trial comparing 2 methods for repair of cartilage defects of the knee. Orthop J Sports Med. 2019;7:232596711986821.

[38] de Girolamo L, et al. Autologous matrix-induced chondrogenesis (AMIC) and AMIC enhanced by autologous concentrated bone marrow aspirate (BMAC) allow for stable clinical and functional improvements at up to 9 years follow-up: results from a randomized controlled study. J Clin Med. 2019;8:392.

[39] Beck A, Murphy DJ, Carey-Smith R, Wood DJ, Zheng MH. Treatment of articular cartilage defects with microfracture and autologous matrix-induced chondrogenesis leads to extensive subchondral bone cyst formation in a sheep model. Am J Sports Med. 2016;44:2629–43.

[40] Whyte GP, McGee A, Jazrawi L, Meislin R. Comparison of collagen graft fixation methods in the porcine knee: implications for matrix-assisted chondrocyte implantation and second-generation autologous chondrocyte implantation. Arthroscopy. 2016;32:820–7.

[41] Cassar-Gheiti AJ, Byrne DP, Kavanagh E, Mulhall KJ. Comparison of four chondral repair techniques in the hip joint: a biomechanical study using a physiological human cadaveric model. Osteoarthr Cartil. 2015;23:1018–25.

[42] Endres M, et al. Synovial fluid recruits human mesenchymal progenitors from subchondral spongious bone marrow. J Orthop Res. 2007;25:1299–307.

[43] Jin R, et al. Enzymatically-crosslinked injectable hydrogels based on biomimetic dextran–hyaluronic acid conjugates for cartilage tissue engineering. Biomaterials. 2010;31:3103–13.

[44] Menzies DJ, et al. Tailorable cell culture platforms from enzymatically cross-linked multifunctional poly(ethylene glycol)–based hydrogels. Biomacromolecules. 2013;14:413–23.

[45] Sharma B, et al. Human cartilage repair with a photoreactive adhesive-hydrogel composite. Sci Transl Med. 2013;5:167ra6.

[46] Wang D–A, et al. Multifunctional chondroitin sulphate for cartilage tissue–biomaterial integration. Nat Mater. 2007;6:385–92.

[47] Wolf MT, et al. Two-year follow-up and remodeling kinetics of ChonDux hydrogel for full-thickness cartilage defect repair in the knee. Cartilage. 2018:194760351880054. https://doi.org/10.1177/1947603518800547.

[48] Erggelet C, et al. Regeneration of ovine articular cartilage defects by cell-free polymer-based implants. Biomaterials. 2007;28:5570–80.

[49] Siclari A, Mascaro G, Kaps C, Boux E. A 5–year follow-up after cartilage repair in the knee using a platelet-rich plasma-immersed polymer-based implant. Open Orthop J. 2014;8:346–54.

[50] Enea D, et al. Single-stage cartilage repair in the knee with microfracture covered with a resorbable polymer-based matrix and autologous bone marrow concentrate. Knee. 2013;20:562–9.

[51] Hoemann CD, et al. Chitosan–glycerol phosphate/ blood implants elicit hyaline cartilage repair integrated with porous subchondral bone in microdrilled rabbit defects. Osteoarthr Cartil. 2007;15:78–89.

[52] Méthot S, et al. Osteochondral biopsy analysis demonstrates that BST-CarGel treatment improves structural and cellular characteristics of cartilage repair tissue compared with microfracture. Cartilage. 2016;7:16–28.

[53] Stanish WD, et al. Novel scaffold-based BST-CarGel treatment results in superior cartilage repair compared with microfracture in a randomized controlled trial. J Bone Joint Surg. 2013;95:1640–50.

[54] Shive MS, et al. BST-CarGel®treatment maintains cartilage repair superiority over microfracture at 5 years in a multicenter randomized controlled trial. Cartilage. 2015;6:62–72.

[55] Choi K–H, Choi BH, Park SR, Kim BJ, Min B–H. The chondrogenic differentiation of mesenchymal stem cells on an

extracellular matrix scaffold derived from porcine chondrocytes. Biomaterials. 2010;31:5355–65.

[56] Jin CZ, Park SR, Choi BH, Park K, Min B-H. In vivo cartilage tissue engineering using a cell-derived extracellular matrix scaffold. Artif Organs. 2007;31:183–92.

[57] Li TZ, et al. Using cartilage extracellular matrix (CECM) membrane to enhance the reparability of the bone marrow stimulation technique for articular cartilage defect in canine model. Adv Funct Mater. 2012;22:4292–300.

[58] Chung J, et al. Cartilage extra-cellular matrix biomembrane for the enhancement of microfractured defects. Knee Surg Sports Traumatol Arthrosc. 2014;22:1249–59.

[59] Commins J, et al. Biological mechanisms for cartilage repair using a biocartilage scaffold: cellular adhesion/migration and bioactive proteins. Cartilage. 2020:1947603519900803. https://doi.org/10.1177/1947603519900803.

[60] Shieh AK, et al. Effects of micronized cartilage matrix on cartilage repair in osteochondral lesions of the talus. Cartilage. 2018:1947603518796125. https://doi.org/10.1177/1947603518796125.

[61] Abrams GD, Mall NA, Fortier LA, Roller BL, Cole BJ. BioCartilage: background and operative technique. Oper Tech Sport Med. 2013;21:116–24.

[62] Wang KC, Frank RM, Cotter EJ, Christian DR, Cole BJ. Arthroscopic management of isolated tibial plateau defect with microfracture and micronized allogeneic cartilage–platelet-rich plasma adjunct. Arthrosc Tech. 2017;6:e1613–8.

[63] Solheim E, et al. Results at 10–14 years after microfracture treatment of articular cartilage defects in the knee. Knee Surg Sports Traumatol Arthrosc. 2014;24:1587–93.

[64] Bae DK, Song SJ, Yoon KH, Heo DB, Kim TJ. Survival analysis of microfracture in the osteoarthritic knee-minimum 10–year follow-up. Arthroscopy. 2013;29:244–50.

[65] Cassano JM, et al. Bone marrow concentrate and platelet-rich plasma differ in cell distribution and interleukin 1 receptor antagonist protein concentration. Knee Surg Sports Traumatol Arthrosc. 2016;26:333–42.

[66] Holton J, Imam M, Ward J, Snow M. The basic science of bone marrow aspirate concentrate in chondral injuries. Orthop Rev. 2016;8:6659.

[67] Murphy EP, McGoldrick NP, Curtin M, Kearns SR. A prospective evaluation of bone marrow aspirate concentrate and microfracture in the treatment of osteochondral lesions of the talus. Foot Ankle Surg. 2018;25:441–8.

[68] Gigante A, Cecconi S, Calcagno S, Busilacchi A, Enea D. Arthroscopic knee cartilage repair with covered microfracture and bone marrow concentrate. Arthrosc Tech. 2012;1:e175–80.

[69] Gobbi A, Whyte GP. One-stage cartilage repair using a hyaluronic acid-based scaffold with activated bone marrow-derived mesenchymal stem cells compared with microfracture: five-year follow-up. Am J Sports Med. 2016;44:2846–54.

[70] Hussain N, Johal H, Bhandari M. An evidence-based evaluation on the use of platelet rich plasma in orthopedics— a review of the literature. Sicot J. 2017;3:57.

[71] Re'em T, Kaminer-Israeli Y, Ruvinov E, Cohen S. Chondrogenesis of hMSC in affinity-bound TGF-beta scaffolds. Biomaterials. 2012;33:751–61.

[72] Hapa O, et al. Does platelet-rich plasma enhance microfracture treatment for chronic focal chondral defects? An in-vivo study performed in a rat model. Acta Orthop Traumatol. 2013;47:201–7.

[73] Milano G, et al. Repeated platelet concentrate injections enhance reparative response of microfractures in the treatment of chondral defects of the knee: an experimental study in an animal model. Arthroscopy. 2012;28:688–701.

[74] Milano G, et al. The effect of platelet rich plasma combined with microfractures on the treatment of chondral defects: an experimental study in a sheep model. Osteoarthr Cartil. 2010;18:971–80.

[75] Boffa A, et al. Platelet-rich plasma augmentation to microfracture provides a limited benefit for the treatment of cartilage lesions: a meta-analysis. Orthop J Sports Med. 2020;8:2325967120910504.

[76] Zhu Y, et al. Adipose-derived stem cell: a better stem cell than BMSC. Cell Biochem Funct. 2008;26:664–75.

[77] Nava S, et al. Long-lasting anti-inflammatory activity of human microfragmented adipose tissue. Stem Cells Int. 2019;2019:5901479.

[78] Ceylan HH, et al. Can chondral healing be improved following microfracture? The effect of adipocyte tissue derived stem cell therapy. Knee. 2016;23:442–9.

[79] Spakova T, et al. A preliminary study comparing microfracture and local adherent transplantation of autologous adipose-derived stem cells followed by intraarticular injection of platelet-rich plasma for the treatment of chondral defects in rabbits. Cartilage. 2017;9:410–6.

[80] McQuilling JP, Vines JB, Kimmerling KA, Mowry KC. Proteomic comparison of amnion and chorion and evaluation of the effects of processing on placental membranes. Wounds Compend Clin Res Pract. 2017;29:E38–42.

[81] Farr J, et al. A randomized controlled single-blind study demonstrating superiority of amniotic suspension allograft injection over hyaluronic acid and saline control for modification of knee osteoarthritis symptoms. J Knee Surg. 2019; https://doi.org/10.1055/s-0039– 1696672.

[82] Hao Y, Ma DH-K, Hwang DG, Kim W-S, Zhang F. Identification of antiangiogenic and anti-inflammatory proteins in human amniotic membrane. Cornea. 2000;19:348–52.

[83] Raines AL, et al. Efficacy of particulate amniotic membrane and umbilical cord tissues in attenuating cartilage destruction in an osteoarthritis model. Tissue Eng A. 2017;23:12–9.

[84] Willett NJ, et al. Intra-articular injection of micronized dehydrated human amnion/chorion membrane attenuates osteoarthritis development. Arthritis Res Ther. 2014;16:R47.

[85] Morisset S, Frisbie DD, Robbins PD, Nixon AJ, McIlwraith CW. IL-1ra/IGF-1 gene therapy modulates repair of microfractured chondral defects. Clin Orthop Relat Res. 2007;462:221–8.

[86] Akmal M, et al. The effects of hyaluronic acid on articular chondrocytes. J Bone Joint Surg Br. 2005;87–B:1143–9.

[87] Patti AM, Gabriele A, Vulcano A, Ramieri MT, Rocca CD. Effect of hyaluronic acid on human chondrocyte cell lines from articular cartilage. Tissue Cell. 2001;33:294–300.

[88] Doral MN, et al. Treatment of osteochondral lesions of the talus with microfracture technique and postoperative hyaluronan injection. Knee Surg Sports Traumatol Arthrosc. 2011;20:1398–403.

[89] Sofu H, et al. Results of hyaluronic acid–based cell-free scaffold application in combination with microfracture for the treatment of osteochondral lesions of the knee: 2–year comparative study. Arthroscopy. 2017;33:209–16.

[90] Legovic D, et al. Microfracture technique in combination with intraarticular hyaluronic acid injection in articular cartilage defect regeneration in rabbit model. Coll Antropol. 2009;33:619–23.

[91] Strauss E, Schachter A, Frenkel S, Rosen J. The efficacy of intra-articular hyaluronan injection after the microfracture technique for the treatment of articular cartilage lesions. Am J Sports Med. 2009;37:720–6.

第19章 基于细胞的软骨修复
Cell-Based Cartilage Repair

Mats Brittberg **著**

于维汉 **译**

缩略语

BMSC	bone marrow mesenchymal stem cell	骨髓间充质干细胞
MSC	mesenchymal stem cell	间充质干细胞
ECM	extracellular matrix	细胞外基质
PCM	pericellular matrix	细胞周围基质
MHC	major histocompatibility complex	主要组织相容性复合体
CAIS	cartilage autograft implantation system	自体软骨移植系统

一、概述

所有组织都是由活细胞所组成，受损组织需要活性细胞的供应才能修复。软骨是一种细胞数量非常少，缺乏血管的组织。与在其他组织内在修复中看到的不同，软骨基质中不可能通过血液供应来募集细胞。细胞必须直接从关节、骨髓或滑膜中募集，或者从关节外部来源引入的细胞中募集[1]。

让人感兴趣的细胞可以分为四个亚群。

1. 真正的自体软骨细胞。

2. 真正的同种异体软骨细胞。

3. 软骨来源的自体祖细胞。

4. 软骨来源的同种异体祖细胞。

细胞可以在悬浮液中游离或定植在支架上以形成未成熟的移植物，也可以把移植物当载体，使用已经存在于成熟软骨或骨软骨移植物中的细胞。

非细胞方法旨在诱导和刺激天然细胞群的修复活性。人们可以以仅使用一个空基质，或使用一种含有生物信号的基质，这些信号可以募集并触发局部干细胞的分化，从而形成功能性修复组织。细胞技术包括直接细胞分离或实验室分离，以及细胞体外扩增。

细胞方法包括在凝胶中单独使用或与基质结合使用经粉碎／破碎／颗粒化的软骨片。随机研究显示了在没有任何外部操作的情况下内部细胞募集的效率。

骨髓间充质干细胞（bone marrow mesenchymal stem cell，BMSC）是令人感兴趣的，因为这些细胞可以在骨软骨缺损时既修复骨部分又修复软骨部分。然而，已经被证实的是，软骨细胞和间充质干细胞分别分化并形成不同的软骨亚型，即透明软骨表型和混合软骨表型[2]。如果要在软骨损伤的组织工程中取得成功，必须同时关注骨部分和软骨部分。软骨层使用软骨细胞或成软骨细胞，骨部分使用骨髓干细胞。同时，需要更多地了解何种类型的基质允许细胞根据软骨的不同层次分别分化，包括软骨细胞修复区域和软骨下骨之间重要的钙化层。以在梯度修复中将细胞引导到正确位置为目标，改善细胞间的相互作用，从而尽可能地协调修复组织接近完全再生。

二、内源修复

骨髓源性的修复细胞

骨髓刺激可以从骨髓中募集细胞并诱导它们进入软骨损伤区域。软骨下钻孔、退变关节清理和微骨折是激活细胞迁移的经典方法。然而，可用于迁移且足够有效的细胞数量很少。最近的研究表明，最好让骨髓刺激深入到骨骼深处，从而可以抵达较大的血管。周细胞是血管周围的细胞，这些细胞是吸引细胞迁移和损伤修复组织形成的细胞，它们在修复过程中最有效用[3]。

人的 MSC 数量随着年龄增长而下降，新生儿体内每 10 000 个骨髓细胞中大约有 1 个 MSC，而 80 岁的人体内每 2000 000 个骨髓细胞中才会有 1 个 MSC[4]。Park 等强调了正确定义干细胞的重要性[5]。在干细胞治疗中，细胞是从细胞浓缩颗粒中分离而来，并通过体外培养进行扩增之后，这些细胞被表征，确认其具有自我更新能力且可以表达特定的细胞表面标志物。Park 等还建议，把源自细胞浓缩物的干细胞作为细胞源性抽吸浓缩物[5]。扩增的细胞或多或少是同质的，而浓缩物是异质的且干细

胞含量较少。这一点在将一步法技术与两部分细胞扩增技术进行比较时十分重要。多年来，周细胞被当作是血管生成的简单调节剂。现在，人们认为它们具有 MSC 的特征，包括多能性、自我更新、免疫调节作用，以及在组织修复中其他一些重要作用。然而，Kurth 等报道了从体内滑膜中分离的 MSC 与周细胞在表型和功能上存在差异[6]。局灶性骨软骨缺损可以通过周细胞迁入形成于缺损的血凝块实现骨髓源性的修复，周边的滑膜也可能发挥一些修复作用。

对于小的缺损而言，使用深层骨髓刺激可以将这种修复细胞引入缺损区域。此类处理似乎是直径小于 10mm 的缺损的最佳选择。较大的缺损可以使用多孔支架协同处理，以便将细胞捕获固定在缺损区域[7]。有三种方法可以抵达血管区并诱导渗血及之后的细胞迁移。

- 软骨下钻孔。
- 退变关节清理。
- 微骨折。

最近的动物实验研究表明，相比于基础钻孔和微骨折，所谓的深层钻孔可以抵及更大的软骨下血管，从而产生更好的修复性能[8]。这些研究引发了软骨下钻孔的复兴，并将其作为当下流行的微骨折技术的替代治疗方法。这种所谓的纳米钻孔，或许可以诱引更强的修复组织形成[9]。结论似乎如下。

- 深层钻孔优于浅层钻孔和微骨折。
- 小直径钻孔优于大直径钻孔。

目前仍有许多不同的骨髓刺激技术在使用，因为它们易于执行且价格便宜。尽管采用了这些骨髓刺激技术，但可能还是难以实现平滑填充软骨缺损[10]。近年来，研究人员通过将不同的多孔支架材料植入到清创后软骨损伤区域中来增加细胞向内生长。人们希望通过这类增强技术，诱导细胞在软骨缺损处更好、更均匀地生长[11-14]。

用于修复的现存 MSC 数量较少，钻孔后

可进入缺损区域的细胞数量因患者年龄、个体差异而不同。骨髓抽吸浓缩物是增加细胞数量以促进软骨形成的一种方法[15]。BMAC 是将骨髓抽吸物进行密度梯度离心制备，通常选择从髂嵴抽吸[16]。作为 BMAC 成分的一种，MSC 似乎具有分化为成骨细胞或成软骨细胞的能力。Cotter 等在他们对 BMAC 的回顾中发现，旁分泌信号调节可能是骨髓 MSC 最重要的功能[15]。

同种异体 MSC 尚未被单独用于局灶性软骨缺损患者的修复，但最近的一项研究将同种异体 MSC 与自体软骨结合使用。MSC 的预期营养作用可能会刺激软骨再生，从而改善软骨修复[17]。

三、滑膜和脂肪细胞

（一）滑膜来源的 MSC

成软骨的细胞也可以从滑膜组织中提取。使用滑膜干细胞进行软骨修复的几项离体和动物研究在体均显示出令人鼓舞的结果[18]。在仅有的一项已发表的人类随机临床对照研究中，纳入了 14 例股骨髁软骨缺损，在经两期手术植入滑膜干细胞术后，在临床疗效、磁共振和组织学特征等方面均取得了良好的结果。在术后 2 年的随访中，磁共振上未观察到移植失败。滑膜来源的 MSC 组和对照的软骨细胞组分别表现出非常好到极好的填充和好到非常好的填充。无论效果如何，植入物均未带来负面影响[19]。

（二）脂肪组织来源的 MSC

区分脂肪来源的 MSC 和脂肪基质血管部分细胞很重要[5]。来自脂肪组织的 MSC 数量远大于从骨髓抽吸物中获得的数量，但其体外成软骨的能力低于培养扩增的骨髓源性 MSC[20]。在一项人体试验中，将关节内注射人类脂肪

MSC 与微骨折和透明质酸联合应用，可以改善膝关节软骨缺损患者的关节功能[21]。

（三）脂肪组织来源的基质血管部分细胞

如果取一块脂肪组织或脂肪抽吸物并将其离心，则所得部分细胞颗粒物中的是脂肪中的单核细胞部分[22]。脂肪 MSC 已被用于兔子实验中以诱导关节软骨修复[23]。这种细胞已被尝试用于治疗 OA，然而仍然没有将这种技术用在局灶性软骨修复的人体试验[24]。

（四）脐带血来源的 MSC

人脐带血来源的 MSC 具有高细胞增殖率和抗炎作用，提示这些细胞可用于软骨组织工程[25-27]。这些细胞的低免疫原性使其为同种异体细胞来源促软骨修复，提供了诱人前景[28]。现在的临床应用主要集中在脐带血来源的 MSC 用于 OA 注射治疗[29]，但缺乏这些细胞对局灶性软骨缺损修复的研究。目前有一种研究将脐带血来源的 MSC 嵌入 Wharton 凝胶的胶原支架，但尚未发表任何结果，仅发表了一篇关于如何通过经关节镜技术使用此类细胞胶原支架的技术说明[30]。

（五）经血来源的 MSC

2007 年，Meng 等证明有可能从月经血中分离出 MSC[31]。这些分离的细胞比骨髓来源的 MSC 具有更大的增殖和分化能力。然而，需要进一步的研究来确定这些细胞的成软骨能力[32]。

（六）肌肉干细胞

在肌肉干细胞中，卫星干细胞是研究最多的祖细胞。这些细胞可以分化为成骨细胞、脂肪细胞、软骨细胞和肌细胞[33]。迄今为止，尚未对此类细胞进行人体临床研究。

（七）外周血祖细胞

人们越来越关注使用外周血作为成软骨细胞的来源。外周血单核细胞已被证实可促进软骨愈合。一种含有粒细胞集落刺激因子（granulocyte colony stimulating factor，G-CSF）的给药方法已被用于从骨髓中调动这些细胞[34]。在兔子实验中，骨髓来源的 MSC 比外周血祖细胞的 MSC 表现出更强的成骨潜力和更高的增殖能力。而在体外，外周血祖细胞 MSC 比骨髓来源的 MSC 具有更强的成脂肪和软骨分化潜力[35]。在一项小规模随机对照研究中，实验组接受了关节镜下软骨下钻孔联合术后关节内注射自体外周血祖细胞与透明质酸治疗软骨缺损。经组织学和磁共振评估，与没有注射外周血 MSC 的对照组相比，实验组的软骨修复质量显著改善。然而在临床上，两种治疗方案之间没有发现差异[36]。

四、自体软骨细胞

（一）自体软骨细胞（体外扩增）

基质中的软骨细胞数量很少，它们在基质中的迁移潜力较低，因此单纯使用软骨细胞进行软骨修复最开始并没有吸引力。然而，随着对如何从其基质中分离软骨细胞[37]并在体外扩增细胞[11, 38-42]逐渐了解，增加了使用真正的软骨细胞进行修复软骨的可能性。经过了许多对软骨细胞行为的体外研究和体内动物实验研究[11, 38]，1987 年 10 月进行了人类的第一次自体软骨细胞植入[43]。自从第一次手术以来，该技术已经逐渐发展，现在已有四代 ACI，其中第三代最为常用。

- 第一代 ACI：在缝合于缺损处的活性骨膜下方以悬浮液的形式注射软骨细胞。

- 第二代 ACI：在缝合于缺损处的胶原惰性非生物膜下方以悬浮液的形式注射软骨细胞。
- 第三代 ACI：将软骨细胞定植于多孔支架作为未成熟移植物植入或将软骨细胞种植于细胞载体上（图 19-1 和图 19-2）。
- 第四代 ACI：主要是一期手术完成软骨细胞分离和植入。软骨碎片植入（CAIS、CAFRIMA）也归属于该类 ACI。

体外细胞扩增和支架植入是昂贵的手术。所以，ACI 主要用于其他软骨修复手术失败后，即所谓的二线手术或挽救手术。目前，基于有效性和经济性相关证据考虑的初次手术应用 ACI 适应证如下。

1. 缺损＞ 2cm 的大软骨缺损。

2. 缺损＞ 2cm 的骨软骨缺损，当深度＞ 8mm 需进行骨移植。

3. 在接受其他类型软骨修复手术失败后的所有类型的软骨缺损或骨软骨缺损。

该技术不存在年龄限制，但要求周围软骨组织质量较好。以下几种软骨需注意区分。

- 健康软骨。
- 退变软骨（这种类型的软骨可见于 ACL 和半月板损伤后，以及反复发生髌骨脱位后，会伴有局部软骨结构退变，但并非全身性关节疾病）。
- OA 软骨（OA 前期，OA 早期，OA 晚期）。

ACI 治疗可用于周围软骨健康的缺损和周围软骨退变的缺损，有时也可用于 OA 前期或早期局部 OA。广泛的早期 OA 或更加进展的 OA 不是 ACI 的指征。与其他软骨修复技术一样，应通过截骨减压与 ACI 相结合来治疗伴随的力线不良问题。非常大的软骨缺损也可能从 ACI 与截骨相结合中获益。

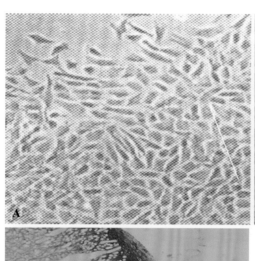
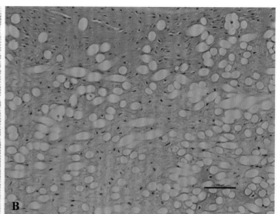
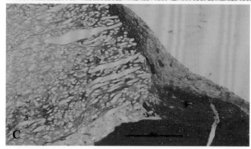

▲ 图 19-1　**A.** 单层培养的软骨细胞；**B.** 在 **Hyaff-11** 基质中生长的软骨细胞；**C.** 在体外软骨损伤模型中生长于 **Hyaff-11** 基质中的软骨细胞

图片 B 和 C 由 Josefn Ekholm 提供

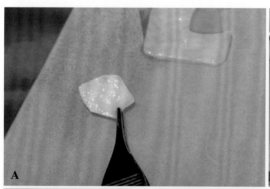
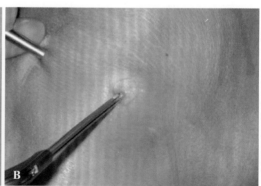
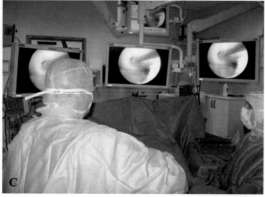

▲ 图 19-2　**A.** 将软骨细胞移植物（载有体外扩增的软骨细胞的 **Hyaff-11** 基质）制备成可经关节镜植入软骨缺损处的尺寸；**B.** 软骨细胞移植物由具有平面的抓握器固定，并通过一个小入口进入关节区域；**C.** 外科医生将软骨细胞移植物放置到清创后的软骨缺损处

（二）直接分离的自体软骨细胞

无须耗时的体外扩增，直接分离的软骨细胞也可以用于修复。无须细胞培养，可以使用与骨髓来源 MSC 混合的原代软骨细胞来促进软骨组织修复[44]。将患者的软骨和骨髓抽吸物放入一种名为 INSTRUCT 细胞处理器的半自动机器中。该机器可以分离软骨细胞，将它们与骨髓细胞混合，添加纤连蛋白，最后将细胞混合物种植到支架上。细胞处理器能够在 1h 内制备出细胞支架植入物[45]。在 2020 年的一项前瞻性研究中，40 名患者使用这种方法进行了手术并进行了 2 年的随访。研究发现，在 40 名患者中至少有 22 名在活检中观察到透明样软骨形成[45]。

（三）自体软骨单位

软骨细胞嵌入在细胞外基质内，软骨细胞及其细胞周围外基质（pericellular matrix，PCM）一同构成软骨单位[46]。在软骨修复中，分离出的软骨细胞在植入区域重建 PCM 非常重要。除了仅分离软骨细胞，也可以选择分离软骨单位。软骨单位可以与同种异体骨髓 MSC 混合使用以修复软骨缺损[17]。该研究中显示，在术后 1 年内未发现与治疗相关的不良事件。在术后 12 个月时，所有患者的临床结果与基线相比都有统计学意义的改善。研究还发现，Ⅵ型胶原蛋白是 PCM 的主要成分。它可以稳定软骨细胞的表型，并且对软骨细胞的存活至关重要。Ⅵ型胶原蛋白的表达会在软骨细胞去分化后减少，并且在软骨细胞再分化期间恢复[47]。在组织培养中，形成一个完整的 PCM 需要 6 周[47]，而支架中植入再分化的软骨细胞在体内重建 PCM 所需的时间尚不清楚。

（四）异体软骨细胞（体外扩增）

虽然软骨细胞中存在主要组织相容性复合体（major histocompatibility complex，MHC）Ⅰ类和Ⅱ类分子，但细胞外基质可以防止细胞与免疫活性细胞接触。移植的同种异体软骨不会被排斥，但在接受了骨软骨同种异体移植的患者中发现了抗体。此外，软骨细胞还可以对免疫活性细胞发挥免疫抑制和免疫调节作用[48]。临床上，已有体外扩增的同种异体软骨细胞被移植到基于藻酸盐的可生物降解的生物相容支架中，用以治疗膝关节软骨或骨软骨缺损。在短期结果和长达 6 年的中期结果均表现出令人满意的结果和良好的安全性能[49, 50]。此外，Olivos Meza 等证实，在遗体捐献者死后 48h 内处理的样本里，可以从中分离出活的软骨细胞。从活体或尸体供体中分离的细胞在数量方面没有显著差异。他们还发现，尸体来源的原代软骨细胞经冷冻保存后不会改变其成软骨能力[51]。

（五）鼻、耳和肋软骨细胞

鼻软骨细胞存在于鼻中隔的透明软骨中。软骨细胞可以通过鼻中隔活检取得，随后进行分离、扩增，并在不同类型的支架上进行培养。在一项研究中，将清创所得关节软骨中的软骨细胞扩增，并与鼻软骨细胞进行了比较。来自关节软骨清理中的软骨细胞其增殖率低于鼻软骨细胞，并且软骨分化能力较低[52]。在一项小型安全性研究中，鼻软骨细胞被分离、扩增并在胶原膜上培养，用以制备软骨移植物（30mm × 40mm × 2mm）[53]。通过微创关节切开将移植物植入在股骨侧缺损处，在术后 2 年内进行评估随访。研究未发现不良反应，患者自评结果显著改善。放射学评估显示出不同程度的缺损填充，并且修复组织与周围的正常软骨相似[53]。在一项体外研究中，研究人员对鼻、耳和肋软骨细胞进行了比较。其中鼻中隔软骨细胞增殖率最高，而耳软骨细胞在同样的软骨样本重量时具有最高的总细胞数[54]。

最近，Yoon 等研究了 7 例肋软骨细胞来源的颗粒状自体软骨细胞植入治疗的安全性[55]，通过微创关节切开将颗粒植入并用纤维蛋白胶密封。术后 5 年随访的所有临床评分和基于磁共振的 MOCART 评分均比术前有显著改善[55]。

（六）异种软骨细胞

最近对转基因动物的研究可能有助于在软骨修复中应用结合了异种软骨细胞的组织工程。然而，Covid-19 大流行和其他问题可能会降低对使用异种细胞进行组织工程设计的兴趣。Sommaggio 等的研究表明[56, 57]，补体激活会导致异种软骨排斥。他们还提出了一种基因工程方法以避免异种软骨细胞的体液排斥，从而将其用于软骨修复[56, 57]。

（七）自体软骨碎片

使用软骨微粒或软骨碎片作为软骨细胞来源的技术被归为第四代 ACI。最活跃的软骨细胞可能会从粉碎的软骨中迁移到周围的支架、凝胶或类似物中[58]。该过程可以用于一期手术。一项研究表明，在体外的细胞生长方面，手工切碎的软骨与装置切碎或未切碎的软骨表现相同，在体外培养后均不能促进细胞外基质沉积[59]。第一项使用软骨碎片或软骨颗粒进行的临床研究是一项随机研究，主要研究了所谓的自体软骨移植系统（cartilage autograft implantation system，CAIS），并将软骨碎片与微骨折治疗进行了比较。术后 24 个月内，与 MFX 相比，CAIS 的 IKDC 和 KOOS 评分均显著改善[60]。CAIS 技术中使用了 PDS 支架以支持软骨碎片。还有其他几种用以支持软骨碎片的选择。Hyaff-11 支架（Hyalofast, Anika, Boston）是一种很有前景的支架，用以支持混在纤维蛋白胶内手工制备的软骨碎片（Cartilage Fragment Implantation Membrane Augmented，CAFRIMA）[7]。

（八）同种异体软骨碎片

CAIS 的提出刺激了研究人员和企业利用同种异体软骨碎片（主要来自未成年的软骨）开发类似的模型。大多数研究报道来自距骨骨软骨缺损中的应用。目前尚无长期随访研究，但最近发表的一篇文章对 45 名使用了未成年的软骨碎片治疗髌骨软骨损伤患者进行了 24 个月的随访[61]，发现未成年的同种异体移植组织颗粒是一种修复髌骨全层软骨损伤的可选手段，在手术后 6 个月、12 个月和 24 个月都表现出令人满意的组织缺损填充。磁共振显示随着时间推移，移植物不断成熟，软骨也逐渐得到修复[61]。在另一项关于髌股关节病变的研究中，术后磁共振显示超过 69% 患者中缺损得到了大部分填充，但移植部位和相邻正常软骨之间仍然存在形态学差异[62]。

（九）IPS 细胞和胚胎细胞

从人类胚胎干细胞（embryonic stem cell，ESC）中获取功能性软骨细胞是困难的，尽管有许多新技术正在试图将此类细胞用于软骨组织工程[63]。与人类胚胎干细胞相关的伦理问题也是使用此类细胞的一个重要缺点。相反，诱导性多能干细胞（induced pluripotential stem cell，iPSC）可能更容易被接受，因为它可以从小的起始数量培养成大量的自体细胞（图 19-3）[64, 65]。

五、结论

尽管从不同组织中分离的 MSC 表现出相似的表型特征，但尚不清楚这些细胞是否是相同类型的 MSC，它们在各种生长因子的刺激下表现出不同的增殖和分化潜力。在一项兔子研究中，6 组动物分别用骨髓、骨膜、滑膜、脂肪组织或肌肉来源的自体 MSC 进行处理。其中，骨髓 MSC 可以产生更多的软骨细胞外基质。人们还担心 MSC 在表达和维持软骨细胞表型方面的稳定性。因为常见的体外成软骨方法与软骨内骨化过程相关，最终可能仅生成临时的软骨[66]。Sakaguchi 等[67] 研究了来自骨髓、骨膜、滑膜、骨骼肌和脂肪组织的人类 MSCS。他们发现，滑膜来源的 MSC 表现出最强的成软骨能力，其次是骨髓来源和骨膜来源的 MSC[67]。如今在临床上，骨髓来源的 MSC 最为常用，因为它们易于获取（通过髂嵴），并且具有良好的成软骨潜力。相比于 MSC，软骨细胞在体内的骨软骨形成实验中仅形成软骨（不包括骨）[68]。在将关节软骨细胞和髂嵴来源的 MSC 以颗粒团块状态培养分化的研究中发现，在软骨细胞分化过程中，Ⅰ 型胶原蛋白的表达显著降低伴随Ⅱ A 和Ⅱ B 型胶原蛋白的表达增加，提示其向透明软骨表型分化。MSC 的成软骨过程表现为Ⅰ 型、Ⅱ A 型、Ⅱ B 型和 X 型胶原蛋白的表达上调，提示其向混合软骨表型分化[2]。作者认为，软骨细胞和 MSC 分化并形成不同的软骨亚型，即透明软骨表型和混合软骨表型。这些发现可能表明，其他组织来源 MSC 的修复特点可能与软骨细胞不同，而软骨细胞主要是产生软骨[2]。DNA 甲基化是将甲基添加到 DNA 中的过程。甲基化会改变 DNA 的功能，而这样的过程对正常组织发育而言是必不可少的[69]。在用原代软骨细胞构建的新型体外工程软骨组织中，原代软骨细胞已表现出与自体软骨几乎相同（相似性 99%）的 DNA 甲基化表观状态[69]。这一发现与由骨髓 MSC 构建的新型软骨形成了对比[69]。MSC 是可与软骨细胞结合使用的细胞。将人骨髓 MSC 与人关节软骨细胞在 HA 水凝胶中共培养可提高组织工程软骨的力学性能和软骨特异性 ECM 含量。此外，共培养降低了 MSC 对 X 型胶原蛋白的表达，

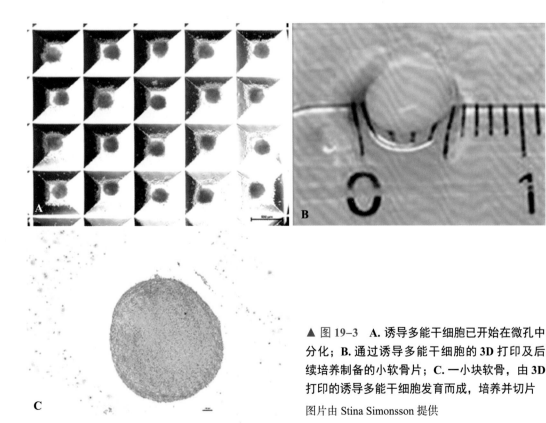

▲ 图 19-3 A. 诱导多能干细胞已开始在微孔中分化；B. 通过诱导多能干细胞的 3D 打印及后续培养制备的小软骨片；C. 一小块软骨，由 3D 打印的诱导多能干细胞发育而成，培养并切片

图片由 Stina Simonsson 提供

也降低了在软骨缺损中成骨的风险[70]。

关节软骨表面区域有一群软骨祖细胞，这些细胞可以在较低的接种密度下形成大量群落，并且能够在不丢失软骨表型的情况下进行扩增培养。这些细胞具有用于软骨修复的潜力。关节软骨的胚胎发育是在关节表面的祖细胞 / 干细胞亚群的驱动下通过附加性生长进行的[63, 71]。

基于不同成软骨细胞和软骨细胞的相关发现，可以对诱导软骨修复作如下归纳：

- 定型的软骨细胞优于 MSC[2]。
- 年轻的软骨细胞优于老的软骨细胞[72]。
- 软骨祖细胞优于定型的软骨细胞[73]。

未来，同种异体来源的表层软骨细胞可能与来自骨软骨修复区中的骨髓细胞结合使用。将软骨缺损转化为骨软骨缺损以诱导梯度修复可能非常重要。顶部成软骨细胞和深层成骨细胞所构成的梯度修复可以再现软骨和骨组织之间的边界。

参考文献

[1] Yan H, Yu C. Repair of full-thickness cartilage defects with cells of different origin in a rabbit model. Arthroscopy. 2007;23(2): 178–87.

[2] Karlsson C, Brantsing C, Svensson T, Brisby H, Asp J, Tallheden T, Lindahl A. Differentiation of human mesenchymal stem cells and articular chondrocytes: analysis of chondrogenic potential and expression pattern of differentiation-related transcription factors. J Orthop Res. 2007;25(2):152–63.

[3] Caplan AI. All MSCs are pericytes? Cell Stem Cell. 2008; 3(3):229–30.

[4] Goldberg VM. Stem cells in osteoarthritis. HSS J. 2012;8(1): 59–61.

[5] Park YB, Ha CW, Rhim JH, Lee HJ. Stem cell therapy for articular cartilage repair: review of the entity of cell populations used and the result of the clinical application of each entity. Am J Sports Med. 2018;46(10):2540–52.

[6] Kurth TB, Dell'accio F, Crouch V, Augello A, Sharpe PT, De Bari C. Functional mesenchymal stem cell niches in adult mouse knee joint synovium in vivo. Arthritis Rheum. 2011;63(5):1289–300.

[7] Brittberg M. Clinical articular cartilage repair—an up to date review. Ann Joint. 2018;3:1–8.

[8] Chen H, Hoemann CD, Sun J, Chevrier A, McKee MD, Shive MS, Hurtig M, Buschmann MD. Depth of subchondral perforation influences the outcome of bone marrow stimulation cartilage repair. J Orthop Res. 2011;29(8):1178–84.

[9] Eldracher M, Orth P, Cucchiarini M, Pape D, Madry H. Small subchondral drill holes improve marrow stimulation of articular cartilage defects. Am J Sports Med. 2014;42(11):2741–50.

[10] Guo T, Noshin M, Baker HB, Taskoy E, Meredith SJ, Tang Q, Ringel JP, Lerman MJ, Chen Y, Packer JD, Fisher JP. 3D printed biofunctionalized scaffolds for microfracture repair of cartilage defects. Biomaterials. 2018;185:219–31.

[11] Bentley G, Greer RB 3rd. Homotransplantation of isolated epiphyseal and articular cartilage chondrocytes into joint surfaces of rabbits. Nature. 1971;230(5293):385–8.

[12] Cavallo C, Desando G, Columbaro M, Ferrari A, Zini N, Facchini A, Grigolo B. Chondrogenic differentiation of bone marrow concentrate grown onto a hyaluronan scaffold: rationale for its use in the treatment of cartilage lesions. J Biomed Mater Res A. 2013;101(6):1559–70.

[13] Gao J, Dennis JE, Solchaga LA, Awadallah AS, Goldberg VM, Caplan AI. Tissue-engineered fabrication of an osteochondral composite graft using rat bone marrow-derived mesenchymal stem cells. Tissue Eng. 2001;7(4):363–71.

[14] Gille J, Behrens P, Schulz AP, Oheim R, Kienast B. Matrix-associated autologous chondrocyte implantation: a clinical follow-up at 15 years. Cartilage. 2016;7(4):309–15.

[15] Cotter EJ, Wang KC, Yanke AB, Chubinskaya S. Bone marrow aspirate concentrate for cartilage defects of the knee: from bench to bedside evidence. Cartilage. 2018;9(2):161–70.

[16] Gobbi A, Karnatzikos G, Scotti C, Mahajan V, Mazzucco L, Grigolo B. One-step cartilage repair with bone marrow aspirate concentrated cells and collagen matrix in full-thickness knee cartilage lesions: results at 2–year follow-up. Cartilage. 2011;2(3): 286–99.

[17] de Windt TS, Vonk LA, Slaper-Cortenbach IC, van den Broek MP, Nizak R, van Rijen MH, de Weger RA, Dhert WJ, Saris DB. Allogeneic mesenchymal stem cells stimulate cartilage regeneration and are safe for single-stage cartilage repair in humans upon mixture with recycled autologous chondrons. Stem Cells. 2017;35(1):256–64.

[18] To K, Zhang B, Romain K, Mak C, Khan W. Synovium-derived mesenchymal stem cell transplantation in cartilage regeneration: a PRISMA review of in vivo studies. Front Bioeng Biotechnol. 2019;7:314.

[19] Akgun I, Unlu MC, Erdal OA, Ogut T, Erturk M, Ovali E, Kantarci F, Caliskan G, Akgun Y. Matrix-induced autologous mesenchymal stem cell implantation versus matrix-induced autologous chondrocyte implantation in the treatment of chondral defects of the knee: a 2–year randomized study. Arch Orthop Trauma Surg. 2015;135(2):251–63.

[20] Parker AM, Katz AJ. Adipose-derived stem cells for the regeneration of damaged tissues. Expert Opin Biol Ther. 2006;6(6):1580–6.

[21] Qiao Z, Tang J, Yue B, Wang J, Zhang J, Xuan L, Dai C, Li S, Li M, Xu C, Dai K, Wang Y. Human adipose-derived mesenchymal progenitor cells plus microfracture and hyaluronic acid for cartilage repair: a phase IIa trial. Regen Med. 2020; https://doi.org/10.2217/ rme-2019– 0068.

[22] Zhang J, Du C, Guo X, Li P, Liu S, Yuan Z, Yang J, Sun X, Yin H, Guo Q, Zhou C. Adipose tissue-derived pericytes for cartilage tissue engineering. Curr Stem Cell Res Ther. 2017;12(6):513–21.

[23] Oh SJ, Choi KU, Choi SW, Kim SD, Kong SK, Lee S, Cho KS. Comparative analysis of adipose-derived stromal cells and their secretome for auricular cartilage regeneration. Stem Cells Int. 2020;2020:8595940.

[24] Hong Z, Chen J, Zhang S, Zhao C, Bi M, Chen X, Bi Q. Intra-articular injection of autologous adipose-derived stromal vascular fractions for knee osteoarthritis: a double-blind randomized self-controlled trial. Int Orthop. 2019;43(5):1123–34.

[25]　Ha CW, Park YB, Chung JY, Park YG. Cartilage repair using composites of human umbilical cord blood-derived mesenchymal stem cells and hyaluronic acid hydrogel in a Minipig model. Stem Cells Transl Med. 2015;4(9):1044–51.

[26]　Jin HJ, Bae YK, Kim M, Kwon SJ, Jeon HB, Choi SJ, et al. Comparative analysis of human mesenchymal stem cells from bone marrow, adipose tissue, and umbilical cord blood as sources of cell therapy. Int J Mol Sci. 2013;14(9):17986–8001.

[27]　Park YB, Ha CW, Kim JA, Han WJ, Rhim JH, Lee HJ, Kim KJ, Park YG, Chung JY. Single-stage cell-based cartilage repair in a rabbit model: cell tracking and in vivo chondrogenesis of human umbilical cord blood-derived mesenchymal stem cells and hyaluronic acid hydrogel composite. Osteoarthr Cartil. 2017;25(4):570–80.

[28]　Marmotti A, Mattia S, Castoldi F, Barbero A, Mangiavini L, Bonasia DE, Bruzzone M, Dettoni F, Scurati R, Peretti GM. Allogeneic umbilical cord-derived mesenchymal stem cells as a potential source for cartilage and bone regeneration: an in vitro study. Stem Cells Int. 2017;2017:1732094.

[29]　Song JS, Hong KT, Kim NM, Jung JY, Park HS, Lee SH, Cho YJ, Kim SJ. Implantation of allogenic umbilical cord blood-derived mesenchymal stem cells improves knee osteoarthritis outcomes: two-year follow- up. Regen Ther. 2020;14:32–9.

[30]　Sadlik B, Jaroslawski G, Puszkarz M, Blasiak A, Oldak T, Gladysz D, Whyte GP. Cartilage repair in the knee using umbilical cord Wharton's Jelly-derived mesenchymal stem cells embedded onto collagen scaffolding and implanted under dry arthroscopy. Arthrosc Tech. 2017;7(1):e57–63.

[31]　Meng X, Ichim TE, Zhong J, Rogers A, Yin Z, Jackson J, Wang H, Ge W, Bogin V, Chan KW, Thébaud B, Riordan NH. Endometrial regenerative cells: a novel stem cell population. J Transl Med. 2007;5:57.

[32]　Uzieliene I, Urbonaite G, Tachtamisevaite Z, Mobasheri A, Bernotiene E. The potential of menstrual blood-derived mesenchymal stem cells for cartilage repair and regeneration: novel aspects. Stem Cells Int. 2018;2018:5748126.

[33]　Biz C, Crimi A, Fantoni I, Pozzuoli A, Ruggieri P. Muscle stem cells: what's new in orthopedics? Acta Biomed. 2019;90(1–S):8–13.

[34]　Saw KY, Anz A, Merican S, Tay YG, Ragavanaidu K, Jee CS, McGuire DA. Articular cartilage regeneration with autologous peripheral blood progenitor cells and hyaluronic acid after arthroscopic subchondral drilling: a report of 5 cases with histology. Arthroscopy. 2011;27(4):493–506.

[35]　Fu WL, Zhou CY, Yu JK. A new source of mesenchymal stem cells for articular cartilage repair: MSCs derived from mobilized peripheral blood share similar biological characteristics in vitro and chondrogenesis in vivo as MSCs from bone marrow in a rabbit model. Am J Sports Med. 2014;42(3):592–601.

[36]　Saw KY, Anz A, Siew-Yoke Jee C, Merican S, Ching-Soong Ng R, Roohi SA, Ragavanaidu K. Articular cartilage regeneration with autologous peripheral blood stem cells versus hyaluronic acid: a randomized controlled trial. Arthroscopy. 2013;29(4):684–94.

[37]　Smith AU. Survival of frozen chondrocytes isolated from cartilage of adult mammals. Nature. 1965;205:782–4.

[38]　Brittberg M, Nilsson A, Lindahl A, Ohlsson C, Peterson L. Rabbit articular cartilage defects treated with autologous cultured chondrocytes. Clin Orthop Relat Res. 1996;326:270–83.

[39]　Chesterman PJ, Smith AU. Homotransplantation of articular cartilage and isolated chondrocytes. An experimental study in rabbits. J Bone Joint Surg Br. 1968;50(1):184–9.

[40]　Grande DA, Pitman MI, Peterson L, Menche D, Klein M. The repair of experimentally produced defects in rabbit articular cartilage by autologous chondrocyte transplantation. J Orthop Res. 1989;7(2):208–18.

[41]　Green WT. Articular cartilage repair, behaviour of rabbit chondrocytes during tissue culture and subsequent allografting. Clin Orthop. 1977;124:237–50.

[42]　Peterson L, Menche D, Grande D, Pitman M. Chondrocyte transplantation; an experimental model in the rabbit. In:

Transaction from the 30th annual meeting Orthopaedic Research Society, Atlanta, 7–9 Feb 1984. p. 218.

[43]　Brittberg M, Lindahl A, Nilsson A, Ohlsson C, Isaksson O, Peterson L. Treatment of deep cartilage defects in the knee with autologous chondrocyte transplantation. N Engl J Med. 1994;331(14):889–95.

[44]　Hendriks J, Riesle J, van Blitterswijk CA. Co-culture in cartilage tissue engineering. J Tissue Eng Regen Med. 2007;1(3):170–8. Review.

[45]　Słynarski K, de Jong WC, Snow M, Hendriks JAA, Wilson CE, Verdonk P. Single-stage autologous chondrocyte-based treatment for the repair of knee cartilage lesions: two-year follow-up of a prospective single-arm multicenter study. Am J Sports Med. 2020;8:363546520912444.

[46]　Poole CA. Review. Articular cartilage chondrons: form, function and failure. J Anat. 1997;191(Pt 1):1–13.

[47]　Zhang Z. Chondrons and the pericellular matrix of chondrocytes. Tissue Eng B Rev. 2015;21(3):267–77.

[48]　Osiecka-Iwan A, Hyc A, Radomska-Lesniewska DM, Rymarczyk A, Skopinski P. Antigenic and immunogenic properties of chondrocytes. Implications for chondrocyte therapeutic transplantation and pathogenesis of inflammatory and degenerative joint diseases. Cent Eur J Immunol. 2018;43(2):209–19.

[49]　Almqvist KF, Dhollander AA, Verdonk PC, Forsyth R, Verdonk R, Verbruggen G. Treatment of cartilage defects in the knee using alginate beads containing human mature allogenic chondrocytes. Am J Sports Med. 2009;37(10):1920–9.

[50]　Dhollander AA, Verdonk PC, Lambrecht S, Verdonk R, Elewaut D, Verbruggen G, Almqvist KF. Midterm results of the treatment of cartilage defects in the knee using alginate beads containing human mature allogenic chondrocytes. Am J Sports Med. 2012;40(1):75–82.

[51]　Olivos-Meza A, Velasquillo Martínez C, Olivos Díaz B, Landa-Solís C, Brittberg M, Pichardo Bahena R, Ortega Sanchez C, Martínez V, Alvarez Lara E, Ibarra-Ponce de León JC. Co-culture of dedifferentiated and primary human chondrocytes obtained from cadaveric donor enhance the histological quality of repair tissue: an in vivo animal study. Cell Tissue Bank. 2017;18(3):369–81.

[52]　Lehoczky G, Wolf F, Mumme M, Gehmert S, Miot S, Haug M, Jakob M, Martin I, Barbero A. Intra-individual comparison of human nasal chondrocytes and debrided knee chondrocytes: relevance for engineering autologous cartilage grafts. Clin Hemorheol Microcirc. 2020;74(1):67–78.

[53]　Mumme M, Barbero A, Miot S, Wixmerten A, Feliciano S, Wolf F, Asnaghi AM, Baumhoer D, Bieri O, Kretzschmar M, Pagenstert G, Haug M, Schaefer DJ, Martin I, Jakob M. Nasal chondrocyte-based engineered autologous cartilage tissue for repair of articular cartilage defects: an observational first-in-human trial. Lancet. 2016;388(10055):1985–94.

[54]　He A, Xia H, Xiao K, Wang T, Liu Y, Xue J, Li D, Tang S, Liu F, Wang X, Zhang W, Liu W, Cao Y, Zhou G. Cell yield, chondrogenic potential, and regenerated cartilage type of chondrocytes derived from ear, nasoseptal, and costal cartilage. J Tissue Eng Regen Med. 2018;12(4):1123–32.

[55]　Yoon KH, Park JY, Lee JY, Lee E, Lee J, Kim SG. Costal chondrocyte-derived pellet-type autologous chondrocyte implantation for treatment of articular cartilage defect. Am J Sports Med. 2020;3:363546520905565. [Epub ahead of print]. https://doi.org/10.1177/0363546520905565.

[56]　Sommaggio R, Pérez-Cruz M, Brokaw JL, Máñez R, Costa C. Inhibition of complement component C5 protects porcine chondrocytes from xenogeneic rejection. Osteoarthr Cartil. 2013;21(12):1958–67.

[57]　Sommaggio R, Bello-Gil D, Pérez-Cruz M, Brokaw JL, Máñez R, Costa C. Genetic engineering strategies to prevent the effects of antibody and complement on xenogeneic chondrocytes. Eur Cell Mater. 2015;30:258–70.

[58]　Williams R, Khan IM, Richardson K, Nelson L, McCarthy HE, Analbelsi T, Singhrao SK, Dowthwaite GP, Jones RE, Baird

DM, Lewis H, Roberts S, Shaw HM, Dudhia J, Fairclough J, Briggs T, Archer CW. Identification and clonal characterisation of a progenitor cell sub-population in normal human articular cartilage. PLoS One. 2010;5(10):e13246.

[59] Levinson C, Cavalli E, Sindi DM, Kessel B, Zenobi-Wong M, Preiss S, Salzmann G, Neidenbach P. Chondrocytes from device-minced articular cartilage show potent outgrowth into fibrin and collagen hydrogels. Orthop J Sports Med. 2019;7(9):2325967119867618.

[60] Cole BJ, Farr J, Winalski CS, Hosea T, Richmond J, Mandelbaum B, De Deyne PG. Outcomes after a single-stage procedure for cell-based cartilage repair: a prospective clinical safety trial with 2-year follow-up. Am J Sports Med. 2011;39(6):1170-9.

[61] Grawe B, Burge A, Nguyen J, Strickland S, Warren R, Rodeo S, Shubin SB. Cartilage regeneration in full-thickness patellar chondral defects treated with particulated juvenile articular allograft cartilage: an MRI analysis. Cartilage. 2017;8(4):374-83.

[62] Wang T, Belkin NS, Burge AJ, Chang B, Pais M, Mahony G, Williams RJ. Patellofemoral cartilage lesions treated with particulated juvenile allograft cartilage: a prospective study with minimum 2-year clinical and magnetic resonance imaging outcomes. Arthroscopy. 2018;34(5):1498-505.

[63] Suchorska WM, Augustyniak E, Richter M, Łukjanow M, Filas V, Kaczmarczyk J, Trzeciak T. Modified methods for efficiently differentiating human embryonic stem cells into chondrocyte-like cells. Postepy Hig Med Dosw (Online). 2017;71:500-9.

[64] Castro-Viñuelas R, Sanjurjo-Rodríguez C, Piñeiro-Ramil M, Hermida-Gómez T, Fuentes-Boquete IM, de Toro-Santos FJ, Blanco-García FJ, Díaz-Prado SM. Induced pluripotent stem cells for cartilage repair: current status and future perspectives. Eur Cell Mater. 2018;36:96-109.

[65] Yamashita A, Tamamura Y, Morioka M, Karagiannis P, Shima N, Tsumaki N. Considerations in hiPSC- derived cartilage for articular cartilage repair. Inflamm Regen. 2018;38:17.

[66] Li Q, Tang J, Wang R, Bei C, Xin L, Zeng Y, Tang X. Comparing the chondrogenic potential in vivo of autogeneic mesenchymal stem cells derived from different tissues. Artif Cells Blood Substit Immobil Biotechnol. 2011;39(1):31-8.

[67] Sakaguchi Y, Sekiya I, Yagishita K, Muneta T. Comparison of human stem cells derived from various mesenchymal tissues: superiority of synovium as a cell source. Arthritis Rheum. 2005;52:2521-9.

[68] Tallheden T, Dennis JE, Lennon DP, Sjögren-Jansson E, Caplan AI, Lindahl A. Phenotypic plasticity of human articular chondrocytes. J Bone Joint Surg Am. 2003;85-A(Suppl 2): 93-100.

[69] Bomer N, den Hollander W, Suchiman H, Houtman E, Slieker RC, Heijmans BT, Slagboom PE, Nelissen RG, Ramos YF, Meulenbelt I. Neo-cartilage engineered from primary chondrocytes is epigenetically similar to autologous cartilage, in contrast to using mesenchymal stem cells. Osteoarthr Cartil. 2016;24(8):1423-30.

[70] Bian L, Zhai DY, Mauck RL, Burdick JA. Coculture of human mesenchymal stem cells and articular chondrocytes reduces hypertrophy and enhances functional properties of engineered cartilage. Tissue Eng A. 2011;17(7-8):1137-45.

[71] Archer CW, Dowthwaite GP, Francis-West P. Development of synovial joints. Birth Defects Res C Embryo Today. 2003;69(2):144-55. Review.

[72] Smeriglio P, Lai JH, Dhulipala L, Behn AW, Goodman SB, Smith RL, Maloney WJ, Yang F, Bhutani N. Comparative potential of juvenile and adult human articular chondrocytes for cartilage tissue formation in three-dimensional biomimetic hydrogels. Tissue Eng A. 2015;21(1-2):147-55.

[73] Chang HX, Yang L, Li Z, Chen G, Dai G. Age-related biological characterization of mesenchymal progenitor cells in human articular cartilage. Orthopedics. 2011;34(8):e382-8.

第20章 间充质干细胞治疗症状性软骨缺损

Role of MSCs in Symptomatic Cartilage Defects

G. Jacob　K. Shimomura　N. Nakamura　**著**

张兴宇　**译**

缩略语

OA	osteoarthritis	骨关节炎
ACI	autologous chondrocyte implantation	自体软骨细胞植入
MSC	mesenchymal stem cell	间充质干细胞
iPS	induced pluripotent stem cell	诱导多能干细胞
ACL	anterior cruciate ligament	前交叉韧带
TGF-β	transforming growth factor-β	转化生长因子 –β
EV	extracellular vesicles	细胞外囊泡
MMP	matrix metalloproteinase	基质金属蛋白酶
VEGF	vascular endothelial growth factor	血管内皮生长因子
IGF	insulin-like growth factor	胰岛素样生长因子
IL	interleukin	白介素
bFGF	basic fibroblast growth factor	碱性纤维细胞生长因子
BMMSC	bone marrow mesenchymal stem cell	骨髓间充质干细胞
AD-MSC	adipose-derived mesenchymal stem cell	脂肪间充质干细胞
SVF	stromal vascular fraction	基质血管组分
BM	bone marrow	骨髓
AD	abdominal adipose	腹部脂肪
IPFP	infra-patellar fat pad	髌下脂肪垫
PRO	patient reported outcome	患者报告结果
PBPC	peripheral blood progenitor cell	外周血祖细胞
TEC	tissue-engineered construct	组织工程化软骨
ICRS	International Cartilage Regeneration & Joint Preservation Society	国际软骨再生与关节保护协会

一、概述

由于大多数膝关节软骨损伤没有临床症状，所以很难确定膝关节软骨损伤对人群造成的经济和健康负担[1]。症状性关节软骨损伤是一个临床难题，在运动人群中尤其如此[2]，原因是软骨组织缺乏细胞和血供，自然愈合比较困难[3]。关节软骨损伤容易导致骨关节炎，这种疾病的严重程度与软骨的损伤程度成正比[4]。目前，有多种方法用于局灶性软骨损伤的治疗，如微骨折、自体软骨细胞植入和骨软骨移植等。近期，组织工程技术和干细胞疗法也得到了研究。虽然细胞疗法有大量的临床前研究，但只有少数应用于临床，因此其在软骨缺损中的疗效和适应证仍需进一步确认。

间充质干细胞易于获得、具有快速增殖的潜力，最重要的是能够分化为脂肪细胞、成骨细胞和软骨细胞，在干细胞治疗中受到极大关注[5, 6]。MSC 旁分泌的外泌体可能是组织优质再生的关键[7]。虽然组织损伤会刺激关节中内源性 MSC 的产生，但产生的数量不足以进行软骨修复[8-10]。在本章中，我们将描述 MSC 的功能及目前它们在治疗软骨损伤中的作用。

二、间充质干细胞

（一）间充质干细胞的来源

不同来源的 MSC 具有不同的分化能力[11-14]，可以从骨髓[15]、脂肪[16]、外周血[17]和滑膜[18]等各种来源的组织中分离出来。研究表明，与骨髓和脂肪来源相比，滑膜是一种更好的 MSC 来源，具有良好的分化能力[11, 19]，但由于活检取出的组织有限，滑膜组织需要两次手术和细胞扩增。而 MSC 在脂肪组织中的数量比骨髓组织中丰富、更容易获取[20, 21]。但理论上 MSC 几乎可以从任何人体组织中获得，其主要优势在于免疫反应低、允许在同种异体之间应用[22]。除此以外，MSC 的来源还包括骨膜、羊膜、脐带和诱导多能干细胞（induced pluripotent stem cell，iPS），其中 iPS 细胞可以分化成三种生殖系细胞，有导致畸胎瘤形成的风险[23]。由于这些来源的 MSC 研究较少或存在缺陷，因此，广受欢迎的 MSC 来源仍是脂肪和骨髓。有研究指出，去分化的软骨细胞也能够表现出类似干细胞的特征，未来也可能成为一种可行的选择[24]。

机体对前交叉韧带和半月板损伤具有天然的内在的干细胞样反应[25, 26]。局部关节内出血会将关节中不存在的 MSC 和其他因子带到局部关节腔环境中。炎症标志物的增多会抑制细胞再生，形成 MSC 边缘愈合效应。滑膜 MSC 会在 ACL 损伤后进入大鼠膝关节时黏附在受损的韧带上[27]，这是由于受损组织表达细胞因子和趋化因子使 MSC 归巢[28]。这意味着机体确实有能力自愈，但自愈过程受到炎症相关反应的限制。不过由于孤立性缺血性软骨损伤没有关节内出血，就不存在潜在炎症或生长因子的影响[29]。

（二）MSC 的作用机制

早期的研究认为，MSC 完全通过细胞分化修复和替换间充质组织。然而，有研究报道，MSC 治疗缺乏特异性组织分化[30]。体外和体内的研究表明，通过添加转化生长因子 –β[31]、地塞米松、骨形态发生蛋白和胰岛素样生长因子等可以促进软骨组织修复[32-34]。由于 MSC 本身缺乏分化，现在的研究认为，MSC 主要通过旁分泌信号传导发挥作用[7, 35]，能够分泌抗炎、促再生和免疫调节因子来增强组织修复[36-38]，也通过下调受损细胞分泌的细胞因子（如白细胞介素和金属蛋白酶）起到抗炎作用[39]。此外，它们还分泌 TGF-β、血管内皮生长因子和上皮生长因子等促进细胞增殖和组织愈合[40, 41]。

来自 MSC 的细胞外囊泡（extracellular vesicles，EV）表现了很多与干细胞类似的特征和优点，显示出临床应用的前景。早期的实验研究发现 EV 比 MSC 小得多，免疫原性也低于 MSC[42]，并且具有与 MSC 相似的抗炎和营养特性的生物活性分子，因此能够以积极的方式影响细胞增殖、活性和血管生成[43, 44]。EV 还有一个主要优势是具有长期有效性，不会像 MSC 一样在扩增过程中老化，具有更长的功能寿命[42]。因此，MSC 衍生的 EV 可以帮助软骨再生和修复[45]。目前 EV 的应用仅停留在实验研究中，但相关数据显示了其在软骨损伤治疗中的应用潜力（表 20-1 展示了使用 MSC 进行软骨修复的优势，图 20-1 总结了 MSC 的各种作用机制）。

表 20-1　应用 MSC 修复和再生关节软骨的优点

- 容易获得
- 低免疫原性
- 多潜能性
- 旁分泌效应

MSC. 间充质干细胞

因此，与先前观点相反，MSC 似乎通过其旁分泌功能和 EV 的分泌来调控软骨组织的修复和再生，而非直接再生和替换组织。

（三）MSC 的递送方式

MSC 可以从机体组织（如骨髓）中提取，离心后注射到软骨缺损处，或者经过体外扩增后再注射。为了扩大细胞数量及达到治疗的质量控制和标准化的目的，研究人员更倾向于细胞经过体外扩增后再注射[46]。直接离心应用是一步法，体外扩增 MSC 的过程则需要两步法，在扩增过程中细胞表型和分化能力可能会丧失[47, 48]。

很多 MSC 递送的技术手段仍处于临床前阶段。众所周知，组织工程支架和基质的应用为递送的 MSC 提供了结构上的支持，促进了细胞增殖和分化[49]。同时，理想的支架需要具有生物相容性、可生物降解性、可渗透性、多孔性，并具有一定机械强度。这些支架包括胶原蛋白[50, 51]、透明质酸[52] 和壳聚糖[53] 等材料。另外，越来越多的证据表明，将 MSC 与生长因子结合可以提高其软骨分化能力，再通过

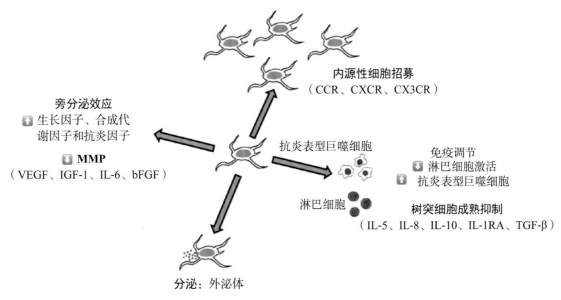

▲ 图 20-1　间充质干细胞（MSC）各种作用机制的总结

MMP. 基质金属蛋白酶

支架或基质递送 MSC 至软骨缺损处，使递送 MSC 治疗软骨损伤更加可行[54]。

三、间充质干细胞的临床疗效

在大多数国家的医疗保健系统中，MSC 仍然被当作一种用于研究的药物或药剂，由于缺乏完善的法规和充足的证据，限制了其在软骨损伤治疗中的常规应用。一些临床试验为应用 MSC 的推广做出了贡献。骨髓间充质干细胞曾是最受欢迎的细胞来源，但细胞数量少，最近有试验提出，可以使用脂肪来源的 MSC 和一些滑膜来源的 MSC。

McIntyre 对 MSC 疗法进行了系统回顾[55]，并将研究分为治疗 OA 和仅治疗局灶性软骨缺损两部分。他们发现，在所有纳入研究对象中至少有一种疼痛指标或一种功能评分得到改善，但磁共振软骨图像是否好转并不明确。Chahla 在系统回顾中采用了更严格的纳入标准[56]，发现 6 项研究符合条件，其中 3 项针对局灶性软骨缺损进行了研究。176 例膝接受了软骨缺损治疗，平均随访时间为 21 个月。所有病例均无任何不良反应，但结果评分显示临床预后只得到中度改善。以上两篇综述都认为 MSC 治疗是安全的，但研究方案具有不确定因素及其中大多数纳入的研究并非随机对照试验，还采用了其他辅助疗法，如富血小板血浆注射、纤维蛋白胶和支架植入等。对于这种类型的研究，特别是当患者确实对 MSC 疗法抱有很高期望时，必须排除研究中的安慰剂效应，否则就难以得出更加明确的结论。

MSC 疗法是治疗软骨损伤的良好选择，可减少手术时间和治疗成本。de Windt 在 35 名患者中进行了一项临床试验[57]，使用快速酶分离、回收清创得到的软骨组织，并将其与同种异体 MSC 以 1 : 9 的比例混合[58]，然后在纤维蛋白胶的帮助下将混合物植入软骨缺损部位。随访 12 个月时的磁共振扫描证实了软骨缺损完全填充。二次关节镜检证实了是稳定的 I / II 级修复组织，组织学显示富含蛋白多糖和 I / II 型胶原蛋白，类似于透明样组织。随访 18 个月后，临床结果评分也得到了显著改善，因此 MSC 疗法具有与自体软骨细胞植入相似的结果，同时成本更低。

另一种新型干细胞疗法是注射来自脂肪抽吸物的基质血管组分（stromal vascular fraction，SVF）。SVF 含有丰富的干细胞[59]，通过酶消化去除脂肪抽吸物中的脂肪细胞，然后加工成高百分比的基质和血管细胞混合物。该混合物在注入患有 OA 的膝关节后会大量表达 CD34，这表明其中存在较多的祖细胞成分[60]。然而，目前 SVF 用于软骨缺损治疗的证据并不多。Salikhov 报道将 SVF 注射到 36 岁女性软骨缺损患者的微骨折修复处[61]，发现能够显著改善预后，但没有进行二次关节镜检。术后 2 年磁共振显示缺损处填充良好。另一项研究比较了单独接受微骨折与微骨折联合 SVF 注射治疗软骨损伤的结果[62]，发现在 1 年随访时接受微骨折联合 SVF 注射的患者预后评分更高。

目前，在膝关节 OA 中使用 SVF 注射疗法比在软骨缺损治疗中更多[63-65]。Yokota 在膝关节 OA 患者中比较了未经培养的 SVF 与培养过的 AD-MSC 的疗效[66]，发现尽管两种治疗方法都能显著改善临床症状，但 AD-MSC 治疗组的预后更佳。而 SVF 是一种自体来源的一步法治疗方案，无须额外的体外细胞扩增，从而降低成本和管理问题，可能会成为临床中常用的治疗方法。但两步法培养 MSC 的疗法可能仍然更具优势，因为它们有更好的质量控制和更多的细胞数量（表 20-2）。

表 20-2　研究报道应用 MSC 治疗软骨缺损的临床系统综述的总结

作　者	研究种类	纳入研究数	病例数	MSC 来源	随访时间（个月）	结　果
McIntyre 等[55]	系统综述	14	451	自体 BM、AD、IPFP	20.15	MSC 疗法似乎有用。每项研究中至少有一个 PRO 指标显著改善。磁共振结果数据不规律。MSC 疗法是安全的，并且没有报道任何不良反应
Chahla 等[56]	系统综述	3	176	自体 BM、PBPC	21	所有研究都报道了 PRO 的改善。在所有研究中磁共振评分均提高。在一项研究中进行了二次关节镜检和活检，并显示出修复组织质量的改善。所有研究都报道 MSC 疗法是一种安全的治疗手段

BM. 骨髓；AD. 腹部脂肪；IPFP. 髌下脂肪垫；MSC. 间充质干细胞；PRO. 患者报告结果；PBPC. 外周血祖细胞

四、基于支架的间充质干细胞递送方法

最近有学者通过将生物材料与 MSC 相结合的方式研究了基于支架的 MSC 治疗方法[50, 67-69]。有许多病例报道表明这些治疗后的磁共振、关节镜检和活检的结果更好，修复组织类似于正常的透明软骨，有大量的 Ⅱ 型胶原和蛋白多糖着色。Buda 在 20 名患者中使用了透明质酸膜和骨髓浓缩物，并报道了良好的缺损填充和显著改善的临床预后[67]。Enea 采用了微骨折，以及添加了骨髓浓缩物的聚乙醇酸 / 透明质酸基质，获得优异的临床结果和透明样的软骨修复[68]。胶原蛋白也被用作骨髓抽吸物的支架，可诱导透明样修复组织的产生[50, 69, 70]。但是也有研究者提出，无细胞支架疗法与细胞疗法具有相似的临床价值，质疑了细胞疗法的应用，因为细胞培养和扩增是十分有限的[71]。但也有文献反对这一点并支持细胞疗法[72]。以上这些研究都是小型研究和案例报道，受试者数量很少，并没有提供令人信服的证据，还存在争议。由于这些基于支架的细胞疗法仍处于临床前或早期临床阶段，因此需要进一步的研究和随机试验来确定它们作为治疗方案的价值。

五、无支架疗法

组织工程化软骨（tissue-engineered construct，TEC）是一种用于软骨修复的天然无支架 MSC 疗法[73]。由于滑膜 MSC 具有强大的成软骨能力和治疗的有效性，被视作最合适的 MSC 来源[11]。Ando 以高密度培养滑膜 MSC，诱导细胞外基质合成，分离后形成一个可以充当天然支架的三维结构[74]。研究发现，TEC 中 Ⅰ 型和 Ⅲ 型胶原蛋白含量丰富，并且在成软骨培养中糖胺聚糖和 Ⅱ 型胶原蛋白含量较高[73]。TEC 可以黏附在软骨缺损部位，并且不需任何固定方法[75]。在动物实验中，植入 TEC 后 6 个月时软骨缺损填充良好，改良 ICRS 组织学评分更高，机械测试时的表现与正常软骨相同[76]。基于良好的临床前数据，这一 TEC 产品在日本大阪大学进行了首次人体试验，5 名患者接受了 TEC 植入以治疗症状性膝关节软骨缺损[77]。术后 24 个月时，所有患者的自我临床评分均有显著改善，并且无不良反应，磁共振和二次关节镜检证实缺损可被完全填充。最后，活检发现修

复组织类似于透明软骨[77]。目前还有随机对照试验正在进行，以进一步了解和研究 TEC 在软骨修复中的作用。

六、结论

从理论上说，MSC 可作为软骨缺损再生的理想细胞选择。体外研究清楚地表明了 MSC 优越的成软骨分化能力，现有技术条件能保证 MSC 在扩增后维持原本的细胞表型。虽然有大量的临床前数据支撑，但是临床研究成果存在很大差异，因此临床应用指南和适应证选择仍然存在困难，细胞来源的问题也并未达成共识。目前的文献在方法学和样本量方面存在缺陷，现有文献没有重大不良反应的报道，MSC 疗法被认为是安全有效的，可以将 MSC 疗法纳入到高质量随机对照试验中，以明确其治疗软骨损伤的潜力和局限性，需通过严格的临床试验来确定 MSC 在软骨修复中的作用。

参考文献

[1] da Cunha Cavalcanti FMM, Doca D, Cohen M, Ferretti M. Updating on diagnosis and treatment of chondral lesion of the knee. Rev Bras Ortop (Engl Ed). 2012;47(1):12–20.

[2] Flanigan DC, Harris JD, Trinh TQ, Siston RA, Brophy RH. Prevalence of chondral defects in athletes' knees: a systematic review. Med Sci Sports Exerc. 2010;42(10):1795–801.

[3] Li Y, Wei X, Zhou J, Wei L. The age-related changes in cartilage and osteoarthritis. BioMed Res Int. 2013;2013:916530.

[4] Prakash D, Learmonth D. Natural progression of osteo-chondral defect in the femoral condyle. Knee. 2002;9(1):7–10.

[5] Pittenger MF, Mackay AM, Beck SC, Jaiswal RK, Douglas R, Mosca JD, et al. Multilineage potential of adult human mesenchymal stem cells. Science. 1999;284(5411):143–7.

[6] De Bari C, Roelofs AJ. Stem cell-based therapeutic strategies for cartilage defects and osteoarthritis. Curr Opin Pharmacol. 2018;40:74–80.

[7] Barry F, Murphy M. Mesenchymal stem cells in joint disease and repair. Nat Rev Rheumatol. 2013;9(10):584–94.

[8] Jones EA, Crawford A, English A, Henshaw K, Mundy J, Corscadden D, et al. Synovial fluid mesenchymal stem cells in health and early osteoarthritis: detection and functional evaluation at the single-cell level. Arthritis Rheum. 2008;58(6):1731–40.

[9] Sekiya I, Ojima M, Suzuki S, Yamaga M, Horie M, Koga H, et al. Human mesenchymal stem cells in synovial fluid increase in the knee with degenerated cartilage and osteoarthritis. J Orthop Res. 2012;30(6):943–9.

[10] Gupta PK, Das AK, Chullikana A, Majumdar AS. Mesenchymal stem cells for cartilage repair in osteoarthritis. Stem Cell Res Ther. 2012;3(4):1–9.

[11] Sakaguchi Y, Sekiya I, Yagishita K, Muneta T. Comparison of human stem cells derived from various mesenchymal tissues: superiority of synovium as a cell source. Arthritis Rheum. 2005;52(8):2521–9.

[12] Kolf CM, Cho E, Tuan RS. Mesenchymal stromal cells. Biology of adult mesenchymal stem cells: regulation of niche, self-renewal and differentiation. Arthritis Res Ther. 2007;9(1):204.

[13] Strioga M, Viswanathan S, Darinskas A, Slaby O, Michalek J. Same or not the same? comparison of adipose tissue-derived versus bone marrow-derived mesenchymal stem and stromal cells. Stem Cells Dev. 2012;21(14):2724–52.

[14] Stockmann P, Park J, Von Wilmowsky C, Nkenke E, Felszeghy E, Dehner JF, et al. Guided bone regeneration in pig calvarial bone defects using autologous mesenchymal stem/progenitor cells—a comparison of different tissue sources. J Cranio-Maxillofacial Surg. 2012;40(4):310–20.

[15] van Buul GM, Villafuertes E, Bos PK, Waarsing JH, Kops N, Narcisi R, et al. Mesenchymal stem cells secrete factors that inhibit inflammatory processes in short-term osteoarthritic synovium and cartilage explant culture. Osteoarthr Cartil. 2012;20(10):1186–96.

[16] Manferdini C, Maumus M, Gabusi E, Piacentini A, Filardo G, Peyrafitte JA, et al. Adipose-derived mesenchymal stem cells exert antiinflammatory effects on chondrocytes and synoviocytes from osteoarthritis patients through prostaglandin E2. Arthritis Rheum. 2013;65(5):1271–81.

[17] Chong PP, Selvaratnam L, Abbas AA, Kamarul T. Human peripheral blood derived mesenchymal stem cells demonstrate similar characteristics and chondrogenic differentiation potential to bone marrow derived mesenchymal stem cells. J Orthop Res. 2012;30(4):634–42.

[18] Koizumi K, Ebina K, Hart DA, Hirao M, Noguchi T, Sugita N, et al. Synovial mesenchymal stem cells from osteo- or rheumatoid arthritis joints exhibit good potential for cartilage repair using a scaffold-free tissue engineering approach. Osteoarthr Cartil. 2016;24(8):1413–22.

[19] Mochizuki T, Muneta T, Sakaguchi Y, Nimura A, Yokoyama A, Koga H, et al. Higher chondrogenic potential of fibrous synovium- and adipose synovium-derived cells compared with subcutaneous fat-derived cells: distinguishing properties of mesenchymal stem cells in humans. Arthritis Rheum. 2006;54(3):843–53.

[20] Mizuno H. Adipose-derived stem cells for tissue repair and regeneration: ten years of research and a literature review. J Nippon Med Sch. 2009;76(2):56–66.

[21] Aust L, Devlin B, Foster SJ, Halvorsen YDC, Hicok K, du Laney T, et al. Yield of human adipose-derived adult stem cells from liposuction aspirates. Cytotherapy. 2004;6(1):7–14.

[22] Chamberlain G, Fox J, Ashton B, Middleton J. Concise review: mesenchymal stem cells: their phenotype, differentiation capacity, immunological features, and potential for homing. Stem Cells. 2007;25(11):2739–49.

[23] Vonk LA, De Windt TS, Slaper-Cortenbach ICM, Saris DBF. Autologous, allogeneic, induced pluripotent stem cell or a combination stem cell therapy? Where are we headed in cartilage repair and why: a concise review. Stem Cell Res Ther. 2015;6(1):94.

[24]　Jiang Y, Cai Y, Zhang W, Yin Z, Hu C, Tong T, et al. Human cartilage-derived progenitor cells from committed chondrocytes for efficient cartilage repair and regeneration. Stem Cells Transl Med. 2016;5(6):733–44.

[25]　Morito T, Muneta T, Hara K, Ju YJ, Mochizuki T, Makino H, et al. Synovial fluid-derived mesenchymal stem cells increase after intra-articular ligament injury in humans. Rheumatology. 2008;47(8):1137–43.

[26]　Matsukura Y, Muneta T, Tsuji K, Koga H, Sekiya I. Mesenchymal stem cells in synovial fluid increase after meniscus injury. Clin Orthop Relat Res. 2014;472(5):1357–64.

[27]　Kanaya A, Deie M, Adachi N, Nishimori M, Yanada S, Ochi M. Intra-articular injection of mesenchymal stromal cells in partially torn anterior cruciate ligaments in a rat model. Arthroscopy. 2007;23(6):610–7.

[28]　Sordi V, Malosio ML, Marchesi F, Mercalli A, Melzi R, Giordano T, et al. Bone marrow mesenchymal stem cells express a restricted set of functionally active chemokine receptors capable of promoting migration to pancreatic islets. Blood. 2005;106(2):419–27.

[29]　Sophia Fox AJ, Bedi A, Rodeo SA. The basic science of articular cartilage: structure, composition, and function. Sports Health. 2009;1(6):461–8.

[30]　Wyles CC, Houdek MT, Behfar A, Sierra RJ. Mesenchymal stem cell therapy for osteoarthritis: current perspectives. Stem Cells Cloning Adv Appl. 2015;8:117.

[31]　Barry F, Boynton RE, Liu B, Murphy JM. Chondrogenic differentiation of mesenchymal stem cells from bone marrow: differentiation-dependent gene expression of matrix components. Exp Cell Res. 2001;268(2):189–200.

[32]　Sekiya I, Colter DC, Prockop DJ. BMP-6 enhances chondrogenesis in a subpopulation of human marrow stromal cells. Biochem Biophys Res Commun. 2001;284(2):411–8.

[33]　Johnstone B, Hering TM, Caplan AI, Goldberg VM, Yoo JU. In vitro chondrogenesis of bone marrow-derived mesenchymal progenitor cells. Exp Cell Res. 1998;238(1):265–72.

[34]　Freyria AM, Mallein-Gerin F. Chondrocytes or adult stem cells for cartilage repair: the indisputable role of growth factors. Injury. 2012;43(3):259–65.

[35]　Hocking AM, Gibran NS. Mesenchymal stem cells: paracrine signaling and differentiation during cutaneous wound repair. Exp Cell Res. 2010;316(14):2213–9.

[36]　Céleste C, Ionescu M, Robin Poole A, Laverty S. Repeated intraarticular injections of triamcinolone acetonide alter cartilage matrix metabolism measured by biomarkers in synovial fluid. J Orthop Res. 2005;23(3):602–10.

[37]　Uccelli A, Moretta L, Pistoia V. Mesenchymal stem cells in health and disease. Nat Rev Immunol. 2008;8(9):726–36.

[38]　Le Blanc K, Frassoni F, Ball L, Locatelli F, Roelofs H, Lewis I, et al. Mesenchymal stem cells for treatment of steroid-resistant, severe, acute graft-versus- host disease: a phase II study. Lancet. 2008;371(9624):1579–86.

[39]　Ruiz M, Cosenza S, Maumus M, Jorgensen C, Noël D. Therapeutic application of mesenchymal stem cells in osteoarthritis. Expert Opin Biol Ther. 2016;16(1):33–42.

[40]　Hofer HR, Tuan RS. Secreted trophic factors of mesenchymal stem cells support neurovascular and musculoskeletal therapies. Stem Cell Res Ther. 2016;7(1):1–4.

[41]　Murphy MB, Moncivais K, Caplan AI. Mesenchymal stem cells: environmentally responsive therapeutics for regenerative medicine. Exp Mol Med. 2013;45(11):e54.

[42]　Li JJ, Hosseini-Beheshti E, Grau GE, Zreiqat H, Little CB. Stem cell-derived extracellular vesicles for treating joint injury and osteoarthritis. Nanomaterials. 2019;9(2):261.

[43]　Kanazawa H, Fujimoto Y, Teratani T, Iwasaki J, Kasahara N, Negishi K, et al. Bone marrow-derived mesenchymal stem cells ameliorate hepatic ischemia reperfusion injury in a rat model. PLoS One. 2011;6(4):e19195.

[44]　Zhang HC, Liu XB, Huang S, Bi XY, Wang HX, Xie LX, et al. Microvesicles derived from human umbilical cord mesenchymal stem cells stimulated by hypoxia promote angiogenesis both in vitro and in vivo. Stem Cells Dev. 2012;21(18):3289–97.

[45]　Zhang S, Chuah SJ, Lai RC, Hui JHP, Lim SK, Toh WS. MSC exosomes mediate cartilage repair by enhancing proliferation, attenuating apoptosis and modulating immune reactivity. Biomaterials. 2018;156:16–27.

[46]　Torre ML, Lucarelli E, Guidi S, Ferrari M, Alessandri G, De Girolamo L, et al. Ex vivo expanded mesenchymal stromal cell minimal quality requirements for clinical application. Stem Cells Dev. 2015;24(6): 677–85.

[47]　Yang YHK, Ogando CR, Wang See C, Chang TY, Barabino GA. Changes in phenotype and differentiation potential of human mesenchymal stem cells aging in vitro. Stem Cell Res Ther. 2018;9(1):1–4.

[48]　Bentivegna A, Miloso M, Riva G, Foudah D, Butta V, Dalprà L, et al. DNA methylation changes during in vitro propagation of human mesenchymal stem cells: implications for their genomic stability? Stem Cells Int. 2013;2013:192425.

[49]　Yamagata K, Nakayamada S, Tanaka Y. Use of mesenchymal stem cells seeded on the scaffold in articular cartilage repair. Inflamm Regen. 2018;38(1):4.

[50]　Kuroda R, Ishida K, Matsumoto T, Akisue T, Fujioka H, Mizuno K, et al. Treatment of a full-thickness articular cartilage defect in the femoral condyle of an athlete with autologous bone-marrow stromal cells. Osteoarthr Cartil. 2007;15(2):226–31.

[51]　Lubiatowski P, Kruczynski J, Gradys A, Trzeciak T, Jaroszewski J. Articular cartilage repair by means of biodegradable scaffolds. Transplant Proc. 2006;38(1):320–2.

[52]　Li L, Duan X, Fan Z, Chen L, Xing F, Xu Z, et al. Mesenchymal stem cells in combination with hyaluronic acid for articular cartilage defects. Sci Rep. 2018;8(1):1–1.

[53]　Mrugala D, Bony C, Neves N, Caillot L, Fabre S, Moukoko D, et al. Phenotypic and functional characterisation of ovine mesenchymal stem cells: application to a cartilage defect model. Ann Rheum Dis. 2008;67(3):288–95.

[54]　Bian L, Zhai DY, Tous E, Rai R, Mauck RL, Burdick JA. Enhanced MSC chondrogenesis following delivery of TGF-β3 from alginate microspheres within hyaluronic acid hydrogels in vitro and in vivo. Biomaterials. 2011;32(27):6425–34.

[55]　McIntyre JA, Jones IA, Han B, Vangsness CT. Intra-articular mesenchymal stem cell therapy for the human joint: a systematic review. Am J Sports Med. 2018;46(14):3550–63.

[56]　Chahla J, Piuzzi NS, Mitchell JJ, Dean CS, Pascual-Garrido C, LaPrade RF, et al. Intra-articular cellular therapy for osteoarthritis and focal cartilage defects of the knee: a systematic review of the literature and study quality analysis. J Bone Joint Surg Am. 2016;98(18):1511–21.

[57]　de Windt TS, Vonk LA, Slaper-Cortenbach ICM, Nizak R, van Rijen MHP, Saris DBF. Allogeneic MSCs and recycled autologous chondrons mixed in a one-stage cartilage cell transplantion: a first-in-man trial in 35 patients. Stem Cells. 2017;35(8):1984–93.

[58]　de Windt TS, Vonk LA, Slaper-Cortenbach ICM, van den Broek MPH, Nizak R, van Rijen MHP, et al. Allogeneic mesenchymal stem cells stimulate cartilage regeneration and are safe for single-stage cartilage repair in humans upon mixture with recycled autologous chondrons. Stem Cells. 2017;35(1):256–64.

[59]　Zuk PA, Zhu M, Mizuno H, Huang J, Futrell JW, Katz AJ, et al. Multilineage cells from human adipose tissue: implications for cell-based therapies. Tissue Eng. 2001;7(2):211–28.

[60]　Bunnell BA, Flaat M, Gagliardi C, Patel B, Ripoll C. Adipose-derived stem cells: isolation, expansion and differentiation. Methods. 2008;45(2):115–20.

[61]　Salikhov RZ, Masgutov RF, Chekunov MA, Tazetdinova LG, Masgutova G, Teplov OV, et al. The stromal vascular fraction from fat tissue in the treatment of osteochondral knee defect: case report. Front Med. 2018;5:154.

[62]　Bisicchia S, Bernardi G, Pagnotta SM, Tudisco C. Micro-fragmented stromal-vascular fraction plus microfractures provides better clinical results than microfractures alone in symptomatic focal chondral lesions of the knee. Knee Surg Sport Traumatol Arthrosc. 2019;11:1–9.

[63] Fodor PB, Paulseth SG. Adipose derived stromal cell (ADSC) injections for pain management of osteoarthritis in the human knee joint. Aesthetic Surg J. 2016;36(2):229–36.

[64] Yokota N, Yamakawa M, Shirata T, Kimura T, Kaneshima H. Clinical results following intra-articular injection of adipose-derived stromal vascu lar fraction cells in patients with osteoarthritis of the knee. Regen Ther. 2017;6:108–12.

[65] Lapuente JP, Dos-Anjos S, Blázquez-Martínez A. Intra-articular infiltration of adipose-derived stromal vascular fraction cells slows the clinical progression of moderate-severe knee osteoarthritis: hypothesis on the regulatory role of intra-articular adipose tissue. J Orthop Surg Res. 2020;15:1–9.

[66] Yokota N, Hattori M, Ohtsuru T, Otsuji M, Lyman S, Shimomura K, et al. Comparative clinical outcomes after intra-articular injection with adipose-derived cultured stem cells or noncultured stromal vascular fraction for the treatment of knee osteoarthritis. Am J Sports Med. 2019;47(11):2577–83.

[67] Buda R, Vannini F, Cavallo M, Grigolo B, Cenacchi A, Giannini S. Osteochondral lesions of the knee: a new one-step repair technique with bone-marrow-derived cells. J Bone Joint Surg A. 2010;92(Suppl. 2):2–11.

[68] Enea D, Cecconi S, Calcagno S, Busilacchi A, Manzotti S, Kaps C, et al. Single-stage cartilage repair in the knee with microfracture covered with a resorbable polymer-based matrix and autologous bone marrow concentrate. Knee. 2013;20(6):562–9.

[69] Gobbi A, Karnatzikos G, Scotti C, Mahajan V, Mazzucco L, Grigolo B. One-step cartilage repair with bone marrow aspirate concentrated cells and collagen matrix in full-thickness knee cartilage lesions: results at 2–year follow-up. Cartilage. 2011;2(3):286–99.

[70] Shetty AA, Kim SJ, Bilagi P, Stelzeneder D. Autologous collagen-induced chondrogenesis: single-stage arthroscopic cartilage repair technique. Orthopedics. 2013;36(5):e648–52.

[71] Kon E, Roffi A, Filardo G, Tesei G, Marcacci M. Scaffold-based cartilage treatments: with or without cells? A systematic review of preclinical and clinical evidence. Arthroscopy. 2015;31(4):767–75.

[72] Deng Z, Jin J, Zhao J, Xu H. Cartilage defect treatments: with or without cells? Mesenchymal stem cells or chondrocytes? Traditional or matrix-assisted? A systematic review and meta-analyses. Stem Cells Int. 2016;2016:9201492.

[73] Ando W, Tateishi K, Katakai D, Hart DA, Higuchi C, Nakata K, et al. In vitro generation of a scaffold-free tissue-engineered construct (TEC) derived from human synovial mesenchymal stem cells: biological and mechanical properties and further chondrogenic potential. Tissue Eng A. 2008;14(12):2041–9.

[74] Ando W, Tateishi K, Hart DA, Katakai D, Tanaka Y, Nakata K, et al. Cartilage repair using an in vitro generated scaffold-free tissue-engineered construct derived from porcine synovial mesenchymal stem cells. Biomaterials. 2007;28(36):5462–70.

[75] Shimomura K, Ando W, Moriguchi Y, Sugita N, Yasui Y, Koizumi K, et al. Next generation mesenchymal stem cell (MSC)–based cartilage repair using scaffold-free tissue engineered constructs generated with synovial mesenchymal stem cells. Cartilage. 2015;6(2_Suppl):13S–29S.

[76] Shimomura K, Ando W, Tateishi K, Nansai R, Fujie H, Hart DA, et al. The influence of skeletal maturity on allogenic synovial mesenchymal stem cell-based repair of cartilage in a large animal model. Biomaterials. 2010;31(31):8004–1177.

[77] Shimomura K, Yasui Y, Koizumi K, Chijimatsu R, Hart DA, Yonetani Y, et al. First-in-human pilot study of implantation of a scaffold-free tissue-engineered construct generated from autologous synovial mesenchymal stem cells for repair of knee chondral lesions. Am J Sports Med. 2018;46(10):2384–93.

第 21 章　软骨修复仿生支架
Scaffolds for Cartilage Repair

Elizaveta Kon　Daniele Altomare　Andrea Dorotei　Berardo Di Matteo　Maurilio Marcacci　著
张兴宇　译

缩略语

ACI	autologous chondrocyte implantation	自体软骨细胞植入
BMP	bone morphogenetic protein	骨形态发生蛋白
TGF-β	transforming growth factor-β	转化生长因子 –β
IGF	insulin-like growth factor	胰岛素样生长因子
NMES	neuromuscular electrical stimulation	神经肌肉电刺激
AMIC	autologous matric-induced chondrogenesis	自体基质诱导软骨形成
HA	hydroxyapatite	羟基磷灰石
MFX	microfracture	微骨折
VAS	Visual Analogue Score	视觉模拟评分

一、概述

仿生组织工程支架作为一种可以植入关节内的具有微米或纳米结构的可生物降解和生物相容的生物材料，可刺激软骨和软骨下骨组织的生成，主要分为含细胞支架和脱细胞支架两种。支架植入的目的是刺激损伤部位周围天然组织细胞的愈合潜力。最近科学家们已经开发出模拟骨软骨复合体的多层支架，植入后可以让损伤周围的健康软骨再生三维组织结构，从而填充损伤。在理想情况下，在支架环境中刺激软骨细胞迁移并产生细胞外基质、修复软骨。在过去的 10 年中，大量的软骨支架进入了市场，仿生支架的植入是一种安全修复软骨和骨软骨缺损的一步法手术策略，在一定程度上代表了手术修复软骨领域的进步。

（一）含细胞支架

第一代仿生支架是为了优化自体软骨细胞植入而开发的，其目标是为植入的软骨细胞提供一种在病变范围内有效增殖的方法，同时重建一个具有三维和多层生理结构的组织。因此，含细胞支架的植入需要两个操作步骤：第一步是从健康透明软骨中提取软骨细胞，并于实验室在支架上培养进行扩增；第二步是将含细胞支架植入关节中。该手术的主要缺点是成本高，并且需要两次手术干预[1, 2]。

（二）脱细胞支架

最新一代的仿生支架是脱细胞支架，意味着这些支架没有直接向病变位置递送软骨细胞，而主要是提供一个便于软骨再生的空间，让来自病变边缘的健康自体软骨和软骨下骨细胞在力学刺激下安全有效地增殖[3-5]。

根据结构组成，临床中实际应用的软骨支架可分为单层支架和多层支架：单层支架仅注重软骨的再生，而不考虑软骨下骨再生所需不同方面的刺激因素；而多层支架每一层都由特定的生物工程组织制成，用不同的材料制备骨界面与关节界面，从而更好地模拟它们特定的结构和功能[4]。

二、支架的物理特性

理想支架需要考虑的生物物理因素应包括以下内容。

- 抗弹性强度：1～20MPa。这一范围既可以保护细胞，也可以产生一定的机械应力以刺激它们的增殖。
- 结构：整个支架体积的80%～90%应是多孔的，允许细胞在三维结构中生长。但第一代支架不是三维的，作用在支架上的强度导致软骨细胞分化为成纤维细胞，因此产生的基质质量较差。

此外，生物化学方面因素应包括以下内容。

- 生物相容性：需要完美的生物相容性以防止任何对生物材料排异反应的发生，排异反应将使支架永久失效。
- 可生物降解：现代化的支架由琼脂糖、碳酸盐、海藻酸盐、胶原蛋白、透明质酸和聚合物（聚乳酸PLA和聚乙醇酸PGA）等材料制成。这些材料能够维持

细胞的活性，为健康软骨和软骨下骨的逐步修复提供帮助。而一旦结构被修复，支架应该被完全吸收，使得细胞外基质进行生物替代。

- 生物活性：理想的支架应为细胞复制提供生化刺激。为达到这一目的，支架可以包含如骨形态发生蛋白（bone morphogenetic protein，BMP）、转化生长因子-β或胰岛素样生长因子（insulin-like growth factor，IGF）等生长因子。

总体而言，仿生支架作为孤立性软骨损伤修复潜在的治疗选择越来越受到欢迎。基于支架的手术方法的优点包括以下内容。

- 一步法、标准化程序：减轻患者和手术医生的负担。
- 降低成本：基于细胞修复的手术费用可能非常昂贵，而支架的应用是一种更便宜的解决方案。
- 未来展望：3D打印可以实现完全化定制，满足特定的需求。同时在不久的将来，基于损伤CT结果的支架定制也会逐渐实现[6]。

三、手术指征

仿生支架适用于因各种病因导致的有症状的软骨或骨软骨损伤的患者，如创伤性、创伤后继发性、退行性或剥脱性骨软骨炎。此外，最新适应证扩展到了包括与早期骨关节炎类似的更为弥漫的软骨和骨软骨损伤[3]。然而，典型适应证针对的是保守治疗疗效不佳且运动需求较高的相对年轻的患者。禁忌证包括年龄较大、肥胖的患者，特别是如果膝盖有弥漫性的骨关节炎，以及手术时未解决的肢体畸形或膝关节不稳定的患者。

四、康复程序

患者通常在手术后 1 天或 2 天时出院。植入支架后提倡早期康复方案。术后 3～5 周不负重，此后使用双拐并逐渐增加负重。除了神经肌肉电刺激（neuromuscular electrical stimulation，NMES）外，还鼓励从术后早期开始进行等长和等张运动。同时建议从术后第 4 周开始泳池锻炼[7]。

五、已临床应用的脱细胞支架

支架是一种新兴的外科技术手段，新式纳米技术和 3D 打印技术也迅速普及。在过去的 10 年中，临床上已经引入了几种脱细胞支架，到编写本书时，前沿研究可能已经设计了其他新型支架。目前市场能应用的部分支架，如 MaioRegen®、Agili-C™ 和 Trufit®，属于骨软骨支架，这类支架主要注重一体化修复骨软骨复合体的结构。而 Chondro-Gide® 自体基质诱导软骨形成系统（AMIC®），是一种膜状脱细胞支架，主要为软骨细胞从病变周围向病变处的迁移提供支持，并仅修复骨软骨复合体的软骨部分，称之为软骨支架。

（一）MaioRegen®（Fin-Ceramica S.p. A., Faenza，Italy）

MaioRegen® 是一种骨软骨纳米结构仿生支架，具有多孔三维的三层复合结构，模仿整个骨软骨的解剖结构。软骨层由 I 型胶原蛋白组成，中间层由 60% 的 I 型胶原蛋白和 40% 的羟基磷灰石（hydroxyapatite，HA）组合而成，下层是 30% 的 I 型胶原蛋白和 70% 的 HA 的矿化混合物。

手术操作要点：使用气动止血带止血，选用内侧或外侧髌旁入路用于暴露损伤部位。

1. 第一步：成形缺损部位，去除硬化的软骨下骨，直到形成 8mm 深的具有稳定性的缺损用于移植物植入。用铝箔对缺损处进行模块化测量，以获得所需的确切尺寸和形状。该步骤要求病灶植入部位必须光滑且规则（图 21-1A 和 B）。

2. 第二步：按照植入部位的尺寸准确测量和切割支架。在缺损部位添加纤维蛋白胶以维持植入后的稳定性（图 21-1C 至 E）。

3. 第三步：支架最终通过压合装置植入，建议提前在支架的底部和侧面涂抹纤维蛋白胶以保持植入后稳定性。植入后进行关节屈伸动作以检查支架的稳定性（图 21-1F）[8]。

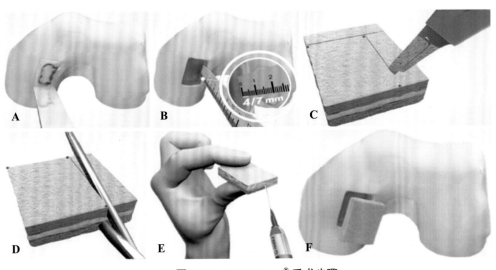

▲ 图 21-1　MaioRegen® 手术步骤

（二）Agili-C™ [Cartiheal（2009）Ltd., Israel]

Agili-C™ 是一种基于碳酸盐的骨软骨支架，属于刚性无细胞植入物，设计上分为两层：骨相（结晶形式碳酸盐）和浅表软骨相（改性碳酸盐形式）。这种双相设计旨在再生软骨层－软骨下骨层的解剖学结构。压合植入支架，使其表层比周围软骨深 1～2mm[1]。

手术操作要点：采用经典关节镜或髌旁关节切开术用于暴露损伤部位。

1. 第一步：暴露损伤，准备植入部位，成形稳定的垂直边缘。可以使用软骨切割器来确保边缘平滑和规则，以避免在植入物插入过程中组织发生内陷（图 21-2A 至 C）。

2. 第二步：仔细测量支架植入物。使用压合技术直到达到预定的位置，即相邻关节软骨表面以下 2mm。在有多个植入物的情况下，中间须有一个 5mm 的骨桥间隔（图 21-2D 至 F），并于术后进行稳定性测试。

（三）AMIC® Chondro-Gide®（Geistlich）

Chondro-Gide® 是一种生物衍生的猪胶原蛋白膜，可与自体基质诱导软骨形成技术中的 ACI 或微骨折结合一起使用。AMIC 是一种修复软骨损伤的一步法治疗方法[9-13]。

AMIC 小切口手术操作要点如下。

1. 第一步：准备手术部位，使用标准的微创前路入路，进入膝关节内部。切除损坏部分，用手术刀和刮匙去除不稳定的软骨，得到稳定、

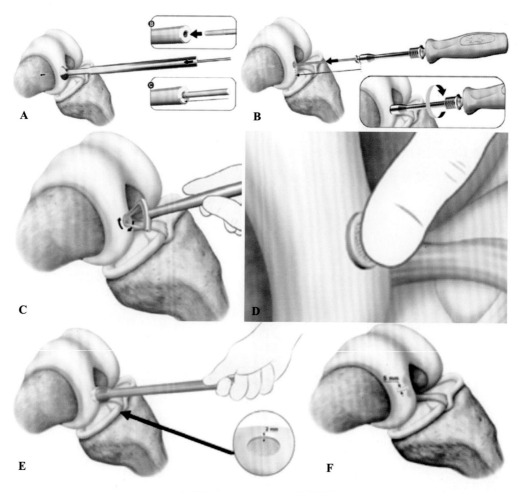

▲ 图 21-2 Agili-C™ 手术步骤

垂直的缺损边缘（图 21–3A 和 B ）。

　　2. 第二步：测量缺损部位，将 Chondro-Gide® 无菌铝模板放置在缺损中，获得缺损的准确尺寸和形状。切下得到的标记并将其转移到胶原蛋白膜上进行切割（图 21–3C 和 D ）。

　　3. 第三步：钻取骨缺损，使用锋利的锥子或钻头在损伤底部的软骨下骨钻孔，从损伤的外围开始，然后以 3～4mm 的间隔向缺损中心移动并钻孔（图 21–3E 和 F ）。

　　4. 第四步：定位、缝合或黏合 Chondro-Gide® 膜。将 Chondro-Gide® 膜放入缺损处，然后用缝合线（ Vicryl 或 PDS6–0 ）或纤维蛋白胶固定（图 21–3G 至 J ）。

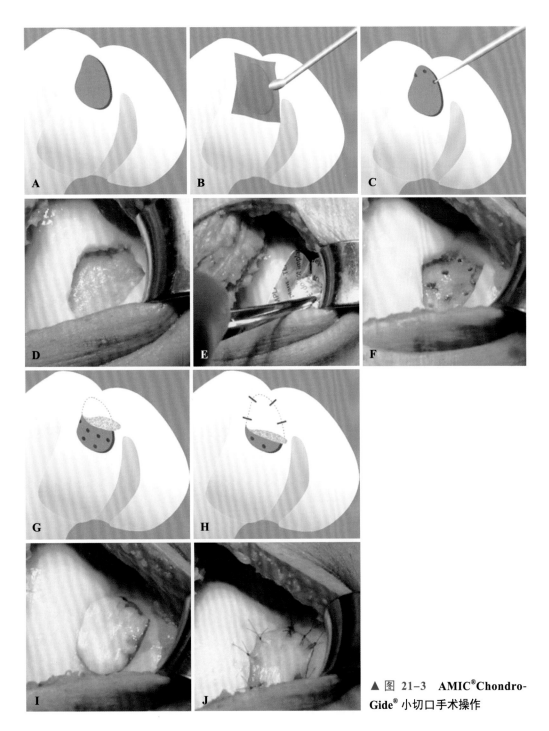

▲ 图 21–3　AMIC® Chondro-Gide® 小切口手术操作

AMIC 关节镜手术操作要点如下。

1. 第一步：准备手术部位。使用锋利的刮匙去除软骨碎片并形成光滑垂直的缺损边缘（图 21-4A）。

2. 第二步：使用探针测量缺损部位，即沿不同方向转动探头以确定缺损的直径和形状（图 21-4B）。

3. 第三步：准备 Chondro-Gide® 膜。因为 Chondro-Gide® 膜一旦湿润，其体积会扩大。因此在修整时要将其切割成比缺损本身小 10%～15%（图 21-4C）。

4. 第四步：使用 1.2mm 克氏针进行微骨折，在损伤底部的软骨下骨钻孔。从损伤的外围向中心靠近，以 3～4mm 的间隔钻孔（图 21-4D）。

5. 第五步：定位 Chondro-Gide® 膜。用镊子或夹子将膜放置在缺损处。确保 Chondro-Gide® 膜与缺损处齐平，以防止膜分层（图 21-4E）。

6. 第六步：涂胶水。将纤维蛋白胶注入 Chondro-Gide® 膜和缺损之间的空间。用探针或刨刀去除多余的纤维蛋白胶（图 21-4F 至 H）。

六、临床结果

过去几十年支架植入的研究仍处于发展阶段，临床使用支架的文献结果较少且普遍缺乏确切证据。

Andriolo 在 2019 年系统综述了最有价值的文献，尤其是关于脱细胞支架的研究[4]。具体来说，Gille 在 2010 年报道了 27 名接受 AMIC 技术治疗的患者具有良好的中期结果，在 12 个月和 24 个月时每个关节功能评分都显著改善[14]。

Kusano 于 2012 年首次在他们的研究中实施磁共振评估，尽管临床结果评分有显著改善，但在 36 个月的随访中发现组织填充不完整或不均匀[11]。Schuttler 在 2014 年深入研究了组织填充的问题，并在 4 年随访中用磁共振评估，在所有 15 名患者中均显示出良好的磁共振影像学结果[15]。而 Anders 是第一个将 AMIC 与微骨折进行比较的团队，发现在 12～24 个月时尽管单独使用 MFX 可获得良好结果，但使用 MFX+AMIC 治疗的患者结果更好。

Roessler 在 2015 年报道了使用脱细胞 I 型胶原蛋白基质治疗 28 名患者的较大的症状性软骨缺损，发现其中 24 名患者在 24 个月后缺损

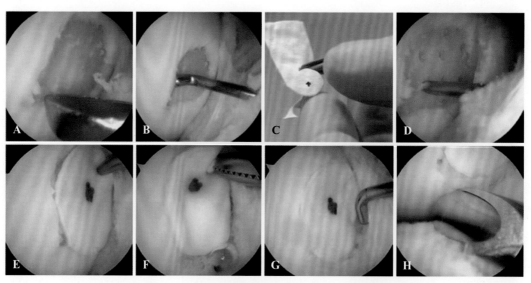

▲ 图 21-4　AMIC®Chondro-Gide® 关节镜手术操作

得到完全填充[16]。这证明了该手术的可靠性，即使对于具有挑战性的、较大的软骨损伤也是如此。Sofu 在 2017 年再次证明了基于透明质酸的脱细胞支架与 MFX 相结合比单独 MFX 更具优越性[17]，该研究是将 43 名患者随机分为两个亚组，与单独使用 MFX 治疗的亚组相比，在接受支架 +MFX 治疗的亚组取得了更好的临床结果评分，从手术到恢复非冲击性体育活动的时间相对较短，支架 +MFX 组为 7.8 个月，而单纯 MFX 组为 9.2 个月。尽管取得了这些良好的结果，但仅在 36.8% 的植入支架治疗的患者和 16.6% 的单纯使用 MFX 治疗的患者中实现了缺损的完全填充。

Sadlik 在 2017 年首次描述了全关节镜技术植入 AMIC，特别是治疗髌骨软骨缺损的临床效果[10]。Schagemann 在 2018 年比较了 AMIC 的小切口手术与关节镜技术，发现了两种手术方式没有显著差异。

Hoburg 在 2018 年关注了骨软骨复合体的概念，应用 AMIC 联合植骨治疗大面积骨软骨缺损[18]，获得了良好的临床结果，在术后 4 年大约 3 名患者中有 2 名的病灶完全填充。最后，Schuttler 在 2019 年报道，在超过 5 年的随访中，支架失败率增加，尤其是缺损较大时[3]。这项研究首次强调了该手术长期失败的可能性，并且在当前文献中缺乏该手术长期随访的研究证据。因此，接下来需要进一步的研究来更好地评估该手术在治疗年轻和活跃患者的症状性软骨损伤方面的真实作用。

（一）MaioRegen® 的临床结果

根据体内和体外研究，这种支架能够引导宿主细胞向表面的软骨和下面的软骨下骨分化，从而促使整个骨软骨结构再生。有研究报道，27 名症状性股骨髁骨软骨缺损患者在术后 12 个月时取得了良好的结果，在 24 个月时良

好结果进一步增强，并且缺损大小和临床结果之间并没有相关性[19]。Delcogliano 在 19 名大面积关节软骨缺损的患者中进行 24 个月的随访，显示出了良好的临床结果[7]。Berruto 在一项针对 49 名大面积骨软骨损伤患者 2 年随访的多中心研究中也证实了良好的临床结果[20]。Guérin 在 2020 年分析了 2 年随访的临床结果与磁共振影像学特征之间的相关性[8]，发现 MaioRegen® 在短期随访中是治疗年轻患者膝关节大面积局灶性骨软骨缺损的有效选择，但膝关节功能评分与磁共振影像学表现之间未发现明显的相关性。

（二）AMIC®Chondro-Gide® 的临床结果

Kaiser 进行了一项 10 年的随访研究，纳入了使用 AMIC® 治疗膝关节软骨和骨软骨缺损的 33 名患者。将术前与术后 2 年、术后 10 年的结果进行了比较，发现平均 Lysholm 评分和 VAS 评分得到显著改善。重要的是，这些关键分数的提高在 2～10 年的随访中一直保持[21]。该研究表明，与术前相比，AMIC 显著改善疼痛和功能评分，并且结果具有长期持久性。

一项 2017 年报道的多中心、随机、对照研究比较了 MFX 与 AMIC 的临床结果，他们重点关注长期结果，尤其是 2 年和 5 年随访[9]。他们注意到 MFX 的良好疗效在 2 年随访后下降，而 AMIC 即使在术后 5 年也能够保持良好的疗效。最近，一项关于 AMIC 的系统综述和 Meta 分析报道，从术前到早期随访过程中疼痛显著减轻、功能明显改善[22]。Schiavoni Panni 在一项 7 年随访 21 名患者的回顾性分析中指出，AMIC 在治疗大于 2cm² 的全层膝关节软骨缺损时有效[23]。最近，Fossum 进行了一项前瞻性、随机、对照研究，以评估 ACI 和 AMIC 在治疗股骨远端和髌骨的软骨、骨软骨缺损中的结果。他们发现在术后 1 年和 2 年时关节功能和疼痛

评分均有显著改善[24]。

（三）Agili-C™ 的临床结果

临床前研究揭示了这种支架的安全性和治疗潜力，证明了其从周围组织中募集细胞的能力，从而使整个骨软骨复合体能够很好地再生[25]。Chubinskaya 在 2019 年研究了 Agili-C™ 在体外修复全层软骨缺损的能力，证实了软骨细胞迁移到支架的 3D 互连多孔结构中刺激软

骨再生和修复的潜力[1]。目前，一项欧洲多中心临床试验也正在进行中，结果应该很快就会公布。

总之，仿生支架已被设计并应用于临床治疗各种软骨损伤，并且已被证明是早期随访研究中手术治疗软骨和骨软骨缺损的良好选择。目前，细胞支架和脱细胞支架同时具有优点和缺点，需要长期研究来进一步评估这些支架的耐用性。

参 考 文 献

[1] Chubinskaya S, Di Matteo B, Lovato L, Iacono F, Robinson D, Kon E. Agili-C implant promotes the regenerative capacity of articular cartilage defects in an ex vivo model. Knee Surg Sport Traumatol Arthrosc. 2019;27(6):1953–64.

[2] Pascarella A, Ciatti R, Pascarella F, Latte C, Di Salvatore MG, Liguori L, et al. Treatment of articular cartilage lesions of the knee joint using a modified AMIC technique. Knee Surg Sport Traumatol Arthrosc. 2010;18(4):509–13.

[3] Schüttler K-F, Götschenberg A, Klasan A, Stein T, Pehl A, Roessler PP, et al. Cell-free cartilage repair in large defects of the knee: increased failure rate 5 years after implantation of a collagen type I scaffold. Arch Orthop Trauma Surg. 2019;139(1):99–106.

[4] Andriolo L, Reale D, Di Martino A, Boffa A, Zaffagnini S, Filardo G. Cell-free scaffolds in cartilage knee surgery: a systematic review and meta-analysis of clinical evidence. Cartilage. 2019; https:// doi.org/10.1177/1947603519852406.

[5] Efe T, Theisen C, Fuchs-Winkelmann S, Stein T, Getgood A, Rominger MB, et al. Cell-free collagen type I matrix for repair of cartilage defects-clinical and magnetic resonance imaging results. Knee Surg Sports Traumatol Arthrosc. 2012;20(10):1915–22.

[6] Shetty AA, Kim SJ, Shetty V, Jang JD, Huh SW, Lee DH. Autologous collagen induced chondrogenesis (ACIC: Shetty–Kim technique)—a matrix based acellular single stage arthroscopic cartilage repair technique. J Clin Orthop Trauma. 2016; 7:164–9.

[7] Delcogliano M, de Caro F, Scaravella E, Ziveri G, De Biase CF, Marotta D, et al. Use of innovative biomimetic scaffold in the treatment for large osteochondral lesions of the knee. Knee Surg Sport Traumatol Arthrosc. 2014;2:1260–9.

[8] Guérin G, Pujol N. Repair of large condylar osteochondral defects of the knee by collagen scaffold. Minimum two-year outcomes. Orthop Traumatol Surg Res. 2020;106:475–9.

[9] Volz M, Schaumburger J, Frick H, Grifka J, Anders S. A randomized controlled trial demonstrating sustained benefit of autologous matrix-induced chondrogenesis over microfracture at five years. Int Orthop. 2017;41(4):797–804.

[10] Sadlik B, Puszkarz M, Kosmalska L, Wiewiorski M. All-arthroscopic autologous matrix-induced chondrogenesis-aided repair of a patellar cartilage defect using dry arthroscopy and a retraction system. J Knee Surg. 2017;30(9):925–9.

[11] Kusano T, Jakob RP, Gautier E, Magnussen RA, Hoogewoud H, Jacobi M. Treatment of isolated chondral and osteochondral defects in the knee by autologous matrix-induced chondrogenesis (AMIC). Knee Surg Sport Traumatol Arthrosc. 2012;20(10):2109–15.

[12] Anders S, Volz M, Frick H, Gellissen J. A randomized, controlled trial comparing autologous matrix-induced chondrogenesis (AMIC®) to microfracture: analysis of 1– and 2–year follow-up data of 2 centers. Open Orthop J. 2013;7(1):133–43.

[13] Dhollander A, Moens K, Van Der Maas J, Verdonk P, Almqvist KF, Victor J. Treatment of patellofemoral cartilage defects in the knee by autologous matrix- induced chondrogenesis (AMIC). Acta Orthop Belg. 2014;80(2):251–9.

[14] Gille J, Behrens P, Volpi P, De Girolamo L, Reiss E, Zoch W, et al. Outcome of autologous matrix induced chondrogenesis (AMIC) in cartilage knee surgery: data of the AMIC Registry. Arch Orthop Trauma Surg. 2013;133(1):87–93.

[15] Schüttler KF, Schenker H, Theisen C, Schofer MD, Getgood A, Roessler PP, et al. Use of cell-free collagen type I matrix implants for the treatment of small cartilage defects in the knee: clinical and mag- netic resonance imaging evaluation. Knee Surg Sport Traumatol Arthrosc. 2014;22(6):1270–6.

[16] Roessler PP, Pfister B, Gesslein M, Figiel J, Heyse TJ, Colcuc C, et al. Short-term follow up after implantation of a cell-free collagen type I matrix for the treatment of large cartilage defects of the knee. Int Orthop. 2015;39(12):2473–9.

[17] Sofu H, Kockara N, Oner A, Camurcu Y, Issın A, Sahin V. Results of hyaluronic acid-based cell-free scaffold application in combination with microfracture for the treatment of osteochondral lesions of the knee: 2–year comparative study. Arthroscopy. 2017;33(1):209–16.

[18] Hoburg A, Leitsch JM, Diederichs G, Lehnigk R, Perka C, Becker R, et al. Treatment of osteochondral defects with a combination of bone grafting and AMIC technique. Arch Orthop Trauma Surg. 2018;138(8):1117–26.

[19] Filardo G, Kon E, Di Martino A, Busacca M, Altadonna G, Marcacci M. Treatment of knee osteochondritis dissecans with a cell-free biomimetic osteochondral scaffold: clinical and imaging evaluation at 2–year follow-up. Am J Sports Med. 2013;41(8):1786–93.

[20] Berruto M, Delcogliano M, De Caro F, Carimati G, Uboldi F, Ferrua P, et al. Treatment of large knee osteochondral lesions with a biomimetic scaffold: results of a multicenter study of 49 patients at 2–year follow-up. Am J Sports Med. 2014;42(7):1607–17.

[21] Kaiser N, Jakob RP, Pagenstert G, Tannast M, Petek D. Stable clinical long term results after AMIC in the aligned knee. Arch Orthop Trauma Surg. 2020; https://doi.org/10.1007/s00402– 020– 03564– 7.

[22] Steinwachs MR, Gille J, Volz M, Anders S, Jakob R, De

Giromlamo L, et al. Systematic review and meta-analysis of the clinical evidence on the use of autologous matrix-induced chondrogenesis in the knee. Cartilage. 2019; https://doi.org/10.1177/1947603519870846.

[23]　Schiavone Panni A, Del Regno C, Mazzitelli G, D'Apolito R, Corona K, Vasso M. Good clinical results with autologous matrix-induced chondrogenesis (Amic) technique in large knee chondral defects. Knee Surg Sports Traumatol Arthrosc. 2018;26(4):1130–6.

[24]　Fossum V, Hansen AK, Wilsgaard T, Knutsen G. Collagen-covered autologous chondrocyte implantation versus autologous matrix-induced chondrogenesis: a randomized trial comparing 2 methods for repair of cartilage defects of the knee. Orthop J Sport Med. 2019;7(9) https://doi.org/10.1177/2325967119868212.

[25]　Kon E, Filardo G, Robinson D, Eisman JA, Levy A, Zaslav K, et al. Osteochondral regeneration using a novel aragonite-hyaluronate bi-phasic scaffold in a goat model. Knee Surg Sport Traumatol Arthrosc. 2014;22(6):1452–64.

第22章　自体骨软骨移植治疗小面积软骨损伤

Osteochondral Autograft for Treatment of Small Cartilage Injuries

Christopher M. LaPrade　Clayton W. Nuelle　Taylor Ray　Seth L. Sherman　**著**

尚西亮　**译**

缩略语

OAT	osteochondral autologous transplantation	自体骨软骨移植
OCA	osteochondral allograft transplantation	异体骨软骨移植
ACI	autologous chondrocyte implantation	自体软骨细胞植入
MCID	minimal clinical important difference	最小临床重要差异
IKDC	International Knee Documentation Committee	国际膝关节文献委员会
VAS	Visual Analog Scale	视觉模拟评分
MF	microfracture	微骨折
HSS	Hospital for Special Surgery	特种外科医院
KOOS	Knee Injury and Osteoarthritis Outcome Score	膝关节损伤和骨关节炎预后评分

一、概述

膝关节软骨损伤一直是骨科医生和患者的难题。一项前瞻性研究报道，19% 接受关节镜手术的患者存在局灶性软骨或骨软骨病变，而其他回顾性研究报道的数字高达 40%[1, 2]。根据患者报告预后，症状性局灶性软骨缺损导致的功能障碍与关节置换患者相似，比 ACL 重建患者严重[3]。

鉴于其高致残率，目前治疗方法较多，包括微骨折、自体骨软骨移植、异体骨软骨移植和自体软骨细胞植入等。在过去，微骨折是治疗较小病变的一线治疗方法。然而，越来越多的证据表明，微骨折长期预后不佳，重返运动报道不一，后续可能仍需要其他软骨修复手段[4-8]。因此，随着 OAT 等技术不断发展，治疗有症状的较小局灶性软骨缺损患者有了更多可行的选择，微骨折的手术率已显著降低[9, 10]。本章的目的是回顾膝关节 OAT 的适应证和手术技术，以及该技术的临床结果和基础研究进展。

二、手术技术

OAT 手术技术通常包括两种手术方式：单栓或镶嵌成形术[11]。顾名思义，单栓技术是指将一个直径 6～10mm 的骨软骨移植物填充整个软骨缺损；镶嵌成形术涉及多个小骨软骨移植物，形成"马赛克"样结构（图 22-1）。这

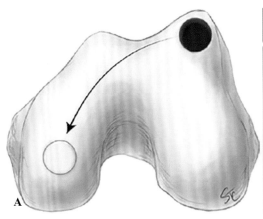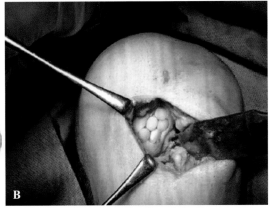

▲ 图 22-1　**A. 单栓技术图示，术中移植单个 6～10mm 骨软骨移植物来填充软骨缺损；B. 镶嵌成形术包括多个较小的骨软骨移植物，形成如图所示的"马赛克"结构**

A 经 Sherman et al（2017）许可使用，经 Elsevier（or Applicable Society Copyright Owner）许可转载，引自 Sports Medicine Clinics，Vol 36/Issue 3，Seth L.Sherman, Emil Thyssen, Clayton W.Nuelle, Osteochondral Autologous Transplantation，489-500，Copyright 2017；B 经 Hangody et al（2008）许可使用，经 Elsevier（or Applicable Society Copyright Owner）许可转载，引自 Injury，Vol 39/Issue 3，László Hangody, Gábor Vásárhelyi, László Rudolf Hangody, Zita Sükösd, György Tibay, Lajos Bartha, Gábor Bodó, Autologous osteochondral grafting—Technique and long-term results，32-39，Copyright 2008

两种技术都可以在关节镜下进行，也可以采用关节切开术。通常情况下，由于难以找到合适的植入角度，所以缺损面积较大或较多的后方病变可能需要关节切开术[11, 12]。对于这两种技术，供体部位均来自三个典型的低负重区之一。这三个部位具有受体部位所需的理想曲率（图 22-2）：股骨滑车内上缘、滑车外上缘和（或）髁间窝的外侧面[11]。

滑车外侧缘距滑车沟最高处提供了最大的表面积和最小的接触压力。在选择好取材部位后，将供体采集器垂直置于关节软骨表面（图 22-3），用锤子将采集器轻轻敲入12～15mm，以确保有足够的软骨下骨，然后将采集器旋转 180° 以分离移植骨软骨柱。如果采集多个移植物，建议间隔至少 2mm，使每个部位均与软骨表面保持垂直，并且确保股骨髁功能不受影响。供区部位可以旷置，以允许纤维软骨填充，或用受体骨栓、同种异体骨块或其他松质骨样物充填。

在软骨缺损部位用采集器取出骨块，为移

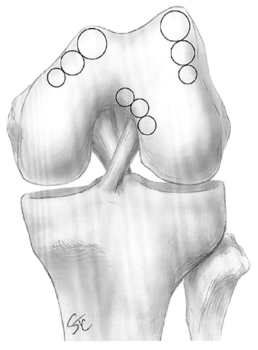

▲ 图 22-2　**自体骨软骨移植采集区的图示**

考虑到其较低的负重需求和最佳受区曲率，通常选择股骨滑车内上缘、滑车外上缘和（或）髁间窝的外侧面［经 Sherman et al（2017 年）许可使用，经 Elsevier（or Applicable Society Copyright Owner）许可转载，引自 Sports Medicine Clinics，Vol 36/Issue 3，Seth L.Sherman, Emil Thyssen, Clayton W.Nuelle, Osteochondral Autologous Transplantation，489-500，Copyright 2017］

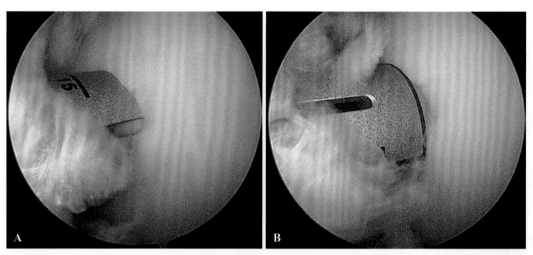

▲ 图 22-3　A. 术中照片显示从髁间切迹外侧采集自体骨软骨移植的移植物时，供体采集器与关节软骨垂直放置；B. 照片显示供区被锤击至 12～15mm，以确保有足够的软骨下骨

植物建立一个骨槽。采集器应垂直放置，嵌入的直径比移植物小 2mm。清理受区，目的是在缺损周围形成垂直侧壁，以确保骨 - 骨愈合。将移植物输送管插入移植物采集器周围，接着插入移植物推杆，确保移植物沿着输送管的边缘推进。将输送管垂直放置于受区，使移植物慢慢进入缺损处，直到与周围的软骨贴合。夯实器轻轻压紧移植物，避免导致移植物骨折或软骨细胞损伤[5, 11]（图 22-4）。镶嵌成形术使用多个移植物，具体方法同上。应注意将较大的移植物放置在缺损的中心，将每个移植物的最深部分定位到缺损基底并指向中心。这将确保供体部位的正确曲度，否则平行植入可能会导致表面突出肥大[11]。

每种技术各有优缺点。单栓技术有可能修复完整的透明软骨缺损；然而，这种技术受限于病变的大小和有限的供区。镶嵌成形术允许从多个部位收集供体移植物，在技术上更容易匹配关节软骨表面；然而，镶嵌成形术使供体移植物之间的空隙增加，导致纤维软骨长入的可能性增加，透明软骨减少[11]。

三、手术适应证

严格把握 OAT 适应证对于提高手术成功率至关重要。在膝关节中，OAT 通常用于股骨髁、髌骨或滑车病变。值得注意的是，对于髌骨，即使关节软骨表面紧密贴合，供体软骨表面和受体软骨表面厚度不匹配，也可导致软骨下骨板不平坦[11]。由于这些原因（如髌股关节供体部位病变），可能会建议考虑其他软骨修复方案，如基于软骨细胞的修复（如 MACI）或同种异体骨软骨移植治疗较大的髌骨软骨缺损。

通常，鉴于直径小于 1cm 的病变症状较轻，而大于 2cm 的病变往往需要多个移植物和供区受限等因素，目前大多数研究主张对直径 1～2cm（1～4cm²）的病变行 OAT（图 22-4 和图 22-5）。一般情况下，较大的病灶采用 OCA 或 MACI 治疗。此外，OAT 通常适用于有症状的 ICRS 3 级或 4 级缺损患者。虽然微骨折可以作为一种完整保留软骨下骨板的治疗方法，但应告知运动员不同治疗方法的临床疗效差异、时间表和重返运动期望值，并且如果选择微骨折而不是 OAT，可能需要再次手术[11, 13-15]。

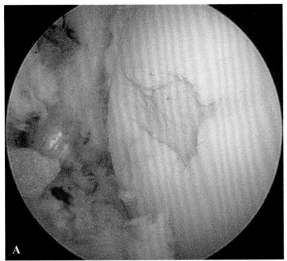

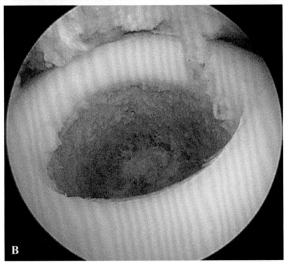

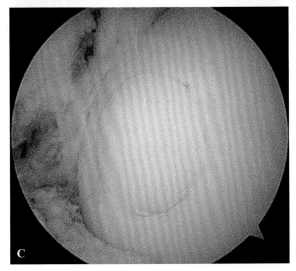

▲ 图 22-4　**A.** 骨软骨缺损的术中关节镜照片；**B.** 照片显示的受区已清理，在缺损周围形成垂直壁，以确保骨 – 骨愈合；**C.** 显示自体骨软骨移植后的照片

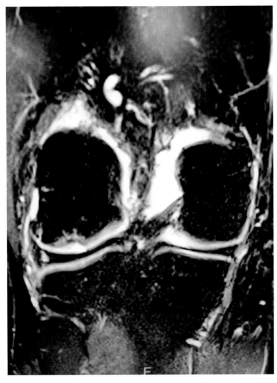

▲ 图 22-5　**T$_2$ 加权冠状位磁共振成像显示，手术干预前股骨外侧髁骨软骨缺损。推荐直径 1～2cm（1～4cm²）的病灶为最佳适应证**

就患者特异性的适应证而言，OAT 通常用于保守治疗失败、症状明显的患者。一些相对禁忌证包括：体重指数＞ 40，年龄＞ 50 岁，膝关节骨关节炎分级大于 Kellgren-Lawrence 分级 2 级，既往有膝关节感染史、肿瘤或炎症性关节炎等[11, 14]。

此外，如果同时存在合并损伤或膝关节力线异常，也应在手术中或手术前加以处理。这包括在手术时可能需要韧带修复或重建（如 ACL 重建）或半月板修复。此外，如果膝内翻、外翻或髌股关节力线不良时需要截骨，此时应该分期手术或一期联合手术来处理[7, 11]。

四、临床预后

（一）随机对照试验

尽管仍需进一步研究局灶性软骨缺损的

治疗效果，但最近越来越多的临床研究评估了OAT 与替代治疗的短期和长期临床疗效。然而，有关不同软骨治疗方法的Ⅰ级研究较少。Gudas 等报道，在 10 年随访中，病变小于 4cm² 的 OAT 治疗组和微骨折治疗组患者 ICRS 评分均显著提高[4]。OAT 组 ICRS 和 Tegner 评分较微骨折组更高，失败率更低，分别为 14% 和 38%。此外，根据 1 年或 10 年随访的磁共振成像，OAT 术后患者没有骨松动的迹象[4]。2018 年，Solheim 等进行了一项证据等级Ⅰ级研究，他们在至少 15 年的随访中评估了微骨折与 OAT 镶嵌成形术之间的差异。术后 12 个月、5 年、10 年和 15 年随访发现，OAT 组平均 Lysholm 评分明显高于术前和微骨折组[5]。在一项证据等

级Ⅱ级对照研究中，Jungmann 等也对非手术治疗与 OAT 治疗的软骨损伤患者进行了随访，平均随访 6 年，MRI 结果显示，OAT 组软骨退变进展明显减缓（表 22-1）[14]。

（二）成果 - 效益

Everhart 等对每一种软骨治疗方法的成本 - 效果进行了为期 10 年的随访[6]。在他们的系统综述中，他们认为在基线模式下，所有治疗（微骨折、OAT、OCA、ACI）都是具有成本效益的；然而，当考虑到最小临床差异时，微骨折作为 3cm² 以上病变的初始治疗成本效益最低，而 3cm² 以下病灶行微骨折和 OAT（分别评估为 1～2 个骨栓和 3～4 个骨栓）是最经济有效

表 22-1 自体骨软骨移植临床结果研究总结表

研　究	证据级别	患者数量	随访（平均年数）	结　果
Campbell 等（2016）[7]	Ⅳ级，系统回顾	1117	3.6	OAT 的重返运动率比 MF 高（89% vs. 75%）
Everhart 等（2020）[6]	Ⅳ级，系统回顾	1145	8.6	对 22 项研究的系统回顾表明，当纳入 MCID 时，OAT 和 MF 对于 < 3cm² 的病灶是最具成本效益的，MF 对于 > 3cm² 病灶不具成本效益
Grudas 等（2012）[4]	Ⅰ级，RCT	57	10.4	在至少 9 年的随访中，与微骨折相比，OAT 的失败率更低，ICRS 和 Tegner 评分更高
Jones 等（2019）[8]	Ⅳ级，系统回顾和 Meta 分析	3894	可变	OAT 在所有可用的临床结果评分中均达到 MCID，MF 在中期随访中，VAS 评分未达到 MCID（MF 缺乏长期随访）
Jungmann 等（2019）[14]	Ⅱ，回顾性队列研究	32	5.7	与非手术治疗相比，MRI 显示 OAT 术后退行性改变进展减缓
Krych 等（2016）[17]	Ⅳ级，系统回顾	2549	3.9	OAT 的重返运动率比 MF 高（93% vs. 58%）且重返运动更快
Lim 等（2012）[15]	Ⅱ级，前瞻性队列研究	30	5	中期随访时，OAT 和 MF 的 Lysholm、HSS 或 Tegner 评分组间相比无显著性差异
Pareek 等（2016）[17]	Ⅳ级，系统回顾	610	10.2	在 10 年的随访中，OAT 的 IKDC 和 Lysholm 评分显著升高，而 Tegner 评分没有显著性差异
Solheim 等（2018）[5]	Ⅰ级，RCT	40	16	在至少 15 年的随访中，在所有时间点，OAT 组的 Lysholm 评分明显高于 MF 组
Ulstein 等（2014）[18]	Ⅱ级，前瞻性队列研究	25	9.8	OAT 和 MF 在 Lysholm 评分、KOOS、等速肌力或影像学变化方面无显著差异

RCT. 随机对照研究；OAT. 自体骨软骨移植；MF. 微骨折；MCID. 最小临床重要差异

的治疗方法[6]。

Jones 等在一项类似的研究中评估了不同的治疗方法（微骨折、OAT、OCA、ACI），结果显示 OAT 和 ACI 在短期、中期和长期随访中，IKDC、Lysholm 评分和 VAS 评分均达到了最小临床重要差异值，而微骨折在中期随访时未达到 VAS 疼痛 MCID 值（且缺乏上述任何临床结果量表的长期随访数据）[8]。

（三）重返运动

鉴于许多接受 OAT 治疗的患者都是运动员，最近的两篇综述调查了不同治疗方法后的重返运动情况[7, 16]。这些研究发现了相似的结果，与微骨折相比，OAT 显著提高了重返运动率[7]。两项研究报道中，与 OCA（两者均为 88%）、ACI（82%～84%）和微骨折（58%～75%）相比，OAT（89%～93%）的重返运动率最高[7, 16]。此外，Krych 等报道，与 OCA、ACI 和微骨折相比，OAT 显著缩短了重返运动的时间（平均 5 个月）[16]。

（四）不同观点

值得注意的是，并不是所有的临床研究都证实 OAT 临床结果改善或显著优于替代疗法。2016 年，Pareek 等在 10 年随访中系统回顾了 OAT 术后疗效，发现 IKDC 和 Lysholm 临床结果评分明显改善，而 Tegner 评分改善并不明显[17]。

Lim 等进行了一项证据等级 II 级研究，在至少 3 年随访中并没有发现微骨折、ACI 和 OAT 三者的 Lysholm、Tegner 或 HSS 评分有显著差异[15]。

此外，Ulstein 等报道了一项证据等级 II 级研究，平均随访时间为 10 年，结果并未发现微骨折和 OAT 镶嵌成形术 Lysholm 评分、KOOS、等速肌力和基于 Kellgren-Lawrence 量表的骨关节炎影像学之间存在显著差异[18]。值

得注意的是，两项证据等级 II 级研究的患者总数都很低（分别为 25 名和 30 名患者），其中一组的平均随访时间为 5 年[15]，而另一组的病灶高达 6cm²，高于 OAT 的推荐手术适应证[18]。

（五）并发症

最近的研究调查了软骨手术的并发症发生率。Gowd 等报道，开放和关节镜下的 OAT 手术在 30 天随访中并发症发生率均低于 2%，无显著性差异[10]。在一项随访 10 年的系统回顾中，报道 OAT 后的再手术率为 19%，临床失败率为 29%[17]。一项系统综述评估了 OAT 镶嵌成形术后供区并发症发病率，其中 1473 例膝关节移植至膝关节并发症发生率约为 5.9%，268 例膝关节移植至距骨并发症发生率约为 16.9%。缺损的大小与骨栓的数量和尺寸没有相关性[19]。其他研究报道了从膝关节移植至距骨（Meta 分析报道，6.7%～10.8%）[20]和肱骨小头（12.8%）[21]后的供区并发症发病率。

五、基础科学研究

文献中关于生物力学的研究很少；然而，关于移植物定位在膝关节中的作用的研究也很少。2020 年，Walter 等使用耗散能（dissipated energy，DE）测量了摩擦力，发现 1mm 移植物突出相对于天然膝关节的耗散能显著增加，而 1mm 移植物下沉则无影响[22]。在一项类似的研究中，Koh 等使用猪模型对峰值接触压力进行了研究，发现移植物升高和下沉 0.5mm 和 1mm 均会导致膝关节的压力增加[23]。最后，Bauer 等评估了移植物排列方向的影响，发现移植物对齐和旋转 90° 之间没有差异[24]。

McCarthy 等在犬体内行 OAT 与 OCA 术后进行了 1 年随访发现，组织学评估透明软骨、压痕试验进行生物力学测试、影像学评估关节

间隙狭窄、ICRS 评分或 MRI 评估骨整合情况方面，两组之间没有显著性差异[25]。

六、结论

自体骨软骨移植正逐渐成为一种治疗局灶性小软骨和骨软骨缺损的方法。这篇文章回顾了 OAT 手术技术和手术适应证。临床结果研究表明，OAT 的初步结果令人满意，但仍需要进一步的随机对照试验来评估 OAT 与其他手术技术的长期效果。

参 考 文 献

[1] Hjelle K, Solheim E, Strand T, Muri R, Brittberg M. Articular cartilage defects in 1,000 knee arthroscopies. Arthroscopy. 2002;18(7):730–4.

[2] Widuchowski W, Widuchowski J, Trzaska T. Articular cartilage defects: study of 25,124 knee arthroscopies. Knee. 2007;14(3):177–82.

[3] Heir S, Nerhus TK, Røtterud JH, et al. Focal cartilage defects in the knee impair quality of life as much as severe osteoarthritis: a comparison of knee injury and osteoarthritis outcome score in 4 patient categories scheduled for knee surgery. Am J Sports Med. 2010;38(2):231–7.

[4] Gudas R, Gudaite A, Pocius A, et al. Ten-year follow-up of a prospective, randomized clinical study of mosaic osteochondral autologous transplantation versus microfracture for the treatment of osteochondral defects in the knee joint of athletes. Am J Sports Med. 2012;40(11):2499–508.

[5] Solheim E, Hegna J, Strand T, Harlem T, Inderhaug E. Randomized study of long-term (15–17 years) outcome after microfracture versus mosaicplasty in knee articular cartilage defects. Am J Sports Med. 2018;46(4):826–31.

[6] Everhart JS, Campbell AB, Abouljoud MM, Kirven JC, Flanigan DC. Cost-efficacy of knee cartilage defect treatments in the United States. Am J Sports Med. 2020;48(1):242–51.

[7] Campbell AB, Pineda M, Harris JD, Flanigan DC. Return to sport after articular cartilage repair in athletes' knees: a systematic review. Arthroscopy. 2016;32(4):651–668.e1.

[8] Jones KJ, Kelley BV, Arshi A, McAllister DR, Fabricant PD. Comparative effectiveness of cartilage repair with respect to the minimal clinically important difference. Am J Sports Med. 2019;47(13):3284–93.

[9] Frank RM, Cotter EJ, Hannon CP, Harrast JJ, Cole BJ. Cartilage restoration surgery: incidence rates, complications, and trends as reported by the American Board of Orthopaedic Surgery part II candidates. Arthroscopy. 2019;35(1):171–8.

[10] Gowd AK, Cvetanovich GL, Liu JN, et al. Management of chondral lesions of the knee: analysis of trends and short-term complications using the national surgical quality improvement program database. Arthroscopy. 2019;35(1):138–46.

[11] Sherman SL, Thyssen E, Nuelle CW. Osteochondral autologous transplantation. Clin Sports Med. 2017;36(3):489–500.

[12] Inderhaug E, Solheim E. Osteochondral autograft transplant (mosaicplasty) for knee articular cartilage defects. JBJS Essent Surg Tech. 2019;9(4):e34.1–2.

[13] Chahla J, Stone J, Mandelbaum BR. How to manage cartilage injuries? Arthroscopy. 2019;35(10):2771–3.

[14] Jungmann PM, Gersing AS, Baumann F, et al. Cartilage repair surgery prevents progression of knee degeneration. Knee Surg Sports Traumatol Arthrosc. 2019;27(9):3001–13.

[15] Lim HC, Bae JH, Song SH, Park YE, Kim SJ. Current treatments of isolated articular cartilage lesions of the knee achieve similar outcomes. Clin Orthop Relat Res. 2012;470(8):2261–7.

[16] Krych AJ, Pareek A, King AH, Johnson NR, Stuart MJ, Williams RJ 3rd. Return to sport after the surgical management of articular cartilage lesions in the knee: a meta-analysis. Knee Surg Sports Traumatol Arthrosc. 2017;25(10):3186–96.

[17] Pareek A, Reardon PJ, Maak TG, Levy BA, Stuart MJ, Krych AJ. Long-term outcomes after osteochondral autograft transfer: a systematic review at mean follow-up of 10.2 years. Arthroscopy. 2016;32(6):1174–84.

[18] Ulstein S, Årøen A, Røtterud JH, Løken S, Engebretsen L, Heir S. Microfracture technique versus osteochondral autologous transplantation mosaicplasty in patients with articular chondral lesions of the knee: a prospective randomized trial with long-term follow-up. Knee Surg Sports Traumatol Arthrosc. 2014;22(6):1207–15.

[19] Andrade R, Vasta S, Pereira R, et al. Knee donor-site morbidity after mosaicplasty—a systematic review. J Exp Orthop. 2016;3(1):31.

[20] Shimozono Y, Seow D, Yasui Y, Fields K, Kennedy JG. Knee-to-talus donor-site morbidity following autologous osteochondral transplantation: a meta-analysis with best-case and worst-case analysis. Clin Orthop Relat Res. 2019;477(8):1915–31.

[21] Matsuura T, Hashimoto Y, Kinoshita T, et al. Donor site evaluation after osteochondral autograft transplantation for capitellar osteochondritis dissecans. Am J Sports Med. 2019;47(12):2836–43.

[22] Walter C, Trappe D, Beck A, Jacob C, Hofmann UK. Effect of graft positioning on dissipated energy in knee osteochondral autologous transplantation- A biomechanical study. J Orthop Res. 2020;38(8):1727–34.

[23] Koh JL, Wirsing K, Lautenschlager E, Zhang LO. The effect of graft height mismatch on contact pressure following osteochondral grafting: a biomechanical study. Am J Sports Med. 2004;32(2):317–20.

[24] Bauer C, Göçerler H, Niculescu-Morzsa E, et al. Effect of osteochondral graft orientation in a biotribological test system. J Orthop Res. 2019;37(3):583–92.

[25] McCarthy EC, Fader RR, Mitchell JJ, Glenn RE Jr, Potter HG, Spindler KP. Fresh osteochondral allograft versus autograft: twelve-month results in isolated canine knee defects. Am J Sports Med. 2016;44(9):2354–65.

第 23 章　同种异体骨软骨移植
Osteochondral Allograft Transplantation

Luís Eduardo Tírico　Marco Kawamura Demange　William Bugbee　著
吴　阳　译

缩略语

OCA	osteochondral allograft	同种异体骨软骨
OAT	osteochondral autograft transplantation	自体骨软骨移植
ACI	autologous chondrocyte implantation	自体软骨细胞植入
OCD	osteochondritis dissecans	剥脱性骨软骨炎
TKA	total knee arthroplasty	全膝置换
UKA	unicompartmental knee arthroplasty	单髁置换

一、概述

新鲜同种异体骨软骨移植是一种利用成熟透明软骨和软骨细胞作为软骨支架的软骨治疗手段[1]。透明软骨具有作为移植物的特性，它是一种无血管的组织，因此不需要血液供应，通过关节液来满足其代谢需要。它是一种非神经结构，不需要神经的支配，同时，因为软骨细胞嵌入在基质中，从而避免了宿主的免疫监视，有着相对的免疫豁免。研究已经证明，软骨细胞在营养培养基中的低温储存下可以存活长达6周，这为外科医生提供了治疗的时间窗[2-4]。

同种异体骨软骨移植的另一个组成部分是骨，它的主要作用是支撑关节软骨，同时作为载体实现移植物和宿主的固定。移植物的骨性部分和透明软骨部分是完全不同的，它是一种血管化的组织，细胞被认为在移植中是不可能存活的；相反，骨性的结构功能通常被作为宿主再生的支架，通过相关细胞的爬行替代来实现移植物与宿主骨的愈合。一般来说，骨移植物的最薄部分仅几毫米。简单来讲，新鲜同种异体骨软骨移植物包括骨和软骨，其中包括了有活性的成熟透明软骨部分和失活的软骨下骨部分。理解骨软骨移植手术是一种组织或器官的移植手术这点很重要，因为移植物基本上作为一个完整的结构和功能替代了患病或缺失的关节部分。移植成熟透明软骨避免了依赖诱导细胞形成软骨组织的技术，而这正是其作为修复手术的核心。

二、历史

自 1908 年 Lexer[5] 第一次描述关节移植以来，用骨和软骨替代治疗膝关节软骨疾病的概念已经有 1 个多世纪的历史。Lexer 发表了他早期通过三种不同的方法进行"同种异体关节移植"的经验，包括：半关节移植、关节表面移植、全关节移植（含关节囊）。所有膝关节均在手术当天通过新鲜切除的双腿获得。然而，他承认关节移植并不是一个简单的操作，也不能保证所有手术的成功和远期疗效。到 1925 年，Lexer 报道了 34 例半膝关节或全膝关节同种异体移植术，其成功率为 50%。20 世纪 70 年代，动物实验和临床研究进行了移植和免疫学的研究，证明了移植新鲜尸体软骨是可行的[6-8]。Gross 等开始分享他们使用软骨碎片和部分关节异体骨软骨移植，治疗创伤后和关节周围肿瘤重建的经验[9, 10]。在 20 世纪 80 年代，Meyers 和 Convery 开始将这项技术应用于特殊的软骨和骨软骨疾病，如软骨软化、骨关节炎和骨坏死，并提出了壳状移植物[11, 12]。在 20 世纪 90 年代后期，Garrett 先报道了使用同种异体移植物栓治疗膝关节的剥脱性骨软骨炎[13]。在过去的 20 年里，已经有大量的基础科学和临床试验就相关领域进行研究，这些研究和新鲜同种异体移植物适应证的扩大使得新鲜同种异体移植越来越受欢迎，并将该手术治疗作为治疗膝关节软骨或骨软骨病变的软骨修复规范的一部分[14-18]。

历史上，新鲜异体骨软骨移植最大的难点是专科的移植中心。它们和经验丰富的组织库有着密切联系，为了安全有效的新鲜骨软骨组织移植，投入了大量的资源并建立相关协议。最近，新鲜的骨软骨移植物已经在北美市场化，因此更容易进入骨科领域。新鲜骨软骨移植物供体的年龄标准一般在 15—40 岁，强制通过相关的检查，确保关节软骨的质量。这些标准在一定程度上保证了移植物的质量。必须承认非常重要的一点：新鲜的人体组织是独一无二的，没有两个捐赠者具有相同的特征。遵守组织库标准、质量控制中的协议和过程，对于新鲜的同种异体移植物的安全性和有效性都是至关重要的。在移植前如何保存新鲜的同种异体骨软骨移植物，是一个重要的考虑因素。从历史上来看，新鲜的移植物需要在供体死亡后的 7 天内进行移植的，从而避免延长组织存储的需要。目前，按照组织库的标准流程处理，在完成处理和供体检测后，新鲜的同种异体骨软骨移植物的存储时间可以长达 60 天。最近，关于同种异体移植物储存的研究表明，新鲜的同种异体骨软骨移植物的长期储存会导致细胞活性、细胞密度和代谢活性的显著降低。储存 7 天后可检测到微小但有统计学意义的变化，而这些变化在储存 28 天后就更加明显了[28]。最近的一项研究分析了这些存储时长导致移植变化的临床疗效，证明长期存储（最长 28 天）与短期存储（7 天内）的异体移植，尽管其软骨细胞活力会随着存储时间的增加而降低，但在临床结果上并没有明显的差异[20]。

三、免疫学

同种异体移植手术的根本是可以获得新鲜的骨软骨组织。新鲜组织的根本原因是最大化的保证移植物关节软骨的质量。通过回顾性的研究已表明，软骨细胞和相对可保存的软骨基质在移植多年后仍然存在，这些研究支持了新鲜软骨相较于冷冻组织在软骨和骨软骨缺损重建中的运用理论基础。目前，小碎片同种异体骨软骨移植没有 HLA 或血型匹配，采用的是新鲜的，而不是冷冻或加工的。此外，同种异体移植后的患者，不需要使用免疫抑制药物以抑制免疫反应。目前的临床研究证明，同种异体骨软骨移植的成功率较高，这足以支持其继续推广运用[21-25]。然而，这种方法的免疫学仍然是一个重要的考虑因素，避免宿主排斥导致的移植失败，以进一步改善这种方法的疗效。虽然移植物失败通常可以通过影像学中的骨不连、后期的软骨碎裂、移植物塌陷或骨折和（或）软骨明显退化来识别[26]，但很少有就失败的细胞和（或）结构原因进行深入研究。迄今为止的研究已经揭示了影响移植物存活的几个重要因素，包括储存后的软骨细胞活力和有效的骨支持[27, 28]。尽管在之前的研究中没有明确的证明，但是宿主的免疫反应很可能在异体骨软骨移植中发挥关键作用[29]。

历史上，同种异体骨软骨移植免疫学一直在肿瘤重建中被研究。众所周知，冷冻或冻干技术可以降低同种异体移植物的免疫原性[8, 30, 31]；然而，这些保存同种异体移植的方法会导致维持透明软骨异体移植组织的活软骨细胞显著减少[32]。研究清楚地表明，单独的关节软骨细胞和基质成分具有免疫原性，但完整的透明软骨基质具有一定的免疫豁免[30, 33]。观察发现，完整的关节软骨基质在结构上能保护软骨细胞，使其细胞表面抗原很难被身体的免疫系统所识别。

宿主免疫系统在潜在的移植物排斥反应中的作用尚未明确。两项对失败的新鲜同种异体骨软骨移植的检索研究发现，很少或没有免疫介导反应的组织学证据，也没有明显移植排斥的证据[26, 34]。相反，Stevenson[35]对犬类动物的研究和Sirlin等[36]对人类的研究显示，新鲜的异体骨软骨移植在相当数量的异体移植受者中产生了抗HLA Ⅰ型抗体。这些研究表明，同种异体骨软骨移植能激活受体的体液免疫系统，并验证了宿主免疫系统和新鲜骨软骨移植物排斥之间的潜在相互作用。

Hunt等[29]进行了一项研究，评估了移植面积与抗体发展的关系，以及同种异体移植后抗体形成对临床结果的影响。术前抗HLA Ⅰ类细胞毒性抗体筛查阴性且术后转化为抗体反应阳性的患者与术前和术后抗HLA Ⅰ类细胞毒性抗体阴性的类似组相匹配，抗体阳性组和抗体阴性组在失败类型、失败率、失败时间、移植物类型、移植物面积或移植物位置等方面均无显著差异。在最后的随访中发现，抗HLA抗体阳性组和抗体阴性组的临床评分无明显差异（$P=0.482$）。然而，作者发现在新鲜、非匹配的同种异体骨软骨移植后，抗HLA细胞毒性抗体的产生似乎与移植物的大小有关。骨软骨移植物＞$10cm^2$所引起抗体反应的可能性是移植物＜$5cm^2$（$P<0.05$）的36倍。虽然在这项研究中，作者评估了抗体形成的发生率及对移植物性能和临床结果的影响，但是值得注意的是，我们对抗HLA抗体的系统性影响知之甚少。研究移植物大小和抗体之间的关系，与不同类型的同种异体移植物失败相比，其更有利于阐释同种异体移植物后引起的一些细微的免疫原性反应。

所有同种异体移植患者与同种异体移植供体，都需通过HLA匹配在经济和可行性上是很难做到的。如果未来的研究证实了HLA抗原对同种异体骨软骨移植临床结果有着密切影响，那么HLA分型匹配可能是必要的。然而，将这一想法付诸实践所遇到的困难无疑是相当大的，这不仅需要考虑免疫学检测的费用，还需要考虑为不同移植类型和移植物大小所建立的庞大组织库。目前，可用于移植的同种异体移植组织本来就紧缺，再细分HLA分型无疑是捉襟见肘。在没有确切的证据证明HLA分型的确切影响之前，HLA分型匹配可能仍只是备选。

四、同种异体移植物的获取、处理和储存

了解组织的获取、检测和存储的过程在同种异体移植过程中是至关重要的。

223

在 1998 年之前，在北美使用新鲜的同种异体移植物仅限于少数机构，它们自己维护着系统，进而进行移植物的获取、处理和存储，以供自己临床使用。这些同种异体移植物储存在乳酸林格液中，最多可以维持移植物的生物活性、生物力学特性长达 7 天，因而手术必须在供体死亡 1 周内进行[37, 38]。在 1999 年左右，同种异体移植物可以从组织库获得，组织的获取和处理指南是由美国组织库协会在 FDA 的监督下建立的[39, 40]。同种异体移植组织通常要求在供体死亡 24h 内获得，理想的捐献者是 13—35 岁关节软骨健康的人群。

软骨细胞活力对维持移植物活性至关重要，这与同种异体移植物的临床成功与否直接相关[4, 19]。如果存储时能维持软骨细胞及细胞外基质的生物学活性，那么软骨细胞就能维持细胞外基质，进而维持移植物的生物学特性。Gross 等发现，同种异体移植物在体内的长期生存依赖于活的软骨细胞、完整的细胞外基质和宿主骨的整合[1]。此外，关节表面（最表层）的软骨细胞活力对移植物的长期存活至关重要。一些研究表明，移植后随着时间的推移，软骨细胞的活力能得以保存。针对同种异体移植的回顾性研究发现，即使移植多年后供体软骨细胞仍然有着较高的活力。同种异体移植物的处理和储存（冷冻、冷藏或新鲜）对软骨细胞活力有着不同的影响，软骨的生物力学和生化组成，随着储存时间的推移而退化，这与软骨细胞活力的降低相关[41]。–80℃ 冷冻处理的移植物，其软骨细胞活力低于 5%，由于缺乏活的软骨细胞来维持细胞外基质，细胞外基质也出现退化[42, 43]。

目前，刚离体的新鲜同种异体移植物有着最高的软骨细胞活力[2, 44]。在 4℃ 低温保存超过 7 天的新鲜同种异体移植物中，其软骨细胞活力开始下降，生物力学性能降低[2]。Pallante 等在 2009 年进行的一项研究中发现，新鲜移植物在 37℃ 与 4℃ 保存相比，所有区域的软骨细胞活力均较 4℃ 增加，储存 28 天后存活软骨细胞的比例仍能达到可接受的比例（80%）[45]，该研究为增加移植物在移植前储存的有效时间提供了理论支持。保存时间的增加是至关重要的，因为目前的组织库保存同种异体移植物时，完成微生物学和血清学测试一般至少有 14 天[46]。最近的其他研究也表明，生理学（37℃）或室温（25℃）的储存温度可以提高同种异体移植物在存储时的生物学活性[44, 45]。改进的处理方法可以安全地进行早期移植物植入（如之前的商业化处理方式），存储技术可以维持软骨细胞活力，保持细胞外基质特性，允许更长的存储时间，这些都将继续成为热门的研究领域。

美国以外的国家对新鲜的同种异体移植技术同样有着极大的兴趣，然而，监管、物流和文化等许多问题一直难以克服。在美国以外建立一个同种异体移植流程，大多是通过与现有的大学关联的组织库进行联系。此外，每个国家都有独自的法规进行参考，这取决于医疗保健系统是公有的还是私有的，以及目前冷冻移植流程是否已经成为常规操作。

五、适应证

同种异体骨软骨移植作为软骨修复的主要适应证是：有症状的全层软骨、直径大于 2cm² 软骨下缺损或 ICRS 3～4 级的软骨下骨损伤或局灶性血管性骨坏死，软骨下骨损伤大于 6mm（如剥脱性骨软骨损伤、局灶性缺血性骨坏死、创伤后软骨缺损）。此外，它还被认为是一种在初次软骨修复技术失败后的补救措施，如微骨折、自体骨软骨移植、自体软骨细胞植入，或初次的 OCA 移植（复杂重建）。

通常，OCA 移植主要被用来治疗股骨缺损，但在特定的情况下，它也可以用来治疗胫骨软骨缺损（整个胫骨和半月板表面都可以进行移植）或双相（对吻征）损伤的股骨、胫骨和髌骨。骨软骨异体移植物运用场景多元，即使是非常大的、复杂或涉及多个病变部位的缺损，特别是涉及骨缺损的部分。

1. 软骨修复

- 软骨缺损或骨软骨缺损大于 $2cm^2$。
- 剥脱性骨软骨炎。
- 翻修初次失败的软骨修复手术。
- 软骨下骨损伤不伴全层软骨缺损。

2. 复杂重建

- 创伤后关节周围骨折畸形愈合。
- 单间室关节炎或多发性退行性损伤。
- 大量 III 型或 IV 型剥脱性骨软骨炎。
- 股骨髁骨坏死。

六、禁忌证

1. 绝对禁忌证[47]

- 严重的多间室骨关节炎。
- 炎性关节病。

2. 相对禁忌证

- 吸烟。
- 酗酒。
- 长期激素的使用。
- 韧带源性的关节不稳。
- 关节下肢力线异常。
- 肥胖（BMI > $30kg/m^2$）。
- 同侧半月板缺失大于 50%。

通常情况下，没有绝对的年龄限制[47-50]。

七、术前准备

当考虑 OCA 手术治疗软骨损伤时，外科医生需要找到一个合适的供体以匹配受体。同时，还需要将手术安排在一个指定的时间，而这些并不总是如愿。很多时候，为了保证移植物的成功率（细胞活性强），患者会在手术前 7~10 天收到供体可用的通知。

OCA 程序的主要步骤之一是将供体与受体进行匹配，目前，这一步只需要关注移植物的大小。碎片化的新鲜同种异体骨软骨移植不需要供体和受体之间的人类白细胞抗原（human leukocyte antigen，HLA）或血型匹配，也不用考虑免疫抑制。为了制订精准的围术期计划，通常会采用膝关节伸直负重位的前后位 X 线，在关节表面的下方测量胫骨的横径（图 23-1）。供体移植物在组织库中进行测量，使用卡尺对供体胫骨平台进行直接测量。为了确定其他的病理问题，需要做一系列标准的 X 线（包括负重屈膝 45° 前后位片、膝关节侧位、髌骨位和站立双下肢全长位片）。此外，CT 和 MRI 扫描能对关节软骨的完整性，骨受累的程度及伴随

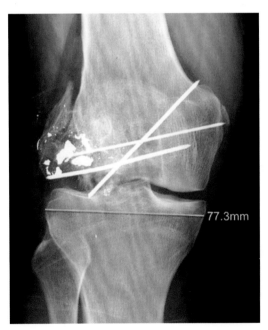

▲ 图 23-1 右膝关节前后位 X 线，胫骨平台近端宽度测量

当使用 X 线进行匹配时，校正放大率是必要的（引自 author's personal database）

的韧带和（或）半月板的情况都进行相应的评估。CT 和 MRI 也可以用来测量胫骨近端的宽度，以匹配供体和受体（图 23-2），供体与受体如果差异值在 ±2mm 以内[51]，通常被认为是可以接受的。当采用榫卵技术时，供体胫骨宽度的大小应等于或大于受体，以便使供体股骨髁的凹凸度与受体相似或更厚。关节病变的在影像学上往往较真实低估（高达 60%）[52, 53]。因此，如果通过调阅之前手术过程中的图像（如关节镜），那是很有帮助的。然而，需要注意的是，在任何术前影像学检查中，解剖上都有可能存在着明显的变异性，特别是受影响的髁会变得更大、更厚、更宽。在这种情况下，应该选取一个更大的供体。外科医生有责任检查移植物，并在手术前确认同种异体移植物组织的大小和质量。

八、手术技术

同种异体骨软骨移植的准备和植入常用的两种技术包括：榫卵技术（press-fit plug）和壳

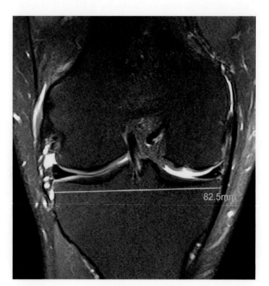

▲ 图 23-2　MRI 测量胫骨近端宽度以匹配供体和受体

在使用 MRI 或 CT 扫描时，不需要校正放大率（引自 author's personal database）

状移植技术（shell），每种技术都有其优缺点。榫卵技术在原理上类似于自体骨软骨移植，市面上有很多相应的工具可以用来进行类似的操作，该技术最适用于直径在 15～35mm 的股骨髁间损伤。由于榫卵结构的稳定性，通常不需要额外的固定。缺点包括偏后侧的股骨髁和胫骨平台损伤不利于圆形开槽，这种情况下可能壳状移植技术更适合。此外，越是椭圆形或形状越长的损伤，就越需要在受体部位清理正常的软骨，以适应圆形供体栓。壳状骨软骨移植在技术上更困难，通常需要额外固定。然而，根据所采用的不同技术，可以尽可能多的保留正常软骨。

（一）榫卵技术

患者取仰卧位，根据病变的位置，取前内侧或前外侧 5cm 手术切口，记录病变部位的大小。在进行同种异体骨软骨移植技术时，在缺损中心用 2.5mm 克氏针钻孔标记，并用 15～30mm 的圆柱形模板来测量实际损伤大小。损伤部位清创后，用圆形钻孔器进行扩槽准备。钻到直至健康的软骨下骨出血，通常不超过 3～7mm 的软骨下骨，制备出与受体部位总深度为 5～10mm（图 23-3）。供体移植物通常与受体病变处于完全相同的（原位）位置，然后修剪到相同的厚度。为了清除移植物骨组织中骨髓潜在的免疫原性，减少异体移植物的生物学负荷，脉冲灌洗（1～2L）供体移植物。用手旋转着将移植物嵌入准备好的骨槽，再轻轻按压移植软骨，并反复屈伸膝关节。最后，必要时可以进行非常轻柔的按压，以使移植物完全放置到位（图 23-4）。大多数情况下，榫卵技术能实现移植物的固定，但在少数情况下，可能需要可吸收的内固定物进行加强固定。

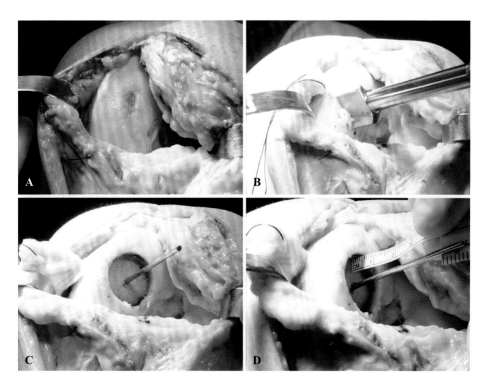

▲ 图 23-3　**A.** 股骨内侧髁剥离性骨软骨炎；**B.** 受体部位清理和磨钻准备；**C.** 深度以钻至健康软骨下骨时出血停止；**D.** 在 4 个象限内测量深度，通常准备的受体部位总深度为 **5～10mm**

引自 author's personal database

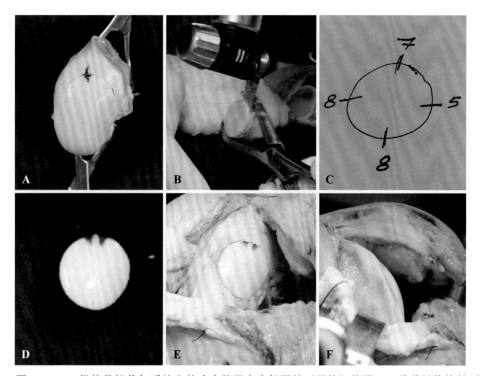

▲ 图 23-4　**A.** 供体移植物与受体上的病变位于完全相同的（原位）位置；**B.** 将移植物修剪到与受体深度相同的厚度；**C.** 标记受体在 4 个象限的深度；**D.** 植入前的最终移植块；**E.** 移植以适当的旋转插入；**F.** 侧位图显示移植物与宿主髁弯曲相匹配，应瞄准与关节表面齐平的位置

引自 author's personal database

（二）榫卯技术术后管理

早期的术后管理包括控制疼痛、肿胀，以及恢复肢体本体感觉和关节活动度。根据移植物的大小和固定的稳定情况，患者通常需要挂拐避免负重行走4～6周。髌股关节软骨移植的患者4周内允许在铰链式膝关节护具的保护下，在疼痛范围内进行全负重下屈膝最大45°的关节活动度锻炼。术后2～4周之间可以进行闭链运动，例如骑自行车。术后2～4个月可以逐步在助步器和拐杖的辅助下进行全负重行走。术后3～4个月，逐步恢复完全承重和正常的步态行走。直到关节完全康复和影像显示愈合后，才允许重返体育运动，通常不早于术后4～6个月。

（三）壳状移植技术

虽然大多数病变通常选用榫卯技术就能得到有效的处理，但如果病变的大小或位置不允许放置榫卯技术相应的移植工具，外科医生应准备采用壳状骨软骨移植技术。对于壳状移植技术，首先通过前面描述的方法来定量缺损部位，并用手术记号笔标记病变的大小。在进行壳状技术时通常需要更加充分的暴露，这种软骨损伤部位要么很大，要么很难通过小切口到达。使用电动摆锯、刮匙和骨凿，将软骨下骨截取至4～5mm的深度。使用长度、宽度和深度或锡箔纸来测量受体面积大小。受体缺损的解剖参数可以用来匹配供体移植物的大小和位置。锯子可以用来切割供体髁的基本形状，移植物可以略大几毫米。多余的骨和软骨在通过多次试模填充时可以慢慢移除，直到达到完美的契合。大量冲洗移植物和移植区域，并确保移植物与关节面齐平。是不是需要额外固定取决于其稳定程度，挤压螺钉可用于固定（图23-5）。最后，屈伸膝关节运动确认移植物

稳定后，进行逐层缝合。最初的术后管理包括控制疼痛、肿胀，以及恢复肢体控制和活动范围。根据移植物的大小和固定的稳定性，患者通常需要接触性负重拄拐4～6周。髌股关节软骨移植的患者4周内允许在铰链式膝关节护具的保护下，在疼痛范围内进行全负重下屈膝最大45°的关节活动度锻炼。在术后2～4周之间可以进行如自行车类的闭链运动。在术后2～4个月之间，可以使用拐杖或助步器逐步过渡到完全承重。完全承重和正常的步态训练一般是在术后3～4个月之间。直到关节完全康复和影像显示愈合后，才允许重返体育运动，通常不早于术后6个月。

（四）壳状移植技术的术后管理

最初的术后管理包括控制疼痛、肿胀和恢复下肢控制和活动范围。根据移植物的大小和固定的稳定性，患者通常需要接触性负重拄拐4～6周。髌股移植的患者可以在疼痛范围内进行全负重的伸膝，4周内在膝关节固定支具下限制屈膝45°。在术后2～4周之间可以进行如自行车类的闭链运动。术后2～4个月之间，可以使用拐杖或助步器逐步过渡到完全承重。完全承重和正常的步态训练一般是在第3～4个月之间。直到关节完全康复和影像显示愈合后，才允许重返体育运动，一般不早于6个月。

九、新鲜同种异体骨软骨移植的预后

影响预后的因素

1. 年龄

有大量的研究表明，随着年龄的增加软骨细胞功能逐渐下降，如软骨增殖潜力的减弱，硫酸糖胺聚糖合成能力的减弱，胶原沉积和对

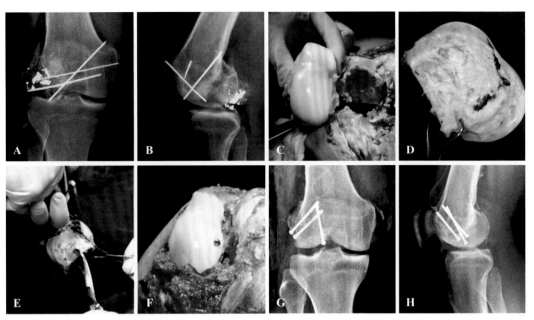

▲ 图 23-5　**A.** 右膝关节前后位 **X** 线显示复杂的股骨髁粉碎性骨折内固定失败；**B.** 侧位片显示股骨外侧髁后部的一大片骨折移位；**C.** 前外侧髌旁切口，摆锯切割受者髁突的远端和后部，**90°** 垂直截骨以便增加接下来固定的稳定性，供者的股骨外侧髁以此作为准备进行移植；**D.** 供者股骨髁的照片，用标记笔在供者相应部位标记出受者的缺损大小，以获得一个完美的匹配；**E.** 利用电锯将供者股骨髁制备好；**F.** 股骨外侧髁移植，金属螺钉在非负重髁间区进行螺钉固定；**G.** 术后右膝关节前后位 **X** 线显示股骨外侧髁解剖和形状恢复；**H.** 侧位片显示移植的股骨外侧髁的轮廓，符合自然的解剖结构，供者和受者尺寸的高度匹配在进行同种异体表面移植技术时极其重要

引自 author's personal database

生长因子的反应性都会出现下降[54, 55]。因此，从逻辑上来说，不论采取何种软骨修复技术，越年轻的患者在术后磁共振成像表现和临床评分都更好[56-59]。

Murphy 等[25] 进行的一项研究，分析了 18 岁以下青少年和儿童患者 OCA 的结果，重点关注主观结果指标和同种异体移植存活率，共39 例患者（43 例膝关节），平均年龄 16.4 岁（11.0—17.9 岁），接受了异体骨软骨移植治疗软骨和骨软骨损伤。最常见的病因是剥脱性骨软骨炎（61%）、缺血性坏死（16%）和创伤性软骨损伤（14%），平均同种异体移植物大小为8.4cm²，5 例在术后 2.7 年（1.0～14.7 年）出现临床失败，其中 4 例通过同种异体骨软骨移植翻修获得成功治疗，另外 1 例患者在翻修后8.6 年接受了膝关节置换术，移植物 10 年生存率为 90%。IKDC 的平均评分从术前 42 分提高到 75 分，膝关节社会功能（Knee Society function，KS-F）评分从 69 分提高到 89 分（$P < 0.05$）。作者得出结论，异体骨软骨移植是儿童和青少年患者的一种有效治疗手段，它有着 88% 的优良率，在翻修同种异体移植物失败病例中的再成功率为 80%。

Frank 等也研究了患者年龄对 OCA 术后预后的影响[60]。他将 ≥ 40 岁与 < 40 岁的患者进行比较，在这些至少随访 2 年的患者中进行前瞻性数据分析，回顾分析了再手术率、失败率和患者自我报告的结果。失败被定义为翻修 OCA、膝关节置换术，或在二次关节镜检中发现明显的移植物失败。共有 170 例患者接受了 OCA 治疗，平均随访时间为（5.0±2.7）年（2.0～15.1年），其中年龄小于 40 岁 [（27.6±7.3）岁] 的

患者 115 例，≥ 44 岁的患者 55 例 [（44.9 ± 4）岁]。作者发现两组之间在数量上术前没有明显差异（P=0.085），再手术率（< 40 岁：38%；≥ 40 岁：36%；P=0.867）、再手术时间 [< 40 岁：（2.12 ± 1.90）年；≥ 40 岁：（3.43 ± 3.43）年；P=0.126] 或失败率（< 40 岁：13%；≥ 40 岁：16%；P=0.639）上均无差异。两组患者的 Lysholm、IKDC、KOOS、WOMAC、简明健康调查问卷 -12（Short Form-12，SF-12）评分与术前比较均有显著改善（P < 0.001）。有趣的是，与 < 40 岁患者相比，≥ 40 岁患者表现出更好的 KOOS 评分（P=0.015），与年龄较大的患者相比，< 40 岁患者术后表现出更低的 KOOS 症状子评分，这可能归因于与老年患者相比，< 40 岁患者对于术后恢复功能的预期更高。Nuelle 等[60]发现年龄并不会影响 OCA 的预后，他们通过随访比较了 OCA 术后的成功患者（53 例，71%）和失败患者，在 VAS 评分 0 分或评分改善（减少）2 分或以上分析的情况，发现成功病例平均年龄更年轻（33 岁 vs. 37.2 岁）；然而，这种年龄差异并没有统计学意义（P=0.23）。

Wang 等[50]进行的一项配对研究评估了 40 岁及以上患者膝关节 OCA 移植的结果：供体成活率、失败预测因素和异体骨软骨移植的临床预后等。移植失败被定义为移除或翻修移植物或进行关节置换。作者报道了 51 名患者 [平均年龄 48 岁（40—63 岁），65% 为男性] 共 52 例膝关节症状明显的软骨损伤病例（最多 2 个损伤部位），Outerbridge4 级并不涉及大量的骨丢失而需要同种异体表面移植或额外的骨移植。平均随访时间为 3.6 年（2～11 年），术后 21 例膝关节（40%）再次进行了手术，包括 14 例失败病例（27%）：翻修 OCA（1 例）、单髁置换（5 例）和全膝置换术（8 例）。平均失败时间为 33 个月，2 年和 4 年生存率分别为 88% 和 73%。男性（HR=4.18，95%CI 1.12～27.13）

和既往同侧膝关节手术史（HR=1.70，95%CI 1.03～2.83）是该队列中失败的风险因素。生存分析（Kaplan-Meier）发现，术前 K-L 分级与较高的失败率相关。在最后的随访中发现疼痛评分（47.8～67.6）、生活质量量表（SF-36）（56.8～79.1）、IKDC 的主观评分（45.0～63.6）、KOOS- 日常生活评分（64.5～80.1）、总体评分（4.5～6.8）（P < 0.001）等临床功能评分均得到明显改善。与年轻人群相比，≥ 40 岁的患者接受 OCA 治疗失败率更高。然而，作者最后认为对于特定的年长患者，OCA 可以作为膝关节软骨缺损中期治疗不错的选择。

2. 部位

骨软骨病变的解剖位置和取材部位可能与临床预后有着密切联系。很重要的一点是，每个膝关节损伤部位都有自己独有的特征，并且在 OCA 移植后会有不同预后。因此，特定部位的临床结果不能照搬到其他部位。

Tirico 等[21]研究了 OCA 移植治疗股骨髁缺损的临床预后和存活率，在 200 例膝关节单病灶股骨髁 OCA 移植的患者中，使用商品化的薄片榫卯骨软骨移植技术，未纳入接受壳状移植的病例，其中 69% 的损伤位于股骨内侧髁。145 例膝关节（72.5%）使用 1 个移植物，55 例膝关节（27.5%）使用 2 个移植物，平均同种异体移植物受体面积为 6.3cm²，移植物厚度为 6.5mm，其中所有的移植物都准备好了固定所需的最少骨床。在最后的随访中，所有的患者在疼痛、功能和生活质量等有临床意义的 IKDC 和 KOOS 评分上都有显著改善。OCA 手术后患者满意度达到 89%，同种异体移植物的存活率为 95.6%（5 年）和 91.2%（10 年）。52 例膝关节（26%）进行了再手术，其中 16 例（占整个队列的 8%）出现了同种异体移植失败（4 例 OCA 翻修，1 例关节表面置换，6 例单髁置换术，5 例全膝关节置换），失败的中位时间为 4.9 年。OCA 移植治疗股骨髁骨软骨病变的薄片榫卯移植技术能显著改善临床评分，提升患者满意度，有着较低的再手术率和临床失败率低。

Chahla 等通过系统综述评估了髌股关节 OCA 移植的结果[22]。他们纳入了 8 项研究，共 129 例因髌骨、滑车或双侧缺损接受 OCA 移植治疗的患者。根据移植物的获取和储存时间，新鲜（121 例，93.8%）和冷冻保存（8 例，6.2%）。其 5 年平均生存率分别为 87.9%，10 年 77.2%。所有结果至少有一个临床评分有显著改善。4 篇使用 IKDC 进行评分的研究发现，术后随访较术前均有显著改善（$P < 0.001$），术前 IKDC 总得分为 41.8，术后 IKDC 评分 68.1，总的 IKDC 得分增加了 26.3；改良的 D'Aubigne-Postel 评分报道术后有显著改善（$P < 0.001$），从术前平均的 12.2 到术后平均的 15.9；术前 KSS-F 总分平均为 53.4 分到术后 80.2；髌股关节骨软骨移植在髌股关节患者短、中、长期都有着很高的患者满意率和移植物存活率。此外，尽管平均再手术率为 51.6%，但是这其中最常见的操作是内固定的取出（31.8%），这在所有的髌骨术后都很常见。最后，各个研究中对失败的定义标准并不统一，总体平均失败率为 20.1%，这与在胫股关节面软骨其他各种生物修复技术的失败率相仿。

Abolghasemian[61] 等使用新鲜异体骨软骨移植治疗创伤后胫骨骨软骨损伤，评估了该手术在伴或不伴下肢力线纠正的胫骨平台软骨缺损中的长期结果、影响移植物存活率和生存率的相关因素。作者研究了 113 例膝关节（15 例内侧和 98 例外侧胫骨平台缺损），其中有 77 例（68%）同时进行了同种异体半月板移植，74 例（65%）进行了下肢力线矫正。术后平均随访 13.8 年（1.7～34 年），46 例膝关节已经转为全膝关节置换术或有指征进行全膝置换术，

另外还有 2 例患者接受 OCA 翻修手术。因此，总共 48 例膝关节（48 名患者）移植手术失败，移植后平均失败时间是 11.6 年（1.7～34 年）。剩下的 65 名患者在平均随访 15.5 年（4.3～31.7 年）里，Kaplan-Meier 生存分析显示术后 5 年为 90%（95%CI 83%～94%），10 年为 79%（95%CI 70%～86%），15 年为 64%（95%CI 53%～73%），20 年为 47%（95%CI 34%～59%）。这个研究提示，OCA 对于创伤后胫骨骨软骨缺失损有着较好的预后（10 年以上），然而对于股骨髁损伤的患者 OCA 治疗可能效果并没有那么好。对于年纪较轻的创伤性、缺损较大的胫骨平台治疗，与关节融合术或膝关节置换等传统治疗手段相比而言，OCA 可能是一个可行的方式。但是年纪大的患者，尤其是涉及内侧胫骨平台和之前有手术史的，可能存在移植物存活困难的情况。

3. 诊断

诊断也能影响 OCA 移植后的效果。通常来说，大多数伴急性创伤或剥脱性骨软骨炎的局限性软骨缺失，与退化性的病变或早期的骨关节炎相比，都能有着较好的临床结果。最近，OCA 移植的适应证在逐步扩大，可以用于较严重的慢性病理性退变性损伤。然而，这些预后和存活率劣于应用在病理性局灶软骨损伤的患者。

最好的适应证之一是膝关节的剥脱性骨软骨炎。OCD 好发于年轻人，他们除了相应的软骨损伤，其他的结构（如半月板、韧带和软骨）状态都很好。新鲜的同种异体骨软骨移植理论上来说是一种有极具吸引力的选择，因为它能重新恢复 OCD 损伤引起的骨和软骨的部分。Sadr 等[23] 评估了 135 名（149 例膝关节）因剥脱性骨软骨炎而进行 OCA 手术的患者，手术平均年龄是 21 岁［12—55 岁，主要的损伤在股骨内侧髁（62%）］。其他涉及的区域是股骨

外侧髁（29%）、股骨滑车（6%）、髌骨（1%）或者合并 2 个解剖部位的（2%）。同种异体移植物的平均尺寸是 $7.3cm^2$。榫卵技术被用在小到中等的损伤，Shell 移植术或者多处榫卵技术被用在较大的损伤中（127 例膝关节采取榫卵技术，19 例膝关节采用 Shell 移植术和 3 例膝关节采用了上述两种方法）。在最后的随访中，所有的临床结果均有显著的提高（$P < 0.001$）。再次膝关节手术的有 34 例（23%），然而只有 8% 被定义为 OCA 失败，进行需要 OCA 翻修或移除移植物。平均的随访时间为 6.3 年，平均失败的时间为 6.1 年，OCA 存活率是 95%（5 年）和 93%（10 年），OCA 的患者整体满意率为 95%。

Shasha 等[14] 评估了年轻、高需求患者在 OCA 移植治疗单间室创伤性胫骨平台缺损的生存率和长期功能。在该研究中，65 例患者通过 Shell 技术对胫骨平台骨折进行治疗，其中 39 例膝关节（60%）同时进行了同种异体半月板移植，这些患者的平均年龄为 42.8 岁，在受伤后平均 4 年进行手术。随访记录了移植物不愈合、软骨碎裂、塌陷、再吸收和退行性改变等，一些随访时间少于 5 年的患者接受了全膝关节置换术。Kaplan-Meier 生存分析被用来预测移植物的完整性和功能持续时间。生存率（失败）的终点被定义为是 HSS 评分为 70 分，或者患者决定进行膝关节置换，或因任何原因需要进行二次同种异体移植物翻修手术。随访结束时，65 例有 44 例（68%）无移植物移位，持续有效性平均（12.9 ± 5.1）年。分析得出，移植物 5 年生存率为 95%，10 年生存率为 80%，15 年生存率为 65%，20 年生存率为 46%。虽然一些严重退行性改变的患者 HSS 评分良好，但平均而言，退行性改变较严重的患者 HSS 评分下降明显（$P < 0.001$）。86% 的患者在平均 12 年的随访中（5～24 年），其 HSS 评分依然保持着优良的结果。在最后的随访中，只有 39% 的膝关节有中到重度的退行性改变。作者们发现，严重的退行性改变和 HSS 评分之间存在着某种有趣的相关性。在没有退行性改变的情况下，HSS 评分并没有随时间的推移而下降。因此，作者认为，OCA 移植治疗胫骨平台骨折能有效地为年轻、高需求的患者提供了一个持久稳定的膝关节功能。OCA 移植物的存在并没有使膝关节置换在技术上更难，他们的研究表明，OCA 能延迟全膝关节置换，同时能保持膝关节的良好功能。

Gracitelli 等[62] 也发现了类似的结果，他们评估了接受 OCA 作为膝关节骨折补救手术的患者，包括胫骨平台骨折（74%）、股骨髁（15%）和髌骨骨折（10%）。39 名患者（39 例膝关节）组成了他们的研究人群，包括 24 名男性和 15 名女性，平均年龄 34 岁（16—54 岁）。改良的 Merle D'Aubigne-Postel、IKDC 和 KS-F 评分从术前到末次随访都有改善。在对 OCA 移植的患者随访中，39 例膝关节中的 19 例（49%）进行了进一步的手术治疗，其中 10 例（26%）被认为是 OCA 失败（3 例 OCA 翻修，6 例全膝关节置换，1 例髌骨切除），OCA 的存活率是 82.6%（5 年）和 69.6%（10 年）。

年轻患者在自身免疫性疾病或原发性恶性肿瘤中接受全身高剂量皮质类固醇治疗后，可出现膝关节缺血性坏死。类固醇引起的病变主要集中在软骨下骨，最终导致软骨下骨骨折，进而出现软骨表面软化、破裂、关节塌陷和骨关节炎。股骨髁是继股骨头第二大最常见的病变部位。类固醇相关骨坏死的治疗仍存在争议，提出的治疗方法包括运动疗法、手术干预，然而无论从病因、症状，还是严重的股骨远端骨坏死，通常都需要 TKA 进行治疗。然而，年轻的患者可能对他们的替代关节提出较高的要求，更有可能未来需要翻修 TKA 来应对由于无菌性松动、聚乙烯磨损等带来的问题。对于年轻患者来说，生物修复方法可以作为一种缓兵之计延迟关节置换的时间，如 OCA 的股骨髁移植。由 Early 等[63] 进行的长期回顾性随访研究评估了 25 例（33 个膝关节）平均年龄 25 岁（16—48 岁）接受 OCA 治疗膝关节骨坏死的患者。患者的主要病因有自身免疫性疾病（44% 的患者基础诊断系统性红斑狼疮、溃疡性结肠炎、克罗恩病或肌炎）或恶性肿瘤（32% 的患者患有白血病或霍奇金淋巴瘤），与其余的潜在诊断不太常见的原因是接受大剂量皮质类固醇治疗。纳入本系列的患者原本是准备进行关节置换术，同种异体移植作为替代治疗选项。16 例患者为双侧手术，25 例单髁病变（13 例外侧，12 例内侧），8 例双髁受累（同一膝关节的股骨内侧髁和外侧髁）接受了双髁的 OCA。平均同种异体移植物表面积为 10.6cm^2（4.0～19.0cm^2）。33 人中有 17 人（51.5%）膝关节有多处移植物；这些病例包括双髁受累，大面积病变需要使用榫卯技术，或移植物下坏死区域的额外同种异体骨移植。总的来说，患者平均需要 1.7 个同种异体骨软骨移植物（1～4 个）。33 例膝关节中有 9 例（27%）在 OCA 移植后进行了进一步的手术，其中 8 例因定义为 OCA 失败（占整个队列的 24%）进行了移植物取出，3 例进行了 OCA 翻修，5 例进行了 TKA。OCA 失败的平均时间为 7.8 年（1.6～13.7 年）。移植物 5 年生存率为 90%，10 年为 82%。在 25 例接受同种异体原位移植的膝关节中，平均随访时间为 11.0 年（2.9～29 年）。疼痛和功能评分从早期到长期随访均有所下降，但最后所有的随访评分都优于术前。

OCA 治疗骨关节炎和膝关节"对吻"损伤的结果有待总结。Gross 等报道称，胫骨移植物在治疗创伤后骨关节炎中的 10 年生存率为 75%[14, 16, 64]。使用同种异体移植物治疗髌股

疾病的优良率高达 75%。Gortz 等[17] 报道了在类固醇导致股骨髁骨坏死的患者中，6 年的移植物存活率为 90%。在试图延缓关节置换的患者中，胫股关节移植的患者满意度较高，但在术后平均 6 年再手术率为 60%，转 TKA 手术的占 30%。在对同一队列进行更长时间的随访分析中，Early 等[63] 注意到，与 2010 年随访 5.6 年的数据相比，新的膝关节置换率从 4% 增加到 15%，其他手术干预率从 15% 增加到 27%。在需要额外手术干预的 8 例膝关节中，4 例涉及双髁病变，4 例涉及高于平均水平的坏死区域（11.6～19.0cm^2 vs. 10.6cm^2），其中 6 例使用 Shell 移植技术，需要多个移植或需要膝关节多个区域移植，这通常见于骨关节炎末期，这种情况可能比膝关节单个和局灶性骨软骨缺损中进行 OCA 的预后差。骨关节炎患者中移植物存活率低可能反映出其病变的严重性和复杂性，以及患者可能存在潜在的并发疾病。最近的研究表明，OCA 移植治疗胫股关节炎呈现出增高的失败率。Stannard 等[65] 就 194 例患者的膝关节单表面、多表面和双表面异体骨软骨移植后的短期结果进行了报道，其中 88 例患者接受了双表面移植治疗，双表面病变主要涉及两个相对的关节面，包括髌骨股骨、股骨胫骨和（或）股骨半月板间室，在平均随访 3.5 年里，26 例（13%）失败的患者接受了 TKA 治疗，双向移植的患者包括 22 例（85%）失败，双向移植比单表面移植的失败率高 3.8 倍（P=0.008）。虽然大多数研究表明，翻修和失败大多发生在骨关节炎患者进行 OCA 移植后的第 1 年，但在没有长期的临床随访结果发表前，骨关节炎患者中进行异体骨软骨移植必须特别谨慎。

4. 大小

新鲜同种异体骨软骨移植最常用于治疗损伤范围大于 2cm^2 的软骨损伤。

Tirico 等[66] 评估了接受 OCA 治疗膝关节股骨髁骨软骨病变的 156 例膝关节（143 名患者），对病变大小与预后之间的关系进行了分析。同种异体移植物的总面积被分为小（$< 5cm^2$）、中等（$5\sim8cm^2$）或大（$> 8cm^2$），平均移植面积为 $6.4cm^2$（$2.3\sim11.5cm^2$）。156 例中 36 例（23.1%）被归类为小面积，76 例（48.7%）中等面积，44 例（28.2%）大面积。不同损伤面积的移植物失败率相似，小面积失败率 2/36（5.6%），中等失败率 3/76（3.9%），大面积失败率 4/44（9.1%）（$P=0.507$）。小、中、大面积的移植物 5 年的存活率分别为 97.2%、100.0% 和 92.5%（$P=0.445$）。结果表明，对于股骨髁缺损，病变大小不会影响 OCA 移植后疼痛和功能的主观结果。

Giorgione 等[67] 发现，当病变大于 $8cm^2$ 时，IKDC 评分改善有限。Bugbee 在对 402 例膝关节的长期随访也发现了类似的结果，在对移植物生存率的 12 年随访发现，小于 $8cm^2$ 的移植物存活率为 90%，大于 $8cm^2$ 时为 64%。简而言之，较小的榫卯骨软骨移植，相较于作为复杂性创伤后胫骨平台骨关节炎的补救措施的大面积的胫平台和半月板移植，有着更高的存活率。

5. 存储时间

组织培养液能让移植物有更长的储存时间，但会导致组织内的软骨细胞死亡[41]。历史上，使用新鲜的 OCA 受限于专业的组织库，它可以安全、快速恢复、处理和测试组织，以便在 7 天内进行移植，从而最大限度地保留软骨细胞的活力。随着 OCA 移植的日益普及，这使得现有的存储方法需要适时更新，这也将延长骨软骨移植物的存活时间，允许移植物能更广泛的运用，以突破时间和空间的限制，造福更多患者。人们已经采取了多种储存方法试图最大限度地延长软骨细胞的活力，每一种方法在

储存 14 天后都会出现软骨细胞活力的明显下降，28 天后其细胞活力下降至可接受范围（通常被认为是 70% 的活细胞）。储存培养基影响着软骨细胞的活力，组织培养液比乳酸林格溶液能提供更长的存储时间[41]。对存储温度的研究发现，目前大多数存储的标准操作流程是按照 4℃ 作为存储标准温度，这可以保存软骨细胞活力长达 28 天（超过乳酸林格溶液）。然而，已有研究明确表明，即使在营养液中能延长新鲜 OCA 的储存时间，但软骨细胞仍然会出现预期内的活性降低或死亡。虽然软骨细胞死亡的影响因素已经在动物模型中进行了相关研究，但临床预后的研究尚未得到广泛开展。

由 Schmidt 等[20] 进行的配对研究，比较了 1997 年 9 月—2002 年 9 月期间接受"早发放"移植物的 75 例患者［平均储存时间，6.3 天（1~14 天）]和 75 例在 2002 年 10 月—2008 年 8 月期间接受"晚发放"移植物的患者［平均储存时间，20 天（16~28 天）]，将这些患者进行了 1:1 匹配，对患者年龄、诊断、移植物大小及再手术和失败等临床结果进行配对分析。在移植物无移位的患者中，平均随访时间"早发放"组 11.9 年（2.0~16.8 年）和"晚发放"组 7.8 年（范围 2.3~11.1 年）。"早发放"组再手术率为 42.7%（32/75），"晚发放"组再手术率为 30.7%（23/75）（$P=0.127$）。"早发放"组失败率为 25.3%（19/75），"晚发放"组失败率为 12.0%（9/75）（$P=0.036$）。"早发放"组和"晚发放"组到失败的平均时间为 3.5 年（1.7~13.8 年）和 2.7 年（0.3~11.1 年）。"早发放"组和"晚发放"组的 5 年生存率分别为 85% 和 90%（$P=0.321$）。这项配对研究结果表明，延长储存时间至 28 天的 OCA 不会对临床结果产生不利影响。"晚发放"组的临床失败率明显低于"早发放"组（12.0% vs. 25.3%，$P < 0.05$），各组间 5 年再手术率相似。基础研究和动物试验表

明，长时间储存将导致较差的临床预后，而这与本临床研究结果相悖[41]，可能其他因素更有可能影响着总体的预后效果。虽然作者进行了配对分析来抵消患者之间的差异，但"早发放"组在 2002 年之前进行手术，而"晚发放"组在 2002 年之后进行手术，这导致随访时间的不同，同时这段时间手术技术也在改进，如新的器械、手术经验的增加，这些都有可能在临床预后中发挥着至关重要的作用。

在动物模型中，Cook 等[44]提出了新的储存同种异体骨软骨移植物的方法，这种方法能在保证软骨细胞活力，避免细菌污染的条件下，将移植物的保存时间延长到 60 天。在这项研究中，他们的溶液能够在 25℃下保存 83% 的同种异体移植物软骨细胞活力，在 60 天内保持充足（＞70%）的软骨细胞活力。该保存方法还在人体组织中进行了相关研究，在标本获取后 56 天内仍具有良好的细胞活力[68]。其他作者还研究了不同的解决方案和培养基，以提高具有高细胞活力移植物的储存时间[69, 70]。增加移植物的储存时间将改善移植物的可用性，提供具有高细胞活力的移植物，这为安全、预先筛选供体，促进更方便的手术安排提供了基础。

十、重返运动

在过去的 20 年里，由于手术技术的改进和更好的供体移植物，OCA 移植已经成为一个越来越被重视的手术选择，尤其是在希望恢复到运动中的年轻和活跃患者[71, 72]。在最近对 1117 名患者进行的系统文献回顾中，Campbell 等[72]报道 OCA 术后重返运动率为 88%（OAT 为 89%，ACI 为 84%，微骨折为 75%）。此外，作者还证实，术前症状持续时间较短、未接受过手术治疗、严格执行康复方案、软骨缺损较小的年轻患者，其术后预后明显较好。

为了评估 OCA 术后重返运动率，临床结果和不能恢复体育活动的危险因素，Krych 等[73]报道了 88%（38/43）的患者总体上恢复了运动，79%（34/43）恢复到以前的体育活动水平。平均重返运动时间为（9.6±3.0）个月（范围 7~13 个月）。从基线到最后一次随访，日常生活活动和临床结果测量均有改善。本研究中与不能重返运动相关的因素包括：年龄大于 25 岁，术前症状持续 12 个月。

Bugbee 等收集了初次进行 OCA 移植的 142 名患者（149 例膝关节）的相关信息，包括在软骨损伤之前能参加运动的活动水平，术前没有重大的相关手术史（截骨术、前交叉韧带修复术或半月板移植术等）。同时，将活动水平划分为高水平运动员、训练有素、经常运动、有时运动和不运动几大类，以记录其术前活动水平。这项研究包括高水平运动员（67/145，45%），训练有素且经常运动的患者（82/149，55%）。平均随访 6 年（1.0~15.8 年），75.2%（112/149）在 OCA 后恢复到运动或娱乐活动水平。在整个 149 例随访中，无论恢复到何种运动状态，71% 的患者在 OCA 后有着"非常好"到"优秀"的膝关节功能，同时，79% 的患者在 IKDC 主观评价表上表示能够参加到高水平的活动（中度、剧烈或非常剧烈的活动）。24.8%（37/149）没能重返运动或体育活动的原因，包括与膝盖相关的问题和生活习惯。同种异体移植 5 年存活率为 91%，10 年存活率为 89%[74]。

十一、并发症

同种异体移植手术特有的早期并发症很少。与其他手术相比，使用同种异体移植物似乎没有增加手术部位感染的风险。在膝关节中使用小切口可降低术后僵硬的风险。偶尔会看到持续的关节积液，这通常有过度使用的迹象，但也这可能是免疫介导的滑膜炎所致。新鲜同种异体移植物的延迟愈合或不愈合在早期是比较最常见的，这可能通过症状的持续不适和（或）移植物宿主界面不连续的影像学表现来得到佐证。延迟愈合或不愈合在较大的移植物中更常见，如在胫骨平台中使用的移植物；或者在骨结构异常下的弥补治疗，如骨坏死的治疗中。在这种情况下，耐心至关重要，完全康复或恢复可能需要很长时间。减少活动，减少下肢负重或使用膝关节支具，可能有助于早期的延迟愈合。在这种情况下，仔细评估影像学检查结果可以深入了解愈合过程。MRI 扫描

很少被用作诊断，特别是在术后 6 个月之前，因为这时它们通常表现出广泛的难以解释的异常信号。出现移植物骨整合不良的情况无法预估，临床症状可能表现得很轻微，或者可能临床症状逐步恶化和影像显示碎片化、骨折或塌陷。

十二、结论

同种异体骨软骨移植手术是一种成熟的手术治疗方式，在治疗有明显症状的大面积软骨损伤（软骨和骨软骨）且符合手术适应证的患者中，可以取得良好的长期临床效果。

参考文献

[1] Czitrom AA, Keating S, Gross AE. The viability of articular cartilage in fresh osteochondral allografts after clinical transplantation. J Bone Joint Surg Am. 1990;72(4):574–81.

[2] Williams RJ 3rd, Dreese JC, Chen CT. Chondrocyte survival and material properties of hypothermically stored cartilage: an evaluation of tissue used for osteochondral allograft transplantation. Am J Sports Med. 2004;32(1):132–9.

[3] Williams SK, Amiel D, Ball ST, Allen RT, Tontz WL, Emmerson BC, et al. Analysis of cartilage tissue on a cellular level in fresh osteochondral allograft retrievals. Am J Sports Med. 2007;35(12):2022–32. https:// doi. org/10.1177/0363546507305017.

[4] Williams SK, Amiel D, Ball ST, Allen RT, Wong VW, Chen AC, et al. Prolonged storage effects on the articular cartilage of fresh human osteochondral allografts. J Bone Joint Surg Am. 2003;85–A(11):2111–20.

[5] Lexer E. Substitution of whole or half joints from freshly amputated extremities by free plastic operations. Surg Gynecol Obstet. 1908;6:601–7.

[6] Elves MW. Immunological studies of osteoarticular allografts. Proc R Soc Med. 1971;64(6):644.

[7] Volkov M. Allotransplantation of joints. J Bone Joint Surg. 1970;52(1):49–53.

[8] Elves MW, Ford CH. A study of the humoral immune response to osteoarticular allografts in the sheep. Clin Exp Immunol. 1974;17(3):497–508.

[9] Gross AE, Silverstein EA, Falk J, Falk R, Langer F. The allotransplantation of partial joints in the treatment of osteoarthritis of the knee. Clin Orthop Relat Res. 1975;108:7–14.

[10] Pritzker KP, Gross AE, Langer F, Luk SC, Houpt JB. Articular cartilage transplantation. Hum Pathol. 1977;8(6):635–51.

[11] Meyers MH, Jones RE, Bucholz RW, Wenger DR. Fresh autogenous grafts and osteochondral allografts for the treatment of segmental collapse in osteonecrosis of the hip. Clin Orthop Relat Res. 1983;174:107–12.

[12] Convery FR, Meyers MH, Akeson WH. Fresh osteochondral allografting of the femoral condyle. Clin Orthop Relat Res. 1991;273:139–45.

[13] Garrett JC. Fresh osteochondral allografts for treatment of articular defects in osteochondritis dissecans of the lateral femoral condyle in adults. Clin Orthop Relat Res. 1994;303:33–7.

[14] Shasha N, Krywulak S, Backstein D, Pressman A, Gross AE. Long-term follow-up of fresh tibial osteochondral allografts for failed tibial plateau fractures. J Bone Joint Surg Am. 2003;85–A(Suppl 2):33–9.

[15] Williams RJ, Ranawat AS, Potter HG, Carter T, Warren RF. Fresh stored allografts for the treatment of osteochondral defects of the knee. J Bone Joint Surg. 2007;89(4):718–26. https://doi. org/10.2106/ jbjs.f.00625.

[16] Gross AE, Kim W, Las Heras F, Backstein D, Safir O, Pritzker KP. Fresh osteochondral allografts for posttraumatic knee defects: long-term followup. Clin Orthop Relat Res. 2008;466(8):1863–70. https://doi. org/10.1007/s11999–008–0282– 8.

[17] Gortz S, De Young AJ, Bugbee WD. Fresh osteochondral allografting for steroid-associated osteonecrosis of the femoral condyles. Clin Orthop Relat Res. 2010;468(5):1269–78. https:// doi.org/10.1007/ s11999–010– 1250– 7.

[18] Bugbee WD, Khanna G, Cavallo M, McCauley JC, Gortz S, Brage ME. Bipolar fresh osteochondral allografting of the tibiotalar joint. J Bone Joint Surg Am. 2013;95(5):426–32. https://doi.org/10.2106/ jbjs.l.00165.

[19] Ball ST, Amiel D, Williams SK, Tontz W, Chen AC, Sah RL, et al. The effects of storage on fresh human osteochondral allografts. Clin Orthop Relat Res. 2004;418:246–52.

[20] Schmidt KJ, Tirico LE, McCauley JC, Bugbee WD. Fresh osteochondral allograft transplantation: is graft storage time associated with clinical outcomes and graft survivorship? Am J Sports Med. 2017;45(10):2260–6. https://doi. org/10.1177/0363546517704846.

[21] Tirico LEP, McCauley JC, Pulido PA, Bugbee WD. Osteochondral allograft transplantation of the femoral condyle utilizing a thin plug graft technique. Am J Sports Med. 2019;47(7):1613–20. https://doi.

org/10.1177/0363546519844212.

[22] Chahla J, Sweet MC, Okoroha KR, Nwachukwu BU, Hinckel B, Farr J, et al. Osteochondral allograft transplantation in the patellofemoral joint: a systematic review. Am J Sports Med. 2019;47(12):3009–18. https://doi.org/10.1177/0363546518814236.

[23] Sadr KN, Pulido PA, McCauley JC, Bugbee WD. Osteochondral allograft transplantation in patients with osteochondritis dissecans of the knee. Am J Sports Med. 2016;44(11):2870–5. https://doi. org/10.1177/0363546516657526.

[24] Cameron JI, Pulido PA, McCauley JC, Bugbee WD. Osteochondral allograft transplantation of the femoral trochlea. Am J Sports Med. 2016;44(3):633–8. https://doi.org/10.1177/0363546515620193.

[25] Murphy RT, Pennock AT, Bugbee WD. Osteochondral allograft transplantation of the knee in the pediatric and adolescent population. Am J Sports Med. 2014;42(3):635–40. https://doi.org/10.1177/0363546513516747.

[26] Oakeshott RD, Farine I, Pritzker KP, Langer F, Gross AE. A clinical and histologic analysis of failed fresh osteochondral allografts. Clin Orthop Relat Res. 1988;233:283–94.

[27] Gross AE, Shasha N, Aubin P. Long-term followup of the use of fresh osteochondral allografts for posttraumatic knee defects. Clin Orthop Relat Res. 2005;435:79–87. https://doi.org/10.1097/01. blo.0000165845.21735.05.

[28] Ghazavi MT, Pritzker KP, Davis AM, Gross AE. Fresh osteochondral allografts for post-traumatic osteochondral defects of the knee. J Bone Joint Surg. 1997;79(6):1008–13.

[29] Hunt HE, Sadr K, Deyoung AJ, Gortz S, Bugbee WD. The role of immunologic response in fresh osteochondral allografting of the knee. Am J Sports Med. 2014;42(4):886–91. https://doi.org/10.1177/0363546513518733.

[30] Friedlaender GE. Immune responses to osteochondral allografts. Current knowledge and future directions. Clin Orthop Relat Res. 1983;174:58–68.

[31] Friedlaender GE, Horowitz MC. Immune responses to osteochondral allografts: nature and significance. Orthopedics. 1992;15(10):1171–5.

[32] Pegg DE, Wusteman MC, Wang L. Cryopreservation of articular cartilage. Part 1: conventional cryopreservation methods. Cryobiology. 2006;52(3):335–46. https://doi.org/10.1016/j.cryobiol.2006.01.005.

[33] Langer F, Gross AE, West M, Urovitz EP. The immunogenicity of allograft knee joint transplants. Clin Orthop Relat Res. 1978;132:155–62.

[34] Kandel RA, Pritzker KP, Langer F, Gross AE. The pathologic features of massive osseous grafts. Hum Pathol. 1984;15(2):141–6.

[35] Stevenson S. The immune response to osteochondral allografts in dogs. J Bone Joint Surg Am. 1987;69(4):573–82.

[36] Sirlin CB, Brossmann J, Boutin RD, Pathria MN, Convery FR, Bugbee W, et al. Shell osteochondral allografts of the knee: comparison of mr imaging findings and immunologic responses. Radiology. 2001;219(1):35–43.

[37] Meyers MH, Akeson W, Convery FR. Resurfacing of the knee with fresh osteochondral allograft. J Bone Joint Surg Am. 1989;71(5):704–13.

[38] Beaver RJ, Mahomed M, Backstein D, Davis A, Zukor DJ, Gross AE. Fresh osteochondral allografts for post-traumatic defects in the knee. A survivorship analysis. J Bone Joint Surg. 1992;74(1):105–10.

[39] Csonge L, Bravo D, Newman-Gage H, Rigley T, Conrad EU, Bakay A, et al. Banking of osteochondral allografts, part II. Preservation of chondrocyte viability during long-term storage. Cell Tissue Bank. 2002;3(3):161–8.

[40] Csonge L, Bravo D, Newman-Gage H, Rigley T, Conrad EU, Bakay A, et al. Banking of osteochondral allografts. Part I. Viability assays adapted for osteochondrol and cartilage studies. Cell Tissue Bank. 2002;3(3):151–9. https://doi.org/10.102 3/A:1023665418244.

[41] Pallante AL, Chen AC, Ball ST, Amiel D, Masuda K, Sah RL, et al. The in vivo performance of osteochondral allografts in the

goat is diminished with extended storage and decreased cartilage cellularity. Am J Sports Med. 2012;40(8):1814–23. https://doi.org/10.1177/0363546512449321.

[42] Enneking WF, Mindell ER. Observations on massive retrieved human allografts. J Bone Joint Surg Am. 1991;73(8):1123–42.

[43] Judas F, Rosa S, Teixeira L, Lopes C, Ferreira MA. Chondrocyte viability in fresh and frozen large human osteochondral allografts: effect of cryoprotective agents. Transplant Proc. 2007;39(8):2531–4. https://doi.org/10.1016/j.transproceed.2007.07.028.

[44] Cook JL, Stoker AM, Stannard JP, Kuroki K, Cook CR, Pfeiffer FM, et al. A novel system improves preservation of osteochondral allografts. Clin Orthop Relat Res. 2014;472(11):3404–14. https://doi. org/10.1007/s11999–014–3773–9.

[45] Pallante AL, Bae WC, Chen AC, Gortz S, Bugbee WD, Sah RL. Chondrocyte viability is higher after prolonged storage at 37 C than at 4 C for osteochondral grafts. Am J Sports Med. 2009;37(1_Suppl):24S–32S. https://doi.org/10.1177/0363546509351496.

[46] Tirico LE, Demange MK, Santos LA, de Rezende MU, Helito CP, Gobbi RG, et al. Development of a fresh osteochondral allograft program outside North America. Cartilage. 2016;7(3):222–8. https://doi.org/10.1177/1947603515618484.

[47] Chui K, Jeys L, Snow M. Knee salvage procedures: the indications, techniques and outcomes of large osteochondral allografts. World J Orthop. 2015;6(3):340–50. https://doi.org/10.5312/wjo.v6.i3.340.

[48] Capeci CM, Turchiano M, Strauss EJ, Youm T. Osteochondral allografts: applications in treating articular cartilage defects in the knee. Bull Hosp Joint Dis. 2013;71(1):60–7.

[49] Behery O, Siston RA, Harris JD, Flanigan DC. Treatment of cartilage defects of the knee: expanding on the existing algorithm. Clin J Sport Med. 2014;24(1):21–30. https://doi.org/10.1097/jsm.0000000000000004.

[50] Wang D, Kalia V, Eliasberg CD, Wang T, Coxe FR, Pais MD, et al. Osteochondral allograft transplantation of the knee in patients aged 40 years and older. Am J Sports Med. 2018;46(3):581–9. https://doi.org/10.1177/0363546517741465.

[51] Gortz S, Bugbee WD. Allografts in articular cartilage repair. J Bone Joint Surg Am. 2006;88(6):1374–84.

[52] Campbell AB, Knopp MV, Kolovich GP, Wei W, Jia G, Siston RA, et al. Preoperative MRI underestimates articular cartilage defect size compared with findings at arthroscopic knee surgery. Am J Sports Med. 2013;41(3):590–5. https://doi.org/10.1177/0363546512472044.

[53] Gomoll AH, Yoshioka H, Watanabe A, Dunn JC, Minas T. Preoperative measurement of cartilage defects by MRI underestimates lesion size. Cartilage. 2011;2(4):389–93. https://doi. org/10.1177/1947603510397534.

[54] Blaney Davidson EN, Scharstuhl A, Vitters EL, van der Kraan PM, van den Berg WB. Reduced transforming growth factor-beta signaling in cartilage of old mice: role in impaired repair capacity. Arthritis Res Ther. 2005;7(6):R1338–47. https://doi.org/10.1186/ar1833.

[55] Barbero A, Grogan S, Schafer D, Heberer M, Mainil-Varlet P, Martin I. Age related changes in human articular chondrocyte yield, proliferation and post-expansion chondrogenic capacity. Osteoarthr Cartil. 2004;12(6):476–84. https://doi.org/10.1016/j.joca.2004.02.010.

[56] Goyal D, Keyhani S, Goyal A, Lee EH, Hui JH, Vaziri AS. Evidence-based status of osteochondral cylinder transfer techniques: a systematic review of level I and II studies. Arthroscopy. 2014;30(4):497–505. https:// doi.org/10.1016/j.arthro.2013.12.023.

[57] Goyal D, Keyhani S, Lee EH, Hui JH. Evidence-based status of microfracture technique: a systematic review of level I and II studies. Arthroscopy. 2013;29(9):1579–88. https://doi.org/10.1016/j. arthro.2013.05.027.

[58] Goyal D, Goyal A, Keyhani S, Lee EH, Hui JH. Evidence-based status of second- and third-generation autologous chondrocyte implantation over first generation: a systematic review of level

I and II studies. Arthroscopy. 2013;29(11):1872–8. https:// doi. org/10.1016/j.arthro.2013.07.271.

[59] Mithoefer K, McAdams T, Williams RJ, Kreuz PC, Mandelbaum BR. Clinical efficacy of the microfracture technique for articular cartilage repair in the knee: an evidence-based systematic analysis. Am J Sports Med. 2009;37(10):2053–63. https://doi. org/10.1177/0363546508328414.

[60] Nuelle CW, Nuelle JA, Cook JL, Stannard JP. Patient factors, donor age, and graft storage duration affect osteochondral allograft outcomes in knees with or without comorbidities. J Knee Surg. 2017;30(2):179–84. https://doi.org/10.1055/s-0036–1584183.

[61] Abolghasemian M, Leon S, Lee PTH, Safir O, Backstein D, Gross AE, et al. Long-term results of treating large posttraumatic tibial plateau lesions with fresh osteochondral allograft transplantation. J Bone Joint Surg Am. 2019;101(12):1102–8. https://doi. org/10.2106/jbjs.18.00802.

[62] Gracitelli GC, Tirico LE, McCauley JC, Pulido PA, Bugbee WD. Fresh osteochondral allograft transplantation for fractures of the knee. Cartilage. 2017;8(2):155–61. https://doi. org/10.1177/1947603516657640.

[63] Early S, Tirico LEP, Pulido PA, McCauley JC, Bugbee WD. Long-term retrospective follow-up of fresh osteochondral allograft transplantation for steroid-associated osteonecrosis of the femoral condyles. Cartilage. 2018:1947603518809399. https:// doi.org/10.1177/1947603518809399.

[64] Torga Spak R, Teitge RA. Fresh osteochondral allografts for patellofemoral arthritis: long-term followup. Clin Orthop Relat Res. 2006;444:193–200. https://doi.org/10.1097/01. blo.0000201152.98830. ed.

[65] Stannard JP, Cook JL. Prospective assessment of outcomes after primary unipolar, multisurface, and bipolar osteochondral allograft transplantations in the knee: a comparison of 2 preservation methods. Am J Sports Med. 2020;48(6):1356–64. https://doi.org/10.1177/0363546520907101.

[66] Tirico LEP, McCauley JC, Pulido PA, Bugbee WD. Lesion size does not predict outcomes in fresh osteochondral allograft transplantation. Am J Sports Med. 2018;46(4):900–7. https://doi. org/10.1177/0363546517746106.

[67] Giorgini A, Donati D, Cevolani L, Frisoni T, Zambianchi F, Catani F. Fresh osteochondral allograft is a suitable alternative for wide cartilage defect in the knee. Injury. 2013;44(Suppl 1):S16–20. https://doi. org/10.1016/s0020–1383(13)70005–6.

[68] Stoker AM, Stannard JP, Kuroki K, Bozynski CC, Pfeiffer FM, Cook JL. Validation of the Missouri osteochondral allograft preservation system for the maintenance of osteochondral allograft quality during prolonged storage. Am J Sports Med. 2018;46(1):58–65. https://doi.org/10.1177/0363546517727516.

[69] Calvo R, Espinosa M, Figueroa D, Pozo LM, Conget P. Assessment of cell viability of fresh osteochondral allografts in N-acetylcysteine-enriched medium. Cartilage. 2020;11(1):117–21. https://doi. org/10.1177/1947603518786547.

[70] Denbeigh JM, Hevesi M, Paggi CA, Resch ZT, Bagheri L, Mara K, et al. Modernizing storage conditions for fresh osteochondral allografts by optimizing viability at physiologic temperatures and conditions. Cartilage. 2019:1947603519888798. https://doi. org/10.1177/1947603519888798.

[71] Krych AJ, Pareek A, King AH, Johnson NR, Stuart MJ, Williams RJ 3rd. Return to sport after the surgical management of articular cartilage lesions in the knee: a meta-analysis. Knee Surg Sports Traumatol Arthrosc. 2016; https://doi.org/10.1007/s00167–016–4262– 3.

[72] Campbell AB, Pineda M, Harris JD, Flanigan DC. Return to sport after articular cartilage repair in athletes' knees: a systematic review. Arthroscopy. 2016;32(4):651–68.e1. https:// doi.org/10.1016/j. arthro.2015.08.028.

[73] Krych AJ, Robertson CM, Williams RJ 3rd. Return to athletic activity after osteochondral allograft transplantation in the knee. Am J Sports Med. 2012;40(5):1053–9. https://doi. org/10.1177/0363546511435780.

[74] Nielsen ES, McCauley JC, Pulido PA, Bugbee WD. Return to sport and recreational activity after osteochondral allograft transplantation in the knee. Am J Sports Med. 2017;45(7):1608–14. https://doi. org/10.1177/0363546517694857.

第 24 章 软骨修复的新技术
Emerging Cartilage Repair Options

Mario Hevesi　Bradley M. Kruckeberg　Aaron J. Krych　Daniel B. F. Saris　**著**

庞金辉　**译**

缩略语

OA	osteoarthritis	骨关节炎
OCA	osteochondral allograft transplantation	同种异体骨软骨移植
ACI	autologous chondrocyte implantation	自体软骨细胞植入
PRP	platelet-rich plasma	富血小板血浆
MSC	mesenchymal stem/stromal cell	间充质干 / 基质细胞
RCT	randomized controlled trial	随机对照试验
HA	hyaluronic acid	透明质酸
MCID	minimally clinically important difference	最小临床重要性差值
BMSC	bone marrow mesenchymal stem/stromal cell	骨髓间充质干 / 基质细胞
SVT	stromal vascular fraction	基质血管组分
AMSC	adipose-derived mesenchymal stem/stromal cell	脂肪来源间充质干 / 基质细胞
HLA Ⅰ	human leukocyte antigen Ⅰ	人类白细胞抗原 Ⅰ
KOOS	Knee Injury and Osteoarthritis Outcome Score	膝关节损伤和骨关节炎预后评分
VAS	Visual Analog Scale	视觉模拟评分
MRI	magnetic resonance imaging	磁共振
DNA	deoxyribonucleic acid	脱氧核糖核酸

一、概述

软骨缺损会导致关节疼痛和骨关节炎的进展，临床上亟需安全有效的治疗方法。由于关节软骨没有血供，再生能力差，软骨损伤之后很难自行修复。软骨损伤会引起疼痛和摩擦感等不适，同时它也是创伤性关节炎的危险因素。

与严重的骨关节炎类似，局部的软骨缺损会导致长期的关节功能障碍和整个关节磨损，从而影响患者的生活质量[1]。

治疗软骨缺损的传统方法取得了一定的疗效，但也存在着不足之处，只能对症处理、短暂地缓解症状。关节软骨修复技术，已经被证实可以有效缓解疼痛和改善关节功能。现在有多种外科手段来治疗软骨损伤，包括微骨折、同种异体骨软骨移植和自体软骨细胞植入。微骨折技术是通过骨髓刺激促进软骨修复，最常用于处理小型软骨缺损。微骨折技术可以释放出骨髓内的有效成分（干细胞、生长因子和血小板），在软骨缺损处形成纤维血凝块，然后慢慢地转化为纤维软骨。与其他新的治疗手段相比，微骨折存在治疗大面积软骨缺损疗效欠佳，以及远期疗效不理想等缺点。同种异体骨软骨移植，具有理想的远期临床结果。有项长达 20 年的随访研究发现，移植的同种异体软骨中 66%～69% 存活良好，无须二次翻修[2]。由于同种异体软骨取材于年轻的遗体捐献者，存在着无法准确估算供应量，无法提前安排物流派送等难题，因此 OCA 的临床应用受到较大程度的限制。目前，仍在不断尝试优化储存条件、提高移植物质量和扩大移植物来源等以促进 OCA 的应用。由于可以更好地恢复关节结构和修复自身组织的优势，自体移植具有不错的应用前景[3, 4]。

成功的软骨修复不但需要大量的细胞、生长因子，还需要能促进细胞再生的内环境。体外模型已证实，PRP 具有营养和抗炎的作用[5]。在治疗膝骨关节炎时，PRP 有助于改善内环境，与其他外科手段协同，可取得令人满意的疗效。

由于能在纤维软骨表面形成透明样软骨，自体软骨细胞植入等细胞疗法，可以获得比微骨折技术更为持久的疗效[6]。然而，ACI 也存在需要体外扩增软骨细胞、分期手术等缺点，增加了费用开支和物流等方面的挑战。

人间充质干／基质细胞也可用于促进软骨再生模型。无论是小型动物、大型动物模型，还是人体试验研究，MSC 在软骨修复中的安全性和有效性都得到了证实，拥有广阔的应用前景[7, 8]。

最后，软骨细胞与其他细胞联合应用的多种细胞移植，最近引起了人们的关注。因为多种细胞联合移植时，组合中的其他种类细胞可对软骨细胞产生正面的促进作用[9, 10]。多种细胞联合移植同时提供了调节（基质）细胞和软骨细胞，无须再进行离体的细胞扩增，为软骨损伤的一期修复创造了可能性。

二、关键概念

- 富血小板血浆在软骨治疗中的应用。
- 细胞疗法的出现和发展。
  - 自体软骨细胞植入。
  - 干细胞／基质细胞疗法。
  - 一期自体／异体软骨修复。

（一）富血小板血浆治疗软骨损伤

近年来，富血小板血浆由于可以用于治疗膝关节骨软骨损伤和骨关节炎，受到了广泛的关注。PRP 包含的生长因子可以调控局部的炎性反应，还可以促进细胞的增殖和分化修复软骨[5]。

查阅文献发现，不同研究人员对于 PRP 的处理流程、组成成分、离心时间和并发症等方面都存在较大的差异。最近的一项系统综述显示，只有 10%（11/105）的研究者完整描述了 PRP 的制备过程，以及所包含的具体成分[11]。此外，PRP 的血小板、生长因子和白细胞含量也存在明显的个体差异[11]。最新研究发现，白细胞可能在 PRP 治疗膝骨关节炎中发挥着关键的作用[12]。白细胞和血小板似乎确实存在一种微妙的平衡，因为它们都具有重要的分解代谢能力，但过度上调某些蛋白质（如基质金属蛋白酶）会对周围组织造成损伤。

几项随机对照试验（randomized controlled trial，RCT）证实，关节腔内注射 PRP 治疗膝骨关节炎的疗效优于生理盐水[13]、皮质类固醇[14] 和透明质酸[15]。其他的 RCT 发现，PRP 和 HA[16,17] 均有明显的改善骨关节炎的作用，并且两者疗效相似。体外研究和早期临床观察也表明，PRP 和 HA 之间存在潜在的协同作用[18,19]。

作为一种辅助手段，现在 PRP 越来越多地被应用于软骨缺损的治疗。研究发现，微骨折治疗小面积软骨损伤时应用 PRP，可以在 12 个月取得更好的短期疗效[20]。然而，最近的一项 Meta 分析发现，这种作用并没有达到最小临床重要性差值[21]。虽然 PRP 越来越广泛地应用于膝关节软骨缺损和骨关节炎的治疗，但它的应用和疗效仍存在争议，尤其是 PRP 的异质性及缺乏统一的制备流程。此外，PRP 提供的生长因子是一次性的，并不具备长期的调节和反馈抑制能力。因此，在探索软骨修复的新疗法领域，大家纷纷把目光投向拥有持续调节能力的细胞疗法。

（二）自体软骨细胞植入

细胞疗法已被证实具有比微骨折更持久的治疗效果，研究发现实验组在纤维软骨表面能形成透明样软骨[6]。事实上，越来越多的证据表明，微骨折治疗软骨损伤的疗效并不比单纯的清创术好[22,23]。因此，我们更推荐对小面积软骨缺损进行单纯的清创术，以利于更好地保护软骨下骨，为将来可能的 ACI 或其他生物治疗创造条件。此外，这种方法被认为能减少病灶内骨赘形成和软骨下骨骨折，还可以在没有经过 OCA 等处理全层骨软骨的情况下进行细胞疗法。

在几项随机对照研究中，我们发现与微骨折后形成的瘢痕相比，自体软骨细胞植入的临床疗效更好，修复的结构也更理想[24-27]。从技术上讲，ACI 需要将病变软骨彻底清理，然后根据软骨缺损区形状制备 ACI 膜。为此，我们推荐高效的曲奇模具刀技术，有利于精准切割边缘，

并且方便制备与缺损区形状匹配的 ACI 膜[28]。

值得注意的是，ACI 有几个缺点，包括需要进行两阶段的分期手术和体外扩增软骨细胞。这会延长患者的最终康复进程，在某些情况下可引起股四头肌萎缩，甚至导致患肢功能的日益恶化。另外，ACI 非常昂贵，给患者带来不小的经济压力。

（三）干细胞 / 基质细胞疗法

干细胞 / 基质细胞是一种具备自我更新、多向分化能力，并且能长期生存的细胞[29]。胚胎学上，间充质干 / 基质细胞来源于中胚层，其特点是可以多向分化成韧带、骨骼和软骨等组织，这引起修复领域专家的浓厚兴趣[29,30]。

干细胞 / 基质细胞的制备应用流程，包括从抽吸提取、细胞培养扩增到细胞的鉴定，都尚未统一。传统的用于肌肉骨骼修复的干细胞 / 基质细胞，是来自于骨髓的间充质干 / 基质细胞[31]。虽然与其他成人组织相比，MSC 在骨髓中相对较为集中。但我们认为，将骨髓作为干细胞 / 基质细胞的供源仍值得商榷，因为 MSC 在骨髓抽吸的细胞群组中仅占 0.01%～0.001%[30,32]。相比之下，由脂肪组织制备的基质血管组分（stromal vascular fraction, SVT）含有更多的干细胞 / 基质细胞，其占比是骨髓抽吸细胞群组的 500 倍左右[33,34]。

脂肪来源的间充质干 / 基质细胞（adipose-derived mesenchymal stem/stromal cell, AMSC），在软骨修复等再生医疗领域展现出巨大潜力和广阔前景。与 BMSC 相比，不论是在门诊、病房还是在手术室中，AMSC 都很容易采集获取。此外，大部分患者身上的脂肪含量足以满足制备 AMSC 所需。

除了脂肪、肌肉和软骨组织外，AMSC 被证实还可以分化成为纤维细胞和肌腱细胞。因此，AMSC 是肌腱修复 / 再生研究的天然种子

细胞[35-37]。2019年，浙江大学欧阳宏伟团队对人类 AMSC 和 BMSC 进行 RNA 测序发现，AMSC 表达的人类白细胞抗原 I 更低，免疫抑制能力更强[38]。这个研究结果令人鼓舞，AMSC 能抑制免疫反应，尤其是培养扩增时可以简化工作流程，这使得同种异体干细胞移植成为可能[39, 40]。此外，干细胞的免疫调节作用也可能在韧带愈合中发挥关键作用。多个研究报道，干细胞可以抑制巨噬细胞活动和免疫反应，促进组织修复形成类似原生的腱骨界面[41-43]。

（四）一期自体／异体软骨修复

最后，软骨细胞与其他细胞联合应用的多种细胞移植引起了人们的关注。研究表明，组合中的其他种类细胞可对软骨细胞产生正向刺激作用，提高其修复能力[9, 10]。事实上，最近研究发现多种细胞联合移植时，MSC 和去分化软骨细胞直接接触时，前者可以促进去分化软骨细胞表达软骨相关表型[44, 45]。因此，关节软骨细胞与其他细胞的联合移植，可以克服软骨细胞单独移植的不足，改良传统的 ACI 疗法。

学者 de Windt 等首次在人类试验中发现，将同种异体骨髓间充质干细胞与 10%～20% 从缺损区获取制作的自体软骨单位混合后一期移植，可以明显改善 KOOS 和 VAS 评分，疗效可持续 18 个月[39, 46]。此外，MRI 影像显示缺损区被新生的软骨组织完全填充，并且与周边的宿主组织整合良好。同时，有项 32 例关节镜二次探查的研究，活检结果显示，新生组织仅包含自体 DNA，这说明同种异体的 MSC 在自体细胞修复软骨时只提供了短暂的协调作用。

最近，我们的美国临床试验 NCT03672825 项目团队也启动了一项类似的包含了 25 名患者的 I 期临床试验。初步结果表明，将缺损区获取并制作的自体软骨细胞与同种异体 AMSC 混合应用，在 3～18 个月的随访中取得令人满意的结果，并且没有出现明显的不良事件，正式结果即将发布。

三、结论

软骨病变严重影响患者的生活质量，迫切需要安全且具有成本效益的治疗措施。近来出现的新式修复技术，使得软骨治疗手段得以迅速发展。PRP 的制备越来越精细，其在递送生长因子和辅助高级生物疗法方面展现出美好的前景。细胞疗法是新兴的软骨修复手段。细胞疗法的最新进展是自体细胞／同种异体细胞联合的一期移植，可以同时提供修复软骨缺损所需的自体细胞和信号协调机制，很好地解决和克服分期细胞疗法带来的物流和费用等方面的挑战。

参考文献

[1] Heir S, Nerhus TK, Rotterud JH, Loken S, Ekeland A, Engebretsen L, et al. Focal cartilage defects in the knee impair quality of life as much as severe osteoarthritis: a comparison of knee injury and osteoarthritis outcome score in 4 patient categories scheduled for knee surgery. Am J Sports Med. 2010;38(2):231–7.

[2] Familiari F, Cinque ME, Chahla J, Godin JA, Olesen ML, Moatshe G, et al. Clinical outcomes and failure rates of osteochondral allograft transplantation in the knee: a systematic review. Am J Sports Med. 2017; https://doi.org/10.1177/0363546517732531.

[3] Denbeigh JM, Hevesi M, Paggi CA, Resch ZT, Bagheri L, Mara K, et al. Modernizing storage conditions for fresh osteochondral allografts by optimizing viability at physiologic temperatures and conditions. Cartilage. 2019; https://doi.org/10.1177/1947603519888798.

[4] Hevesi M, Denbeigh JM, Paggi CA, Galeano-Garces C, Bagheri L, Larson AN, et al. Fresh osteochondral allograft transplantation in the knee: a viability and histologic analysis for optimizing graft viability and expanding existing standard processed graft resources using a living donor cartilage program. Cartilage. 2019; https://doi.org/10.1177/1947603519880330.

[5] Filardo G, Kon E, Roffi A, Di Matteo B, Merli ML, Marcacci M. Platelet-rich plasma: why intra-articular? A systematic

review of preclinical studies and clinical evidence on PRP for joint degeneration. Knee Surg Sports Traumatol Arthrosc. 2015;23(9):2459–74.

[6] Pareek A, Carey JL, Reardon PJ, Peterson L, Stuart MJ, Krych AJ. Long-term outcomes after autologous chondrocyte implantation: a systematic review at mean follow-up of 11.4 years. Cartilage. 2016;7(4):298–308.

[7] Mokbel A, El-Tookhy O, Shamaa AA, Sabry D, Rashed L, Mostafa A. Homing and efficacy of intra-articular injection of autologous mesenchymal stem cells in experimental chondral defects in dogs. Clin Exp Rheumatol. 2011;29(2):275–84.

[8] Marquass B, Schulz R, Hepp P, Zscharnack M, Aigner T, Schmidt S, et al. Matrix-associated implantation of predifferentiated mesenchymal stem cells versus articular chondrocytes: in vivo results of cartilage repair after 1 year. Am J Sports Med. 2011;39(7):1401–12.

[9] Fischer J, Dickhut A, Rickert M, Richter W. Human articular chondrocytes secrete parathyroid hormone-related protein and inhibit hypertrophy of mesenchymal stem cells in coculture during chondrogenesis. Arthritis Rheum. 2010;62(9):2696–706.

[10] Hwang NS, Varghese S, Puleo C, Zhang Z, Elisseeff J. Morphogenetic signals from chondrocytes promote chondrogenic and osteogenic differentiation of mesenchymal stem cells. J Cell Physiol. 2007;212(2):281–4.

[11] Chahla J, Cinque ME, Piuzzi NS, Mannava S, Geeslin AG, Murray IR, et al. A call for standardization in platelet-rich plasma preparation protocols and composition reporting: a systematic review of the clinical orthopaedic literature. J Bone Joint Surg Am. 2017;99(20):1769–79.

[12] Riboh JC, Saltzman BM, Yanke AB, Fortier L, Cole BJ. Effect of leukocyte concentration on the efficacy of platelet-rich plasma in the treatment of knee osteoarthritis. Am J Sports Med. 2016;44(3):792–800.

[13] Smith PA. Intra-articular autologous conditioned plasma injections provide safe and efficacious treatment for knee osteoarthritis: an FDA-sanctioned, randomized, double-blind, placebo-controlled clinical trial. Am J Sports Med. 2016;44(4):884–91.

[14] Forogh B, Mianehsaz E, Shoaee S, Ahadi T, Raissi GR, Sajadi S. Effect of single injection of platelet-rich plasma in comparison with corticosteroid on knee osteoarthritis: a double-blind randomized clinical trial. J Sports Med Phys Fitness. 2016;56(7–8):901–8.

[15] Dai WL, Zhou AG, Zhang H, Zhang J. Efficacy of platelet-rich plasma in the treatment of knee osteoarthritis: a meta-analysis of randomized controlled trials. Arthroscopy. 2017;33(3):659–70, e1.

[16] Filardo G, Di Matteo B, Di Martino A, Merli ML, Cenacchi A, Fornasari P, et al. Platelet-rich plasma intra-articular knee injections show no superiority versus viscosupplementation: a randomized controlled trial. Am J Sports Med. 2015;43(7):1575–82.

[17] Di Martino A, Di Matteo B, Papio T, Tentoni F, Selleri F, Cenacchi A, et al. Platelet-rich plasma versus hyaluronic acid injections for the treatment of knee osteoarthritis: results at 5 years of a double-blind, randomized controlled trial. Am J Sports Med. 2019;47(2):347–54.

[18] Chen WH, Lo WC, Hsu WC, Wei HJ, Liu HY, Lee CH, et al. Synergistic anabolic actions of hyaluronic acid and platelet-rich plasma on cartilage regeneration in osteoarthritis therapy. Biomaterials. 2014;35(36):9599–607.

[19] Saturveithan C, Premganesh G, Fakhrizzaki S, Mahathir M, Karuna K, Rauf K, et al. Intra-articular hyaluronic acid (HA) and platelet rich plasma (PRP) injection versus hyaluronic acid (HA) injection alone in patients with grade III and IV knee osteoarthritis (OA): a retrospective study on functional outcome. Malays Orthop J. 2016;10(2):35–40.

[20] Manunta AF, Manconi A. The treatment of chondral lesions of the knee with the microfracture technique and platelet-rich plasma. Joints. 2013;1(4):167–70.

[21] Boffa A, Previtali D, Altamura SA, Zaffagnini S, Candrian C, Filardo G. Platelet-rich plasma augmentation to microfracture provides a limited benefit for the treatment of cartilage lesions: a meta-analysis. Orthop J Sports Med. 2020;8(4):2325967120910504.

[22] Hevesi M, Bernard C, Hartigan DE, Levy BA, Domb BG, Krych AJ. Is microfracture necessary? Acetabular chondrolabral debridement/abrasion demonstrates similar outcomes and survival to microfracture in hip arthroscopy: a multicenter analysis. Am J Sports Med. 2019;47(7):1670–8.

[23] Gudas R, Gudaite A, Mickevicius T, Masiulis N, Simonaityte R, Cekanauskas E, et al. Comparison of osteochondral autologous transplantation, microfracture, or debridement techniques in articular cartilage lesions associated with anterior cruciate ligament injury: a prospective study with a 3–year follow-up. Arthroscopy. 2013;29(1):89–97.

[24] Saris D, Price A, Widuchowski W, Bertrand-Marchand M, Caron J, Drogset JO, et al. Matrix-applied characterized autologous cultured chondrocytes versus microfracture: two-year follow-up of a prospective randomized trial. Am J Sports Med. 2014;42(6):1384–94.

[25] Saris DB, Vanlauwe J, Victor J, Almqvist KF, Verdonk R, Bellemans J, et al. Treatment of symptomatic cartilage defects of the knee: characterized chondrocyte implantation results in better clinical outcome at 36 months in a randomized trial compared to microfracture. Am J Sports Med. 2009;37(Suppl 1):10s–9s.

[26] Saris DB, Vanlauwe J, Victor J, Haspl M, Bohnsack M, Fortems Y, et al. Characterized chondrocyte implantation results in better structural repair when treating symptomatic cartilage defects of the knee in a randomized controlled trial versus microfracture. Am J Sports Med. 2008;36(2):235–46.

[27] Brittberg M, Recker D, Ilgenfritz J, Saris DBF. Matrix-applied characterized autologous cultured chondrocytes versus microfracture: five-year follow-up of a prospective randomized trial. Am J Sports Med. 2018;46:1343–51.

[28] Hevesi M, Krych AJ, Saris DBF. Treatment of cartilage defects with the matrix-induced autologous chondrocyte implantation cookie cutter technique. Arthrosc Tech. 2019;8(6):e591–e6.

[29] Zuk PA, Zhu M, Ashjian P, De Ugarte DA, Huang JI, Mizuno H, et al. Human adipose tissue is a source of multipotent stem cells. Mol Biol Cell. 2002;13(12):4279–95.

[30] Sullivan MO, Gordon-Evans WJ, Fredericks LP, Kiefer K, Conzemius MG, Griffon DJ. Comparison of mesenchymal stem cell surface markers from bone marrow aspirates and adipose stromal vascular fraction sites. Front Vet Sci. 2016;2:82.

[31] Bianco P. "Mesenchymal" stem cells. Annu Rev Cell Dev Biol. 2014;30:677–704.

[32] Oedayrajsingh-Varma MJ, van Ham SM, Knippenberg M, Helder MN, Klein-Nulend J, Schouten TE, et al. Adipose tissue-derived mesenchymal stem cell yield and growth characteristics are affected by the tissue-harvesting procedure. Cytotherapy. 2006;8(2):166–77.

[33] Fraser JK, Wulur I, Alfonso Z, Hedrick MH. Fat tissue: an underappreciated source of stem cells for biotechnology. Trends Biotechnol. 2006;24(4):150–4.

[34] Tremolada C, Colombo V, Ventura C. Adipose tissue and mesenchymal stem cells: state of the art and Lipogems®technology development. Curr Stem Cell Rep. 2016;2(3):304–12.

[35] Norelli JB, Plaza DP, Stal DN, Varghese AM, Liang H, Grande DA. Tenogenically differentiated adipose-derived stem cells are effective in Achilles tendon repair in vivo. J Tissue Eng. 2018;9:2041731418811183.

[36] Torres-Torrillas M, Rubio M, Damia E, Cuervo B, Del Romero A, Peláez P, et al. Adipose-derived mesenchymal stem cells: a promising tool in the treatment of musculoskeletal diseases. Int J Mol Sci. 2019;20(12):3105.

[37] Hevesi M, LaPrade M, Saris DBF, Krych AJ. Stem cell treatment for ligament repair and reconstruction. Curr Rev Musculoskelet Med. 2019;12(4):446–50.

[38] Zhou W, Lin J, Zhao K, Jin K, He Q, Hu Y, et al. Singlecell profiles and clinically useful properties of human mesenchymal

stem cells of adipose and bone marrow origin. Am J Sports Med. 2019;47(7):1722–33.

[39] de Windt TS, Vonk LA, Slaper-Cortenbach IC, van den Broek MP, Nizak R, van Rijen MH, et al. Allogeneic mesenchymal stem cells stimulate cartilage regeneration and are safe for single-stage cartilage repair in humans upon mixture with recycled autologous chondrons. Stem Cells. 2017;35(1):256–64.

[40] Dalle JH, Balduzzi A, Bader P, Lankester A, Yaniv I, Wachowiak J, et al. Allogeneic stem cell transplantation from HLA-mismatched donors for pediatric patients with acute lymphoblastic leukemia treated according to the 2003 BFM and 2007 International BFM studies: impact of disease risk on outcomes. Biol Blood Marrow Transplant. 2018;24(9):1848–55.

[41] Hays PL, Kawamura S, Deng XH, Dagher E, Mithoefer K, Ying L, et al. The role of macrophages in early healing of a tendon graft in a bone tunnel. J Bone Joint Surg Am. 2008;90(3):565–79.

[42] Hu J, Yao B, Yang X, Ma F. The immunosuppressive effect of Siglecs on tendon-bone healing after ACL reconstruction. Med Hypotheses. 2015;84(1):38–9.

[43] Kawamura S, Ying L, Kim HJ, Dynybil C, Rodeo SA. Macrophages accumulate in the early phase of tendon-bone healing. J Orthop Res. 2005;23(6):1425–32.

[44] Chen WH, Lai MT, Wu AT, Wu CC, Gelovani JG, Lin CT, et al. In vitro stage-specific chondrogenesis of mesenchymal stem cells committed to chondrocytes. Arthritis Rheum. 2009;60(2):450–9.

[45] Tsuchiya K, Chen G, Ushida T, Matsuno T, Tateishi T. The effect of coculture of chondrocytes with mesenchymal stem cells on their cartilaginous phenotype in vitro. Mater Sci Eng C. 2004;24(3):391–6.

[46] de Windt TS, Vonk LA, Slaper-Cortenbach ICM, Nizak R, van Rijen MHP, Saris DBF. Allogeneic MSCs and recycled autologous chondrons mixed in a one-stage cartilage cell transplantion: a first-in-man trial in 35 patients. Stem Cells. 2017;35(8):1984–93.

第25章 间充质干细胞治疗骨软骨损伤的一期疗法

One-Step Chondral and Subchondral Lesion Treatment with MSCs

Alberto Gobbi Ignacio Dallo Eleonora Irlandini **著**

庞金辉 **译**

缩略语

OA	osteoarthritis	骨关节炎
ACL	anterior cruciate ligament	前交叉韧带
ACI	autologous chondrocyte implantation	自体软骨细胞植入
MSC	multipotent stem cell	多能干细胞
BMAC	bone marrow aspirate concentrate osteo-core-plasty	骨髓抽吸浓缩物骨－芯成形术
HA	hyaluronic acid	透明质酸
BMSC	bone marrow stem cell	骨髓干细胞
MACI	matrix-induced autologous chondrocyte implantation	基质诱导自体软骨细胞植入
BMI	body mass index	体重指数
BIOR	biologic inlay osteochondral reconstruction	生物镶嵌骨软骨重建
CFU-f	fibroblast-like colony forming units	成纤维样细胞集落形成单位
CD	cluster of differentiation	分化簇
MRI	magnetic resonance imaging	磁共振
CPM	continuous passive motion	持续被动活动
ROM	range of motion	关节活动范围

一、概述

膝关节软骨是一种很特殊的组织，起着承重、为关节提供光滑界面的作用。然而，由于软骨细胞很特殊，其有丝分裂能力差且无序，导致软骨自身的修复能力非常有限。众所周知，

软骨一旦受损就无法自行愈合，因此可能需要手术来修复软骨缺损。但是疗效不理想时，软骨就会出现退变，并且可能进一步导致骨关节炎的进展[1, 2]。根据研究报道，在40—50岁的患者人群中，软骨损伤的发生率几乎达到60%[3, 4]。软骨损伤常发生于高冲击力或剪切力

运动的急性损伤或反复微创伤，也可见于前交叉韧带撕裂的患者[5, 6]。由于肢体力线不良或关节不稳定导致的过度使用，也能导致软骨的损伤[7]。由于OA的治疗非常复杂且昂贵[8]，早期有效地治疗这些损伤就显得十分的重要。目前的重点研究方向是，从加强组织再生和减少退变机制等方面入手，设法进行积极的预防和治疗[9]。

多年来，人们开发出许多软骨修复技术，旨在延长软骨修复后疗效的持续性。自体软骨细胞植入已被证实，能促进透明质酸类物质产生，有利于软骨修复。为患者提供更为持久的临床疗效[10, 11]。为了改良技术，有人研发了可供细胞长入的支架，但这仍需另外获取软骨细胞并进行体外培养。为了避免二次手术，人们提出了一期手术的治疗方案，将治疗费用降至1/5左右。将含有多能干细胞和生长因子的骨髓抽吸浓缩物置入透明质酸支架内，一期移植用于治疗软骨损伤。迄今为止，针对软骨下骨的修复手段仍然十分有限。一种被称为骨 – 芯成形术的新式微创手术，开始被用于软骨下骨损伤的治疗。在骨 – 芯成形术中，手术医生在荧光成像控制技术的辅助下，将骨髓和细的自体骨条植入病灶区，填补骨小梁的缺损，从而诱导、改善骨质的修复重建。

二、骨软骨损伤的一期疗法

（一）透明质酸支架结合活化抽吸骨髓浓缩物技术

骨髓抽吸浓缩物含有骨髓干细胞和生长因子，能促进软骨的修复和再生[12-15]。BMSC与无纺透明质酸支架（HYAFF11）相互作用，能在静态培养条件下促进细胞黏附、迁移和增殖，并合成细胞外基质[16-18]。Nejadnik 等对第一代 ACI 和自体 BMSC 进行比较研究，发现两者在关节软骨修复方面的疗效相当[19]。我们研究所对比分析了基质诱导自体软骨细胞植入与结合相同支架的 BMSC 两种方案。在 3 年的随访中发现两组情况均有改善，但没有显著的统计学差异，所以两种技术都是可行且有效的[20]。

许多临床研究表明，HA-BMAC 技术可以有效治疗膝关节软骨全层损伤[21]。长期随访发现不同面积的骨软骨损伤，从小的损伤到大到 $22cm^2$ 的缺损，均获得了良好的疗效[22-25]。针对 45 岁以上的中老年患者，HA-BMAC 技术亦被证实有效[26]。

（二）适应证

HA-BMAC 技术并非适用于所有的关节软骨损伤，但是对于特定患者的疗效还是相当不错的。对于年龄小于 60 岁且体重指数小于 30 的患者，该技术可以很好地修复膝关节所有间室的软骨损伤。值得注意，所有的伴随损伤都应该在手术中同时处理解决，这也是至关重要的。如有下肢力线不良、韧带损伤导致的不稳定或半月板损伤，均应同期治疗。但该技术不适用于有严重三间室 OA 的老年（＞60 岁）肥胖（BMI ＞ 30）患者。其他禁忌证还包括未经治疗的下肢力线不良（外翻 / 内翻＞ 5°），膝关节不稳，3 个月内多次关节内类固醇注射史，髋关节疾病导致的步态异常，以及全身系统性疾病，如风湿病、Bechterew 综合征（强直性脊柱炎）、软骨钙质沉积症、痛风和神经血管疾病等。

（三）手术操作

全身麻醉的患者取常规膝关节镜手术的仰卧位，暴露同侧髂嵴以便抽吸骨髓。在麻醉状态下进行膝关节镜检查以确认是否有需要处理的合并病变，关节镜检查明确所有的软骨损伤。此时，要判断接下来的操作能否在关节镜下完成，还是要转为开放手术。只有在关节镜下能看到而且手术器械可以处理到整个损伤区域时，才可以选择关节镜手术。否则，应该及时转为开放手术。首先，要对松软的损伤软骨进行彻底的清理，确保周边健康软骨缘的切面垂直于软骨下骨。清理软骨下骨表面的钙化软骨层，但注意不要破坏软骨下骨。软骨床准备好之后，可以开始制备 BMAC。利用专用工具从同侧髂嵴采集约 60ml 骨髓，进行离心，可以获得骨髓浓缩液（Angel，Arthrex，Cytomedix，Gaithersburg，MD）。接着，测量处理后的软骨缺损区域的尺寸，据此制作大小合适的 3D 透明质酸支架（Hyalofast，Anika Therapeutics，Bedford MA USA Srl，Abano Terme，Italy）。或者，也可以利用铝箔来复制软骨缺损区形态，

再根据复制的铝箔模型形态来裁剪支架。当透明质酸支架制作好后，用巴曲酶（Plateltex Act，Plateltex SRO，Bratislava，Slovakia）激活 BMAC，待其形成 BMAC 凝血块。将 BMAC 凝血块涂抹在准备好的透明质酸支架上，最终形成一个易于黏附到缺损区的细胞联合支架移植物（图 25-1）。

根据事先规划，将准备好的 HA-BMAC 移植到损伤部位。如果是开放手术，外科医生应将 HA-BMAC 直接植入缺损处。如有必要，可以加用纤维蛋白胶以增强牢固程度。接着，屈伸膝关节以检查移植物是否牢固。如果是关节镜下操作，需要完全排空关节内液体，在镜下检查确保移植物的周缘贴附牢固。用组织抓钳经无阀套管将支架送入关节腔内，然后将移植物轻柔地置于软骨缺损处，可以用探针辅助压入。手术的关键是要确保移植物的稳定附

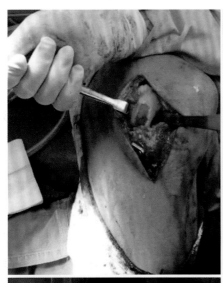
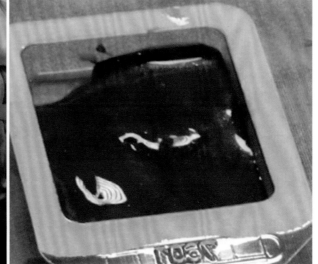
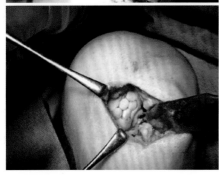

▲ 图 25-1　HA-BMAC 技术的术中图像

着。用关节镜观察并确认，膝关节在整个活动范围内反复屈伸时，移植物支架仍稳定牢固。如果需要，可以加用纤维蛋白胶来增强稳定性。缝合手术切口，但不应在关节腔内留置引流管[24-26]。

Sadlik 等[27]最近介绍了一种被称为生物镶嵌骨软骨重建（biologic inlay osteochondral reconstruction，BIOR）的技术，将颗粒骨和骨髓间充质干细胞联合应用。BIOR 的技术是先将 BMAC 嵌入透明质酸支架，再与可塑性颗粒骨结合后移植至缺损区，用于修复骨软骨损伤。BIOR 治疗骨软骨损伤是带细胞的一期修复重建方案。目前，该技术的研究只有初步临床资料[27]，但已显示出成本优势，而且技术灵活，有望成为手术治疗的首选方案。

有关 HA-BMAC 软骨修复术的技巧与风险见表 25-1。

表 25-1 HA-BMAC 软骨修复术的技巧与风险

技巧
- 应充分显露软骨病灶。髌股关节面的显露有一定的困难，适当的牵拉可以改善
- 处理好的软骨缺损区尺寸测量存在难度，可以用铝箔或类似材料来辅助制作与之匹配的移植物支架
- 因为透明质酸支架的质地均匀，移植时可将 HA-BMAC 的任意一面置于软骨下骨

风险
- 关节镜下软骨修复只适用于可以充分显露软骨病灶并能微创处理的病例，否则应改为开放手术
- 必须用关节镜观察确认膝关节屈伸活动时，移植物一直牢固黏附于软骨缺损区，否则会增加移植物术后脱落的风险

三、软骨下骨损伤的一期疗法

骨 – 芯成形术

骨 – 芯成形术（Marrow Cellution™）是一种微创的软骨下骨修复技术，能同时提供生物材料和支撑架构，为组织再生创造最佳的条件。

骨 – 芯成形术是自体生物移植的微创手术，在 X 线透视引导下清除坏死骨组织，然后植入完整的有活性的骨组织，能在没有异体组织植入的情况下促进组织再生整合[28]。干细胞或祖细胞在外周血有核细胞的占比非常低，常需采用离心技术以获取更多目标细胞。骨 – 芯成形术采用多点抽吸技术，无须离心程序，因此可以规避离心带来的问题。在靠近髂骨内侧皮质的松质骨区域选择多个抽取点，每个靶点分别抽吸少量骨髓液（1ml），即所谓的 SSLM 法。研究表明，上述所选区域含有大量的骨髓干细胞或祖细胞[29]。

骨 – 芯成形术的第一步是抽取骨髓。准备好所有的材料和器械，常规消毒髂嵴和手术部位。首先用 2.000U/ml 的肝素对所有的工具组件进行肝素化。接着，将带有尖头针芯的导引针钻破皮质进入髓腔，拔出尖头针芯，接上注射器抽吸 1ml 骨髓，以确保导引针尖处于正确位置。卸下注射器后插入钝头针芯并锁定，将导引针推进至所需深度。旋转 T 形导引手柄前进至皮肤，取出钝头针芯，插入抽吸套管并固定好，接上注射器抽出 1ml 骨髓液。握住 T 形导引手柄，逆时针旋转 360°，再吸出 1ml 骨髓。如有需要，可以继续旋转 T 形导引手柄，也可以在其他穿刺点重新组装使用[28]（图 25-2）。

该手术可以在关节镜下进行，或者采用开放手术。关节镜操作需要 X 线透视引导，确认坏死病变部位。克氏针定位成功后，引导空心钻头打入坏死区域，将克氏针和坏死的骨芯去除。用探针将抽吸 / 传递工具组件中预装的 Marrow Cellution™ 骨芯移植物推进至病灶区域。最后，把第一步抽取的 Marrow Cellution™ 骨髓液作为液态骨移植物植入病灶[28]（图 25-3）。

开放手术同样也需要透视确认坏死区域。首先对软骨床进行清理，将空心钻打入至所需深度，移除坏死的骨芯。接上预装有

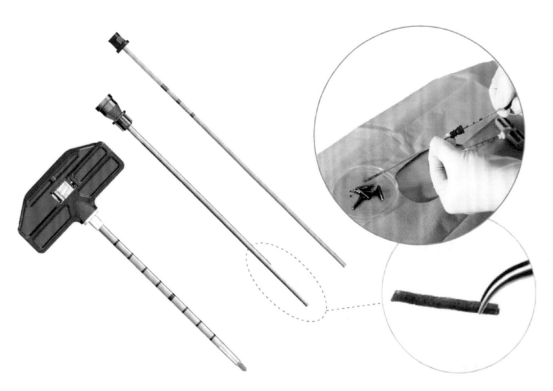

▲ 图 25-2　骨 – 芯成形术（**Marrow Cellution™**）的工具组件（经许可转载）

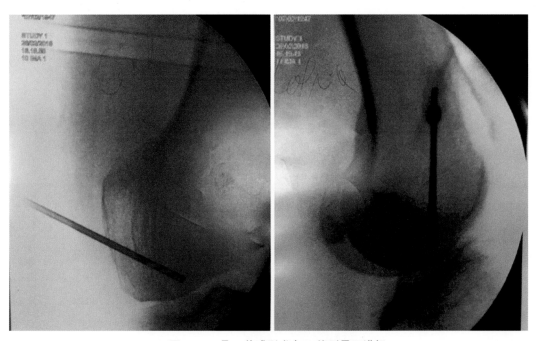

▲ 图 25-3　骨 – 芯成形术在 **X** 线引导下进行

Marrow Cellution™ 骨芯移植物的抽吸 / 传递工具，用探针将移植物推至深处的病灶内，注射 Marrow Cellution™ 骨髓液，然后植入 Marrow Cellution™ 饱和基质支架膜，最后用纤维蛋白胶来密封并固定好支架膜[28]。

研究表明，本方案获取的骨髓样本含有相对高浓度的成纤维样细胞集落形成单位（fibroblast-like colony forming unit，CFU-f）和分化簇 CD34+，无须 Marrow Cellution™ 系统离心。与患者对侧髂嵴抽取的 BMAC 相比，骨 – 芯成形术的 CFU-f 浓度明显更高[29]。另一项研究发现，与离心技术相比，骨 – 芯成形术的成纤维细胞集落形成单位是前者的 2 倍以上，但有核细胞只有一半。此外，骨 – 芯成形术获得的 CD34+ 和 CD117+ 细胞数量与离心技术相同[29]。

综上所述，骨 – 芯成形术具有明显的优势。骨 – 芯成形术的所有操作步骤都可以在无菌的手术区域内完成，无须将其从无菌区域转移出去离心，然后回到无菌区再植入患者体内。这可以简化步骤、降低费用，并全部保留抽吸所获得的细胞和生长因子。有学者认为，该技术便于精准控制穿刺针的进出，可以准确定位骨髓液的抽吸点[30]（图 25-4）。

有关骨 – 芯成形术的技巧与风险见表 25-2。

表 25-2 骨 – 芯成形术的技巧与风险

技巧
- 骨髓抽吸时，改变穿刺方向可以获取不同部位的骨髓液
- 同时应用 MRI 和放射线影像来评估损伤区域
- 正位和侧位 X 线片用以精确定位病灶
- 用空心套管对病灶进行减压
- 注射骨髓液后，内芯在套管里保持 5～7min，待其凝固
- 关节镜检查确认没有关节内渗漏

风险
- 减压过程会破坏皮质
- 骨髓液注射不准确，出现关节内渗漏
- 过早移除内芯和套管
- 未处理关节内的其他病变

四、术后康复

（一）术后即刻的康复方案

术后第 1 天，患者进行静态肌肉锻炼，以预防静脉血栓和肌肉萎缩。在随后的几天或几周，利用 CPM 机进行持续或者间断的被动运动，活动范围依软骨损伤部位和范围而定。在 3 天的住院期间，理疗师可以训练患者进行拐杖辅助的非负重行走，患肢用支具固定。除了康复训练和洗澡，固定支具需要日夜持续佩戴。

（二）术后康复方案

所有 HA-BMAC 移植患者在术后的康复都按照标准方案进行。该方案分为四个阶段，每

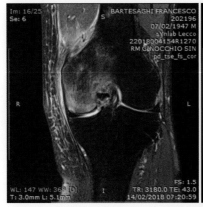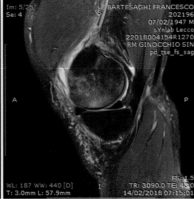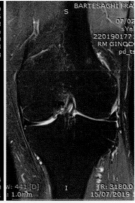

▲ 图 25-4　骨 – 芯成形术治疗股骨内侧髁骨髓损伤术前和术后 12 个月的 MRI 图像

个阶段持续 6～12 周。由于每个患者的能力和进展情况不同，康复方案可适当调整。

1. 增殖 / 保护阶段（0～6 周）

这一阶段目的是保护植入的移植物支架，以免受到过度负荷和剪切力的影响。这个阶段的训练目标是，患者膝关节能完全伸直和部分屈曲。术后满 3 周时可以脚尖触地移动，术后第 6 周开始部分负重。行走时和夜间，支具应锁定在 0° 伸直位，至少持续 4 周。屈曲活动可以在术后第 3 周开始，争取在第 6 周结束时达到 120°。肌肉力量训练亦在术后第 3 周开始，将早期的肌肉静态锻炼改为泳池训练。术后满 4 周时开始骑行训练。锻炼后出现的疼痛和肿胀，可以应用冰敷、弹力袜和非甾体抗炎药。在无明显肿痛时，膝关节被动活动度达到 0°～120°，并且股四头肌被激活后，患者便可开始第二阶段的康复训练。

2. 过渡阶段（6～12 周）

术后 6 周开始步态训练以增加肌肉力量，并逐渐增加功能性活动。在股四头肌肌力无法满足行走需求时，都应佩戴支具。移植术后 8～12 周时，在可承受范围内尝试弃拐完全负重。在主被动关节活动度训练的同时，进行多方位的髌骨松动训练是很重要的。当膝关节达到无痛的全角度活动度，股四头肌和屈膝肌力恢复到健侧的 70%，以及步态正常时，患者可以进入下一阶段的康复。

3. 成熟阶段（12～24 周）

本阶段的训练重点是，增加股四头肌和屈肌的力量，以及增加抗阻能力，同时提高机能活动能力。如果患者的股四头肌和屈膝力量恢复到健侧的九成，就可以进入下一个康复阶段。

4. 功能恢复阶段（24～52 周）

在这个阶段，患者逐步回到各项不受限制的功能活动，包括逐步负重的闭链运动和开链运动，以及肌肉增强训练。目的是提高患者的感知能力、灵活度和协调性，以便患者安全地重返运动。

五、结论

HA-BMAC 是软骨损伤的一期修复方案无须分期手术，降低患者的经济开支，也利于身体健康。为软骨创造一个理想的修复环境，需妥善处理下肢力线不佳、半月板损伤或韧带松弛等相关并发症。

长期随访发现，无论对小型损伤还是大面积缺损、单一或多处损伤，以及不同的间室病变，HA-BMAC 都有着优良的临床疗效，是一种安全易行的软骨修复方案。

骨 – 芯成形术是一种新的微创手术。报道认为，其可有效缓解软骨下骨损伤导致的明显疼痛，这对希望减轻疼痛的年轻活跃患者群体尤为重要。

至于治疗骨软骨损伤的最佳方案，仍需要对不同疗法进行高质量的随机对照研究分析后才会水落石出（表 25-3 和表 25-4）。

表 25-3 **BMAC 的生长因子和细胞因子**

生长因子 / 细胞因子	主要作用	信号通路	参考文献
TGF-β_1、TGF-β_2、TGF-β_3	软骨细胞增殖 + 分化	SMAD-2、SMAD-3	
BMP-2	软骨细胞增殖、肥大，基质合成	SMAD-1、SMAD-5、SMAD-8、TAK-1	
BMP-7	促进细胞外基质合成		
IL-I/IL-1β	炎症反应细胞迁移 / 募集到损伤部位	丝裂原活化激酶（JNK、P38、ERK1/2）	
IL-8	炎症反应，MSC 迁移至损伤部位，增加 VEGF 的合成，软骨细胞肥大	丝裂原活化激酶、P38	[15, 24]
VEGF	促进软骨下骨的血管生成并支持软骨生长	HIF-1、Runx2	[28, 29]
PDGF	伤口愈合，胶原合成，血管生成，抑制 IL-1β，增强 BMP 信号	ERK1/2、下调 NF-kβ 信号	
IGF-1	增加合成和代谢活性，促进胶原蛋白和蛋白多糖合成，软骨分化	PI-3K、ERK1/2	
FGF-2	软骨分化，MSC 归巢	ERK1/2、STATI/P21	
FGF-18	软骨分化，增强的 BMP 信号		

BMAC. 骨髓抽吸浓缩物；BMP. 骨形态发生蛋白；ERK. 细胞外信号调节激酶；TAK-1 TGF-β. 激活激酶 1（TAK-1）；STAT1. 信号转导和转录激活因子 1；PI-3K. 磷脂酰肌醇 3– 激酶；Runx2. Runt 相关转录因子 2；HIF-1. 缺氧诱导因子 1；NK-kβ. 核因子 kβ；MSC. 间充质干细胞

表 25-4 **细胞分析**

	n	均值（范围）		n	均值（范围）
离心前测量			**离心后测量**		
细胞活性（%）	24	97.8（75.2～99.4）	细胞活性（%）	22	97.0（85.4～99.6）
MNC（%）	25	38.5（26.0～57.5）	MNC（%）	23	56.2（25.8～87.9）
总 MNC/μl	25	6100（1950～27 000）	总 MNC/μl	23	16 000（2900～210 000）
HSC（%）	25	3.2（0.04～21.0）	HSC（%）	23	4.4（1.2～14.0）
MSC（%）	25	0.03（0.00～0.60）	MSC（%）	23	0.05（0.0～0.9）
总 MNC×MSC（%）	25	198（0～2673）	总 MNC×MSC（%）	23	688（8.7～28 980）
WBC（1000/μl）	25	13.0（3.9～62.8）	WBC（1000/μl）	23	31.4（5.6～97.2）
RBC（Mil/μl）	25	3.33（0.17～4.44）	RBC（Mil/μl）	23	0.96（0.63～3.65）
HCT（%）	25	32.0（1.6～38.2）	HCT（%）	23	8.5（3.5～34.0）
血小板（1000/μl）	25	95（7～399）	血小板（1000/μl）	22	422（52～1515）
			被注射的 HSC 总数	23	4 620 000（174 000～130 200 000）
			被注射的 MSC 总数	23	34 400（435～1 449 000）

HCT. 血细胞比容；HSC. 造血干细胞；Mil. 百万；MNC. 单核细胞；MSC. 间充质干细胞；n. 分析的样本数；RBC. 红细胞；WBC. 白细胞

参考文献

[1] Hunter W. On the structure and diseases of articulating cartilage. Philos Trans R Soc Lond B Biol Sci. 1743;9:277.

[2] Mankin HJ. The response of articular cartilage to mechanical injury. J Bone Joint Surg Am. 1982;64(3):460–6.

[3] Widuchowski W, Widuchowski J, Trzaska T. Articular cartilage defects: study of 25,124 knee arthroscopies. Knee. 2007;14:177–82.

[4] Flanigan DC, Harris JD, Trinh TQ, Siston RA, Brophy RH. Prevalence of chondral defects in athletes' knees: a systematic review. Med Sci Sports Exerc. 2010;42:1795–801.

[5] Johnson DL, Urban WP Jr, Caborn DN, et al. Articular cartilage changes seen with magnetic resonance imaging-detected bone bruises associated with acute anterior cruciate ligament rupture. Am J Sports Med. 1998;26:409–14.

[6] Lohmander LS, Roos H, Dahlberg L, et al. Temporal patterns of stromelysin-1, tissue inhibitor, and proteoglycan fragments in human knee joint fluid after injury to the cruciate ligament or meniscus. J Orthop Res. 1994;12:21–8.

[7] Mandelbaum BR, Browne JE, Fu F, et al. Articular cartilage lesions of the knee. Am J Sports Med. 1998;26:853–61.

[8] Kotlarz H, Gunnarsson CL, Fang H, Rizzo JA. Insurer and out-of-pocket costs of osteoarthritis in the US: evidence from national survey data. Arthritis Rheum. 2009;60(12):3546–53.

[9] Takeda H, Nakagawa T, Nakamura K, Engebretsen L. Prevention and management of knee osteoarthritis and knee cartilage injury in sports. Br J Sports Med. 2011;45(4):304–9. Epub 2011 Feb 25

[10] Marcacci M, Berruto M, Brocchetta D, et al. Articular cartilage engineering with Hyalograft(R) C: 3–year clinical results. Clin Orthop Relat Res. 2005;435:96–105.

[11] Gobbi A, Kon E, Berruto M, et al. Patellofemoral full-thickness chondral defects treated with second-generation autologous chondrocyte implantation: results at 5 years' follow-up. Am J Sports Med. 2009;37:1083–92.

[12] Caplan AI. Mesenchymal stem cells: cell-based reconstructive therapy in orthopedics. Tissue Eng. 2005;11(7–8):1198–211.

[13] Caplan AI. Mesenchymal stem cells: the past, the present, the future. Cartilage. 2010;1(1):6–9.

[14] Dimarino AM, Caplan AI, Bonfield TL. Mesenchymal stem cells in tissue repair. Front Immunol. 2013;4:201.

[15] Huselstein C, Li Y, He X. Mesenchymal stem cells for cartilage engineering. Biomed Mater Eng. 2012;22:69–80.

[16] Pasquinelli G, Orrico C, Foroni L, Bonafè F, Carboni M, Guarnieri C, et al. Mesenchymal stem cell interaction with a non-woven hyaluronan-based scaffold suitable for tissue repair. J Anat. 2008;213(5):520–30.

[17] Lisignoli G, Cristino S, Piacentini A, Zini N, Noël D, Jorgensen C, et al. Chondrogenic differentiation of murine and human mesenchymal stromal cells in a hyaluronic acid scaffold: differences in gene expression and cell morphology. J Biomed Mater Res A. 2006;77(3):497–506.

[18] Facchini A, Lisignoli G, Cristino S, Roseti L, De Franceschi L, Marconi E, et al. Human chondrocytes and mesenchymal stem cells grown onto engineered scaffold. Biorheology. 2006;43(3– 4):471–80.

[19] Nejadnik H, Hui JH, Feng Choong EP, Tai BC, Lee EH. Autologous bone marrow-derived mesenchymal stem cells versus autologous chondrocyte implantation: an observational cohort study. Am J Sports Med. 2010;38(6):1110–6.

[20] Gobbi A, Chaurasia S, Karnatzikos G, Nakamura N. Matrix-induced autologous chondrocyte implantation versus multipotent stem cells for the treatment of large patellofemoral chondral lesions: a nonrandomized prospective trial. Cartilage. 2015;6(2):82–97.

[21] Gobbi A, Karnatzikos G, Sankineani SR. One-step surgery with multipotent stem cells for the treatment of large full-thickness chondral defects of the knee. Am J Sports Med. 2014;42(3):64857.

[22] Gobbi A, et al. Biologic arthroplasty for full-thickness cartilage lesions of the knee: results at three years follow- up (SS-56). Arthroscopy. 2013;29(6):e27.

[23] Gobbi A, Karnatzikos G, Scotti C, Mahajan V, Mazzucco L, Grigolo B. One-step cartilage repair with bone marrow aspirate concentrated cells and collagen matrix in full-thickness knee cartilage lesions: results at 2–year follow-up. Cartilage. 2011;2(3):286–99.

[24] Gobbi A, Whyte GP. Long-term clinical outcomes of one-stage cartilage repair in the knee with hyaluronic acid-based scaffold embedded with mesenchymal stem cells sourced from bone marrow aspirate concentrate. Am J Sports Med. 2019;47(7):1621–8.

[25] Whyte GP, Gobbi A, Sadlik B. Dry arthroscopic single-stage cartilage repair of the knee using a hyaluronic acid-based scaffold with activated bone marrow-derived mesenchymal stem cells. Arthrosc Tech. 2016;5(4):e913–8.

[26] Gobbi A, Scotti C, Karnatzikos G, Mudhigere A, Castro M, Peretti GM. One-step surgery with multipotent stem cells and Hyaluronan-based scaffold for the treatment of full-thickness chondral defects of the knee in patients older than 45 years. Knee Surg Sports Traumatol Arthrosc. 2017;25(8):2494–501.

[27] Sadlik B, et al. Biologic inlay osteochondral reconstruction: arthroscopic one-step osteochondral lesion repair in the knee using morselized bone grafting and hyaluronic acid-based scaffold embedded with bone marrow aspirate concentrate. Arthrosc Tech. 2017;6(2):e383–9.

[28] Osteo-Core-Plasty™with Marrow Cellution™Aspire Medical Innovation [Internet]. [cited 2020 Mar 3]. https:// aspire-medical. eu/marrowcellution/osteo-core- plasty- with- marrow- cellution/.

[29] Scarpone M, Kuebler D, Chambers A, De Filippo CM, Amatuzio M, Ichim TE, et al. Isolation of clinically relevant concentrations of bone marrow mesenchymal stem cells without centrifugation. J Transl Med [Internet]. 2019 [cited 2020 Mar 9];17:10. https:// doi. org/10.1186/s12967–018– 1750– x.

[30] Swedowski D, Gobbi A, Irlandini E. Osteo-core plasty: a minimally invasive approach for subchondral bone marrow lesions of the knee. Arthrosc Tech. 2020;9(11):e1773–7.

第26章　髌股关节的软骨修复与稳定策略

Cartilage Restoration and Stabilization Strategies for the Patellofemoral Joint

Joseph D. Lamplot　Andreas H. Gomoll　Sabrina M. Strickland　著

沈中海　陈　刚　译

缩略语

PFJ	patellofemoral joint	髌股关节
PF	patellofemoral	髌股关节
OA	osteoarthritis	骨关节炎
TTO	tibial tubercle osteotomy	胫骨结节截骨术
NSAID	non-steroidal anti-inflammatories	非甾体抗炎药
TT-TG	tibial tubercle to trochlear-groove	胫骨结节 – 滑车沟
MFX	microfracture	微骨折
OAT	osteochondral autograft transfer	自体骨软骨移植
OCA	osteochondral allograft	同种异体骨软骨移植
PJAC	particular juvenile allograft cartilage	颗粒状青少年同种异体软骨移植
MACI	atrix-assisted chondrocyte implantation	基质诱导软骨细胞植入
AMIC	autologous matrixinduced chondrogenesis	自体基质诱导软骨

一、概述

髌股关节内的软骨缺损很常见，可导致疼痛和功能障碍。软骨损伤可能因为直接撞击损伤、髌骨不稳定等创伤，或如慢性髌骨不稳、重复性高负荷等异常关节负荷导致的微损伤[1]。髌股关节软骨疾病通常继发于髌骨轨迹不良和不稳定等，但局灶性软骨病变常常可以单独发生[2, 3]。多项研究表明，在接受膝关节镜检查的患者中，高达 61%～66% 的患者会出现较严重的局灶性软骨或骨软骨病变，其中 1/3 的病变发生在 PFJ[4, 5]。髌骨是膝关节中仅次于股骨内侧髁最常发生程度较严重的关节软骨病变的部位[1, 4, 5]。然而，这些软骨缺损的真实患病率难以确定，因为大部分是无症状的，可能由于关节软骨的无神经特性。

必须了解软骨病不一定有疼痛，应考虑其他可能的可辨别因素（包括排列不良和不稳定），以做出排除性诊断。许多膝前疼痛患者没有软骨缺损，而许多软骨病患者没有疼痛[1]。尽管如此，如果不及时治疗，PF 软骨缺损可能会进展为骨关节炎 [6, 7]。PFJ 局灶性软骨病变的危险因素包括滑车发育不良、高位髌骨和异常的髌骨倾斜等 [8]。滑车软骨损伤更常见于男性，比髌骨软骨损伤患者的发病年龄大 [8]。髌骨软骨病变更常见于女性和年轻患者，并且与滑车发育不良和高位髌骨等解剖学危险因素密切相关 [8]。一部分 PFJ 软骨损伤患者的自然病程是比胫股关节 OA 更早地进展为 OA [8]。滑车发育不良和髌骨排列不良的解剖学危险因素很可能导致软骨过早退变和最终的 PFJ 型 OA [8, 9]。

与膝关节的其他区域相比，在 PFJ 内实施软骨修复手段面临更大的挑战 [10]，因为 PFJ 内剪切力和压缩力高，而且在软骨损伤的情况下会进一步增加 [11]。此外，PFJ 局部解剖的复杂性和患者之间解剖结构的异质性，使恢复解剖匹配度很困难 [10]。此外，髌骨包含体内最厚的软骨，其结构特征与股骨软骨不同 [10]，因此，来自股骨供体部位的自体或同种异体移植物可能无法适应在 PFJ 承受的应力 [12-14]。在大多数情况下，首选非手术治疗，除了导致出现游离体的急性损伤。PFJ 软骨修复和重建手术的目标是减轻疼痛和恢复功能。手术选择可分为姑息治疗、修复治疗、修整治疗和重建治疗。长达 20 余年的长期研究仍未能厘清相关治疗是否会减缓或阻止 PFJ 的 OA 进展。既往的研究发现，PFJ 因为复杂的生物力学而有着比胫股关节更差的软骨修复术后结果；然而，近期的研究又发现两者结果相当 [12, 13, 15-20]。

二、病史与体格检查

尽管病史和体格检查对诊断软骨损伤的敏感和特异性都不高，但它仍然是临床决策的重要部分。可能导致 PFJ 软骨损伤的原因包括髌骨不稳定 / 脱位、急性直接创伤、反复微损伤、

轨迹不良和特发性病因。95% 的髌骨脱位合并有髌骨软骨缺损，其中大多数不需要进行软骨手术 [21]。一项儿童髌骨不稳定接受手术治疗的研究表明，63% 有关节软骨损伤，其中 61% 涉及髌骨，20% 涉及滑车 [22]。反复的跳跃、蹲下和爬行（消防员）会增加 PFJ 损伤的风险。对于临床常见的膝前痛，确定疼痛的具体位置（髌骨边缘，髌骨深处）、发生疼痛的膝关节体位及加剧疼痛的活动种类很重要，同时需注意是否有肿胀和机械症状。没有机械症状的局部疼痛可能继发于软骨下骨的过度负荷 [1]。

与 PFJ 病变相关的体格检查包括步态分析和下肢力线，包括静态外翻、单腿深蹲的动态外翻、因胫骨扭转和股骨前倾增加导致的下肢旋转，相关异常都可能导致髌骨软骨病变 [1]。评估压痛处（内侧、外侧、远端、髌后）和软骨损伤部位的相关性。应仔细评估髌骨轨迹，而且最好是坐姿时进行，包括股四头肌收缩伸膝时的 J 征和不稳定状况。导致轨迹不良的解剖学因素包括滑车发育不良、高位髌骨、胫骨结节 – 滑车沟距离增加和髌骨外侧软组织挛缩。伸膝终末期的 J 征提示滑车发育不良和（或）显著的高位髌骨 [1]。还需要评估韧带和软组织挛缩和松弛、推髌骨恐惧试验、髌骨滑动、髌骨倾斜、关节积液和捻发音等。

三、影像学

除了显示软骨病变外，影像学研究还可以识别对位不良或其他相关病理情况。基本的 X 线检查包括标准正位片、45° 正位片、侧位片和 Merchant 位片。Merchant 位片可以显示 PFJ 的关节面适配度、倾斜、半脱位和关节间隙变窄。真正的侧位 X 线可评估滑车发育不良 [23]。

PFJ 对位情况可以通过髌骨高度、倾斜度和 TT-TG 距离等评估 [24]。常规进行 MRI 检查

以检查有无软骨、软骨下骨损伤，以及损伤的程度和大小，但据报道，60% 的病例中 MRI 低估了软骨损伤大小[25]。PFJ 软骨损伤病例中应进行包括髌骨高度等一系列解剖学测量，如 Caton-Deschamp 髌骨高度比、Blackburn-Peele 髌骨高度指数、髌骨滑车重叠指数、TT-TG 距离等[24, 26]。

四、治疗适应证

PFJ 中软骨修复或重建手术的适应证是非手术治疗无效的继发于局灶性全层软骨缺损。显著的关节间隙变窄是绝对禁忌证，但双极软骨损伤不是。因髌骨不稳定进行胫骨结节截骨术的症状性软骨损伤病例中，如果软骨损伤位于髌骨外侧关节面的远端，该处的软骨负荷将因为 TTO 而降低，因此可以在截骨术中对损伤软骨进行单纯的清理或旷置[27]。髌骨脱位导致的髌骨内下关节面的软骨损伤，只要损伤区域不超过髌骨嵴，也可以进行清理或旷置。所有的骨软骨游离体，不论是否有髌骨急性损伤或脱位史，均可以手术清除；如果组织质量够好，可以修复软骨或骨软骨碎片[28, 29]。当发生急性游离体的情况下，手术治疗是必要的。

五、非手术治疗

除少数情况，大部分关节软骨损伤首选非手术治疗，包括相对休息、活动调整和物理治疗，可以使用或不使用非甾体抗炎药。物理治疗应首先关注关节活动度和柔韧性的恢复，然后逐步进行核心肌群、臀部和股四头肌力量训练，强调"由核心到地面"的方法[30]。通常在软骨修复手术之前会先尝试非手术治疗。创伤性软骨损伤，尤其是年轻患者，或急性损伤导致有症状的游离体，应该得到快速治疗。退行

性软骨损伤可考虑关节注射治疗。虽然缺乏证据支持它们用于局灶性 PFJ 软骨损伤，但皮质类固醇或黏弹性补充剂可以抑制炎症并缓解疼痛[31]。虽然证据有限，支具和黏胶带作为一种无创、廉价的方法可以尝试用于降低 PFJ 软骨的负荷[32-34]。在正规的非手术治疗失败后，有少数患者需要考虑手术治疗。

六、软骨缺损的手术治疗

PFJ 内的软骨手术旨在缓解疼痛、恢复功能、提高生活质量，并可能延缓 OA 的发生和推迟膝关节置换的需要。软骨手术通常包括清创（软骨成形术）、有或没有辅助治疗的微骨折、自体骨软骨移植、同种异体骨软骨移植、青少年同种异体软骨移植、穿孔同种异体软骨移植和基质诱导软骨细胞植入。虽然越来越多的证据表明，这些手术可以改善 PFJ 软骨缺损的疼痛和功能，但尚不清楚这些手术是否会减缓或阻止 OA 的进展[35, 36]。软骨手术可分为四类：姑息性、修补性、修复性和重建性[1]。姑息性手术包括游离体摘除和软骨成形术，其目的仅在于缓解疼痛的机械症状。修补手术仅在急性或亚急性损伤时固定软骨或骨软骨碎片。修复技术是基于骨髓刺激的细胞治疗，包括 MFX、MACI 和 PJAC。重建方法，如 OAT 和 OCA，利用自体或同种异体的移植物重建损伤的骨软骨单元。

充分暴露对于软骨缺损区的制备、植入或固定的步骤至关重要。通常建议进行开放手术，采用关节软骨同侧的髌旁内外入路，如果需要外翻髌骨到达缺损处，切口延伸到股四头肌腱，或者采用股内侧肌下或经股内侧肌入路。髌骨软骨损伤的手术时可能需要外翻髌骨，而滑车软骨损伤一般不需要。对于关节面中央部损伤，首选内侧髌旁入路，因为髌骨更容易向外半脱

位。如果术中需要进行多种操作，则应选择一种有利于所有步骤的入路。

七、髌骨脱位：骨软骨骨折和软骨剪切损伤

急性髌骨脱位通常有接触性或非接触性屈曲 – 旋转损伤、髌骨直接打击伤、膝关节强力过伸等损伤机制，并可能导致髌骨、滑车或股骨髁的骨软骨粉碎性骨折或软骨剪切损伤[37, 38]。这些损伤通常发生在活跃的儿童和青少年，他们未来运动的需要会受益于其原生软骨的保护[37]。骨骼未成熟的患者易患软骨损伤，因为钙化的软骨层没有完全形成，关节软骨和下面的软骨下骨之间的界面薄弱[38, 39]。多项研究报道，超过 1/3 的首次急性髌骨脱位在磁共振上发现骨软骨骨折[40]，最常见于髌骨内侧关节面[21, 41, 42]。急性髌骨脱位中有 5%～50% 的病例出现损伤骨软骨的游离体[29]。在大多数情况下，由于游离体造成的机械症状及游离体移位可能导致其他正常软骨损伤，应尽快行游离体摘除或手术修复[40]。此外，逐渐肿胀的骨软骨游离体会发生其上的软骨退化[38]。需要手术干预的游离体或软骨碎片大小的阈值尚不明确。虽然有研究报道小于 10mm [42] 或小于 15mm [43] 的骨软骨碎片可以尝试非手术治疗，但是作者建议只要有影像学证据，就应该根据碎片大小、质地、病变位置进行个体化的摘除或修补。

在可能的情况下，应尝试保存原生的关节软骨，与其他软骨修复技术相比，其具有更好的组织学和长期耐磨的特征[38]。然而，决定是切除还是修复软骨碎片可能很困难。如果软骨碎片较大（即直径大于约 10mm），一般推荐进行复位再固定术[42]，这样就有足够的骨组织以达到稳定的固定和骨与骨的愈合[38, 44]。一般来说，较小（直径小于 10mm）的软骨缺损，可

以进行单纯的碎片切除，也可以同时进行软骨修复术[42, 43]。与股骨髁来源的骨软骨碎片相比，将髌骨来源的碎片切除的临床结果更好[42, 45]。较大的骨软骨骨折片，如果其中的软骨状况良好，建议进行修补[40]。髌骨的软骨碎片固定需要关节切开术。固定方法包括金属埋头加压螺钉、经髌骨缝合固定和生物可吸收植入物，包括螺钉和销钉[40]。生物可吸收植入物通常不需要移除，除非移位或出现症状[46]。金属埋头加压螺钉通常在术后 12 周或影像学愈合后取出。据报道，骨骼未成熟患者中使用生物可吸收植入物具有更高的愈合率和较少的并发症[47]。

越来越多的证据支持对小儿和青少年孤立性软骨剪切性损伤碎片进行固定。既往认为单纯的软骨碎片愈合能力较差，因此均采用取出术而非固定[48, 49]。但是，最近的病例报道有着截然不同的发现，认为固定单纯的软骨碎片可以愈合，并且临床结果良好（图 26-1）[37, 50, 51]。Fabricant 等 [37] 在 15 例固定单纯软骨碎片系列中，报道了成功的短期愈合，包括来自髌骨、滑车或股骨外侧髁的单纯软骨碎片，中位表面积为 492.0mm²，并用生物可吸收植入物固定。除了 1 例未能愈合，其他任何患者均获得愈合，并且未出现植入物相关的并发症。

八、清理 / 软骨成形术

不引起疼痛的软骨损伤无须治疗。除非患者出现髌股关节疼痛或膝前方的机械症状，否则在因半月板切除术或膝前痛以外的原因进行膝关节镜检查时，对于 PFJ 软骨损伤可以忽略。虽然文献中支持 PFJ 软骨成形术的证据有限[52, 53]，但是仍然有很多外科医生继续这种操作[54]。我们建议，仅在有明显膝前部机械症状的患者中进行软骨成形，包括进行软骨活检时，以及不可修复的软骨或骨软骨损伤

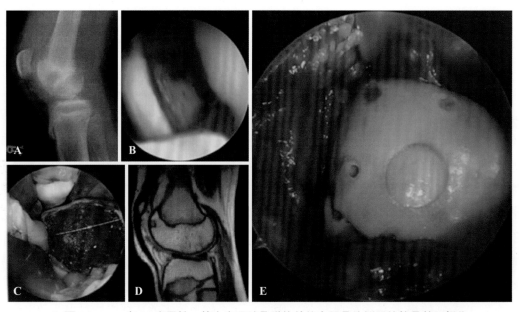

▲ 图 26-1　一名 16 岁男性，首次出现髌骨脱位并伴有股骨外侧髁的软骨剪切损伤

A. 术前侧位片显示骨骺不成熟；B. 关节镜图像显示大的游离软骨碎片；C. 术中照片显示缺损大小为 20mm×22mm；D. 术后 MRI 显示 OAT 栓；E. 用 4 个可吸收钉和 1 个 6mm OAT 栓固定的软骨碎片，OAT 栓用作碎片固定并支撑大软骨片；OAT. 自体骨软骨移植

尚无指征进行软骨修复时。但对病变相对较小（＜1cm²）、正规保守治疗无效的年龄较大的患者、一些不接受软骨修复术后漫长的康复过程而希望尽快重返赛场的高水平运动员，可以考虑软骨成形术。

九、微骨折

MFX 仍然是治疗 PFJ 软骨损伤最常用的一种修复性软骨手术，仅次于自体软骨细胞植入（29.6% vs. 45.5%）。与股骨髁相比，PFJ 的 MFX 的结果似乎较差[55, 56]。在年轻患者群体中，结果似乎确实有所改善，可能与代谢活跃的骨髓环境有关[55-57]。最近的一项系统回顾调查了 MFX 治疗 PFJ 软骨损伤术后的临床结果，所有纳入研究均报道 MFX 术后临床结果改善，其中在年轻患者的改善更明显[58]。由于软骨损伤面积和程度的千差万别，没有相关的治疗指南建议。研究表明，对于 2cm² 及以下的 PFJ 软骨损伤，可以考虑使用 MFX[10, 59, 60]。对 MFX

术后产生的纤维软骨组织的耐用性和寿命的担忧是反对在 PFJ 使用 MFX 的理由[55, 56, 59-61]。此外，髌骨的软骨损伤通常与基底部没有完全剥离，因此为了获得充分的纤维软骨填充，应将损伤区域的基底部充分暴露。在技术上用 MFX 锥子或钻头垂直于髌骨软骨下骨钻孔有困难，尽管有角度的手动工具增加了关节镜下操作的可行性，但多数情况可能还是需要开放手术。与股骨髁相比，髌骨骨髓内的间充质干细胞少，软骨的剪切力相对较高[10]。MFX 产生的纤维软骨的生物力学特性比透明软骨差，不能很好地耐受剪切力[10]。

两项随机对照试验已经证明，与 MFX 相比，MACI 和 OAT 治疗膝关节内软骨损伤的临床结果更佳[62, 63]。可惜，这两项研究没有比较不同膝关节间室的情况。Solheim 等[62] 报道，与 MFX 相比，马赛克成形术后短期、中期和长期（15 年）随访中 Lysholm 评分的临床显著改善。Saris[63] 报道，与 MFX 相比，MACI 后多个 KOOS 分量表结果显著改善，失败率更低

（12.5% vs. 31.9%，$P=0.016$）。而 Kreuz 等[55, 56] 报道，年轻患者股骨髁 MFX 术后获得满意疗效，而 PFJ 的 MFX 疗效在术后 18～36 个月逐渐降低[64]。最近，人们对 MFX 增强技术的兴趣增加了，通过使用支架或糊剂增强骨髓刺激，以试图机械稳定修复部位形成的血凝块，从而为细胞分化提供更有利的环境[65]。例如，自体基质诱导软骨，胶原膜被放置在 MFX 后的软骨缺损处，为 MSC 黏附和增殖提供微环境，从而改善纤维软骨的形成。Volz 等[66] 在一项 MFX 或 AMIC 治疗任何膝关节室内软骨损伤的 RCT 中，发现髌骨 MFX 术后 2 年失效，而 AMIC 术后 5 年仍显示有效。Dhollander 等[67] 报道，AMIC 治疗孤立的髌骨或滑车软骨缺损，在平均随访 2 年时疗效良好，尽管在术后 1～2 年有 30% 的病灶内出现骨赘和轻微的 MRI 结果回落。Gobbi 等[68] 报道，与 MFX 相比，使用透明质酸支架和活化骨髓抽吸浓缩物治疗股骨髁或髌骨的Ⅳ级软骨损伤有更好的疗效[68]，结果未分析与不同膝关节间室的相关性。总而言之，MFX 是一种廉价且相对简单的操作，可以与其他软骨修复方法一起治疗 PFJ 软骨损伤。

十、自体骨软骨移植

对于 1～3cm² 相对较小的 PFJ 软骨损伤，可以考虑自体骨软骨移植。应考虑软骨损伤相对于取材部位的大小，因为使用多个大软骨塞可能会导致供区病损。骨软骨塞通常从滑车周边的低负重区域取材，有时可以在关节镜下于髁间窝处取材[10, 11, 13, 14]。滑车周缘软骨损伤可以在全关节镜下治疗，而髌骨软骨损伤需要开放手术，以确保工具可以垂直于关节面。PFJ 软骨损伤采用 OAT 治疗的一个特殊挑战是难以匹配复杂的形态及供体和受体的软骨厚度[1, 10]。髌骨软骨下骨通常也比股骨髁骨更硬，需要使用钻头而不是通常使用的手动环钻来准备受体部位。

据报道，膝关节内各个区域小于 2cm² 的损伤，OAT 治疗后可以获得改善[69]。在髌骨软骨损伤中，使用单个骨软骨塞[11]、不需要进行重排列术[14]、孤立的外伤性软骨损伤，OAT 手术显示了良好疗效[11]。50 岁以上[13]、软骨损伤面积较大[11, 13, 14, 69]、髌骨内侧和外侧关节面同时存在软骨损伤，PFJ 的 OAT 术后的效果较差[14]。Astur 等[11] 报道，单纯髌骨 OAT 术后至少 2 年的随访中发现，膝关节功能和患者报告结果有显著改善，术后 1 年时 100% 达到移植物骨整合。Figueroa 等[70] 报道了髌骨 OAT 术后至少 2 年的 MRI 研究，发现临床结果优良率 100%，ICRS 的 MRI 软骨评分打到 1A。Hangody 等[13] 报道，镶嵌成形的髌骨 OAT 术后至少 10 年的随访中，结果良好至极好的达 79%。近期，Emre 等报道，PFJ 镶嵌成形 OAT 术后临床疗效显著，并且没有任何并发症或再手术[71]。Nho 等[14] 报道，在髌骨 OAT 术后至少 18 个月的随访中，所有患者的 IKDC 评分都有显著改善和良好的软骨填充（67%～100%）。因此，我们考虑将 OAT 用于相对较小的涉及软骨下骨的髌骨软骨损伤（＜2cm²），因为此种情况不适合用 MACI 或 PJAC 等基于细胞的疗法。

十一、同种异体骨软骨移植

同种异体骨软骨移植历来被认为是一种补救方法，用于治疗先前手术失败且不适合关节置换术的大面积骨软骨缺损[10]。OCA 的问题是软骨细胞的长期活力和移植物再吸收，并且与大多数软骨修复一样，PFJ 的 OCA 结果差于胫股关节[10]。相对较大的软骨缺损（＞2cm²）累及软骨下骨时，不合适采用基于细胞的治疗，可以考虑 OCA。OCA 是最具技术挑战性的修复性软骨手术，尤其是在 PFJ。近期 PFJ 的 OCA 结果是可以接受的，与髌骨侧相比，滑车软骨损伤的疗效更好[72, 73]。Cameron 等[72] 报道滑车 OCA 的 10 年随访结果，发现移植物存活率为 91.7%，翻修率为 21%，患者满意度为 89%。Gracitelli 等[73] 报道，单纯髌骨 OCA 技术具有 78% 的 10 年生存率，55.8% 的 15 年生存率，61% 的翻修率，89% 的患者满意率。在一项针对孤立性和双相性病变的 OCA 研究中，Jamali 等[74] 报道的优良率为 75%。Meric 等[75] 报道，OCA 在治疗双极软骨损伤中的生存率低于局灶性损伤。作者将 OCA 用于较大面积软骨损伤（＞2cm²）的补救手术，其中涉及软骨下骨损伤排除了基于细胞治疗的选择。

十二、自体软骨细胞植入

自体软骨细胞植入技术在过去的 20 年中不断发展。第一代技术使用骨膜贴片（pACI），第二代技术（cACI）使用 I/Ⅲ 型胶原膜，目前的第三代技术在植入前在胶原膜上种植和培育软骨细胞（基质诱导自体软骨细胞植入）[76]。总体而言，MACI 是 PFJ 中最常用的高级软骨修复技术[77, 78]。MACI 已获得 FDA 批准超过 20 年。由于 PFJ 的复杂形态使得 OAT 和 OCA 操作困难，髌骨和滑车的局灶性软骨损伤可能更适合基于细胞的技术[10]。MACI 通常用于治疗中大面积的全层软骨缺损，并被认为是小于 2cm² 病变的二线治疗[10]（图 26-2）。相对禁忌证包括非局限性的损伤或双极病变。与其他软骨手术一样，必须在术前仔细评估下肢力线、髌骨稳定性和轨迹，并同时处理相关的病变。

虽然前几代 MACI 在 PFJ 内的结果令人失望，但目前报道的结果几乎与股骨髁的应用一样好，优良率在多项研究中达 71%～93%[15, 79-82]。几个变量可能会影响临床结果。有研究报道，髌骨 MACI 后的结果比滑车 MACI 好，MACI 用于急性损伤比退行性病变的结果好[83]。然而，目前尚不清楚软骨损伤区域（内侧、外侧或中央）是如何影响结果的[3, 6, 84]。目前仍不清

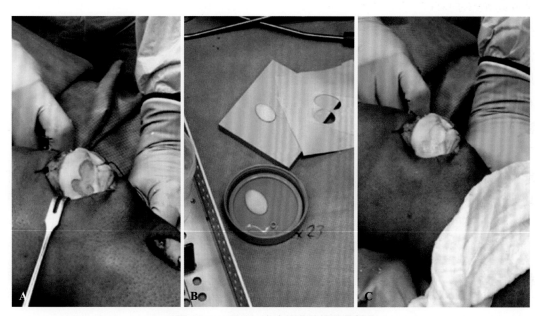

▲ 图 26-2　MACI 治疗的多灶性髌骨损伤

A. 没有软骨下骨受累的大型多灶性髌骨软骨损伤，病变累及髌骨的内侧和外侧，清创后，病灶沿髌骨中嵴融合；B. 清创后病灶大小在模板上标记，MACI 植入物使用定制刀具制备，产生 2 个用于缺损的植入物；C. MACI 植入物完全填充缺损并使用纤维蛋白胶固定，无须缝合固定；MACI. 基质诱导软骨细胞植入

楚 MACI 在双极软骨损伤中的结果是否比单极更差 [3, 15, 18, 85]，也不清楚损伤大小或损伤的局限性是否会影响结果 [3, 83]。在 PFJ 和股骨髁的 MACI 比较中，多项研究 [86, 87] 报道了相似的临床结果，而一项研究报道了股骨髁 MACI 术后结果更好 [88]。Minas 等 [89] 报道了 MACI 治疗后，胫股和髌股移植物长期存活率相似，但 PFJ 组失败病例出现的更早。磁共振研究证实了软骨缺损区的填充逐渐得到改善 [90]，30%~40% 得到完全填充 [15, 68, 91-94]。Farr 等 [95] 在平均 3.1 年的随访中报道了 39 例缺损中只有 3 例失败。Gomoll 等 [3] 在至少 4 年的随访中报道了 110 名患者中的 9 例失败，满意率为 92%，单极和双极损伤之间没有显著差异。Zarkadis 等 [96] 在平均 4.5 年的随访中报道了 72 名军人中的 3 例失败，其中 78% 的人重返工作。

多项研究表明，在提前骨髓刺激的情况下应用 MACI 的结果比不提前刺激的差 [36, 87, 97]。这可能部分地因为软骨下骨结构的改变导致了病灶内骨赘 [98] 和软骨下囊肿 [99, 100] 形成。病灶内骨赘或囊肿的存在应被视为细胞疗法的禁忌，在这些情况下，应考虑进行骨软骨移植。或者，可以使用 MACI 夹心技术，移除损伤的软骨下骨并用自体骨移植后进行 MACI [101]。MACI 是我们在 PFJ 软骨损伤中更倾向的软骨修复性治疗方法。单纯软骨下水肿并不排除使用 MACI 等基于细胞治疗的可能，但如果在术前影像学检查或术中发现囊变或病灶内骨赘，应考虑使用骨软骨移植技术。

十三、颗粒状青少年同种异体软骨移植

PJAC 是一种相对较新的软骨修复选择，并且不断发展，是从 13 岁以下青少年来源的同种异体软骨移植物，切成大约 1mm 的立方体 [102]。

青少年软骨细胞具有更高的代谢活性，可以产生更多的细胞外基质，因而可能改善修复软骨的质量 [103, 104]。来自颗粒软骨的软骨细胞迁移形成与周围组织整合的新的透明样修复组织。与 MACI 不同的是，它可以只进行一期手术，而不需要另外的活检取材（图 26-3）。它通常用于中小面积完全局限的软骨缺损，大多数专家认为清创后缺损应在 1~6cm² [105, 106]。相对禁忌证包括双极损伤和软骨下骨丢失，尽管可以同时进行骨移植 [106]。缺损区的制备与 MACI 技术类似。应该明确软骨缺损的面积，不同制造商的产品规格有区别，一般一个 PJAC 膜可以覆盖 2.0~2.5cm² 大小。在制备过程中，要倾倒多余的液体介质，然后把软骨颗粒平铺成相互接触的一层。将铝箔铺在清理后的软骨缺损处修剪成合适的大小，然后将纤维胶涂在铝箔上后再铺上 PJAC。5~10min 后，将制备物置入缺损处。用小的骨膜剥离器或其他的小工具协助制备物的精准安放。由于制备物易塑形，通常比较容易很好地适应缺损区的形状。注意填充物应低于缺损的边缘，以减少可能承受的压应力和剪切力。制备物在软骨缺损处放置满意后，再用一层纤维胶封闭。不建议在 PJAC 植入后有任何外在的刺激，包括关节腔引流管。

尽管 PJAC 的研究相对有限，但总体结果满意 [104, 107]，包括 MRI 和临床结果。Farr 等 [108] 报道，用 PJAC 治疗股骨和滑车软骨缺损随访 2 年，T_2 相磁共振显示修复软骨与正常软骨信号相近，多项 KOOS 子评分和 IKDC 评分的改善令人满意。Tompkins 等 [109] 采用 PJAC 治疗 Ⅳ度髌骨软骨损伤，平均随访 28 个月发现软骨缺损填充率达 89%。15 例膝关节中有 3 例出现轻度的移植物增生，2 例进行了关节镜清理。Grawe 等 [110] 报道，髌骨 PJAC 治疗后 12 个月，85% 的患者中软骨缺损填充率良好。Wang

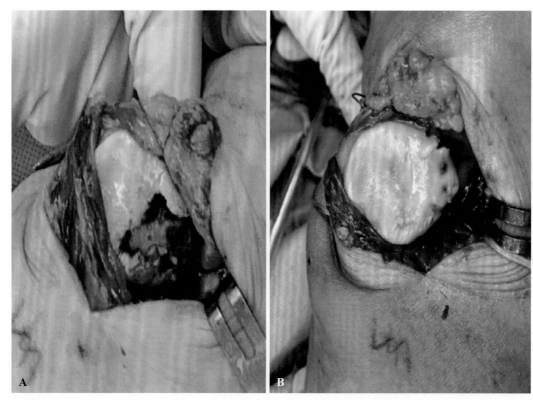

▲ 图 26-3　一名 27 岁女性，在髌骨外侧脱位后，从髌骨内侧关节面延伸至髌骨中嵴的 16mm×16mm 骨软骨损伤

A. 术中照片显示清理后病变大小；B. 用 2 个可生物吸收的骨固定钉固定髌骨内侧关节面部分软骨碎片，用颗粒状青少年同种异体软骨移植填充缺损的其余部分

等[111] 报道，在髌骨或滑车进行 PJAC 治疗后平均随访 3.8 年，IKDC 和 KOS-ADL 评分得到显著改善，69% 的损伤中缺损填充超过 67%。上述结果与软骨损伤区域或合并的胫骨结节截骨术无关。有必要通过进一步研究更好地确定 PJAC 的适应证和临床疗效。

十四、多孔型异体软骨移植物

多孔型异体软骨移植物是一种冷冻保存的骨软骨植入物，希望可以结合 OCA 和基于细胞治疗技术的优势[112]。产品易塑形，而且很容易适应 PFJ 的复杂解剖。另外，冷冻保存物外壳会比其他软骨治疗物有着更长的寿命。产品上的多孔设计便于软骨细胞的溢出，并实现与下方软骨下骨板的垂直整合。目前还缺乏这种

产品疗效的数据。

十五、选择合适的软骨修复策略

有大量的因素会影响在 PFJ 软骨损伤治疗时软骨修复方法的选择。软骨下骨的性状是最重要的考虑因素。软骨下骨完整、损伤处没有骨赘和囊变的软骨损伤可以考虑采用如 MACI 或 PJAC 等基于细胞的治疗。如前所述，在 PFJ 软骨损伤治疗中有关 MACI 的研究数据最多。如果软骨下骨出现损伤，就只能进行 OAT 或 OCA 等置换方法。小面积软骨损伤（＜ 2cm²）适合 OAT 或 PJAC，中等面积（2～4cm²）软骨损伤适用 MACI 或 PJAC，大面积（4～6cm²）软骨损伤可以考虑 MACI 或 OCA。由于大量证据支持 MACI 的应用，我们通常在基于细胞

的治疗选择中首选 MACI。如果软骨下骨损伤，我们倾向于 OCA，如果是小面积损伤，就考虑 OAT 治疗。

十六、相关合并手术和髌股关节软骨修复

相关合并的手术应根据存在的病理情况进行选择。应纠正异常病理状态以恢复 PF 的生物力学并保护修复的软骨[8]。在通过手术一期或分期解决导致软骨损伤的因素后，才进行软骨修复手术[36]。通常需要进行的相关手术包括胫骨结节截骨术、外侧支持带松解和 MPFL 重建（图 26-4）。

（一）胫骨结节截骨术

30%～75%PF 软骨修复手术需要同时进行 TTO，是最常见的合并手术[3, 15, 81, 82, 94, 113]。有关 TTO 的详细信息请参见第 1 章。TTO 的指征包括髌骨对位不良、复发性髌骨不稳定或通过截骨术降低损伤软骨处的负荷[3, 15]。解决滑车发育不良和高位髌骨的合并手术不太常见，除非

有严重发育不良的指征或 Caton-Deschamps 指数 > 1.3[8]。TTO 通常用于复发性髌骨不稳定或有症状的局灶性软骨病变，还可以降低髌骨下方和外侧关节面的负荷[114]。单纯前向移位胫骨结节的 Maquet 截骨术和单纯内侧移位胫骨结节的 Elmslie-Trillat 术仅允许在一个平面上进行矫正。前内向移位胫骨结节（anteromedialization，AMZ）TTO 允许在冠状面和矢状面进行同时矫正，胫骨结节内移可以降低髌骨外侧关节面负荷，而前移胫骨结节可以降低髌骨下极的负荷和降低整体 PFJ 的应力[114]。单纯 AMZ 型 TTO 的禁忌证是髌骨上极、髌骨内侧关节面和整个髌骨关节面的软骨病。截骨术在纠正的生物力学异常的同时应缓解疼痛[27, 114-116]。如果 TTO 会导致软骨病区域的负荷增加，就应避免进行。

AMZ 型 TTO 最初由 Fulkerson 提出，现在已经成为最常用的 TTO 技术[8]，应注意防止胫骨结节的过度内移[117]。在 TT-TG 增大的病例中，手术目标是将 TT-TG 降低到 5～10mm。虽然前移胫骨结节 2cm 就可以将 PFJ 的压应力降低 50%，但过度抬高会导致伤口愈合困难，因此建议的最大前移应遵循个体化的原则，但

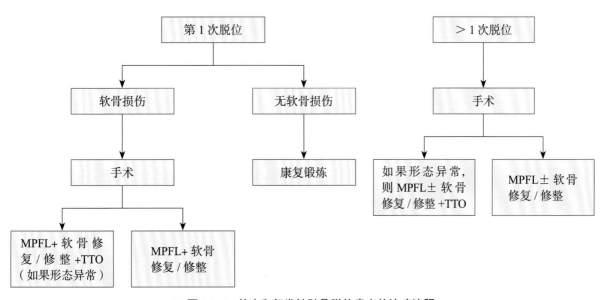

▲ 图 26-4　首次和复发性髌骨脱位患者的治疗流程

MPFL. 内侧髌骨韧带；TTO. 胫骨结节截骨术

不应超过 17mm，通常在 10～15mm [118]。根据手术适应证（不稳定、软骨损伤减压或两者兼有），AMZ 型 TTO 的斜率可以相应地进行调整。通常最陡坡度为 60 度可以导致更多的软骨减压和髌股关节应力的降低，而较浅的 AMZ 型 TTO 通常用于复发性不稳定。胫骨结节单纯前移术（Maquet）既往应用较多，但目前很少使用，仅在 TT-TG 正常的病例中为了减少髌股关节应力时考虑。

AMZ 术后的结果取决于软骨损伤的位置。Pidoriano 和 Fulkerson [27] 报道，当软骨病变位于髌骨的下极和外侧关节面时，未进行软骨修复的单纯 AMZ 型 TTO 的术后优良率达 87%。相反，所有滑车中央软骨损伤者预后都很差；另外，髌骨内侧或上极关节面损伤者术后优良率 55%，弥漫性髌骨软骨损伤优良率仅 20%。据报道，单纯 TTO 对于 III 级或 IV 级髌骨软骨病变的疗效较差 [114]。滑车侧方的软骨损伤和双极软骨损伤在选择 TTO 时应谨慎 [3, 15, 81, 82]。Ogura 等 [36] 报道，双极 PF 软骨损伤 MACI 术后 10 年移植物生存率为 79%，其中生存率最高的出现在同时接受 TTO 的患者中（5 年和 10 年存活率为 91%），提前接受骨髓刺激者生存率最低（5 年和 10 年时为 43%）。这项研究的结果与之前关于 PFJ 单极软骨损伤的研究类似 [80, 119]。与这些发现一致，其他几项研究报道，单极和双极软骨损伤的术后结果没有差异 [3, 15]。

虽然有研究报道合并 TTO 的软骨修复手术后结果改善 [17, 82, 120]，但其他研究报道，根据病变位置和髌骨排列选择性进行 TTO 截骨术者，与不使用 TTO 者结果类似 [8, 15, 81, 121]。一项 110 例 MACI 的多中心研究显示，其中 69% 的患者同时接受 AMZ 型 TTO，在 7.5 年的随访中 86% 的患者结果优良 [3]。Gillogly 等 [80] 报道，MACI 联合 AMZ 型 TTO 术后有 83% 的优良率。总而言之，目前的数据表明，软骨修复后髌骨

轨迹正常者均疗效满意，而无论是否需要 TTO 纠正髌骨轨迹。

（二）软组织手术

据报道，20%～60% 的 PF 软骨修复术同时进行了髌骨外侧支持带松解，常与 TTO 一起进行 [3, 18, 82, 89]。虽然 MPFL 重建不如 TTO 常用，但可应用于没有对位不良的髌骨复发性不稳定。Siebold 等 [122] 报道，在复发性髌骨脱位和 IV 级软骨损伤患者中同时进行 MPFL 重建和 MACI，平均缺损大小为 7.2cm²，术后没有髌骨不稳定的复发，主观和客观结果改善，缺损填充率达 80%。在导致软骨或骨软骨损伤的髌骨脱位中，我们常规进行 MPFL 重建，必要时同时进行 TTO。因为越来越多的证据支持 MPFL 重建的结果优于修复，即使在急性损伤中也是如此 [123]。如果髌骨不稳定病例有明显的胫骨结节相对于滑车沟外偏（TT-TG ＞ 15mm），我们也将进行 TTO（通常是 AMZ 型）。

十七、康复

建议使用连续被动运动机器立即进行保护性运动，每天使用 6～8h，持续 6 周，术后 2～3 周达到屈膝 90°。除非因为其他合并手术（如 TTO）有禁忌，否则允许患者在可承受的范围内负重，同时将支具锁定在伸膝位。术后至少 3 个月内不允许爬楼梯或蹲下等的屈膝负重。尽管目前有证据支持 MACI [124] 治疗后的加速负重方案，但当移植物完全成熟时，我们通常不允许在 12 个月内恢复跑步和增强式运动，以及在 18 个月内恢复剧烈的强力的急停运动。

十八、并发症

除了大多数膝关节手术中的常见并发症

（包括感染和术后僵硬）外，还有一些与各种软骨修复治疗方案相关的问题。MFX 的术后问题包括持续性膝关节疼痛、复发性膝关节积液、缺损填充不完全、与周围关节软骨整合不良及功能结果恶化，需要再进行其他的软骨修复治疗或关节置换术[10]。与其他软骨修复技术相比，OAT 的并发症和失败率相对较低，包括需要在麻醉下手法松解的僵硬（3%～9%）和移植物失败（0%～8%）[10]。基于细胞的疗法特有的并发症包括无法形成适当的修复组织，因为创伤导致良好形成的移植物分层[18, 119]。移植物肥大在第一代 MACI 后很常见，但在第二代 MACI 后较少见[87, 90, 91, 93, 108]。PJAC 后移植物肥大的报道[108]。TTO 相关的并发症包括结节不愈合、胫骨骨折、骨裂、胫骨结节过度内移导致内向不稳定、髌骨低位、伤口愈合延迟、皮肤坏死和有症状的内固定物等[118]。TTO 术后应尽快开始活动度训练，以降低发生低位髌骨的风险。我们建议触地负重 4 周或更长时间，在胫骨结节向远端移位后至少 6 周，因为当胫骨结节远端的术中完全分离导致术后不愈合的可能性增加。前 4 周的家庭锻炼包括下肢悬垂、足跟滑动和股四头肌相关训练，直到术后 4 周开始正式的物理治疗。

十九、结论

虽然已经描述了 PFJ 软骨修复的几种方法，但缺乏各种治疗方案之间的对照研究，并且研究内部和研究之间的病例也有很大的差异。因此，目前对于有症状的局灶性 PFJ 软骨病变的"最佳"治疗方案尚缺乏共识。如果骨软骨碎片具有足够量的骨骼和健康的软骨，应尽可能保留原生的关节软骨。越来越多的证据支持修复单纯软骨的剪切伤，这种损伤通常发生在骨骼未成熟患者的急性髌骨脱位时。当损伤没有深及软骨下骨时，可以考虑包括 MACI 和 PJAC 的基于细胞的治疗。骨髓水肿以外的软骨下骨累及，如病灶内骨赘或软骨下囊性变，需要考虑 OAT 或 OCA 等骨软骨重建术。一般来说，伴随的病理状态，如髌骨对位不良或韧带不稳，应在软骨手术同时或分期纠正。评估各种基于细胞的疗法和（或）反对骨软骨重建技术之间的随机对照试验等进一步的研究（但具有挑战性），将有助于更好地定义这些治疗方案的恰当适应证。长期的研究结果将可以确定这些治疗是否会减缓或阻止 OA 的进展，从而改变局灶性软骨或骨软骨损伤的自然病程。

参考文献

[1] Pinkowsky GJ, Farr J. Considerations in evaluating treatment options for patellofemoral cartilage pathology. Sports Med Arthrosc Rev. 2016;24(2):92–7.

[2] Frank RM, Lee S, Levy D, Poland S, Smith M, Scalise N, et al. Osteochondral allograft transplantation of the knee: analysis of failures at 5 years. Am J Sports Med. 2017;45(4):864–74.

[3] Gomoll AH, Gillogly SD, Cole BJ, Farr J, Arnold R, Hussey K, et al. Autologous chondrocyte implantation in the patella: a multicenter experience. Am J Sports Med. 2014;42(5):1074–81.

[4] Aroen A, Loken S, Heir S, Alvik E, Ekeland A, Granlund OG, et al. Articular cartilage lesions in 993 consecutive knee arthroscopies. Am J Sports Med. 2004;32(1):211–5.

[5] Curl WW, Krome J, Gordon ES, Rushing J, Smith BP, Poehling GG. Cartilage injuries: a review of 31,516 knee arthroscopies. Arthroscopy. 1997;13(4):456–60.

[6] Niemeyer P, Steinwachs M, Erggelet C, Kreuz PC, Kraft N,

Kostler W, et al. Autologous chondrocyte implantation for the treatment of retropatellar cartilage defects: clinical results referred to defect localisation. Arch Orthop Trauma Surg. 2008;128(11):1223–31.

[7] Rosenberger RE, Gomoll AH, Bryant T, Minas T. Repair of large chondral defects of the knee with autologous chondrocyte implantation in patients 45 years or older. Am J Sports Med. 2008;36(12):2336–44.

[8] Ambra LF, Hinckel BB, Arendt EA, Farr J, Gomoll AH. Anatomic risk factors for focal cartilage lesions in the patella and trochlea: a case-control study. Am J Sports Med. 2019;47(10):2444–53.

[9] Mehl J, Otto A, Willinger L, Hapfelmeier A, Imhoff AB, Niemeyer P, et al. Degenerative isolated cartilage defects of the patellofemoral joint are associated with more severe symptoms compared to trauma-related defects: results of the German Cartilage Registry (KnorpelRegister DGOU). Knee Surg Sports

Traumatol Arthrosc. 2019;27(2):580–9.

[10] Brophy RH, Wojahn RD, Lamplot JD. Cartilage restoration techniques for the patellofemoral joint. J Am Acad Orthop Surg. 2017;25(5):321–9.

[11] Astur DC, Arliani GG, Binz M, Astur N, Kaleka CC, Amaro JT, et al. Autologous osteochondral transplantation for treating patellar chondral injuries: evaluation, treatment, and outcomes of a two-year follow-up study. J Bone Joint Surg Am. 2014;96(10):816–23.

[12] Filardo G, Kon E, Andriolo L, Di Martino A, Zaffagnini S, Marcacci M. Treatment of "patellofemoral" cartilage lesions with matrix-assisted autologous chondrocyte transplantation: a comparison of patellar and trochlear lesions. Am J Sports Med. 2014;42(3):626–34.

[13] Hangody L, Fules P. Autologous osteochondral mosaicplasty for the treatment of full-thickness defects of weight-bearing joints: ten years of experimental and clinical experience. J Bone Joint Surg Am. 2003;85–A(Suppl 2):25–32.

[14] Nho SJ, Foo LF, Green DM, Shindle MK, Warren RF, Wickiewicz TL, et al. Magnetic resonance imaging and clinical evaluation of patellar resurfacing with press-fit osteochondral autograft plugs. Am J Sports Med. 2008;36(6):1101–9.

[15] Farr J. Autologous chondrocyte implantation improves patellofemoral cartilage treatment outcomes. Clin Orthop Relat Res. 2007;463:187–94.

[16] Nawaz SZ, Bentley G, Briggs TW, Carrington RW, Skinner JA, Gallagher KR, et al. Autologous chondrocyte implantation in the knee: mid-term to long-term results. J Bone Joint Surg Am. 2014;96(10):824–30.

[17] Trinh TQ, Harris JD, Siston RA, Flanigan DC. Improved outcomes with combined autologous chondrocyte implantation and patellofemoral osteotomy versus isolated autologous chondrocyte implantation. Arthroscopy. 2013;29(3):566–74.

[18] Vasiliadis HS, Lindahl A, Georgoulis AD, Peterson L. Malalignment and cartilage lesions in the patellofemoral joint treated with autologous chondrocyte implantation. Knee Surg Sports Traumatol Arthrosc. 2011;19(3):452–7.

[19] Andrade R, Nunes J, Hinckel BB, Gruskay J, Vasta S, Bastos R, et al. Cartilage restoration of patellofemoral lesions: a systematic review. Cartilage. 2019;1947603519893076

[20] Hinckel BB, Pratte EL, Baumann CA, Gowd AK, Farr J, Liu JN, et al. Patellofemoral cartilage restoration: a systematic review and metaanalysis of clinical outcomes. Am J Sports Med. 2020;363546519886853

[21] Nomura E, Inoue M, Kurimura M. Chondral and osteochondral injuries associated with acute patellar dislocation. Arthroscopy. 2003;19(7):717–21.

[22] Luhmann SJ, Smith JC, Schootman M, Prasad N. Recurrent patellar instability: implications of preoperative patellar crepitation on the status of the patellofemoral articular cartilage. J Pediatr Orthop. 2019;39(1):33–7.

[23] Gomoll AH, Minas T, Farr J, Cole BJ. Treatment of chondral defects in the patellofemoral joint. J Knee Surg. 2006;19(4):285–95.

[24] Camp CL, Stuart MJ, Krych AJ, Levy BA, Bond JR, Collins MS, et al. CT and MRI measurements of tibial tubercle-trochlear groove distances are not equivalent in patients with patellar instability. Am J Sports Med. 2013;41(8):1835–40.

[25] Gomoll AH, Yoshioka H, Watanabe A, Dunn JC, Minas T. Preoperative measurement of cartilage defects by mri underestimates lesion size. Cartilage. 2011;2(4):389–93.

[26] Dejour H, Walch G, Nove-Josserand L, Guier C. Factors of patellar instability: an anatomic radiographic study. Knee Surg Sports Traumatol Arthrosc. 1994;2(1):19–26.

[27] Fulkerson JP, Becker GJ, Meaney JA, Miranda M, Folcik MA. Anteromedial tibial tubercle transfer without bone graft. Am J Sports Med. 1990;18(5):490–6. discussion 6–7

[28] Colvin AC, West RV. Patellar instability. J Bone Joint Surg Am. 2008;90(12):2751–62.

[29] Pedowitz JM, Edmonds EW, Chambers HG, Dennis MM, Bastrom T, Pennock AT. Recurrence of patellar instability in adolescents undergoing surgery for osteochondral defects without concomitant ligament reconstruction. Am J Sports Med. 2019;47(1):66–70.

[30] Chiu JK, Wong YM, Yung PS, Ng GY. The effects of quadriceps strengthening on pain, function, and patellofemoral joint contact area in persons with patellofemoral pain. Am J Phys Med Rehabil. 2012;91(2):98–106.

[31] Campbell KA, Erickson BJ, Saltzman BM, Mascarenhas R, Bach BR Jr, Cole BJ, et al. Is local viscosupplementation injection clinically superior to other therapies in the treatment of osteoarthritis of the knee: a systematic review of overlapping metaanalyses. Arthroscopy. 2015;31(10):2036–45. e14

[32] Hunter DJ, Harvey W, Gross KD, Felson D, McCree P, Li L, et al. A randomized trial of patellofemoral bracing for treatment of patellofemoral osteoarthritis. Osteoarthritis Cartilage. 2011;19(7):792–800.

[33] McWalter EJ, Hunter DJ, Harvey WF, McCree P, Hirko KA, Felson DT, et al. The effect of a patellar brace on three-dimensional patellar kinematics in patients with lateral patellofemoral osteoarthritis. Osteoarthritis Cartilage. 2011;19(7):801–8.

[34] Yanke AB, Wuerz T, Saltzman BM, Butty D, Cole BJ. Management of patellofemoral chondral injuries. Clin Sports Med. 2014;33(3):477–500.

[35] Knutsen G, Drogset JO, Engebretsen L, Grontvedt T, Ludvigsen TC, Loken S, et al. A randomized multicenter trial comparing autologous chondrocyte implantation with microfracture: long-term follow-up at 14 to 15 years. J Bone Joint Surg Am. 2016;98(16):1332–9.

[36] Ogura T, Bryant T, Minas T. Long-term outcomes of autologous chondrocyte implantation in adolescent patients. Am J Sports Med. 2017;45(5):1066–74.

[37] Fabricant PD, Yen YM, Kramer DE, Kocher MS, Micheli LJ, Lawrence JTR, et al. Fixation of traumatic chondral-only fragments of the knee in pediatric and adolescent athletes: a retrospective multicenter report. Orthop J Sports Med. 2018;6(2):2325967117753140.

[38] Kramer DE, Pace JL. Acute traumatic and sportsrelated osteochondral injury of the pediatric knee. Orthop Clin North Am. 2012;43(2):227–36. vi

[39] Flachsmann R, Broom ND, Hardy AE, Moltschaniwskyj G. Why is the adolescent joint particularly susceptible to osteochondral shear fracture? Clin Orthop Relat Res. 2000;381:212–21.

[40] Bauer KL. Osteochondral injuries of the knee in pediatric patients. J Knee Surg. 2018;31(5):382–91.

[41] Nietosvaara Y, Aalto K, Kallio PE. Acute patellar dislocation in children: incidence and associated osteochondral fractures. J Pediatr Orthop. 1994;14(4):513–5.

[42] Seeley MA, Knesek M, Vanderhave KL. Osteochondral injury after acute patellar dislocation in children and adolescents. J Pediatr Orthop. 2013;33(5):511–8.

[43] Palmu S, Kallio PE, Donell ST, Helenius I, Nietosvaara Y. Acute patellar dislocation in children and adolescents: a randomized clinical trial. J Bone Joint Surg Am. 2008;90(3):463–70.

[44] Chotel F, Knorr G, Simian E, Dubrana F, Versier G, French AS. Knee osteochondral fractures in skeletally immature patients: French multicenter study. Orthop Traumatol Surg Res. 2011;97(8 Suppl):S154–9.

[45] Mashoof AA, Scholl MD, Lahav A, Greis PE, Burks RT. Osteochondral injury to the mid-lateral weightbearing portion of the lateral femoral condyle associated with patella dislocation. Arthroscopy. 2005;21(2):228–32.

[46] Tabaddor RR, Banffy MB, Andersen JS, McFeely E, Ogunwole O, Micheli LJ, et al. Fixation of juve nile osteochondritis dissecans lesions of the knee using poly 96L/4D-lactide copolymer bioabsorbable implants. J Pediatr Orthop. 2010;30(1):14–20.

[47] Millington KL, Shah JP, Dahm DL, Levy BA, Stuart MJ. Bioabsorbable fixation of unstable osteochondritis dissecans lesions. Am J Sports Med. 2010;38(10):2065–70.

[48] Buckwalter JA. Articular cartilage: injuries and potential for

healing. J Orthop Sports Phys Ther. 1998;28(4):192–202.

[49] Tew S, Redman S, Kwan A, Walker E, Khan I, Dowthwaite G, et al. Differences in repair responses between immature and mature cartilage. Clin Orthop Relat Res. 2001;(391 Suppl): S142–52.

[50] Nakamura N, Horibe S, Iwahashi T, Kawano K, Shino K, Yoshikawa H. Healing of a chondral fragment of the knee in an adolescent after internal fixation. A case report. J Bone Joint Surg Am. 2004;86(12):2741–6.

[51] Siparsky PN, Bailey JR, Dale KM, Klement MR, Taylor DC. Open reduction internal fixation of isolated chondral fragments without osseous attachment in the knee: a case series. Orthop J Sports Med. 2017;5(3):2325967117696281.

[52] Galloway MT, Noyes FR. Cystic degeneration of the patella after arthroscopic chondroplasty and subchondral bone perforation. Arthroscopy. 1992;8(3):366–9.

[53] Schonholtz GJ, Ling B. Arthroscopic chondroplasty of the patella. Arthroscopy. 1985;1(2):92–6.

[54] Arshi A, Cohen JR, Wang JC, Hame SL, McAllister DR, Jones KJ. Operative management of patellar instability in the united states: an evaluation of national practice patterns, surgical trends, and complications. Orthop J Sports Med. 2016;4(8):2325967116662873.

[55] Kreuz PC, Erggelet C, Steinwachs MR, Krause SJ, Lahm A, Niemeyer P, et al. Is microfracture of chondral defects in the knee associated with different results in patients aged 40 years or younger? Arthroscopy. 2006a;22(11):1180–6.

[56] Kreuz PC, Steinwachs MR, Erggelet C, Krause SJ, Konrad G, Uhl M, et al. Results after microfracture of full-thickness chondral defects in different compartments in the knee. Osteoarthritis Cartilage. 2006b;14(11):1119–25.

[57] Blevins FT, Steadman JR, Rodrigo JJ, Silliman J. Treatment of articular cartilage defects in athletes: an analysis of functional outcome and lesion appearance. Orthopedics. 1998;21(7):761–7. discussion 7–8

[58] Smoak JB, Kluczynski MA, Bisson LJ, Marzo JM. Systematic review of patient outcomes and associated predictors after microfracture in the patellofemoral joint. J Am Acad Orthop Surg Glob Res Rev. 2019;3(11)

[59] Mestriner AB, Ackermann J, Gomoll AH. Patellofemoral cartilage repair. Curr Rev Musculoskelet Med. 2018;11(2): 188–200.

[60] Oussedik S, Tsitskaris K, Parker D. Treatment of articular cartilage lesions of the knee by microfracture or autologous chondrocyte implantation: a systematic review. Arthroscopy. 2015;31(4):732–44.

[61] Behery O, Siston RA, Harris JD, Flanigan DC. Treatment of cartilage defects of the knee: expanding on the existing algorithm. Clin J Sport Med. 2014;24(1):21–30.

[62] Solheim E, Hegna J, Strand T, Harlem T, Inderhaug E. Randomized study of long-term (15–17 years) outcome after microfracture versus mosaicplasty in knee articular cartilage defects. Am J Sports Med. 2018;46(4):826–31.

[63] Saris D, Price A, Widuchowski W, Bertrand-Marchand M, Caron J, Drogset JO, et al. Matrixapplied characterized autologous cultured chondrocytes versus microfracture: two-year followup of a prospective randomized trial. Am J Sports Med. 2014;42(6):1384–94.

[64] Petri M, Broese M, Simon A, Liodakis E, Ettinger M, Guenther D, et al. CaReS (MACT) versus microfracture in treating symptomatic patellofemoral cartilage defects: a retrospective matched-pair analysis. J Orthop Sci. 2013;18(1):38–44.

[65] Albright JC, Daoud AK. Microfracture and microfracture plus. Clin Sports Med. 2017;36(3):501–7.

[66] Volz M, Schaumburger J, Frick H, Grifka J, Anders S. A randomized controlled trial demonstrating sustained benefit of Autologous Matrix-Induced Chondrogenesis over microfracture at five years. Int Orthop. 2017;41(4):797–804.

[67] Dhollander A, Moens K, Van der Maas J, Verdonk P, Almqvist KF, Victor J. Treatment of patellofemoral cartilage defects in the knee by autologous matrixinduced chondrogenesis (AMIC). Acta

Orthop Belg. 2014;80(2):251–9.

[68] Gobbi A, Whyte GP. One-stage cartilage repair using a hyaluronic acid-based scaffold with activated bone marrow-derived mesenchymal stem cells compared with microfracture: five-year follow-up. Am J Sports Med. 2016;44(11):2846–54.

[69] Pareek A, Reardon PJ, Macalena JA, Levy BA, Stuart MJ, Williams RJ 3rd, et al. Osteochondral autograft transfer versus microfracture in the knee: a meta-analysis of prospective comparative studies at midterm. Arthroscopy. 2016;32(10): 2118–30.

[70] Figueroa D, Melean P, Calvo R, Gili F, Zilleruelo N, Vaisman A. Osteochondral autografts in full thickness patella cartilage lesions. Knee. 2011;18(4):220–3.

[71] Emre TY, Atbasi Z, Demircioglu DT, Uzun M, Kose O. Autologous osteochondral transplantation (mosaicplasty) in articular cartilage defects of the patellofemoral joint: retrospective analysis of 33 cases. Musculoskelet Surg. 2017;101(2):133–8.

[72] Cameron JI, Pulido PA, McCauley JC, Bugbee WD. Osteochondral allograft transplantation of the femoral trochlea. Am J Sports Med. 2016;44(3):633–8.

[73] Gracitelli GC, Meric G, Briggs DT, Pulido PA, McCauley JC, Belloti JC, et al. Fresh osteochondral allografts in the knee: comparison of primary transplantation versus transplantation after failure of previous subchondral marrow stimulation. Am J Sports Med. 2015;43(4):885–91.

[74] Jamali AA, Emmerson BC, Chung C, Convery FR, Bugbee WD. Fresh osteochondral allografts: results in the patellofemoral joint. Clin Orthop Relat Res. 2005;437:176–85.

[75] Meric G, Gracitelli GC, Gortz S, De Young AJ, Bugbee WD. Fresh osteochondral allograft transplantation for bipolar reciprocal osteochondral lesions of the knee. Am J Sports Med. 2015;43(3):709–14.

[76] Basad E, Wissing FR, Fehrenbach P, Rickert M, Steinmeyer J, Ishaque B. Matrix-induced autologous chondrocyte implantation (MACI) in the knee: clinical outcomes and challenges. Knee Surg Sports Traumatol Arthrosc. 2015;23(12): 3729–35.

[77] Edwards PK, Ebert JR, Janes GC, Wood D, Fallon M, Ackland T. Arthroscopic versus open matrixinduced autologous chondrocyte implantation: results and implications for rehabilitation. J Sport Rehabil. 2014;23(3):203–15.

[78] Ferruzzi A, Buda R, Faldini C, Vannini F, Di Caprio F, Luciani D, et al. Autologous chondrocyte implantation in the knee joint: open compared with arthroscopic technique. Comparison at a minimum follow-up of five years. J Bone Joint Surg Am. 2008;90(Suppl 4):90–101.

[79] Gigante A, Enea D, Greco F, Bait C, Denti M, Schonhuber H, et al. Distal realignment and patellar autologous chondrocyte implantation: mid-term results in a selected population. Knee Surg Sports Traumatol Arthrosc. 2009;17(1):2–10.

[80] Gillogly SD, Arnold RM. Autologous chondrocyte implantation and anteromedialization for isolated patellar articular cartilage lesions: 5– to 11–year follow-up. Am J Sports Med. 2014;42(4):912–20.

[81] Minas T, Bryant T. The role of autologous chondrocyte implantation in the patellofemoral joint. Clin Orthop Relat Res. 2005;436:30–9.

[82] Pascual-Garrido C, Slabaugh MA, L'Heureux DR, Friel NA, Cole BJ. Recommendations and treatment outcomes for patellofemoral articular cartilage defects with autologous chondrocyte implantation: prospective evaluation at average 4–year follow-up. Am J Sports Med. 2009;37(Suppl 1): 33S–41S.

[83] Gobbi A, Kon E, Berruto M, Francisco R, Filardo G, Marcacci M. Patellofemoral full-thickness chondral defects treated with Hyalograft-C: a clinical, arthroscopic, and histologic review. Am J Sports Med. 2006;34(11):1763–73.

[84] Macmull S, Jaiswal PK, Bentley G, Skinner JA, Carrington RW, Briggs TW. The role of autologous chondrocyte implantation in the treatment of symptomatic chondromalacia patellae. Int

Orthop. 2012;36(7):1371–7.

[85] Peterson L, Vasiliadis HS, Brittberg M, Lindahl A. Autologous chondrocyte implantation: a longterm follow-up. Am J Sports Med. 2010;38(6): 1117–24.

[86] Cvetanovich GL, Riboh JC, Tilton AK, Cole BJ. Autologous chondrocyte implantation improves knee-specific functional outcomes and healthrelated quality of life in adolescent patients. Am J Sports Med. 2017;45(1):70–6.

[87] Pestka JM, Bode G, Salzmann G, Sudkamp NP, Niemeyer P. Clinical outcome of autologous chondrocyte implantation for failed microfracture treatment of fullthickness cartilage defects of the knee joint. Am J Sports Med. 2012;40(2):325–31.

[88] Behrens P, Bitter T, Kurz B, Russlies M. Matrixassociated autologous chondrocyte transplantation/ implantation (MACT/ MACI)–5-year follow-up. Knee. 2006;13(3):194–202.

[89] Minas T, Von Keudell A, Bryant T, Gomoll AH. The John Insall Award: a minimum 10–year outcome study of autologous chondrocyte implantation. Clin Orthop Relat Res. 2014;472(1):41–51.

[90] Ebert JR, Robertson WB, Woodhouse J, Fallon M, Zheng MH, Ackland T, et al. Clinical and magnetic resonance imaging-based outcomes to 5 years after matrix-induced autologous chondrocyte implantation to address articular cartilage defects in the knee. Am J Sports Med. 2011;39(4):753–63.

[91] Bartlett W, Skinner JA, Gooding CR, Carrington RW, Flanagan AM, Briggs TW, et al. Autologous chondrocyte implantation versus matrix-induced autologous chondrocyte implantation for osteochondral defects of the knee: a prospective, randomised study. J Bone Joint Surg Br. 2005;87(5):640–5.

[92] Bentley G, Biant LC, Carrington RW, Akmal M, Goldberg A, Williams AM, et al. A prospective, randomised comparison of autologous chondrocyte implantation versus mosaicplasty for osteochondral defects in the knee. J Bone Joint Surg Br. 2003;85(2):223–30.

[93] Ebert JR, Fallon M, Smith A, Janes GC, Wood DJ. Prospective clinical and radiologic evaluation of patellofemoral matrix-induced autologous chondrocyte implantation. Am J Sports Med. 2015;43(6):1362–72.

[94] Meyerkort D, Ebert JR, Ackland TR, Robertson WB, Fallon M, Zheng MH, et al. Matrix-induced autologous chondrocyte implantation (MACI) for chondral defects in the patellofemoral joint. Knee Surg Sports Traumatol Arthrosc. 2014;22(10): 2522–30.

[95] Farr J 2nd. Autologous chondrocyte implantation and anteromedialization in the treatment of patellofemoral chondrosis. Orthop Clin North Am. 2008;39(3):329–35. vi

[96] Zarkadis NJ, Belmont PJ Jr, Zachilli MA, Holland CA, Kinsler AR, Todd MS, et al. Autologous chondrocyte implantation and tibial tubercle osteotomy for patellofemoral chondral defects: improved pain relief and occupational outcomes Among US Army Servicemembers. Am J Sports Med. 2018;46(13): 3198–208.

[97] Minas T, Gomoll AH, Rosenberger R, Royce RO, Bryant T. Increased failure rate of autologous chondrocyte implantation after previous treatment with marrow stimulation techniques. Am J Sports Med. 2009;37(5):902–8.

[98] Mithoefer K, McAdams T, Williams RJ, Kreuz PC, Mandelbaum BR. Clinical efficacy of the microfracture technique for articular cartilage repair in the knee: an evidence-based systematic analysis. Am J Sports Med. 2009;37(10):2053–63.

[99] Chen H, Chevrier A, Hoemann CD, Sun J, Ouyang W, Buschmann MD. Characterization of subchondral bone repair for marrow-stimulated chondral defects and its relationship to articular cartilage resurfacing. Am J Sports Med. 2011;39(8):1731–40.

[100] Orth P, Goebel L, Wolfram U, Ong MF, Graber S, Kohn D, et al. Effect of subchondral drilling on the microarchitecture of subchondral bone: analysis in a large animal model at 6 months. Am J Sports Med. 2012;40(4):828–36.

[101] Minas T, Ogura T, Headrick J, Bryant T. Autologous chondrocyte implantation "sandwich" technique compared with autologous bone grafting for deep osteochondral lesions in the knee. Am J Sports Med. 2018;46(2):322–32.

[102] Farr J, Yao JQ. Chondral defect repair with particulated juvenile cartilage allograft. Cartilage. 2011;2(4):346–53.

[103] Bonasia DE, Martin JA, Marmotti A, Amendola RL, Buckwalter JA, Rossi R, et al. Cocultures of adult and juvenile chondrocytes compared with adult and juvenile chondral fragments: in vitro matrix production. Am J Sports Med. 2011;39(11):2355–61.

[104] Buckwalter JA, Bowman GN, Albright JP, Wolf BR, Bollier M. Clinical outcomes of patellar chondral lesions treated with juvenile particulated cartilage allografts. Iowa Orthop J. 2014;34:44–9.

[105] Farr J, Cole BJ, Sherman S, Karas V. Particulated articular cartilage: CAIS and DeNovo NT. J Knee Surg. 2012;25(1):23–9.

[106] Riboh JC, Cole BJ, Farr J. Particulated articular cartilage for symptomatic chondral defects of the knee. Curr Rev Musculoskelet Med. 2015;8(4):429–35.

[107] Pascual-Garrido C, Gold SL, Snikeris J, Burge A, Nguyen J, Potter HG, et al. Magnetic resonance imaging and clinical evaluation of chondral lesions treated with allografts juvenile cells. Orthopaed J Sports Med. 2013;1(4_ suppl):2325967113S00030.

[108] Farr J, Tabet SK, Margerrison E, Cole BJ. Clinical, radiographic, and histological outcomes after cartilage repair with particulated juvenile articular cartilage: a 2–year prospective study. Am J Sports Med. 2014;42(6):1417–25.

[109] Tompkins M, Hamann JC, Diduch DR, Bonner KF, Hart JM, Gwathmey FW, et al. Preliminary results of a novel single-stage cartilage restoration technique: particulated juvenile articular cartilage allograft for chondral defects of the patella. Arthroscopy. 2013;29(10):1661–70.

[110] Grawe B, Burge A, Nguyen J, Strickland S, Warren R, Rodeo S, et al. Cartilage regeneration in fullthickness patellar chondral defects treated with particulated juvenile articular allograft cartilage: an MRI analysis. Cartilage. 2017;8(4):374–83.

[111] Wang T, Belkin NS, Burge AJ, Chang B, Pais M, Mahony G, et al. Patellofemoral cartilage lesions treated with particulated juvenile allograft cartilage: a prospective study with minimum 2–year clinical and magnetic resonance imaging outcomes. Arthroscopy. 2018;34(5):1498–505.

[112] Redondo ML, Naveen NB, Liu JN, Tauro TM, Southworth TM, Cole BJ. Preservation of knee articular cartilage. Sports Med Arthrosc Rev. 2018;26(4):e23–30.

[113] Vanlauwe JJ, Claes T, Van Assche D, Bellemans J, Luyten FP. Characterized chondrocyte implantation in the patellofemoral joint: an up to 4–year follow-up of a prospective cohort of 38 patients. Am J Sports Med. 2012;40(8):1799–807.

[114] Pidoriano AJ, Weinstein RN, Buuck DA, Fulkerson JP. Correlation of patellar articular lesions with results from anteromedial tibial tubercle transfer. Am J Sports Med. 1997;25(4):533–7.

[115] Bellemans J, Cauwenberghs F, Witvrouw E, Brys P, Victor J. Anteromedial tibial tubercle transfer in patients with chronic anterior knee pain and a subluxation- type patellar malalignment. Am J Sports Med. 1997;25(3):375–81.

[116] Naranja RJ Jr, Reilly PJ, Kuhlman JR, Haut E, Torg JS. Long-term evaluation of the Elmslie-Trillat- Maquet procedure for patellofemoral dysfunction. Am J Sports Med. 1996;24(6): 779–84.

[117] Kuroda S, Sugawara Y, Yamashita K, Mano T, Takano-Yamamoto T. Skeletal Class III oligodontia patient treated with titanium screw anchorage and orthognathic surgery. Am J Orthod Dentofacial Orthop. 2005;127(6):730–8.

[118] Middleton KK, Gruber S, Shubin Stein BE. Why and where to move the tibial tubercle: indications and techniques for tibial tubercle osteotomy. Sports Med Arthrosc Rev. 2019;27(4): 154–60.

[119] Mandelbaum B, Browne JE, Fu F, Micheli LJ, Moseley JB Jr, Erggelet C, et al. Treatment outcomes of autologous chondrocyte implantation for fullthickness articular cartilage

defects of the trochlea. Am J Sports Med. 2007;35(6): 915–21.

[120] Henderson IJ, Lavigne P. Periosteal autologous chondrocyte implantation for patellar chondral defect in patients with normal and abnormal patellar tracking. Knee. 2006;13(4): 274–9.

[121] Brittberg M, Lindahl A, Nilsson A, Ohlsson C, Isaksson O, Peterson L. Treatment of deep cartilage defects in the knee with autologous chondrocyte transplantation. N Engl J Med. 1994;331(14):889–95.

[122] Siebold R, Karidakis G, Fernandez F. Clinical outcome after medial patellofemoral ligament reconstruction and autologous chondrocyte implantation following recurrent patella dislocation. Knee Surg Sports Traumatol Arthrosc. 2014;22(10):2477–83.

[123] Camanho GL, Viegas Ade C, Bitar AC, Demange MK, Hernandez AJ. Conservative versus surgical treatment for repair of the medial patellofemoral ligament in acute dislocations of the patella. Arthroscopy. 2009;25(6): 620–5.

[124] Goyal D, Goyal A, Keyhani S, Lee EH, Hui JH. Evidence-based status of second- and third-generation autologous chondrocyte implantation over first generation: a systematic review of level I and II studies. Arthroscopy. 2013;29(11):1872–8.

第27章　软骨修复术后康复和重返赛场

Rehabilitation and Decision for Return to Play Following Cartilage Restoration Surgery

Francesco Della Villa　Filippo Tosarelli　Davide Fusetti　Lorenzo Boldrini　Stefano Della Villa　著

林金榕　译

缩略语

ACLR	anterior cruciate ligament reconstruction	前交叉韧带重建术
ACL-RSI	anterior cruciate ligament return to sport after injury	前交叉韧带损伤后重返运动
ADL	activity of daily living	日常生活活动
CPM	continuous passive mobilization	持续的被动松动术
GPS	global position system	全球定位系统
IPR	in pool rehabilitation	水池康复
NM	neuromuscular	神经肌肉
NRS	Numeric Rating Scale	数字评定量表
OFR	on-field rehabilitation	运动场上康复
ROM	range of motion	膝关节活动度
RTP	return to play	重返赛场
RTC	return to competition	重返对抗
RTT	return to training	重返训练

一、概述

软骨修复的术后管理是当今运动医学实践中最具挑战性的场景之一。与其他运动损伤相比（如前交叉韧带损伤），软骨修复术后康复受到的关注有限[1]。一方面，外科技术的不断发展给康复带来新的机遇和挑战；另一方面，对神经肌肉（neuromuscular，NM）功能的优化评估可以更好地个性化制订每位患者的康复方案[2, 3]。在这种情况下，运动康复团队应结合现有循证医学证据和既往实践经验以达到最佳的临床应用。术后要遵循软骨愈合的生物学规律，达到生理和心理功能的完全恢复，使得每位患者恢复到最佳状态。

膝关节软骨手术后重返赛场（return to play，RTP）是一个漫长的过程，平均时间为 11 个月（最长可达 18 个月）[4]。不同研究报道恢复到伤前运动水平的 RTP 率不同（69%～79%），但与 ACL

重建（anterior cruciate ligament reconstruction，ACLR）术后有一定可比性。系统综述报道了72%～79% 的 RTP 率，应用软骨再生技术比微骨折技术取得了更好的结果[4-6]。然而，既往研究往往缺乏对康复进展细节的描述，而且关于 RTP 的标准仍然没有达成共识。

在本章节中，作者将讨论膝关节软骨手术后康复的原则（从理论到临床），同时讨论软骨康复的最新概念[7]，包括一个标准化的个体化方案，以应用于日常临床实践。本章节也将补充最新的临床研究进展，使读者更好地了解运动康复的现在和未来。

二、软骨修复后的康复原则

膝关节术后康复的关键（如软骨修复）可分为临床和组织原则。软骨修复手术后的恢复过程很长（在某些病例中超过 1 年），并且对患者要求很高。术后康复要注意避免落入常见的误区，才能达到最佳效果。

康复方案构建是软骨康复的临床难题。基础研究发现，软骨组织对负荷有反应，机械负荷（尤其是周期性的负荷）对软骨和关节稳态的积极适应是有利的。机械负荷会刺激胶原和基质的产生，增加滑膜液的扩散和软骨营养的优化[8-11]。在软骨修复后，负载不足（如长时间固定）[12, 13] 和负荷过度（机械负载过大、过多、过早）都可能是有害的。在康复过程中，应通过逐渐增加力学负荷来追求临床最佳点。临床医生应始终遵循 Scott Dye 医生的组织内稳态理论[14]，即在康复特定时间内负荷要在功能界限之内，要找到负荷足以刺激促进组织修复，而又不会破坏结构完整性的安全范围。

鉴于该首要的原则，根据作者的经验，康复方案应个性化（定制）、渐进式和监督式。

为了提供一些关于康复方案定制的示例和

见解，髌股关节软骨应与股骨内髁软骨的康复方案不同，并且膝关节活动度练习也因病变的位置而有不同的限制[7]。每位患者的康复方案应根据最新的证据及时更新，这一点将进行专门的讨论。

作者认为，定期的临床和功能评估应作为康复方案监督的一部分，用于指导 RTP 的功能进展，应简要评估的生理和心理指标如下。

- 肌肉力量（如膝关节伸肌和屈肌的等距或等速测试）[15]。
- 心血管状况（如有氧和无氧阈值测试）[15]。
- 动作质量（如跳跃和急停动作）[16, 17]。
- 运动表现和专项运动指标（如现场测试和全球定位系统指标）[18-21]。
- 心理准备（如 ACL-RSI 量表）。

必须将上述功能数据用于指导和调整康复方案，本章将在稍后进行讨论。

表 27-1 简要报道了该方案的三个特点。

除了最新的循证方法外，为了让患者达到最佳康复效果，非常重要且经常被忽视的是适合的专家团队和康复设施，能够为软骨修复手术后的运动员定制漫长且完整的恢复周期。康复团队需要包括一名运动医学或康复医生（监督康复过程）、一名物理治疗师（参与第一阶段的康复）和一名运动教练［参与最后阶段的运动场上康复（on-field rehabilitation，OFR）］（图 27-1）。同时也需要有适当的康复设施，因为康复的每个阶段都需要不同的渐进刺激，尤其是在软骨修复之后（图 27-2）。

在这种背景下，康复水池是第一阶段康复的重要设施。我们最近强调了水池康复（in pool rehabilitation，IPR）应用于 ACLR 术后功能恢复的好处[22]。早期的 ROM 和力量练习可以更早开始，并逐渐恢复正确的步态。使用不同的水深（由深到浅的渐进）可使负荷逐渐增加。此外，这种特殊的环境允许早期神经可塑

表 27-1 康复方案的三个关键特征

康复方案特点	需要注意的细节
个性化（定制）	• 病史 • 性别 • 活动水平和功能预期 • 主要参与的运动项目 • 人体测量数据和一般健康状况（代谢状况） • 患者下肢形态 • 病变类型（软骨或骨软骨） • 病变部位（胫股内 / 外侧或髌股） • 手术技术（再生或修复） • 心理方面（人格特征）
渐进式	• 基于临床和功能评估（基于标准）的渐进式阶段康复，负荷递增 • 基于关节对康复刺激的反应（如肿胀和疼痛等反应，康复进程仅在"临床无症状"时进展）
监督式	• 康复工作应由康复小组监督 • 必要的定期临床咨询和功能评估，以客观监测患者

性练习的实施（如针对足球运动员的漂浮练习），模仿特定的运动姿势。

康复健身房仍然是康复各阶段的主要场所，而其他设施用于特定的阶段。急性期后，大部分 ROM 恢复期的训练都是在健身房进行的。健身房也是个人强化期的关键场所，这经常被忽视，但对运动员进入更高级的康复阶段至关重要。使用器械（如等速测力计 / 腿部蹬举）和开链、闭链的功能锻炼都可用于恢复力量，但要根据患者的具体反应量身定制。

生物力学实验室（或其他专门用于评估运动模式的空间）是新出现的用于损伤恢复过程研究的场景。它整体评估下肢损伤后的整个肌肉骨骼系统和 NM 功能。通过这样的方法，将重新激活且加强的肌肉整合到安全的运动模式中，对于长期正常的功能和整体生物力学是至关重要的。

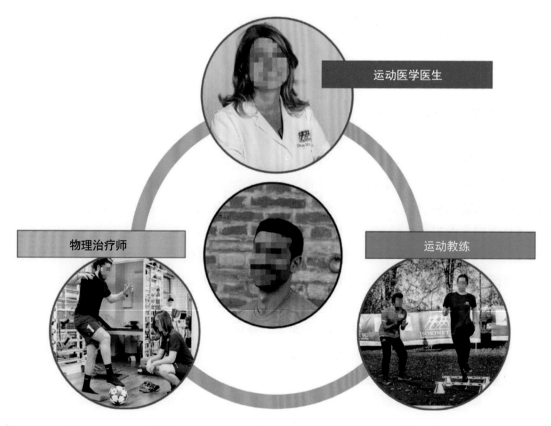

▲ 图 27-1 以患者为中心的团队配置

为了完成软骨手术后的功能恢复，需要适当的康复场所，包括医务室及专门的康复场地等

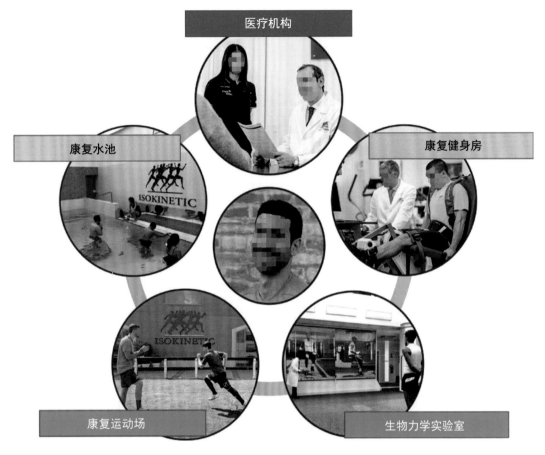

▲ 图 27-2　适当的康复设施

为了完成软骨手术后的功能恢复，需要适当的康复场所，包括医务室及专门的康复场地等

康复运动场地专门用于 OFR。OFR 是功能恢复的最后阶段，介于标准康复和回归运动之间。它由逐步回归体育活动的五个子阶段计划组成 [15, 18, 19]。通过适当的定制，OFR 适用于所有的活动级别和运动类别。这种集多种体育类别为一体的空间，也能满足患者的所有运动特定需求。

为了提供更新的运动康复服务，需要提供正确的设施。设施可以不断地改进，但这个过程中要注意关键的临床原则。某些设施并"不治疗"或"治愈"患者，但有助于指导康复团队在软骨修复后的创新且基于循证医学康复的应用。

三、重返赛场展望

为了合理安排长期的恢复，增加运动员软骨修复后 RTP 的机会，康复团队应将重点从受伤的关节转移到运动员整体。针对整个机体，才能详细评估众多可改变的因素（如肌肉力量、身体条件反射、生物力学等），并通过康复期间的特定干预进行优化。

传统意义上的康复治疗经常局限于术后的最初几个月，仅限于疼痛、肿胀和 ROM 不足的恢复。术后初期康复是至关重要的，同时也是决定中后期康复疗效的基础。

我们可以跳出经典康复治疗的局限性，扩展骨科生物力学模式（图 27-3）。软骨细胞愈合是组织（软骨）的一部分，软骨也被认为是

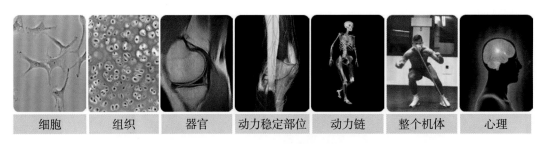

| 细胞 | 组织 | 器官 | 动力稳定部位 | 动力链 | 整个机体 | 心理 |

▲ 图 27-3　扩展的骨科生物力学模式

从细胞（软骨细胞）到患者，作为一个人的连续体。在康复治疗中，全面评估很重要

膝关节的一部分。跨越膝部的肌肉动态控制膝关节，属于下肢的一部分（同时考虑远端和近端关节）。下肢动力链是肌骨系统的一部分。最后，肌骨系统作为患者身体的一部分，而患者具有特定的身体条件、独特的人格特质和对损伤的心理反应。

将康复重点转移到运动员整个机体上，有助于功能的恢复，针对性地进行相关的肌肉力量恢复、心血管调节、NM 训练和使用运动场康复方案恢复特定运动。受伤后应立即开始康复进程，并应持续恢复到所需的运动水平（通常是受伤前运动水平）。在我们看来，一个运动医学团队应该监督从受伤到 RTP 的全过程（图 27-4），我们可以很好地控制第一阶段，从诊断到手术，直到恢复日常活动。恢复日常生活后的康复阶段往往缺乏控制，使得恢复进度缓慢（图 27-4）。该过程常被认为不需要干预，这是常见的误区，因为临床定义为"治愈"的无症状的膝盖并不足以恢复运动员的功能。完全恢复功能，也依赖于完全的生理和心理功能恢复。

即使力量恢复被公认为是膝关节术后康复的关键，但是很多人在受伤几年后仍然存在力量不足[23]。这是运动员膝关节症状轻，但功能恢复不全的典型原因。

最后，如图 27-4 所示，当患者几乎准备好进行 RTP 时，仍然需要监督下的训练，通常被称为晚期康复。运动康复团队和手术团队应协作以促进患者的依从性，以提高 RTP 的可能性[1, 24]。

四、重返赛场的康复方案和决策

正如本章前面所强调的，患者的临床疗效在很大程度上取决于康复方案的内容。在本小节中，我们将讨论当前软骨修复手术后康复的概念，特别是以膝关节软骨手术后的康复为参考，这些基本概念也适用于任何其他关节。

每个患者都是独一无二的，康复方案只是总体上的原则。表 27-2 给出了一个基于当前概念的标准康复方案的详细示例。所提出的方案分为 5 个不同的阶段，其中在第四阶段新增了靶向 NM 训练。在这里我们讨论了每个阶段的几个关键点后，具体细节见表 27-2。

（一）第一阶段（早期康复）

第一阶段持续 1~3 个月。主要目标是：①恢复关节稳态，减轻疼痛和肿胀；②逐步恢复活动范围（膝关节伸直应放在第一位）；③恢复正确的步态周期。负重的进展（结合康复水池的使用）和被动活动度的恢复是这个基础阶段的关键。在这个阶段限制负重是必要的。逐步过渡到部分负重，并最终能弃拐行走。完全负重的时间因手术类型和病变位置而异。平均而言，从微骨折的 40 天到自体软骨细胞植入的 2 个月。目前，在完全负重的确切时间上尚未

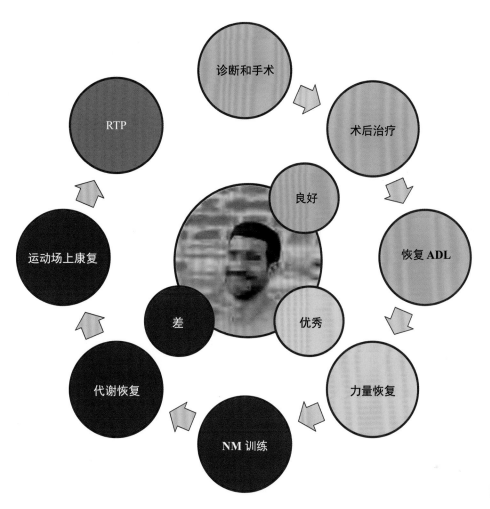

▲ 图 27-4　损伤恢复过程

受伤到康复，是一个漫长而富有挑战性的过程。应当关注和控制康复的最后阶段。ADL. 日常生活活动；NM. 神经肌肉；RTP. 重返赛场

达成一致。研究显示，加速负重（6～8 周）与延迟负重（8～10 周）2 年后均具有良好的临床结果和功能预后[25]。加速负重似乎没有害处，但应谨慎。应尽快在术后第 2 天进行持续被动活动，以促进软骨愈合[26, 27]。在确定持续被动活动的范围时，基于病变位置的生物力学考虑至关重要。其他 ROM 练习应逐日增加，以尽快促进角度的完全恢复。这个阶段不应该过于激进，而应该根据关节反应（疼痛和肿胀）逐渐推进。当达到某些标准时，患者可以进入康复的下一阶段（表 27-2）。

在第一阶段结束时，患者应该能弃拐行走，没有或仅有轻微症状，并有正确的步态模式。

（二）第二阶段（早期康复）

第二阶段持续时间一般为 1～2 个月。主要目标是：①完全恢复 ROM（包括屈膝）；②逐步恢复肌肉力量。负荷进展和初始强化训练是此阶段的基础。患者继续进行 ROM 恢复的练习。本小节介绍了本体感受和 NM 激活。康复的主要场所在健身房。

躯干（核心稳定性）和腿部肌肉的适当张力对于行走和跑步过程中负载的减震至关重要[28]。为了促进负荷进展，同时进行开链和闭链训练。康复目标是避免移植物负荷超载并在无痛 ROM 中练习。治疗髌股关节和胫股关节

表 27-2　标准化的膝关节软骨修复术后 RTP 康复方案 ※

阶段	主要场所	目标	负重情况	ROM	康复训练措施	进展的标准
第一阶段（术后 3 个月）	康复水池和健身房	• 疼痛和炎症控制 • 早期 ROM 恢复（首要的是伸直） • 弃拐后的正常步态恢复	• 2 周不负重 • 2~6 周部分负重 • 6~8 周逐渐弃拐并完全负重	• CPM（每轮 1min，6~8 次 / 天，持续 2~4 周） • 早期自主 0°~90° 的活动 • 早期自主的髌骨松动 • 钟摆训练	• 股四头肌等长收缩 • 股四头肌电刺激 • 主动踝关节活动 • 后动力链伸展 • 冷疗和物理治疗 • 没有负重的本体感觉 • 从第 3 周开始在水中练习 • 从第 6 周起固定自行车（坐姿）	• 无手术并发症 • 无或轻微疼痛（NRS < 3/10） • 完全的膝关节伸直 • 正常步态的恢复
第二阶段（术后 4~5 个月）	健身房	• 完全的 ROM 恢复（包括屈曲） • 渐进的肌肉力量恢复	• 完全负重［如果膝关节肿胀或疼痛（NRS > 3/10），根据医嘱减少负重］	• 髌骨松动	• 小腿三头肌的离心加强 • 髋部肌肉的异构和等张运动 • 双足本体感觉练习 • 闭链强化练习 • 有氧调节（固定自行车、跑步机、步行）	• 没有疼痛或水肿 • 膝关节屈伸全角度 • 躯干和下肢肌力恢复
第三阶段（术后 6~7 个月）	健身房	• 完全的肌肉力量恢复 • 恢复跑步机上的正确跑步姿态	• 完全负重	• ROM 完全恢复正常	• 通过等速运动加强（从 230°~300° /s 的高角速度开始） • 单足本体感觉练习 • 开链和闭链强化练习（整个动力链，但专注于膝关节） • 核心稳定性练习和初始 NM 控制 • 继续进行有氧调节训练	• 等速测试：与对侧肢体相比，膝伸肌和屈肌的强度 > 80% • 膝关节屈曲 60° 的单腿下蹲质量良好（进展适当）
第四阶段（术后 8~9 个月）	生物力学实验室（专用于运动再训练的场所）	• 恢复 NM 的协调和控制 • 完全的肌力恢复	• 完全负重	• ROM 完全恢复正常	• 健身房中持续的肌肉力量训练（根据等速测试结果制订） • 在生物力学实验室针对性的 NM 训练提高移动表现	• 足够的 NM 训练和良好的运动质量（跳跃和急停动作） • 能够以 8km/h 的速度在跑步机上跑步至少 10min（具有良好的跑步质量）
第五阶段（术后 10~12 个月）	运动场	• 回归团队训练 • 运动专项恢复成功	• 完全负重	• ROM 完全恢复正常	• OFR 康复周期（JOSPT 1 期和 2 期） • 有针对性的肌力和 NM 训练	• RTP 的标准 • 外科医生共识 • 完全的膝关节 ROM • 膝关节伸肌和屈肌的肌肉力量完全恢复（等速测试 100%） • 完全的心肺恢复［有氧阈值（2mmol/L 血清乳酸）和无氧阈值（4mmol/L 血清乳酸）测量］[37, 38] • 以足够的运动质量完成 NM 训练（急停和跳跃动作的力学测试） • 完成 OFR 康复并具有最佳 GPS 指标进展

※. 基于标准的膝关节软骨修复后 RTP 治疗方案（时间供参考，具体根据术后情况订制）

CPM. 持续的被动松动术；NRS. 数字评定量表；ROM. 关节活动度；NM. 神经肌肉；OFR. 运动场上康复；GPS. 全球定位系统

软骨损伤的方法不同。对于髌股关节，首选闭链练习，如自由体重或腿部推举。相反，对于胫股关节，开链练习是首选。同时，要引入有氧恢复的锻炼，如固定自行车、步行等。第一次力量测试（等速或等长测试）通常用于量化侧对侧的膝关节肌肉力量不足。康复的安全性阶段标准见表 27-2。

在第二阶段结束时，患者已经做好在跑步机训练的准备。跑步训练的质量和数量同样重要。

（三）第三阶段（中期康复）

第三阶段持续约 2 个月。主要目标是：①恢复大腿肌肉力量；②初始有氧训练；③初始协调和 NM 控制。结合有氧恢复和力量锻炼的本体感觉和 NM 锻炼是这个阶段的里程碑。通过各种类型的运动（包括等速训练）恢复肌肉力量是这个阶段的第一要务。

在中期康复阶段，力量恢复的同时，负荷进展是至关重要的。必须执行包含开链和闭链练习在内的进阶方案。除了力量恢复的本体感觉和 NM 控制外，患者还应实现复杂性任务的良好控制，以及对基本运动（深蹲、单腿深蹲

60°）冠状面和矢状面的良好控制。通过室内跑步进行有氧调节，并根据第一次有氧和无氧阈值测试制订运动处方。表 27-2 显示了所有阶段的康复标准。

在中期康复阶段结束时，患者的患侧力量应达到对侧的 80% 以上，并能够进行高质量的基本运动。

（四）第四阶段（中晚期康复）

第四个阶段持续 1～2 个月。这个阶段的主要目标是从基础到高级运动动作的跨节段控制。此阶段在专用于运动训练的环境中进行，包括一般或有针对性的 NM 训练。健身房训练结合跑步训练继续渐进式强化。

在此阶段开始时，需要测试患者的运动质量，以针对特定运动曲线进行干预。执行矫正生物力学技术，聚焦于下肢、骨盆和躯干的控制。生物反馈技术可用于 RTP 前向运动员传授安全的运动模式。优化正面、横向和侧面生物力学是本阶段的目标（图 27-5）。因为不同的病变定位，稍微不同的定制方案是必要的。在健身房中，患者继续进行有氧训练和肌肉强化。

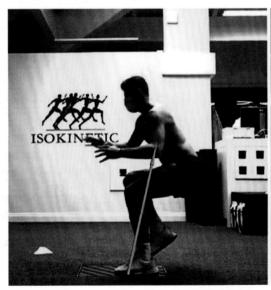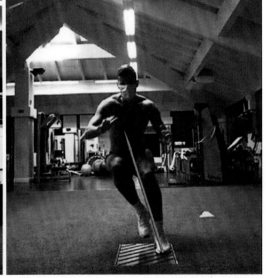

▲ 图 27-5　运动分析测试

一例 90° 急停动作质量良好患者的正面和侧面视频分析（膝关节正确对齐，侧平面膝关节 - 髋 - 躯干正常屈曲）

在此阶段结束时，重复进行力量和运动质量测试，患者应表现出对基本运动动作的足够控制和提高的力量。

（五）第五阶段（晚期康复）

晚期康复阶段通常持续 2 个月。该阶段目标是回归团队训练。恢复特定运动姿势是这一阶段的里程碑，主要通过运动场上康复实现。室内和室外康复空间之间的过渡，直到回归运动是这个阶段的关键。NM 训练和力量训练可以根据特定方面的恢复不全继续强化。

开始时，可以通过在其他康复场景中进行预备训练，促进特定运动动作的恢复和神经可塑性过程。但特定运动动作的恢复最终只能在实际训练场上实现。在回归到不受限制的运动参与前，OFR 的每次康复训练持续约 90min，每周 3～5 次（取决于患者的活动水平），至少持续 8～10 周。

OFR 计划有四个主要方面：①恢复运动质量；②身体调节；③恢复运动特定技能；④逐步进展的长期训练负荷[18]。随着生理需求的增加，该计划也被分为五个特定的子阶段[19]。各亚阶段的进展取决于膝关节对负荷的反应（无疼痛、无肿胀和良好进展）。在最后阶段的康复，通过全球定位系统监测运动员在场上的位置、速度和运动模式可能很有用[19]。有必要在增加每种运动（情境互动和特定运动动作）需求的同时，逐步增加长期工作量。

在康复最后阶段，根据以前研究提示，重复所有的物理测试（力量、运动质量和有氧 / 无氧阈值测试）是有用的。

良好的康复意味着良好的恢复进展。在本方案结束时（在膝关节软骨修复手术后，持续 8～18 个月），运动员应准备好回归团队训练并逐渐恢复运动表现[29]。然而，目前的概念是将康复标准应用于膝关节手术后的 RTP[7]。在表 27-2 中，是我们提出的重返训练（return to training，RTT）标准。

每个患者、损伤类型和手术方式都是独特的，在决定运动员何时准备 RTP 时，运动医学团队应该考虑[29]以下情况。

- 临床标准（疼痛、肿胀、稳定性）。
- 功能标准（肌力、有氧和无氧调节）。
- 生物力学和 NM 控制（运动质量）。
- GPS 指标（监测在场上的位置、速度和运动模式）。
- 客观的心理标准（恐惧、重返运动的准备程度）。
- 临床相关的运动特定措施（建议进行现场测试或参数）。

此外，RTP 的决定不应被视为一个开 / 关按钮，而应始终被视为不断增加的身体和运动特定需求的连续。重返赛场首先是重返训练，然后是重返对抗（return to competition，RTC）[29]。最后，在与职业运动员打交道时，应考虑表现 - 伤害风险冲突。因为 RTP 在精英级别的运动员中更为重要，但应保持谨慎态度，只有在客观准备好的情况下，患者才应与团队进行 RTT。

五、结论

总之，膝关节软骨修复后的成功重返运动是一个复杂的问题，涉及患者个体和整个运动医学团队数月的努力（8～18 个月）。康复过程中，要全方位从运动员角度考虑，思考受伤膝关节之外的影响因素，尤其是个体对受伤的独特反应。基于康复方案标准的递进，使用各种康复场景，才能取得成功。

由于目前软骨修复康复的研究证据不足，为了达到患者的最佳恢复，需要结合目前循证医学证据和临床经验制订全面的康复方案。

参 考 文 献

[1] Della Villa S, Kon E, Filardo G, Ricci M, Vincentelli F, Delcogliano M, Marcacci M. Does intensive rehabilitation permit early return to sport without compromising the clinical outcome after arthroscopic autologous chondrocyte implantation in highly competitive athletes? Am J Sports Med. 2010;38(1):68–77.

[2] Buckthorpe M, Della VF. Optimising the 'mid-stage' training and testing process after ACL reconstruction. Sports Med. 2020;50(4):657–78.

[3] Buckthorpe M. Optimising the late-stage rehabilitation and return-to-sport training and testing process after ACL reconstruction. Sports Med. 2019;49(7):1043–58.

[4] Campbell AB, Pineda M, Harris JD, Flanigan DC. Return to sport after articular cartilage repair in athletes' knees: a systematic review. Arthroscopy. 2016;32(4):651–68.

[5] Nielsen ES, McCauley JC, Pulido PA, Bugbee WD. Return to sport and recreational activity after osteochondral allograft transplantation in the knee. Am J Sports Med. 2017;45(7):1608–14.

[6] Mithoefer K, Hambly K, Della Villa S, Silvers H, Mandelbaum BR. Return to sports participation after articular cartilage repair in the knee: scientific evidence. Am J Sports Med. 2009;37(Suppl 1):167S–76S.

[7] Mithoefer K, Hambly K, Logerstedt D, Ricci M, Silvers H, Della VS. Current concepts for rehabilitation and return to sport after knee articular cartilage repair in the athlete. J Orthop Sports Phys Ther. 2012;42(3):254–73.

[8] Zhao Z, Li Y, Wang M, Zhao S, Zhao Z, Fang J. Mechanotransduction pathways in the regulation of cartilage chondrocyte homoeostasis. J Cell Mol Med. 2020;24(10):5408–19.

[9] Shioji S, Imai S, Ando K, Kumagai K, Matsusue Y. Extracellular and intracellular mechanisms of Mechanotransduction in three-dimensionally embedded rat chondrocytes. PLoS One. 2014;9(12):e114327.

[10] Leong DJ, Hardin JA, Cobelli NJ, Sun HB. Mechanotransduction and cartilage integrity. Ann N Y Acad Sci. 2011;1240:32–7.

[11] Sanchez-Adams J, Leddy HA, McNulty AL, O'Conor CJ, Guilak F. The Mechanobiology of articular cartilage: bearing the burden of osteoarthritis. Curr Rheumatol Rep. 2014;16(10):451.

[12] Säämänen AM, Tammi M, Jurvelin J, Kiviranta I, Helminen HJ. Proteoglycan alterations following immobilization and remobilization in the articular cartilage of young canine knee (stifle) joint. J Orthop Res. 1990;8(6):863–73.

[13] Behrens F, Kraft EL, Oegema TR. Biochemical changes in articular cartilage after joint immobilization by casting or external fixation. J Orthop Res. 1989;7(3):335–43.

[14] Dye SF. The knee as a biologic transmission with an envelope of function: a theory. Clin Orthop Relat Res. 1996;325:10–8.

[15] Della Villa S, Boldrini L, Ricci M, Danelon F, Snyder-Mackler L, Nanni G, Roi GS. Clinical outcomes and return-to-sports participation of 50 soccer players after anterior cruciate ligament reconstruction through a sport-specific rehabilitation protocol. Sports Health. 2012;4(1):17–24.

[16] Myer GD, Ford KR, Hewett TE. Tuck jump assessment for reducing anterior cruciate ligament injury risk. Athl Ther Today. 2008;13(5):39–44.

[17] Dos'Santos T, McBurnie A, Donelon T, Thomas C, Comfort P, Jones PA. A qualitative screening tool to identify athletes with 'high-risk' movement mechanics during cutting: the cutting movement assessment score (CMAS). Phys Ther Sport. 2019;38:152–61.

[18] Buckthorpe M, Della Villa F, Della Villa S, Roi GS. On-field rehabilitation part 1: 4 pillars of high-quality on-field rehabilitation are restoring movement quality, physical conditioning, restoring sport-specific skills, and progressively developing chronic training load. J Orthop Sports Phys Ther. 2019;49(8):565–9.

[19] Buckthorpe M, Della Villa F, Della Villa S, Roi GS. On-field rehabilitation part 2: a 5-stage program for the soccer player focused on linear movements, multidirectional movements, soccer-specific skills, soccer-specific movements, and modified practice. J Orthop Sports Phys Ther. 2019;49(8):570–5.

[20] Young W, Russell A, Burge P, Clarke A, Cormack S, Stewart G. The use of sprint tests for assessment of speed qualities of elite Australian rules footballers. Int J Sports Physiol Perform. 2008;3(2):199–206.

[21] Sayers MGL. Influence of test distance on change of direction speed test results. J Strength Cond Res. 2015;29(9):2412–6.

[22] Buckthorpe M, Pirotti E, Della VF. Benefits and use of acquatic therapy during rehabilitation after ACL reconstruction—a clinical commentary. Int J Sports Phys Ther. 2019;14(6):978–93.

[23] Tayfur B, Charuphongsa C, Morrissey D, et al. Neuromuscular function of the knee joint following knee injuries: does it ever get back to normal? a systematic review with meta-analyses. Sports Med. 2021;51:321–38. https://doi.org/10.1007/ s40279–020– 01386– 6.

[24] Della Villa F, Andriolo L, Ricci M, Filardo G, Gamberini J, Caminati D, Della Villa S, Zaffagnini S. Compliance in post-operative rehabilitation is a key factor for return to sport after revision anterior cruciate ligament reconstruction. Knee Surg Sports Traumatol Arthrosc. 2020;28(2):463–9.

[25] Wondrasch B, Zak L, Welsch GH, Marlovits S. Effect of accelerated weightbearing after matrix-associated autologous chondrocyte implantation on the femoral condyle on radiographic and clinical outcome after 2 years: a prospective, randomized controlled pilot study. Am J Sports Med. 2009;37(Suppl 1):88S–96S.

[26] Rodrigo JJ, Steadman JR, Silliman JF, Fulstone HA. Improvement of full-thickness chondral defect healing in the human knee after debridement and micro fracture using continuous passive motion. Am J Knee Surg. 1994;7:109–16.

[27] Salter RB. The biological concept of continuous passive motion of synovial joints: the first 18 years of basic research and its clinical application. In: Ewing JW, editor. Articular cartilage and knee joint function. New York: Raven Press; 1990.

[28] LaStayo PC, Woolf JM, Lewek MD, Snyder-Mackler L, Reich T, Lindstedt SL. Eccentric muscle contractions: their contribution to injury, prevention, rehabilitation, and sport. J Orthop Sports Phys Ther. 2003;33(10):557–71.

[29] Buckthorpe M, Frizziero A, Roi GS. Update on functional recovery process for the injured athlete: return to sport continuum redefined. Br J Sports Med. 2019;53(5):265–7.

第28章　软骨损伤治疗后重返运动的相关证据

Return to Sport Following Cartilage Treatment: Where Is the Evidence?

Naser Alnusif　Sarav S. Shah　Kai Mithoefer　著

刘少华　苏尚贤　译

缩略语

ACI	autologous chondrocyte implantation	自体软骨细胞植入
MACI	matrix-induced autologous chondrocyte implantation	基质诱导自体软骨细胞植入
OAT	osteochondral autograft transfer	自体骨软骨移植
OCA	osteochondral allograft implantation	同种异体骨软骨移植
IKDC	International Knee Documentation Committee	国际膝关节文献委员会
KOOS	Knee injury and Osteoarthritis Outcome Score	膝关节损伤和骨关节炎预后评分

一、概述

增加运动参与（无论是娱乐性或竞技性）已被证实可能增加运动相关的膝关节软骨损伤。据报道，在连续的关节镜病例队列中，观察到膝关节软骨损伤的发生率高达66%，其中11%需要进行软骨的处理[1]。Ciccotti等[2]回顾了1010例行膝关节镜下半月板成形或修复的不同年龄段患者，发现5%～22%的20岁以下患者、24%～39%的20—29岁患者、48%～54%的30—39岁及年龄更大的患者有膝关节软骨损伤。

由于软骨损伤很难自愈，患者将有比较高的风险进展为骨关节炎，尤其是那些进行反复负重运动的运动员。一项近期的系统综述表明，未经处理的局部软骨损伤很有可能发生进展[3]。因此，大部分有症状的软骨损伤患者最终都需要手术，尤其是那些年轻的、活跃的，或者高

水平的运动员。

多种不同的手术方法已被用于治疗运动员的膝关节软骨损伤，它们总体上可被分为修复性和修补性的两大类手术技术。修复性技术包括旨在通过利用间充质干细胞来促进软骨修复的骨髓刺激技术（第一代和第二代微骨折），基于细胞的软骨修复技术（多代的自体软骨细胞植入，以及基质诱导自体软骨细胞植入。修补性技术包括自体骨软骨移植和同种异体骨软骨移植，旨在填补软骨的缺损，而非促进新生软骨的生成。

二、重返运动

用于评估关节软骨修复成功的主要指标之一是患者重返伤前运动水平的能力。因此，越来越多的研究关注不同的手术方式在帮助运

动员重返运动方面的效果。近期的一项纳入了 2549 例患者的 Meta 分析显示，各种治疗软骨损伤的手术技术，术后总体的重返运动率为 76%[4]。另一项近期的系统综述报道的重返运动率为 78%，而重返伤前水平运动率为 72%，平均在术后 11.2 个月时重返运动[5]。无论用何种手术技术（微骨折、ACI、OAT 或 OCA），大部分运动员在重返运动后功能评分良好，并很可能成功地重返比赛。年轻（< 30 岁）、软骨缺损较小、既往无手术史、进行了更严格的康复训练的运动员的预后会更好。此外，Mithoefer 等[6] 的数据表明，未经治疗的软骨损伤（症状持续 > 12 个月）将可能产生不利于后续治疗的化学环境[6]。对于成功重返运动的运动员来说，早期手术治疗膝关节软骨损伤很重要[7]。接下来我们将回顾相关文献，包括各种修复性和修补性手术的术后患者重复运动率的情况，以及他们重返运动可能需要的时间。

（一）骨髓刺激技术（微骨折、微钻孔）

微骨折是用于治疗软骨缺损的最经典的手术方式之一，并且对于特定的患者来说，至今仍然是一个有价值的选择。然而，需要注意的一点是，第一代微骨折技术是进行直径 2.5mm 的钻孔，后来发现该方法后续的组织充填和组织学特性不如使用 1mm 克氏针进行软骨下钻孔和微钻孔[8]。这是由于更大直径的钻孔将导致骨碎屑把钻出的孔道堵塞。文献中也报道了其他许多可能会影响骨髓刺激技术疗效的因素，包括软骨下钻孔的深度、数量，以及垂直面的建立。

许多研究证实，不同患者的运动水平在微骨折术后得到了显著的改善。一项纳入了 13 项研究包括 821 名接受了微骨折治疗患者的系统综述显示，67% 的运动员术后取得了优秀到良好的结果，总体的重返运动率为 66%，平均

8 个月重返运动，其中 67% 恢复伤前的竞技水平[7]。然而，该研究也显示，在术后 2～5 年间，伤前水平的运动参与率下降到了 49%，并伴随着临床表现的恶化。另一项研究表明，83% 接受了微骨折的 NBA 球员恢复了职业篮球运动，73% 在术后 9.2 个月时仍然活跃在 NBA 赛场。然而，与术前相比，这些运动员赛季出场次数减少，并且场均得分和抢断均有下降[9]。

一项最近的研究评估了四大联赛中接受了微骨折手术的职业运动员重返运动的情况，包括 NBA、美国棒球大联盟（Major Baseball League，MBL）、美国曲棍球联盟（National Hockey League，NHL）、美国橄榄球联盟（National Football League，NFL）。在 131 名运动员中，78% 重返运动，包括 100% 的 MBL 运动员和相对较低比例的 71% 的 NFL 运动员，平均重返运动的时间是 10.4 个月。NBA 运动员在术后的前 2～3 个赛季的表现均有所下降，而 MLB 运动员仅仅在术后第一个赛季表现下降，而 NFL 运动员则没有明显下降[10]。

一些预后因素对于识别出什么样的患者可能会从微骨折技术中获益最大，并增加重返运动率，起到了关键作用[7]。

1. 年龄小于 40 岁。
2. 症状持续时间小于 12 个月。
3. 竞技运动员。
4. 损伤面积小于 $2cm^2$。
5. 股骨外侧髁损伤。
6. 软骨缺损未累及软骨下骨。
7. 首次进行微骨折。
8. 软骨形态更好。

Gobbi 等报道了 61 名患者的长期随访结果，术后 2 年时，重体力活动时出现疼痛和肿胀的人数仅为 9 人，而在术后平均随访 15.1 年时，上升到了 35 人[11]。总之，微骨折技术仍然是一项用于治疗关节软骨缺损时值得考虑的主要

手术技术，具有很好的早期结果及较高的重返运动率，并且兼具手术方式简单、一期手术、不良反应少的优点。然而，患者主观感受及运动表现随着时间逐步下降（术后 2～5 年）仍然是该技术的主要缺点。微骨折术后有限的软骨再生组织的质量和数量，是限制功能恢复的重要原因。

鉴于随着时间的推移，微骨折术后的关节功能逐渐降低，长期预后欠佳，这项技术可能更适合于那些接近职业生涯晚期的较大年龄的运动员，能够让他们较快的重返运动，而不建议用于那些刚开始职业生涯的年轻运动员。因此，根据文献发表的结果，把握严格指征的微骨折技术或者第二代加强的微骨折技术，将有望改善第一代技术中的缺陷，从而使患者术后重返运动的时间更加持久。不过，仍然需要更多关于改进后的微骨折技术的相关临床研究及重返运动率方面的结果。

（二）基于细胞的软骨修复技术（ACI 和 MACI）

自从 1994 年最早由 Brittberg 报道以来[12]，ACI 已经经历了显著的发展，被认为是用于治疗症状性的膝关节关节软骨缺损的标准技术。该技术最初的方法是将培养后的软骨细胞悬液注射到关节软骨缺损处，用从胫骨近端切取的骨膜进行覆盖（第一代技术）；进一步发展为采用生物可吸收的覆盖物（第二代）。为了解决之前的一些技术相关的问题和并发症（骨膜移植物萎缩、钙化、分层，以及缺损处软骨细胞分布不匀和潜在的细胞泄漏），发展出了一种做成膜形态的种植有软骨细胞的生物可降解支架（第三代），也被称作基质诱导自体软骨细胞植入（图 28-1）。因此，在阅读文献时应注意所采用的技术究竟是哪一种，因为这三种技术的结果和并发症率不同。

Mithoefer 等[13] 回顾了在足球运动员中应用自体软骨细胞植入技术治疗膝关节骨关节软骨缺损的演变，发现第一代自体软骨细胞植入术后重返足球的平均时间是 18 个月；但是使用第二代和第三代移植技术，结合针对特定运动的快速康复方案，重返足球的平均时间减少到 11 个月[14]。可能的原因是新一代技术的创伤性更小，使得神经肌肉恢复、关节活动度、关节

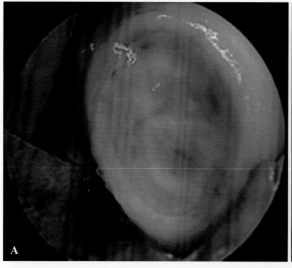
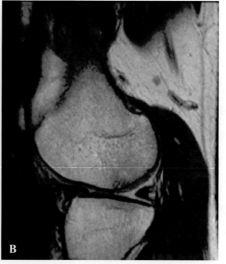

▲ 图 28-1　A. 一名股骨髁软骨缺损 3cm² 的优秀运动员用基质诱导自体软骨细胞植入治疗时的术中表现，该名运动员在术后 10 个月时完全重返了运动；B. 术后 24 个月时常规的磁共振扫描证实，达到了完整的软骨修复

生物力学的恢复都得到了加快。他们的综述也发现，重返足球的比例在竞技运动员中是 83%，而在娱乐性运动者中为 16%[15]。术后 5 年时，80% 恢复到了同样的竞技水平，87%~100% 保持了他们的运动能力。相比其他修复性技术，这些数据也是最好的。这篇文章也讨论了影响重返运动的因素（表 28-1）。

表 28-1　自体软骨细胞植入后重返运动的影响因素 [13]

因　素	更快 / 更好地重返运动
术前症状持续时间	持续时间小于 12 个月
年龄	年龄小于 25 岁
需要处理的伴随病变	同时手术
运动水平	竞技运动员
康复	个性化的、针对特定运动的康复
手术创伤	微创手术

在最近的一项 150 例接受 MACI 的患者研究中[16]，85% 的患者对术后重返娱乐性活动的能力感到满意，66% 对参加运动的能力感到满意。患者功能评分（Tegner 活动量表）的改善与年龄（小于 40 岁）、术前症状持续的时间有关，而与缺损大小和体重指数无关。

有关活跃患者 MACI 术后的中期结果（5 年），Zak 等总结了 70 例在基线时从事一般娱乐活动或竞技运动的患者，重返运动率是 74.3%[17]。不同年龄分组的临床疗效未发现明显差异，也没有发现损伤大小、症状持续时间与重返运动率有关联。

近期的长期随访结果表明，MACI 术后可保持长达 10~15 年的临床疗效的显著改善[18,19]。Zaffagnini 等[20] 回顾了 31 例竞技运动员（Tegner8 分、9 分和 10 分）MACI 术后 10 年时的临床疗效和重返运动率，发现多项测量结果在术后 2 年时均有显著改善，并且一直保持到术后 10 年。然而，尽管重返竞技水平运动的比例达

64.5%，重返伤前同一水平的比例为 58.1%。另外，这些比例会随着时间而逐渐下降。

在分析影响重返运动率的因素时发现，年轻运动员（小于 20 岁）中 92.3% 重返竞技运动，84.6% 重返伤前的运动水平。其他预后更好的因素还包括因创伤性导致的软骨病变及 MACI 用于首次手术而非翻修手术中。有研究在未成年患者中也发现了相似的结果，在术后平均 47 个月的随访中，96% 结果优良并重返较高水平的运动，60% 重返了等于甚至高于伤前水平的运动[21]。

尽管报道了 MACI 术后重返运动的研究数量相对有限，但总体上报道的结果表明术后早中晚期的结果均较为理想，不同的研究报道了不同的预后因素。然而，大部分研究发现，术前更高的活动水平及更年轻的年龄与术后能够恢复到术前水平的运动有关系，因此该技术适用于更年轻的处于职业生涯早期的竞技运动员，因为修复的组织具有更好的寿命和持久度。

（三）自体骨软骨移植 / 镶嵌成形术（马赛克成形术）

对于骨软骨病变较小（$2cm^2$）的运动员[22,23]，采用 OAT 或马赛克技术治疗后有较高的重返运动率和更短的重返运动需要的时间。

最近的一项系统综述[24] 分析了不同技术修复膝关节软骨后重返运动的时间，在 31 项研究 894 例患者中，OAT 的重返运动率最高，为 88.2%，而同种异体骨软骨移植最低，为 77.2%。至于同一 / 更高水平的重返运动，28 项研究 895 名患者的结果显示 OAT 术后比率最高，为 79.3%，OAT 术后比率最低，为 57.3%。当他们观察重返运动的时间时，OAT 和 ACI 的平均报道时间分别为 4.9 个月和 11.6 个月。

Lynch 等[23] 对评估 OAT/ 马赛克成形术后结果的 I 级和 II 级研究进行了系统综述，纳入

了 9 项研究，每项研究最少包括 25 例患者和 12 个月随访。总体的重返运动发生在术后 6 个月。此外，他们建议 OAT/ 马赛克成形术可能更适合小于 2cm^2 的病变。

一项有趣的病例系列研究[25]，纳入了 20 名竞技运动员（专业、大学、高中、地区或美国国家竞技运动员），他们接受了 OAT/ 马赛克成形术及加速的重返运动方案，具体为术后即刻 50% 负重，1 个或 2 个植骨块（14/20）的患者在术后 2 周时完全负重，否则为 4 周。重返运动率 100%，平均重返运动时间为 2.8 个月。然而，随后的运动赛季中平均疼痛评分为（4.4±1.5）分（满分 10 分），1/2 的运动员有患膝的中度肿胀或僵硬，1/4 的患者需要抽吸和（或）注射。所有 20 名患者都能够满足他们运动的身体需求而没有明显不稳定。需以患者恢复充分且不受限制的体育活动作为确定其重返运动的标准。

OAT 相比其他软骨修复方法能够更快重返运动，是由于带有完整健康透明软骨关节面，而且软骨移植物和自体骨移植物是直接整合的。相比之下，骨髓刺激或基于细胞的软骨修复技术则需要修复组织的生长，以及术后较长时期的负重受限，从而减慢了患者的恢复和重返运动。OAT 需要注意的一项不足之处是供体部位并发症的风险，据报道，在马赛克术后发生率高达 6%[26]。

Gudas 等进行了一项长达 10 年的临床随访研究[22]，是关节软骨修复相关的文献中规模最大、时间最长的前瞻性随机对照研究，比较了高水平运动人员中马赛克术和微骨折术。两组在术后 3 年及 10 年的评分比术前均有显著改善，马赛克组在两个时间点上的疗效都优于微骨折组。在长期随访中，马赛克组相比微骨折组有更多的运动员保持了运动水平，马赛克组为 75%，微骨折组为 37%。这一结果再次证实

了微骨折术后的疗效会随着时间而逐渐变差。平均重返术前水平运动所需的时间在马赛克组中要明显更长。有利于重返伤前水平运动的预后因素为年轻患者（小于 25 岁），以及损伤面积小于 2cm^2。这一结果与其他几项研究的结果类似[23, 27]。

足球是众所周知的高运动水平需求的一种运动项目，具有较高的软骨损伤风险。因此，回顾 OAT/ 马赛克术在足球运动员中的相关结果及对重返运动的影响，对于了解在高力学负载条件下手术的远期疗效十分有帮助。Panics 等[27]回顾了 61 例接受 OAT/ 马赛克的高水平足球运动员的相关结果，发现 89% 的优秀运动员和 62% 一般竞技运动员重返了伤前水平的运动，平均重返运动的时间为 4.5 个月。其中有利的预后因素为年轻患者及软骨损伤面积较小，而髌股关节的损伤则是一项负面因素。

鉴于相比其他手术方法具有更早的重返运动时间，以及更好的长期疗效，采用 OAT 对于那些骨软骨或软骨损伤较小且渴望尽早恢复伤前水平运动的年轻患者来说，是一项值得考虑的适合的技术。

（四）同种异体骨软骨移植

当处理大于 2cm^2 的膝关节症状性骨软骨病变时，OCA 是首选，因为对于大于 2cm^2 的病变进行微骨折和 OAT 可能预后不良，而 ACI/MACI 是损伤同时涉及软骨和软骨下骨时的次优选择。

Crawford 等[28]的一项系统评价纳入了 13 项研究和 772 例 OCA 患者，发现大多数患者活动和大部分运动相关的结果都得到改善。但是，13 项研究中只有 3 项提供了重返运动相关数据，重返运动率为 75%～82%。这项系统评价的一个重要结果是再手术率高达 34%～53%。在大多数被纳入的研究随访小于 3 年，无法判

断运动员是否可以长期保持其运动水平。

在一项研究中，OCA 术后运动员重返运动的时间为 9.6 个月，其中 88% 恢复运动，79% 恢复到以前的运动水平[29]。未进行不同运动参与水平间的相关性分析。

Balazs 等[30] 回顾了职业和大学篮球运动员在 OCA 术后的重返运动率，包括 11 名运动员（4 名 NBA 运动员和 7 名大学运动员），整体重返运动率是 80%。4 名 NBA 球员中有 3 名返回到原来的运动水平，中位重返运动时间为 20 个月，而第 4 名球员未能上场，仍然是处于未签约的候选状态。在 7 名大学生运动员中，有 1 人未能重返赛场，但其余 6 人中有 5 人在手术后 8 个月内重返。尽管队列规模较小，但这项研究显示在膝关节软骨损伤率较高的运动项目中，OCA 在高水平运动员中总体上取得了良好的疗效。可能是由于重复跳跃落地对关节软骨的高剪切力和峰值负载，据磁共振研究报道，在无症状的大学和职业篮球运动员中，膝关节软骨损伤率分别为 81% 和 50%[31, 32]。

OCA 被认为是经常用于其他软骨修复术后翻修，以进行较大的骨软骨损伤的补救措施。OCA 用于首次手术的效果是否比用于软骨修复翻修术的效果更好，仍然存在争议。Gracitelli 等[33] 发现，首次的 OCA 手术与用于骨髓刺激术后失败的 OCA 翻修相比，两组之间的功能结果无差异。尽管 OCA 翻修术的再手术率为 44%，高于首次 OCA 手术组的 22%，但 10 年随访时两组移植物存活率无明显差异（87.4% vs. 86%）。

在大多数回顾性文献中，都没有具体说明未能恢复到原有运动水平的原因。评估高中和大学运动员 OCA 术后重返运动关键因素的一项研究发现，运动员无法回到同一运动水平的原因包括：从学校或大学毕业占 50%，担心再次受伤占 38%，持续疼痛占 12%[34]。

三、不同康复方案对重返体育运动的影响

在任何软骨修复手术的围术期，康复方案对疗效及重返运动率都有很大影响。所有康复方案的共同目的，是为修复组织的局部适应和重塑提供力学环境，使患者能够安全地恢复到最佳功能水平，同时不影响修复结构的完整性或愈合过程[35]。文献中的各种康复方案对于安全重返运动没有明确的共识指南或标准，不同康复方案的不同阶段之间的递进速度存在显著差异。

在 Hurley 等[24] 有关软骨修复术后不同康复方案的系统综述中，发现绝大多数方案均允许在术后第 1 周内开始早期关节活动度训练，这得到了动物研究的支持，被证实可改善软骨愈合。研究证明使用连续被动运动装置的早期活动度训练，可以改善软骨中软骨形成、蛋白多糖和糖胺聚糖合成，以及减少胶原蛋白分解[36-38]。早期启动活动度训练还可以防止膝关节僵硬和肌肉失用性萎缩。

Hurley 关于术后负重递进方案的综述表明，在微骨折和 ACI 术后，部分负重方案为 1~4 周，而在 OAT 和 OCA 术后的部分负重最长可达 6 周。有关术后完全负重的时间，大多数 OAT 和 OCA 的方案是 6 周，而 ACI 和微骨折术后的方案是 6~10 周和 6~8 周，这可能因为 OAT 和 OCA 移植在 6 周时有较好的可预测的骨与骨愈合。ACI 中观察到的原始、无序和脆弱的初始软骨修复组织更容易受到机械负重过载的影响，需要更长时间的保护。近期的一项随机对照试验显示，在 2 年随访期间比较 MACI 手术后分别在 6 周和 8 周时完全负重的两组，临床结果无明显差异[39]。在这项随机对照试验中，两组患者对术后运动能力的满意度类似。尚无研究比较不同的负重递进方案对运

动员重返运动的影响。争取早期负重是为了通过增强细胞负荷刺激，使患者恢复正常的膝关节负荷，以恢复日常活动，并更快地进入进一步的康复阶段。

软骨缺损的位置对于决定软骨术后负重和活动度训练非常重要。鉴于髌股关节应力在膝关节活动时增高，因此髌骨或滑车的软骨损伤术后，建议支具伸直位锁定状态下的完全负重。而胫股关节的软骨损伤，通常仅有初期的负重限制，以及更快的活动度恢复。

不同软骨修复手术后的重返运动方案是不同的，没有关于运动员何时可以安全重返运动的明确标准。大多数综述文献利用基于时间来允许重返运动，其中 Hurley 等[24] 的综述中的 2/3 的研究引用的时间为 6 个月。虽然重返运动的时机在微骨折、OAT 和 OCA 研究中相对一致，均为 6 个月左右，但 ACI 术后的时间变化更大，在 6~18 个月范围内。尽管在不同康复阶段之间建立一个可预测的基于时间的标准是有利的，但也应根据患者的症状和临床进展制订个性化的标准。虽然已经有针对 MACI 术后的康复方案发表[14]，但对于软骨修复来说并没有统一的答案，只是用于个体病例的一般原则。例如，疼痛和反复肿胀被认为是康复进展太快且组织过载的指标[35]。其他客观测量指标包括活动度的完全恢复，功能力量的恢复，进行特定运动相关活动的能力，有些甚至在准许运动员重返运动之前，利用 MRI 作为评估组织愈合的辅助手段[20]。

总之，康复方案不应该是针对所有患者进行标准化的，而是需要个体化。

1. 运动员的年龄和运动参与的类型 / 水平。

2. 缺损大小和手术类型。

3. 缺损的位置。

4. 除软骨手术外，同时伴随的损伤及手术。

四、回顾重返运动相关证据的要点

尽管软骨修复术后重返运动率的研究数量有限，但总体结果充满希望。无论采用何种术式，大多数患者在术后恢复了运动。但是，在回顾重返运动相关研究时，需要考虑多个重要因素，这些因素可能会改变我们对相关数据的解释。

多个患者报告结果评分已被用于调查重返运动率的研究中。然而，只有 IKDC、KOOS 及 Lysholm 评分在软骨缺损患者中被验证[40, 41]。Tegner 活动量表和 Marx 活动量表是两个常用的结果量表，侧重于体育活动水平。以 Tegner 活动量表为例，9 分代表竞技足球水平，而 7 分代表竞技篮球水平。这使得不同类型的运动参与的结果难以比较，因为较低的分数可能与某些水平或类型的运动的最佳结果相关，而不一定与表现下降相关。另一方面，Marx 活动量表则侧重于膝关节最具挑战性的活动，而不管运动类型如何。该分数包括关于四个活动的四个问题：跑步、急停、减速和扭转。因此，对于某些特定运动员来说，这个分数可能不是有用的，例如评估专业自行车运动员或越野滑雪者的改善。KOOS 评分是关节软骨修复术后最常用的结果评分系统之一，但涉及的大多数问题都与骨关节炎有关，而较少涉及年轻运动员和活跃运动员的高水平表现的评估。

与软骨修复手术合并的伴随损伤与相应处理，可能影响结果和对照研究的有效性。最近的一项有关软骨修复术 Meta 分析显示，合并韧带重建手术的比例最高，达到 46%[4]。关于合并手术的影响因研究而异。然而，一些研究没有对合并手术的相关情况进行统计，不同合并手术影响康复方案的制订，这些都可能导致结论偏差。

比较首次和翻修软骨修复手术的结果往往相互矛盾，因此汇总一些比较研究的结果时应该谨慎。在一项包括 44 项研究的 Meta 分析中，只有 27 项报道了软骨手术前的既往手术[4]。一个具有多次先前失败的软骨修复手术史的运动员，不太可能获得与接受初次手术的运动员相同的改善。

多项研究中均发现的一个主要结果是不同水平的运动项目（娱乐、竞技、大学和专业）的重返运动率具有差异。在 Mithoefer 等的系统评价中，经过微骨折和自体软骨细胞植入手术后，竞技运动员的重返运动率为 71%～83%，娱乐运动员的重返运动率为 16%～29%[42]。上述结论混合了不同水平的运动项目，可能会影响结果的准确性。

为患者选择适当的特定的手术对于获得最佳疗效至关重要。在比较不同软骨修复手术结果时，往往存在选择性偏倚，因为外科医生通常都倾向选择一种根据病变特征能够最好地治疗损伤的手术方法。将 OAT（通常限于较小的病变以防止供体部位并发症）与 ACI 和 OCA（通常不用于较小的病变）进行比较是困难的。此外，微骨折通常不推荐用于深部骨软骨病变或面积 > 2cm^2 的病变，这使得难以将其结果与 OAT 和 OCA 进行比较。另一个潜在的偏差存在于不同软骨修复术后的康复进程中，例如，具有完整且健康的透明软骨关节面的自体骨可以更快地重返运动；而骨髓刺激或基于细胞的修复技术则需要更长时间的保护下负重，从而导致更慢的恢复和延迟的重返运动。

重返运动的定义在文献中是不一致的，在已报道的结果中具有显著的异质性。一些人将其报道为重返运动的"许可"，而另一些人则将其定义为运动员重返运动，甚至重返与受伤之前相同运动水平的能力。因此，手术医生在向患者引用这些结果时需要认识到这一点。此外，

重返运动结果并不一定意味着更好的患者报告结果，因为一些研究未能显示一种软骨修复手术相比另一种软骨修复手术具有除了重返运动结果以外的显著优势。患者报告结果侧重于患者的症状和功能性日常活动，可能在术后仅仅评估重返运动的结果时被忽略。

除了手术方式的选择和手术操作以外，还有许多社会经济因素可以影响运动员的重返运动。

这些因素在文献中很少涉及。Nielsen 等[43]的一项研究报道了其中一些因素。

1. 参赛的资格和合同状态。

2. 与膝盖无关的健康问题。

3. 对参与运动失去兴趣。

4. 建立了家庭。

5. 改变了工作或职业生涯。

其他心理因素也会影响运动员在同一运动水平上的表现能力，包括对再次受伤的恐惧[34]。

五、结论

软骨修复技术已证明在重返运动方面具有良好至极好的效果，综合不同技术的平均重返运动率为 76%～78%。手术医生在处理膝关节软骨损伤患者时需要注意，每种手术选择都有其自身的优缺点（表 28-2），以便根据病变特征和患者的运动参与水平实现最佳效果。虽然软骨修复后重返运动的科学研究仍在不断发展，但对每种修复技术的生物学的透彻理解、对高需求运动人群中各种修复技术的适应证和结果的认识，对于优化重返运动率至关重要。此外，根据手术方式、软骨缺损部位、运动项目和竞技水平制订的运动员个性化、定制化的康复方案，对于成功的重返运动和长期运动参与至关重要。基于所有已有的数据，我们制订了一套流程，聚焦于不同于一般人群的运动人群的特殊需求（图 28-2）。

表 28-2　不同软骨修复技术的优缺点与重返运动方面的总结

软骨修复技术	重返运动率	重返运动时间（个月）	优　点	缺　点	阳性预测因素
骨髓刺激技术（微骨折、微钻孔）	58%	9.1±2.2	• 技术操作简单 • 容易用于伴随损伤 • 一期手术 • 低并发症率 • 性价比高	• 疗效和运动参与水平随时间逐渐下降（2～5 年） • 依赖于修复再生的纤维软骨组织（与透明软骨相比，刚度、弹性和耐磨性较低） • 软骨下骨过度生长的潜在风险	• 年龄小于 40 岁 • 损伤大小 < 2cm² • 竞技运动员相比较低水平运动员 • 涉及股骨外侧髁的损伤 • 首次手术相比翻修的微骨折手术
基于软骨细胞的修复技术（自体软骨细胞植入 / 基质诱导自体软骨细胞植入）	82%	11.8±3.8	• 自体透明软骨修复组织的潜力 • 适用于大的软骨损伤	• 二期手术（基质诱导自体软骨细胞植入） • 更长的重返运动的康复过程 • 更高的花费	• 年龄 < 40 岁 • 症状持续时间 < 12 个月 • 竞技运动员相比较低水平运动员
自体骨软骨移植（自体骨软骨移植 / 马赛克技术）	93%	5.2±1.8	• 自体透明软骨关节面的重新恢复 • 一期手术 • 重返运动最快，重返运动率最高	• 供区并发症 • 仅限于较小的损伤	• 损伤大小 < 2m² • 年龄 < 25—30 岁 • 涉及股骨髁的损伤，相比髌股关节的损伤
同种异体骨软骨移植	88%	9.6±3.0	• 适合较大的病变 • 对于既往失败的手术病例是比较好的补救措施 • 恢复透明软骨关节面和透明软骨下骨	• 最高的再手术率 • 同种异体移植物的花费高 • 不是所有机构都容易获得 • 对同种异体移植物的免疫反应	• 更低的 BMI • 非工伤赔偿 • 年龄 < 25 岁 • 竞技运动员相比低水平运动员

重返运动率和重返运动所需时间的相关数据[4]

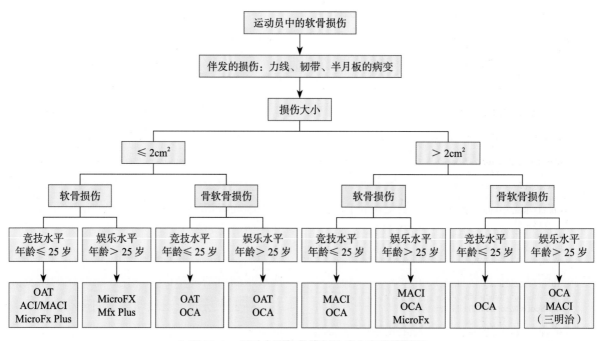

▲ 图 28-2　运动人群软骨修复治疗方案的流程图

OAT. 自体骨软骨移植；ACI. 自体软骨细胞植入；MACI. 基质诱导自体软骨细胞植入；OCA. 同种异体骨软骨移植；
MicroFx Plus. 增强型微骨折 / 第二代微骨折

参 考 文 献

[1] Årøen A, Løken S, Heir S, Alvik E, Ekeland A, Granlund OG, Engebretsen L. Articular cartilage lesions in 993 consecutive knee arthroscopies. Am J Sports Med. 2004;32(1):211–5.

[2] Ciccotti MC, Kraeutler MJ, Austin LS, Rangavajjula A, Zmistowski B, Cohen SB, Ciccotti MG. The prevalence of articular cartilage changes in the knee joint in patients undergoing arthroscopy for meniscal pathology. Arthroscopy. 2012;28(10):1437–44.

[3] Houck DA, Kraeutler MJ, Belk JW, Frank RM, McCarty EC, Bravman JT. Do focal chondral defects of the knee increase the risk for progression to osteoarthritis? A review of the literature. Orthop J Sports Med. 2018;6(10):2325967118801931.

[4] Krych AJ, Pareek A, King AH, Johnson NR, Stuart MJ, Williams RJ. Return to sport after the surgical management of articular cartilage lesions in the knee: a meta-analysis. Knee Surg Sports Traumatol Arthrosc. 2017;25(10):3186–96.

[5] Campbell AB, Pineda M, Harris JD, Flanigan DC. Return to sport after articular cartilage repair in athletes' knees: a systematic review. Arthroscopy. 2016;32(4):651–668.e651.

[6] Mithoefer K, Williams RJ, Warren RF, Wickiewicz TL, Marx RG. High-impact athletics after knee articular cartilage repair: a prospective evaluation of the microfracture technique. Am J Sports Med. 2006;34(9):1413–8.

[7] Mithoefer K, Gill TJ, Cole BJ, Williams RJ, Mandelbaum BR. Clinical outcome and return to competition after microfracture in the athlete's knee: an evidence-based systematic review. Cartilage. 2010;1(2):113–20.

[8] Benthien JP, Behrens P. Reviewing subchondral cartilage surgery: considerations for standardised and outcome predictable cartilage remodelling. Int Orthop. 2013;37(11):2139–45.

[9] Harris JD, Walton DM, Erickson BJ, Verma NN, Abrams GD, Bush-Joseph CA, Bach BR Jr, Cole BJ. Return to sport and performance after microfracture in the knees of National Basketball Association players. Orthop J Sports Med. 2013;1(6):2325967113512759.

[10] Schallmo MS, Singh SK, Barth KA, Freshman RD, Mai HT, Hsu WK. A cross-sport comparison of performance-based outcomes of professional athletes following primary microfracture of the knee. Knee. 2018;25(4):692–8.

[11] Gobbi A, Karnatzikos G, Kumar A. Long-term results after microfracture treatment for full-thickness knee chondral lesions in athletes. Knee Surg Sports Traumatol Arthrosc. 2014;22(9):1986–96.

[12] Brittberg M, Lindahl A, Nilsson A, Ohlsson C, Isaksson O, Peterson L. Treatment of deep cartilage defects in the knee with autologous chondrocyte transplantation. N Engl J Med. 1994;331(14):889–95.

[13] Mithoefer K, Peterson L, Saris DB, Mandelbaum BR. Evolution and current role of autologous chon drocyte implantation for treatment of articular cartilage defects in the football (soccer) player. Cartilage. 2012;3(1_suppl):31S–6S.

[14] Villa SD, Kon E, Filardo G, Ricci M, Vincentelli F, Delcogliano M, Marcacci M. Does intensive rehabilitation permit early return to sport without compromising the clinical outcome after arthroscopic autologous chondrocyte implantation in highly competitive athletes? Am J Sports Med. 2010;38(1):68–77.

[15] Mithöfer K, Peterson L, Mandelbaum BR, Minas T. Articular cartilage repair in soccer players with autologous chondrocyte transplantation: functional outcome and return to competition. Am J Sports Med. 2005;33(11):1639–46.

[16] Ebert JR, Janes GC, Wood DJ. Post-operative sport participation and satisfaction with return to activity after matrix-induced autologous chondrocyte implantation in the knee. Int J Sports Phys Ther. 2020;15(1):1.

[17] Zak L, Aldrian S, Wondrasch B, Albrecht C, Marlovits S. Ability to return to sports 5 years after matrix- associated autologous chondrocyte transplantation in an average population of active patients. Am J Sports Med. 2012;40(12):2815–21.

[18] Kreuz PC, Kalkreuth RH, Niemeyer P, Uhl M, Erggelet C. Long-term clinical and MRI results of matrix-assisted autologous chondrocyte implantation for articular cartilage defects of the knee. Cartilage. 2019;10(3):305–13.

[19] Zaffagnini S, Vannini F, Di Martino A, Andriolo L, Sessa A, Perdisa F, Balboni F, Filardo G, Committee EU. Low rate of return to pre-injury sport level in athletes after cartilage surgery: a 10-year follow- up study. Knee Surg Sports Traumatol Arthrosc. 2019;27(8):2502–10.

[20] Williams RJ. Editorial commentary: are we really ready to talk about sports after osteochondral allograft transplantation? Arthroscopy. 2019;35(6):1890–2.

[21] Mithöfer K, Minas T, Peterson L, Yeon H, Micheli LJ. Functional outcome of knee articular cartilage repair in adolescent athletes. Am J Sports Med. 2005;33(8):1147–53.

[22] Gudas R, Gudaitė A, Pocius A, Gudienė A, Čekanauskas E, Monastyreckienė E, Basevičius A. Ten-year follow-up of a prospective, randomized clinical study of mosaic osteochondral autologous transplantation versus microfracture for the treatment of osteochondral defects in the knee joint of athletes. Am J Sports Med. 2012;40(11):2499–508.

[23] Lynch TS, Patel RM, Benedick A, Amin NH, Jones MH, Miniaci A. Systematic review of autogenous osteochondral transplant outcomes. Arthroscopy. 2015;31(4):746–54.

[24] Hurley ET, Davey MS, Jamal MS, Manjunath AK, Alaia MJ, Strauss EJ. Return-to-play and rehabilitation protocols following cartilage restoration procedures of the knee: a systematic review. Cartilage. 2019:1947603519894733.

[25] Werner BC, Cosgrove CT, Gilmore CJ, Lyons ML, Miller MD, Brockmeier SF, Diduch DR. Accelerated return to sport after osteochondral plug transfer. Orthop J Sports Med. 2017;5(4):2325967117702418.

[26] Andrade R, Vasta S, Pereira R, Pereira H, Papalia R, Karahan M, Oliveira JM, Reis RL, Espregueira-Mendes J. Knee donor-site morbidity after mosaicplasty—a systematic review. J Exp Orthop. 2016;3(1):31.

[27] Pánics G, Hangody LR, Baló E, Vásárhelyi G, Gál T, Hangody L. Osteochondral autograft and mosaicplasty in the football (soccer) athlete. Cartilage. 2012;3(1_suppl):25S–30S.

[28] Crawford ZT, Schumaier AP, Glogovac G, Grawe BM. Return to sport and sports-specific outcomes after osteochondral allograft transplantation in the knee: a systematic review of studies with at least 2 years' mean follow-up. Arthroscopy. 2019;35(6):1880–9.

[29] Krych AJ, Robertson CM, Williams RJ III, Cartilage Study Group. Return to athletic activity after osteochondral allograft transplantation in the knee. Am J Sports Med. 2012;40(5):1053–9.

[30] Balazs GC, Wang D, Burge AJ, Sinatro AL, Wong AC, Williams RJ III. Return to play among elite basketball players after osteochondral allograft transplantation of full-thickness cartilage lesions. Orthop J Sports Med. 2018;6(7):2325967118786941.

[31] Walczak BE, McCulloch PC, Kang RW, Zelazny A, Tedeschi F, Cole BJ. Abnormal findings on knee magnetic resonance imaging in asymptomatic NBA players. J Knee Surg. 2008;21(01):27–33.

[32] Pappas GP, Vogelsong MA, Staroswiecki E, Gold GE, Safran MR. Magnetic resonance imaging of asymptomatic knees in collegiate basketball players: the effect of one season of play. Clin J Sports Med. 2016;26(6):483.

[33] Gracitelli GC, Meric G, Briggs DT, Pulido PA, McCauley JC, Belloti JC, Bugbee WD. Fresh osteochondral allografts in the knee: comparison of primary transplantation versus transplantation after failure of previous subchondral marrow stimulation. Am J Sports Med. 2015;43(4):885–91.

[34] McCarthy MA, Meyer MA, Weber AE, Levy DM, Tilton AK, Yanke AB, Cole BJ. Can competitive athletes return to high-level

play after osteochondral allograft transplantation of the knee? Arthroscopy. 2017;33(9):1712–7.

[35] Mithoefer K, Hambly K, Logerstedt D, Ricci M, Silvers H, Villa SD. Current concepts for rehabilitation and return to sport after knee articular cartilage repair in the athlete. J Orthop Sports Phys Ther. 2012;42(3):254–73.

[36] Salter R, Simmonds D, Malcolm B, Rumble E, MacMichael D, Clements N. The biological effect of continuous passive motion on the healing of full-thickness defects in articular cartilage. An experimental investigation in the rabbit. J Bone Joint Surg Am. 1980;62(8):1232.

[37] Sakamoto J, Origuchi T, Okita M, Nakano J, Kato K, Yoshimura T, Izumi S-i, Komori T, Nakamura H, Ida H. Immobilization-induced cartilage degen eration mediated through expression of hypoxia-inducible factor-1α, vascular endothelial growth factor, and chondromodulin-I. Connect Tissue Res. 2009;50(1):37–45.

[38] Wang H-C, Lin T-H, Chang N-J, Hsu H-C, Yeh M-L. Continuous passive motion promotes and maintains chondrogenesis in autologous endothelial progenitor cell-loaded porous PLGA scaffolds during osteochondral defect repair in a rabbit model. Int J Mol Sci. 2019;20(2):259.

[39] Ebert JR, Edwards PK, Fallon M, Ackland TR, Janes GC, Wood DJ. Two-year outcomes of a randomized trial investigating a 6-week return to full weightbearing after matrix-induced autologous chondrocyte implantation. Am J Sports Med. 2017;45(4):838–48.

[40] Howard JS, Lattermann C, Hoch JM, Mattacola CG, Medina McKeon JM. Comparing responsiveness of six common patient-reported outcomes to changes following autologous chondrocyte implantation: a systematic review and meta-analysis of prospective studies. Cartilage. 2013;4(2):97–110.

[41] Grant JA. Outcomes associated with return to sports following osteochondral allograft transplant in the knee: a scoping review. Curr Rev Musculoskelet Med. 2019;12(2):181–9.

[42] Mithoefer K, Hambly K, Della Villa S, Silvers H, Mandelbaum BR. Return to sports participation after articular cartilage repair in the knee: scientific evidence. Am J Sports Med. 2009;37(1_suppl): 167–76.

[43] Nielsen ES, McCauley JC, Pulido PA, Bugbee WD. Return to sport and recreational activity after osteochondral allograft transplantation in the knee. Am J Sports Med. 2017;45(7): 1608–14.